Drs. IJ.D. Jüngen
Drs. J.A.M. Kerstens

Psychiatrie

Redactie:
Drs. IJ.D. Jüngen
Drs. J.A.M. Kerstens

Psychiatrie

Niveau 4

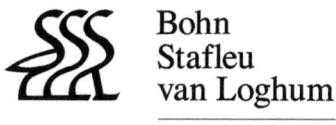
Bohn
Stafleu
van Loghum

Springer Media

Houten 2014

ISBN 978-90-368-0298-7

© 2014 Bohn Stafleu van Loghum, onderdeel van Springer Media BV
Alle rechten voorbehouden. Niets uit deze uitgave mag worden verveelvoudigd, opgeslagen in een geautomatiseerd gegevensbestand, of openbaar gemaakt, in enige vorm of op enige wijze, hetzij elektronisch, mechanisch, door fotokopieën of opnamen, hetzij op enige andere manier, zonder voorafgaande schriftelijke toestemming van de uitgever.

Voor zover het maken van kopieën uit deze uitgave is toegestaan op grond van artikel 16b Auteurswet j° het Besluit van 20 juni 1974, Stb. 351, zoals gewijzigd bij het Besluit van 23 augustus 1985, Stb. 471 en artikel 17 Auteurswet, dient men de daarvoor wettelijk verschuldigde vergoedingen te voldoen aan de Stichting Reprorecht (Postbus 3060, 2130 KB Hoofddorp). Voor het overnemen van (een) gedeelte(n) uit deze uitgave in bloemlezingen, readers en andere compilatiewerken (artikel 16 Auteurswet) dient men zich tot de uitgever te wenden.

Samensteller(s) en uitgever zijn zich volledig bewust van hun taak een betrouwbare uitgave te verzorgen. Niettemin kunnen zij geen aansprakelijkheid aanvaarden voor drukfouten en andere onjuistheden die eventueel in deze uitgave voorkomen.

NUR 897
Basisontwerp omslag: Studio Bassa, Culemborg
Automatische opmaak: Crest Premedia Solutions (P) Ltd., Pune, India

Basiswerken Verpleging en Verzorging
onder hoofdredactie van:
Drs. IJ.D. Jüngen
Drs. J.A.M. Kerstens
S. van der Meijden-Meijer
E.M. Sesink

Bohn Stafleu van Loghum
Het Spoor 2
Postbus 246
3990 GA Houten

www.bsl.nl

Voorwoord

Het boek *Psychiatrie* vormt binnen het curriculummodel een onderdeel van het leer- en vormingsgebied gezondheids- en ziekteleer, diagnostiek en therapie. Alle aspecten van de psychiatrie die relevant zijn voor de verpleegkundige beroepsuitoefening, worden op heldere en inzichtelijke wijze beschreven.

Behandeld worden zienswijzen en ontwikkelingen in de psychiatrie, en wet- en regelgeving. Veel aandacht is er voor de stoornissen in het psychisch functioneren (symptomen). Hier wordt de basis gelegd voor het begrijpen van de psychiatrische ziektebeelden.

Daarna worden het psychiatrisch onderzoek en de verschillende behandelprincipes beschreven. Er wordt ingegaan op de verschillende soorten psychotherapieën en de medicamenteuze behandeling.

In een volgend hoofdstuk worden de psychiatrische ziektebeelden beschreven. Ten slotte is er een hoofdstuk over persoonlijkheidsstoornissen. Naast de stoornissen wordt ook in het kort stilgestaan bij de ontwikkeling van de persoonlijkheid.

In het onderdeel speciële psychiatrie wordt aandacht besteed aan kinder- en jeugdpsychiatrie, psychiatrische stoornissen bij mensen met een verstandelijk beperking, ouderenpsychiatrie en transculturele psychiatrie.

De beschrijving van de symptomen en ziektebeelden wordt rijkelijk geïllustreerd met casuïstiek om de transfer naar de praktijk te bevorderen. Daarbij wordt aandacht besteed aan observeren, signaleren (wat zie je?) en redeneren (hoe komt dit en tot welke conclusie leidt dit?). Tevens wordt aandacht besteed aan de omgang met patiënten met de verschillende psychiatrische ziektebeelden en persoonlijkheidsstoornissen. Ook worden mogelijke interventies voor de verpleegkundige en agogische medewerkers beschreven.

In het boek zijn wij nog uitgegaan van DSM-IV-TR. Wij zijn ons ervan bewust dat in 2013 DSM-5 geïntroduceerd is, maar aangezien hier nog veel kritiek op bestaat, hebben wij gekozen voor DSM-IV-TR.

Het boek is allereerst bestemd voor alle studenten die een opleiding mbo-verpleegkundige volgen. Het bevat de basiskennis van de psychiatrie, die iedere mbo-opgeleide moet beheersen. Docenten en praktijkopleiders zullen de nodige ondersteuning moeten bieden om de leerstof eigen te maken (aandacht voor transfer door middel van opdrachten en door het trainen van studenten in het toepassen van de stof).

Het boek is ook uitermate geschikt als naslagwerk voor verpleegkundigen, agogische hulpverleners en alle anderen die in de zorgsector hun beroep uitoefenen.

Drs. IJ.D. Jüngen
Drs. J.A.M. Kerstens

Inhoud

1	**Wet- en regelgeving in de psychiatrie**	1
	S.I. Fonds	
1.1	De Wet BOPZ: een inleiding	3
1.2	Verschillende soorten rechterlijke machtigingen tot opneming in een psychiatrisch ziekenhuis	4
1.3	De voorlopige machtiging	5
1.4	De inbewaringstelling en de machtiging tot voortzetting van de inbewaringstelling	8
1.5	De machtiging tot voortgezet verblijf	10
1.6	Gevolgen van onvrijwillige opname zonder rechterlijke machtiging of last tot inbewaringstelling	11
1.7	Patiëntenrechten (voorheen: de WGBO)	11
1.8	Wettelijke vertegenwoordigers van de patiënt	12
1.9	Dwangbehandeling bij psychiatrische patiënten	13
1.10	Klachtrecht en de patiëntenvertrouwenspersoon	14
1.11	Huisregels van het ziekenhuis	16
1.12	Verlof, vrijheden en ontslag	17
1.13	Evaluatie van de Wet BOPZ	17
1.14	Bijlage 1.1 Geneeskundige verklaring	18
1.15	Bijlage 1.2 Meldingsformulier middelen en maatregelen	22
	Literatuur en websites	23

2	**Stoornissen in het psychisch functioneren**	25
	E.R. de Groot	
2.1	Inleiding	26
2.2	Stoornissen in de cognitieve functies	27
2.3	Stoornissen in de affectieve functies	59
2.4	Stoornissen in de conatieve functies	64
	Literatuur	70

3	**Het psychiatrisch onderzoek**	71
	J.A.M. Kerstens	
3.1	Inleiding	72
3.2	Het psychiatrisch onderzoek	73
3.3	Persoonlijkheid	76
3.4	Psychiatrische meetinstrumenten	81
3.5	Psychologische tests	81
3.6	Sociaal onderzoek	84
3.7	Diagnose en classificatie	84
3.8	Bijlage 3.1 Overzicht psychische functies status mentalis	87

3.9	Bijlage 3.2 De meest opvallende persoonlijkheidstrekken	88
3.10	Bijlage 3.3 Psychiatrische meetinstrumenten	89
3.11	Bijlage 3.4 Psychologische tests	90
	Literatuur en websites	91

4 Behandelingen ... 93

IJ.D. Jüngen

4.1	Inleiding	94
4.2	Psychotherapie	94
4.3	Psychofarmaca	104
4.4	Overige behandelingen	121
	Literatuur en websites	123

5 Psychiatrische ziektebeelden ... 125

IJ.D. Jüngen, R. Keet, P.F.J. Schulte, Ch. van Boeijen, R. Vroon, T.A. Kuut, T. de Man, A. van der Laan, G.A. Kerkhof, E. Beld, C. van der Heiden, E.S.J. Roorda

5.1	Stoornissen door gebruik van alcohol en andere psychoactieve stoffen	128
5.2	Schizofrenie en aanverwante stoornissen	141
5.3	Stemmingsstoornissen	160
5.4	Angststoornissen	173
5.5	Dissociatieve stoornissen	204
5.6	Somatoforme stoornissen	214
5.7	Eetstoornissen	228
5.8	Slaapstoornissen	236
5.9	Stoornissen in de impulsbeheersing	245
5.10	Aanpassingsstoornissen	251
5.11	Seksuele stoornissen	257
5.12	Bijlage 5.1 Life Chart Methode (LCM)	270
	Literatuur en websites	271

6 Persoonlijkheidsstoornissen ... 279

E.R. de Groot

6.1	Inleiding	280
6.2	Persoonlijkheidsontwikkeling	281
6.3	Persoonlijkheidsstoornissen	282
6.4	Vóórkomen van persoonlijkheidsstoornissen	302
6.5	Behandeling van persoonlijkheidsstoornissen	304
6.6	Persoonlijkheidsstoornissen in de praktijk	305
	Literatuur	316

7 Speciële psychiatrie ... 317

L.M. Dil, J.E.L. van der Nagel, K.M. Kamperman, M.T. van den Berg

7.1	Kinder- en jeugdpsychiatrie	319
7.2	Psychiatrische stoornissen bij mensen met een verstandelijke beperking	334

7.3	Ouderenpsychiatrie	348
7.4	Transculturele psychiatrie	379
7.5	Bijlage 7.1 Vragenlijsten specifiek voor mensen met een verstandelijke beperking	390
7.6	Bijlage 7.2 Mini Mental State Examination	391
7.7	Bijlage 7.3 Geriatrische Depressie Schaal (GDS-15)	393
7.8	Bijlage 7.4 Delirium Observatie Schaal (DOS)	394
7.9	Bijlage 7.5 Saskatoon Delirium Ratingscale	395
	Literatuur en websites	395

Begrippen en afkortingen 399

Register 413

Redactie en auteurs

Redactie

Mw. drs. IJ.D. Jüngen
Dhr. drs. J.A.M. Kerstens

Auteurs

Dhr. drs. E. Beld, psychiater divisie Forensische Psychiatrie GGZ Noord-Holland-Noord

Mw. drs. M.T. van den Berg, cultureel antropoloog, programmasecretaris ZonMw en zelfstandig adviseur multiculturele zorg

Mw. dr. Ch. van Boeijen, psychiater GGNet-crisisdienst Apeldoorn en Zutphen

Mw. drs. L.M. Dil, kinder- en jeugdpsychiater

Mw. mr. S.I. Fonds, advocaat

Dhr. drs. E.R. de Groot, cognitief gedragstherapeut VGCt, psychotherapeut i.o.

Dhr. dr. C. van der Heiden, GGZ-psycholoog-psychotherapeut, hoofd Wetenschappelijk Onderzoek & Zorginnovatie en hoofdopleider Cognitieve Gedragstherapie PsyQ/Rijnmond

Mw. drs. IJ.D. Jüngen, opleidingsarts OLVG

Dhr. dr. K.M. Kamperman, sociaal geriater en medisch manager Parnassia

Dhr. dr. R. Keet, psychiater en directeur behandelzaken, divisie Langdurende Psychiatrie GGZ Noord-Holland-Noord

Dhr. prof. dr. G.A. Kerkhof, fysioloog Programmagroep Brein en Cognitie Universiteit van Amsterdam

Dhr. drs. J.A.M. Kerstens, verpleegkundige, pedagoog, opleidingskundige

Mw. drs. T.A. Kuut, klinisch psycholoog, psychotherapeut VUmc afdeling Ziekenhuispsychiatrie, polikliniek voor onverklaarbare lichamelijke klachten

Mw. drs. A. van der Laan, psychiater RGC Zutphen

Mw. drs. T. de Man, (ziekenhuis)psychiater GGZ Noord-Holland-Noord

Mw. drs. J.E.L. van der Nagel, psychiater en plaatsvervangend opleider psychiatrie Tactus Verslavingszorg, consulent Aveleijn Verstandelijk Gehandicaptenzorg, consulent CCE

Mw. drs. E.S.J. Roorda, klinisch psycholoog-seksuoloog

Dhr. dr. P.F.J. Schulte, psychiater behandelcentrum bipolaire stoornissen, divisie Kortdurende Psychiatrie GGZ Noord-Holland-Noord

Dhr. drs. R. Vroon, bewegingsagoog/psychotherapeut, werkzaam bij Scelta Den Haag, expertisecentrum persoonlijkheidsproblematiek (GGNet), docent opleiding GZ-psycholoog en werkzaam in eigen praktijk

Inleiding

Recente ontwikkelingen in de geestelijke gezondheidszorg

De laatste tientallen jaren is er veel veranderd in de geestelijke gezondheidszorg. *Tot ongeveer 1800* was het lot van psychiatrische patiënten zeer triest. Tot die tijd was er vaak sprake van opsluiting, mishandeling en bewaking. Men zag de psychiatrische patient niet als een zieke, maar als een bedreiging voor de samenleving.

Na 1800 beginnen de opvattingen over 'psychisch gestoorden' te veranderen. Door anders te gaan kijken naar een psychiatrische patiënt, veranderen ook de wijze van behandelen en de voorzieningen. In Frankrijk zien we de 'morele' behandeling ontstaan. In die behandeling zijn de relatie met de patiënt (menselijke bejegening) en een bepaalde omgeving (ontspannen en respectvol) belangrijke elementen voor het bevorderen van zijn geestelijke gezondheid. Dit idee kreeg ook navolging in andere landen. Ook in Nederland zien we een vermenselijking van de behandeling van psychiatrische patiënten. Het belang van een geschikte omgeving voor de behandeling van de patiënt leidde tot een verbouwing en modernisering van psychiatrische inrichtingen.

De toename van het aantal patiënten en het gebrek aan plaatsen remden deze ontwikkeling echter af. Het gevolg was dat het gebruik van dwangmiddelen weer toenam. Ook de bedverpleging nam toe. In deze opvatting werd de geestelijk gestoorde steeds meer gezien als een lichamelijk zieke (hersenziekten). Symptomen werden met lichamelijke behandelingsmethodes bestreden en het behandelmilieu was gebaseerd op het ziekenhuismodel.

Na 1925 veranderde de situatie door de opkomst van de 'Activere Therapie'. Kernpunt van die behandeling was een andere houding van het behandelend personeel tegenover patiënten. Het ging niet zozeer om het bestrijden van de ziektesymptomen van een patient, als wel om het aanspreken van zijn gezonde krachten. Zie hier een eerste aanzet tot rehabilitatie van psychiatrische patiënten, dat wil zeggen: de capaciteiten van de patiënt zo goed mogelijk gebruiken in een zo normaal mogelijk sociaal kader. Er worden activiteiten aangeboden en de deelname van de patiënt aan de behandeling wordt vergroot.

Een andere belangrijke ontwikkeling was het gedachtegoed van Freud. Hij ontdekte dat veel psychiatrische symptomen voortkwamen uit onverwerkte conflicten. Door gesprekstherapie konden patiënten zelf aan die onverwerkte conflicten werken.

In de jaren vijftig van de twintigste eeuw kwamen de eerste medicijnen tegen psychiatrische verschijnselen. Dit zorgde voor een belangrijke omwenteling. Daarop volgde *in de jaren zeventig* een periode van felle kritiek vanuit de antipsychiatrie. Aanhangers daarvan waren fel gekant tegen de medische psychiatrie. Volgens deze beweging waren niet de mensen ziek, maar de samenleving. Het gevolg was dat de leefomstandigheden voor de patiënten verbeterden.

Dit leidde *in de jaren negentig* tot schaalverkleining. Psychiatrische ziekenhuizen worden kleiner en er komen kleinschalige voorzieningen met vele vormen van zorg. Er ontstaan zogenaamde multifunctionele eenheden waarbinnen psychiatrische ziekenhuizen en extra- en semimurale voorzieningen (Riagg, poliklinieken) met elkaar gaan samenwerken. Naast klinische behandeling zijn er nu ook mogelijkheden voor deeltijd- of dagbehandeling. Zo ontstaan geleidelijk aan ook de zorgcircuits voor bepaalde groepen patiënten (bijvoorbeeld jeugd, ouderen, volwassenen). Momenteel is dit uitgegroeid tot ketenzorg en zorgprogramma's voor bepaalde groepen stoornissen.

In veel regio's zijn GGZ-instellingen bezig met het verder ontwikkelen van zorgprogramma's. Een zorgprogramma is te beschouwen als een set van afspraken over de zorgverlening aan een bepaalde groep patiënten. Zorgprogramma's zijn bedoeld om meer samenhang in de zorg te creëren op basis van de vraag van de patiënt. Ze kunnen meer duidelijkheid scheppen in de organisatie en financiering. Ook bieden ze houvast bij het bewaken van de kwaliteit van zorg.

Voorbeelden van zorgprogramma's zijn: programma's voor stemmingsstoornissen, angststoornissen, schizofrenie en aanverwante stoornissen (voor langdurig zorgafhankelijken) en eetstoornissen. Een zorgprogramma bevat in het kort de volgende onderdelen.
- De toewijzing aan een bepaald programma op basis van een eerste klachteninventarisatie. Is iemand geschikt voor een bepaald programma (criteria voor toewijzing)?
- Richtlijnen voor verdere diagnostiek, dat wil zeggen: wanneer worden welke instrumenten ingezet om tot een duidelijke diagnose te komen?
- Een systematische beschrijving van behandelmodules en activiteiten: wanneer welke medicatie en welke psychotherapeutische activiteiten?
- Evaluatie van de behandeling: in welke fase van de behandeling moet wat geëvalueerd worden?

Ook het belang van ketenzorg wordt door de overheid benadrukt. Het gaat hierbij om zorgverlening waarbij verschillende partijen hun krachten bundelen. Doel is om de kwaliteit van leven van een groep patiënten te verbeteren door uit te gaan van een nieuwe gezamenlijke doelstelling. Bij ketenzorg stemmen alle betrokken zorgverleners de zorg af op de behoeften van de patiënt. Ze werken samen in de uitvoering van de zorg en brengen hierin samenhang.

Zo zien we bijvoorbeeld dat in de zorg voor ouderen samenwerkingsverbanden ontstaan. Om bijvoorbeeld (demente) ouderen langer thuis te kunnen laten wonen, gaan huisartsenpraktijk, verpleeg-/verzorgingshuis en de afdeling ouderenpsychiatrie van een GGZ-instelling meer met elkaar samenwerken.

De psychiatrie ontwikkelt zich steeds meer tot een veelzijdig vakgebied waarin zowel oog is voor de biologische en de psychotherapeutische als voor de sociale invalshoek.

Naast specialisaties in de psychiatrie is ook de vermaatschappelijking een belangrijk uitgangspunt bij de zorgverlening geworden. De bedoeling daarvan is om de (min of meer) zelfstandige leefsituatie van de patiënt te behouden of te herstellen. Belangrijk is daarbij dat de deelname aan het maatschappelijk verkeer door mensen met beperkingen wordt vergroot. Patiënten worden daarom zo dicht mogelijk bij huis behandeld. De nadruk op intramurale zorg is verlegd naar ambulante zorg. Een klinische opname wordt zo veel mogelijk voorkomen. Mensen blijven zo lang mogelijk in hun eigen omgeving.

Patiënten met een chronische psychiatrische stoornis worden geholpen om zo goed mogelijk aan de samenleving deel te nemen. Het maatschappelijke isolement van mensen met psychische beperkingen wordt doorbroken door het creëren van een meer maatschappelijk georiënteerd ondersteuningsaanbod. Zo zien we bijvoorbeeld dagactiviteitencentra in de wijk.

In het kader van de vermaatschappelijking zijn er verschillende ontwikkelingen ingezet. Het aantal bedden in de GGZ-instellingen wordt verminderd en er is een toename van de ambulante zorg. Ook zien we de ontwikkeling van voorzieningen voor beschermd en begeleid wonen en dagbesteding, vorming van regionale GGZ-centra en de toepassing van informatie- en communicatietechnologieën, zoals internettherapie.

Doelen van de GGZ

Hiervoor genoemde ontwikkelingen zijn erop gericht om de geestelijke gezondheid van patiënten te verbeteren. Volgens GGZ Nederland dient de geestelijke gezondheidszorg zich te richten op de volgende gebieden:
- het vóórkomen van psychiatrische aandoeningen;
- het behandelen en genezen van psychiatrische aandoeningen;
- het zo goed mogelijk laten deelnemen van mensen met een chronische psychiatrische aandoening aan de samenleving;
- het bieden van (ongevraagde) hulp aan mensen die ernstig verward en/of verslaafd zijn en die uit zichzelf geen hulp zoeken.

De zorg wordt aangeboden door GGZ-voorzieningen die onderverdeeld worden in zorgcircuits. Te onderscheiden zijn de volgende circuits.

Eerstelijns-GGZ

De eerstelijns-GGZ heeft als kenmerk dat de hulp een algemeen karakter heeft, extramuraal is en direct toegankelijk is voor de hulpzoekenden. De zorg is in het algemeen gericht op de lichtere psychische klachten. De eerstelijns-GGZ wordt uitgevoerd door huisartsen, eerstelijnspsychologen, algemeen maatschappelijk werkers, vaak aangevuld met een ondersteuning van sociaalpsychiatrisch verpleegkundigen (SPV'er). Binnen de eerstelijns-GGZ heeft de huisarts een centrale poortwachtersrol. Dit betekent dat hij vanuit zijn positie de psychische problematiek van de patiënt het beste kan beoordelen en de juiste verwijzingen kan doen. Hij wordt daarin bijgestaan door het algemeen maatschappelijk werk, de eerstelijnspsycholoog en soms een praktijkondersteuner GGZ.

GGZ-preventie

GGZ-preventie staat voor activiteiten vanuit de gezondheidszorg om ernstige psychische problemen te voorkomen dan wel vroeg op te sporen om de kans dat behandeling succes heeft te vergroten.

Daarnaast zijn er preventieve acties om iemand die al een psychiatrische stoornis heeft voor erger te behoeden, bijvoorbeeld door de gevolgen ervan te verzachten of te voorkomen dat nog andere stoornissen ontstaan.

Voorbeelden hiervan zijn verslavingspreventie, preventie van terugval van mensen in een psychiatrische stoornis, trainingen in omgaan met werkstress.

GGZ voor kinderen en jeugdigen

GGZ voor kinderen en jeugdigen is een onderdeel van de jeugdzorg. Het zogenoemde jeugdcircuit bestaat uit jeugd-GGZ, jeugdhulpverlening en jeugdbescherming.

De toegang tot het jeugdcircuit gebeurt via het Bureau Jeugdzorg (intake en diagnostiek).

Voorbeelden zijn pleegzorg in de jeugdhulpverlening en FOBA (Forensische Observatie- en Begeleidingsafdeling) in de jeugdbescherming.

GGZ voor volwassenen

GGZ voor volwassenen omvat een groot scala van behandelprogramma's en soorten hulpverleners gericht op de behandeling en begeleiding van specifieke hulpvragen van volwassen patiënten.

Zo zijn er programma's voor bijvoorbeeld psychotische stoornissen en langdurig zorgafhankelijke patiënten (woonbegeleiding, psychiatrische thuiszorg).

GGZ voor ouderen

GGZ voor ouderen speelt zich vooral af in GGZ-instellingen. Zij zijn met name gericht op psychiatrische stoornissen. Ook allerlei vormen van ambulante zorg behoren tot hun competentie, bijvoorbeeld psychiatrische thuiszorg. Verpleeghuizen met een psychogeriatrische functie zijn onder andere gericht op behandeling en begeleiding van patiënten met dementie. Daarnaast is er ook de zorg voor ouderen met een lichamelijke (somatische) aandoening. Overigens zien we ook dat verzorgingshuizen en verpleeghuizen zonder psychogeriatrische functie tegenwoordig GGZ-hulp bieden aan ouderen met psychiatrische stoornissen.

Forensische psychiatrie

Forensische psychiatrie omvat de hulp aan gedetineerden met psychiatrische stoornissen in penitentiaire inrichtingen (huizen van bewaring en gevangenissen). Daarnaast betreft het de zorg voor personen aan wie een tbs-maatregel (terbeschikkingstelling) is opgelegd.

Forensische zorg wordt onder andere gegeven in forensisch-psychiatrische centra (FPC), op forensisch-psychiatrische afdelingen (FPA) in psychiatrische ziekenhuizen, in forensisch-psychiatrische instituten (FPI) en in forensische poli- en deeltijdklinieken.

Verslavingszorg

De verslavingszorg biedt hulp aan mensen die problemen ervaren met het gebruik van middelen, zoals drugs en alcohol. Ook het verslaafd zijn aan gokken behoort tot deze zorg.

Verslavingszorg wordt ambulant, semimuraal (bijvoorbeeld dagbehandeling, beschermd wonen) en intramuraal aangeboden.

Openbare GGZ

Openbare Geestelijke Gezondheidszorg (OGGZ) is een onderdeel van de openbare gezondheidszorg. De Nationale Raad voor de Volksgezondheid onderscheidt drie kerntaken van de OGGZ:
- directe hulpverlening aan het individu, dat wil zeggen: permanent beschikbare hulpverlening;
- zorg voor risicogroepen, dat wil zeggen: zorg en preventie voor mensen met een verhoogd risico op psychische problemen;

- collectieve GGZ, dat wil zeggen: preventie, gezondheidsbevorderende en -beschermende activiteiten op het terrein van de geestelijke gezondheid, gericht op niet nader omschreven groepen.

De kernactiviteit van de OGGZ is preventie en vangnetactiviteiten. Bij de OGGZ zijn veel verschillende partijen betrokken, zoals GGD's, instellingen voor GGZ, maatschappelijke opvang, ziektekostenverzekeraars, zorginstellingen, justitie en scholen. Elke organisatie heeft haar eigen belangen en verantwoordelijkheden.

De gemeenten zijn verantwoordelijk voor het organiseren van de coördinatie van OGGZ-activiteiten op lokaal niveau. Zij zijn verantwoordelijk voor de regie in de OGGZ en de beschikbaarheid van een lokaal dan wel regionaal OGGZ-basisaanbod.

Voorbeelden van OGGZ zijn bemoeizorg (bijvoorbeeld dak- en thuislozenzorg) en preventieactiviteiten zoals psycho-educatieprogramma's.

Al deze voorzieningen hebben zich te houden aan de wet- en regelgeving. In ▶ hoofdstuk 1 wordt dat verder uitgewerkt.

Zienswijzen in de psychiatrie

Volgens de WHO (World Health Organization, Nederlands: Wereldgezondheidsorganisatie) hebben psychisch gezonde personen een subjectieve beleving van welzijn, autonomie en competentie. Dat wil zeggen: ze voelen zich in staat de eigen intellectuele en emotionele mogelijkheden te verwezenlijken. Zo is bijvoorbeeld iemand in staat een opleiding te volgen, sociale relaties aan te gaan die hem veel voldoening geven en op vakantie te gaan.

Psychisch ongezonde mensen echter hebben last van psychische klachten of zelfs van psychiatrische stoornissen. Zij zullen minder in staat zijn om de eigen intellectuele en emotionele mogelijkheden te verwezenlijken, omdat zij gehinderd worden door hun klachten. Denk bijvoorbeeld aan een depressief iemand.

Bij een optimale psychische gezondheid is er sprake van succesvol functioneren. Dit uit zich in productieve activiteiten (je zorgt voor het gezin, gaat aan het werk, je hebt hobby's) en bevredigende relaties met anderen (vrienden). Ook is iemand in staat tot aanpassen (adaptatie) en omgaan met tegenslagen.

Psychiatrie is een medisch specialisme dat zich bezighoudt met onderzoek, diagnostiek en behandeling van psychiatrische stoornissen. Een psychiatrische stoornis wordt gekenmerkt door een stoornis in de psychische functies, die gepaard gaat met lijden en/of sociaal disfunctioneren. Ondanks deze negatieve consequenties ten gevolge van de stoornis voelen mensen echter niet altijd de behoefte om te veranderen en dus behandeling te zoeken.

Bij een psychiatrische stoornis hebben we te maken met een 'abnormaal' verschijnsel, dat wil zeggen: afwijkend van een sociale norm of van hetgeen in een bepaalde cultuur als 'normaal' gedrag geldt. Dit abnormale gedrag wordt als een stoornis beschouwd als het bij de betrokkene en/of de omgeving subjectieve of objectieve hinder oplevert. Bijvoorbeeld iemand valt de buren constant lastig omdat hij denkt dat ze een complot tegen hem smeden. Dit hoort hij ook dagelijks op het journaal.

Het gestoorde gedrag moet ook een aantal kenmerken vertonen die ook bij andere personen als storend zijn vastgesteld en dus herkenbaar zijn. Deze herkenbaarheid is te beschrijven en te ordenen volgens een bepaald systeem. Zo'n systeem is bijvoorbeeld de DSM-IV-TR.

Nu kan er vanuit verschillende invalshoeken naar een psychiatrische stoornis gekeken worden.

Biologische invalshoek

Vanuit de biologische invalshoek wordt het ontstaan van afwijkend gedrag toegeschreven aan biologische factoren. Zo kan er sprake zijn van een verstoorde werking van de neurotransmitters in de hersenen, genetische (erfelijke) factoren en onderliggende afwijkingen in de hersenen of het hormonale stelsel.

Psychologische invalshoek

Vanuit de psychologische invalshoek wordt afwijkend gedrag verklaard vanuit verschillende psychologische modellen.

Psychodynamisch model

Het psychodynamisch model is vooral gericht op het onverwerkte verleden. Klachten hebben vooral te maken met onbewuste conflicten. Hoe komt het bijvoorbeeld dat iemand op zijn werk steeds weer moeite heeft met autoritaire personen? Hoe komt het dat iemand geen relaties durft aan te gaan en zich steeds isoleert wanneer hij bijvoorbeeld gevraagd wordt mee uit te gaan? Je zou kunnen zeggen dat het gericht is op gevoelens op basis van gebeurtenissen uit het verleden, waar je nu last van hebt. Zo kan bijvoorbeeld de nu ervaren autoriteit te maken hebben met iemands opvoedingsrelatie (strenge ouders).

Leermodellen

In leermodellen staat de invloed van leerervaringen op de ontwikkeling van afwijkend gedrag centraal. Vroegere ervaringen met anderen zijn op te vatten als leergebeurtenissen. Gedrag kan veranderen door gewenst gedrag te belonen/bekrachtigen en ongewenste gedragingen niet te belonen maar te bestraffen. Een kind heeft bijvoorbeeld op jonge leeftijd geleerd dat hij door negatief gedrag, zoals zeuren, schreeuwen, slaan en driftbuien, zijn zin kan krijgen. Dit afdwingende gedrag zal het kind later op school en in contact met leeftijdgenootjes ook gaan gebruiken. Het kind zal daardoor niet erg geliefd zijn. Dit kan zich uiteindelijk verder ontwikkelen tot een antisociale persoonlijkheid. We zien dan vaak relatieproblemen, vaak contacten met politie en justitie, slechte contacten met vrienden, buren en familie.

Cognitieve modellen

Cognitieve modellen zijn gericht op verkeerde denkpatronen als oorzaak van afwijkend gedrag. Een depressief iemand kan denken: 'Ik ben waardeloos; als ik iets fout doe, vindt niemand mij aardig.' Door middel van cognitieve herstructurering worden negatieve denkpatronen afgeleerd en andere gedachten aangeleerd (als het ware geherstructureerd ofwel 'anders denken, anders doen').

Socioculturele invalshoek

Volgens de socioculturele invalshoek spelen maatschappelijke 'ziekten' zoals armoede, racisme en langdurige werkeloosheid, een belangrijke rol in het ontstaan van afwijkend gedrag. Deze invalshoek bestudeert ook de relatie tussen afwijkend gedrag en etniciteit (dat wil zeggen: behorend tot een bepaalde bevolkingsgroep), gender (de betekenis die in een bepaalde cultuur aan het verschil tussen de seksen wordt toegekend), cultuur en socio-economische klasse.

Biopsychosociale invalshoek

Bij de biopsychosociale invalshoek wordt gekeken naar de interacties tussen biologische, psychologische en socioculturele factoren in de ontwikkeling van afwijkend gedrag.

Anorexia nervosa is bijvoorbeeld een stoornis die vanuit deze invalshoek beschouwd kan worden. Zo kunnen maatschappelijke omstandigheden (sociale invalshoek) beschouwd worden als voedingsbodem. Men wil voldoen aan een maatschappelijk bepaald beeld (denk bijvoorbeeld aan de mode). Ook kunnen overbescherming en ernstige conflicten in het gezin de ontwikkeling van een positieve identiteit bemoeilijken (psychische invalshoek). Er kan een gebrek aan eigenwaarde ontstaan. Dit gebrek wordt gecompenseerd door perfectionisme. Ontevredenheid over de eigen lichaamsvormen in combinatie met perfectionisme kan al snel leiden tot een vermageringspoging. Ten slotte kan het genoemde perfectionisme ook beschouwd worden als een erfelijke eigenschap (biologische invalshoek).

Het zal duidelijk zijn dat niet één enkele oorzaak is aan te wijzen die leidt tot afwijkend gedrag. Er zal steeds vanuit verschillende invalshoeken gekeken moeten worden om vervolgens een juiste behandeling te kunnen vaststellen.

Literatuur

Vandereycken, W. & Deth, R. van (2009). Psychotherapie, Van theorie tot praktijk. Houten: Bohn Stafleu van Loghum.

Wet- en regelgeving in de psychiatrie

S.I. Fonds

1.1	**De Wet BOPZ: een inleiding** – 3	
1.1.1	Vrijwillig of onvrijwillig? – 3	
1.1.2	De Wet BOPZ en de Grondwet – 4	
1.2	**Verschillende soorten rechterlijke machtigingen tot opneming in een psychiatrisch ziekenhuis** – 4	
1.3	**De voorlopige machtiging** – 5	
1.3.1	Stoornis van de geestvermogens – 6	
1.3.2	Het begrip gevaar – 6	
1.3.3	De taak van de rechter – 7	
1.3.4	Hoe komt het verzoek bij de officier van justitie? – 8	
1.4	**De inbewaringstelling en de machtiging tot voortzetting van de inbewaringstelling** – 8	
1.5	**De machtiging tot voortgezet verblijf** – 10	
1.5.1	Wettelijke aantekeningen – 10	
1.5.2	Geldigheidsduur van de machtiging tot voortgezet verblijf – 10	
1.6	**Gevolgen van onvrijwillige opname zonder rechterlijke machtiging of last tot inbewaringstelling** – 11	
1.7	**Patiëntenrechten (voorheen: de WGBO)** – 11	
1.8	**Wettelijke vertegenwoordigers van de patiënt** – 12	
1.9	**Dwangbehandeling bij psychiatrische patiënten** – 13	
1.9.1	Dwangbehandeling – 13	
1.9.2	Middelen en maatregelen – 13	
1.9.3	Meldplicht aan de inspectie – 14	
1.9.4	Overige beperkingen van rechten – 14	

1.10		**Klachtrecht en de patiëntenvertrouwenspersoon – 14**
	1.10.1	Klachtrecht voor patiënten die vrijwillig zijn opgenomen – 16
	1.10.2	Tuchtrecht – 16

1.11 Huisregels van het ziekenhuis – 16

1.12 Verlof, vrijheden en ontslag – 17

1.13 Evaluatie van de Wet BOPZ – 17

1.14 Bijlage 1.1 Geneeskundige verklaring – 18

1.15 Bijlage 1.2 Meldingsformulier middelen en maatregelen – 22

Literatuur en websites – 23

1.1 De Wet BOPZ: een inleiding

> **Casus**
>
> Mevrouw Braat is veertig jaar en moeder van twee kinderen van twaalf en veertien jaar. Zij doet al een tijdje een beetje vreemd: ze kleedt zich heel bizar, met lappen om haar benen en bontgekleurde hoofddoeken om. Ze slaapt nauwelijks en is geagiteerd. Ze maakt steeds vaker ruzie met iedereen in haar omgeving en schreeuwt tegen haar kinderen. De kinderen zijn bang voor haar geworden. De moeder van mevrouw heeft daarom de kinderen in huis genomen en heeft de huisarts gebeld. Die denkt aan een mogelijke psychose en gaat op huisbezoek. Mevrouw Braat laat de huisarts niet binnen en scheldt hem uit. De huisarts belt daarop de crisisdienst. Ook de crisisdienst brengt een huisbezoek en het vermoeden dat mevrouw aan een psychose lijdt, wordt bevestigd. Men is het met elkaar eens dat zij opgenomen moet worden in een psychiatrisch ziekenhuis voor verdere diagnose en behandeling. Maar mevrouw Braat geeft duidelijk te kennen dat zij daar niets voor voelt: 'Ik laat me niet opsluiten in een gekkenhuis!'

Wat nu? Kan mevrouw Braat nu toch opgenomen worden? Het antwoord op deze vraag hangt van verschillende factoren af. Er moet in ieder geval een rechter aan te pas komen om deze beslissing te nemen. Voor een nauwkeuriger antwoord moeten we de Wet BOPZ raadplegen.

De Wet BOPZ staat voor Wet bijzondere opnemingen in psychiatrische ziekenhuizen. De wet is ingevoerd in 1994. In deze wet is geregeld onder welke omstandigheden iemand tegen zijn wil kan worden opgenomen en wat zijn rechten zijn. De Wet BOPZ is niet van toepassing op patiënten die op vrijwillige basis zijn opgenomen in een psychiatrisch ziekenhuis.

1.1.1 Vrijwillig of onvrijwillig?

De rechtspositie van een patiënt in een psychiatrisch ziekenhuis is dus afhankelijk van het feit of de patiënt al dan niet vrijwillig in het ziekenhuis is opgenomen.

Onder *vrijwilligheid* wordt verstaan: 'blijk geven van de nodige bereidheid tot opneming en verblijf in een psychiatrisch ziekenhuis.' Dit betekent dus dat iemand in alle vrijheid zelf beslist of hij zich laat opnemen.

Uitgangspunt in ons rechtssysteem is dat elk mens vrij is en zelfbeschikkingsrecht heeft. Dat is in de Grondwet vastgelegd. Een onvrijwillige opname in een ziekenhuis is dus in strijd met dit uitgangspunt. Immers, je pakt iemands vrijheid af. In de praktijk wordt iemand 'opgepakt' en tegen zijn wil geplaatst in een psychiatrisch ziekenhuis. De vraag is of dat zomaar kan.

1.1.2 De Wet BOPZ en de Grondwet

Als iemand tegen zijn wil wordt opgenomen, is dat in feite een inbreuk op een van de belangrijkste grondrechten van de mens: het recht op vrijheid. In de Nederlandse Grondwet is dit recht vastgelegd: *Buiten de gevallen bij of krachtens de wet bepaald mag niemand zijn vrijheid worden ontnomen.*

Dat betekent dat de wetgever verplicht is om bij wet te regelen in welke situaties een burger *wel* van zijn vrijheid mag worden beroofd.

De Wet BOPZ is ook zo'n wet die het mogelijk maakt om iemand zijn vrijheid af te pakken. Wat betekent dat in de praktijk? Als iemand lijdt aan een psychiatrische stoornis én daardoor een gevaar voor zichzelf of voor anderen vormt, dan kan hij gedwongen worden opgenomen in een psychiatrisch ziekenhuis. Het hoofddoel is daarbij het gevaar af te wenden. In de Wet BOPZ staat beschreven wanneer dwangbehandeling kan plaatsvinden. Wat is bijvoorbeeld zo'n situatie? Laten we nog eens kijken naar de situatie van mevrouw Braat. Deze is zo ernstig dat we mogen aannemen dat, als zij niet behandeld wordt, het gevaar niet binnen een redelijke termijn zal afnemen. Om het gevaar af te wenden, is het noodzakelijk haar op te nemen.

De conclusie is dat mevrouw Braat tegen haar wil kan worden opgenomen en behandeld als voldaan is aan de voorwaarden van de Wet BOPZ.

In de komende paragrafen wordt uitgelegd wat een rechterlijke machtiging is en welke procedure gevolgd moet worden om die te verkrijgen. Ook zal de rechtspositie van de patiënten in een psychiatrisch ziekenhuis worden behandeld. Daarbij komen de volgende onderwerpen aan bod:
- de verschillende soorten machtigingen die leiden tot gedwongen opnemingen;
- wat er gebeurt als de regels niet worden nageleefd;
- de rechten van patiënten die vrijwillig zijn opgenomen;
- beperkingen van de rechten van patiënten die onvrijwillig zijn opgenomen;
- het klachtrecht en de patiëntenvertrouwenspersoon;
- huisregels;
- regels over verlof en ontslag.

1.2 Verschillende soorten rechterlijke machtigingen tot opneming in een psychiatrisch ziekenhuis

Als iemand gedwongen opgenomen moet worden (er moet dan een gevaar voor zichzelf of de omgeving zijn) in een psychiatrisch ziekenhuis, maar hij wil niet, dan zal de rechter hierover moeten beslissen. Opname kan dan alleen gebeuren als de rechter hiervoor een machtiging heeft gegeven. Dit heet dan een rechterlijke machtiging. Er zijn verschillende soorten machtigingen. Het is echter de bedoeling dat de minst ingrijpende maatregel wordt ingezet. Welke mogelijkheden zijn er?
- Een patiënt kan opgenomen worden voor maximaal zes maanden. Dit wordt een voorlopige machtiging genoemd.

- De voorlopige machtiging kan verlengd worden voor de duur van maximaal één jaar. Dit wordt de machtiging tot voortgezet verblijf genoemd.
- Er kan besloten worden de patiënt niet op te nemen zolang hij zich aan de opgelegde voorwaarden houdt en het goed gaat. Dit noemt men een voorwaardelijke machtiging.
- De patiënt kan zelf een machtiging aanvragen. Dit wordt machtiging op eigen verzoek genoemd.
- De patiënt geeft zelf aan wanneer hij vindt dat opname tegen zijn wil nodig is. Dit noemt men zelfbindingsmachtiging.
- De patiënt verkeert in een zodanige toestand dat er direct iets moet gebeuren. Er is een acuut dreigend gevaar voor de omgeving vanwege een geestesstoornis. Er wordt dan een zogenaamde IBS (inbewaringstelling) afgegeven. Dit is een tijdelijke maatregel en duurt kort (een paar dagen). Deze IBS kan voortgezet worden voor de duur van drie weken. Dit wordt de machtiging tot voortzetting van de inbewaringstelling genoemd.

In de volgende paragrafen wordt nader ingegaan op de voorlopige machtiging en IBS.

1.3 De voorlopige machtiging

Art 2: De rechter kan op verzoek van een officier van justitie een voorlopige machtiging verlenen om iemand die gestoord is in zijn geestvermogens in een psychiatrisch ziekenhuis te doen opnemen en te doen verblijven.

Het woord 'voorlopig' doet wat vreemd aan. Wat moet men daaronder verstaan? Komt er dan nog een definitieve machtiging? Nee, bedoeld wordt dat de machtiging maximaal zes maanden kan duren. In de praktijk geeft de rechter meestal de machtiging voor deze maximale termijn. Dit betekent echter niet dat de betrokkene daadwerkelijk altijd zes maanden in een psychiatrisch ziekenhuis zal verblijven. De behandelend psychiater kan besluiten de patiënt, als dat mogelijk is, uit het ziekenhuis te ontslaan.

De rechter moet dus beoordelen of iemand tegen zijn wil opgenomen kan worden. Er moet voldaan zijn aan een aantal voorwaarden:
- de patiënt heeft een geestesstoornis;
- dóór deze geestesstoornis veroorzaakt de patiënt een gevaar voor zichzelf of zijn omgeving;
- dat gevaar kan alléén worden afgewend door opname in een psychiatrische instelling;
- de betrokkene is ouder dan 12 jaar;
- de betrokkene is niet bereid tot een vrijwillige opname.

Van wezenlijk belang is de vraag of er sprake is van een stoornis. Nu is een rechter geen deskundige. Hij kan niet zelf beoordelen of iemand lijdt aan een stoornis. Daarvoor zal hij een psychiater raadplegen.

Bij ieder verzoek van de officier van justitie tot een gedwongen opname moet daarom een geneeskundige verklaring (zie ▶ bijlage 1.1 achteraan dit hoofdstuk) van een psychiater worden overgelegd. Uit die verklaring moet blijken dat er sprake is van een stoornis en van gevaar.

De geneeskundige verklaring moet door een onafhankelijke psychiater worden opgemaakt. Dat wil zeggen: een psychiater die niet bij de behandeling van de patiënt betrokken is of is geweest.

Het komt voor dat een patiënt zich niet laat onderzoeken. Dan kan de geneeskundige verklaring door de onafhankelijke psychiater alleen worden ingevuld op basis van gegevens uit het dossier en informatie van derden.

1.3.1 Stoornis van de geestvermogens

Wat zegt de wet over een stoornis van de geestvermogens? In de wet wordt dit omschreven als een gebrekkige ontwikkeling of ziekelijke stoornis van de geestvermogens. De psychiater zal altijd terugvallen op een classificatie van de DSM (Diagnostic and Statistical Manual of Mental Disorders). Het is wel zo dat niet iedere stoornis moet leiden tot een gedwongen opname. Het gaat alleen om de situatie waarin de stoornis de betrokkene in zijn macht heeft. Iemand is dan een gevaar voor zichzelf of zijn omgeving.

1.3.2 Het begrip gevaar

De wet zegt het volgende over gevaar.
1. Gevaar voor de persoon zelf. Dit houdt onder andere in:
   a. het gevaar dat hij zich van het leven zal beroven of zichzelf ernstig letsel toe zal brengen;
   b. het gevaar dat hij maatschappelijk te gronde gaat. Bijvoorbeeld een dakloze patiënt die zichzelf ernstig verwaarloost omdat hij geen inkomen meer heeft. Er bestaat gevaar voor ernstige lichamelijke aandoeningen;
   c. het gevaar dat hij zichzelf in ernstige mate zal verwaarlozen;
   d. het gevaar dat hij met hinderlijk gedrag agressie van anderen zal oproepen. Bijvoorbeeld ten gevolge van ziekelijke achterdocht buren voortdurend lastig vallen met scheldpartijen omdat zij een complot tegen hem beramen.
2. Gevaar voor een of meer andere personen. Dit houdt onder andere in:
   a. het gevaar dat hij een ander van het leven zal beroven of hem ernstig lichamelijk letsel zal toebrengen;
   b. het gevaar voor de psychische gezondheid van een ander. Bijvoorbeeld de vorming van een sekte, omdat de patiënt de waan heeft dat de wereld zal vergaan;
   c. het gevaar dat hij een ander die aan zijn zorg is toevertrouwd zal verwaarlozen. Bijvoorbeeld ernstige verwaarlozing van de kinderen.
3. Gevaar voor de algemene veiligheid van personen of goederen.

Een voorbeeld van een beoordeling van het gevaarscriterium door de rechtbank is de volgende situatie.

Een alleenstaande vrouw leed aan persoonlijkheidsstoornissen en een verstandelijke beperking. Ze woonde zelfstandig en trachtte zich staande te houden met hulp van kerkgenoten en vrienden en ambulante psychiatrische hulp.

Ondanks deze ondersteuning ging het niet goed. Ze maakte schulden, verzorgde zich slecht en was onbetrouwbaar ten aanzien van het nemen van haar medicijnen. Daarnaast was er ook sprake van overlast voor de buren. Er had zich echter geen incident voorgedaan. Toch verzochten de ambulante hulpverleners op een gegeven moment aan de officier van justitie om bij de rechtbank een machtiging tot opneming aan te vragen.

In de geneeskundige verklaring werd gesteld dat er sprake was van gevaar voor haarzelf, namelijk:
- gevaar dat zij maatschappelijk te gronde zou gaan;
- gevaar dat zij zichzelf in ernstige mate zou verwaarlozen;
- gevaar dat zij met hinderlijk gedrag agressie van anderen zou oproepen.

Ondanks dat er een persoon was aangesteld om haar geld te beheren (een zogenoemde bewindvoerder), maakte ze schulden. Ze kreeg zakgeld, maar besteedde dat aan de verkeerde dingen.

De beoordelend psychiater vreesde voor ziekte door slechte hygiëne en slechte voeding. 'Van haar zakgeld koopt ze eten voor de hond, niet voor zichzelf', stond er in de verklaring.

Er was nog niks ergs gebeurd, maar dat maakt niet uit. Om erger te voorkomen, heeft de rechtbank een machtiging verleend om mevrouw op te nemen.

1.3.3 De taak van de rechter

De rechter moet dus beslissen of er sprake is van een stoornis en van gevaar. Ook moet hij nagaan of er geen andere manier meer is om het gevaar af te wenden dan door de opname.

Een minimale voorwaarde is dat er een geneeskundige verklaring van een onafhankelijk psychiater is waaruit dat blijkt.

Er kan makkelijk discussie ontstaan over de vraag of er gevaar is en of dat gevaar zodanig ernstig is dat opneming noodzakelijk is. Dat moet steeds per geval worden beoordeeld. De rechter laat zich hierover dan ook uitvoerig informeren, voordat hij zo'n ingrijpende beslissing neemt. Behalve de psychiater kan hij zich laten voorlichten door familieleden, verzorgers en behandelaars.

Het spreekt voor zich dat ook de betrokkene zelf gehoord moet worden wat hij ervan vindt. Hij heeft er *recht* op om gehoord te worden.

Omdat het bij een machtiging gaat om een ernstige inbreuk op iemands grondrechten (ontneming van de vrijheid), zal op last van de rechtbank een advocaat aan betrokkene worden toegewezen. Gezien de psychische toestand van de meeste psychiatrische patiënten, zullen zij niet goed in staat zijn om naar de rechtbank te komen. In de praktijk komt de rechtbank daarom bij de betrokkene thuis. De advocaat van betrokkene is daar uiteraard ook bij. Meestal is ook een arts aanwezig. De arts is van de instelling die betrokken was bij het initiatief om een procedure tot gedwongen opname te starten. Vaak is het zo dat de betrokkene al een ambulante behandelrelatie heeft met een instelling voor geestelijke gezondheidszorg. Al langere tijd wordt hij thuis bezocht door een SPV'er (sociaalpsychiatrisch verpleegkundige). Deze is dan ook vaak bij de zitting aanwezig om aan de rechter informatie te verschaffen.

Een zitting duurt gemiddeld twintig tot dertig minuten en de rechter geeft doorgaans direct een mondelinge beslissing.

Als de beslissing inhoudt dat de machtiging wordt afgegeven, dan ontvangt de behandelaar die bij de zitting aanwezig is, een schriftelijke verklaring dat de betrokkene direct opgenomen kan worden.

1.3.4 Hoe komt het verzoek bij de officier van justitie?

De officier van justitie dient een verzoek tot een voorlopige machtiging in. Hij doet dat verzoek meestal op verzoek van de behandelend psychiater of een instelling voor geestelijke gezondheidszorg. Als iemand nog niet eerder met geestelijke gezondheidszorg in aanraking is geweest, is het vaak een familielid die aan de bel trekt. Die schakelt bijvoorbeeld de huisarts in. De huisarts neemt contact op met een instelling voor geestelijke gezondheidszorg, die op haar beurt het verzoek bij de officier indient. Formeel mag de *familie* zich rechtstreeks tot de officier wenden, maar in de praktijk gebeurt dit niet of nauwelijks.

1.4 De inbewaringstelling en de machtiging tot voortzetting van de inbewaringstelling

De hiervoor beschreven procedure kan niet altijd worden afgewacht. In de psychiatrie komen nogal eens crisissituaties voor waarbij direct 'iets moet gebeuren'. Een procedure tot het verkrijgen van een voorlopige machtiging duurt in ieder geval enkele weken. Daar heb je dan niets aan. Daarom is in de Wet BOPZ een spoedprocedure voorzien. Hierbij heeft de burgemeester een belangrijke taak. De burgemeester kan namelijk op elk gewenst moment (dag en nacht) een inbewaringstelling afgeven. Dit moet gezien worden als een ordemaatregel. De burgemeester is immers verantwoordelijk voor de openbare orde in zijn gemeente. Deze maatregel wordt ook wel kortweg IBS genoemd. Het gaat hierbij niet om een strafrechtelijke maatregel. De betrokkene wordt niet behandeld als een verdachte. Toch wordt het wel eens zo ervaren, omdat vaak politieagenten als ordehandhavers bij de IBS betrokken zijn geweest.

Ook voor een IBS is een geneeskundige verklaring nodig. Uit de geneeskundige verklaring moet blijken dat:
- er een ernstig vermoeden is dat de betrokkene lijdt aan een stoornis van de geestvermogens;
- het gevaar zo acuut dreigend is dat de gewone procedure (de voorlopige machtiging) niet kan worden afgewacht.

1.4 · De inbewaringstelling en de machtiging tot voortzetting van de inbewaringstelling

De geneeskundige verklaring dient niet per se door een psychiater te worden opgesteld. Het moet echter wel door een arts gebeuren. De voorkeur gaat uit naar een niet-behandelend arts. Als dat niet mogelijk is, kan ook de huisarts de verklaring opstellen. De patiënt moet dan wel zo spoedig mogelijk nadat hij opgenomen is alsnog door een onafhankelijke psychiater onderzocht worden.

Hoe kan in de praktijk de procedure tot afgifte van een IBS eruitzien?

- Op woensdagochtend om 03:00 uur geeft de burgemeester de opdracht tot afgifte van een IBS.
- Hij meldt dit donderdagochtend (per fax) aan de piketcentrale en aan de officier van justitie.
- De piketcentrale (een samenwerkingsverband tussen advocaten die af en toe dienst hebben en oproepbaar zijn zodra iemand rechtsbijstand nodig heeft) meldt het dezelfde dag aan de dienstdoende advocaat. Die bezoekt zijn cliënt donderdag in het ziekenhuis en informeert hem onder andere over zijn rechtspositie.
- De officier van justitie dient donderdag het verzoek in bij de rechtbank. De rechtbank behandelt het verzoek uiterlijk op dinsdag.
- Er volgt een hoorzitting, net zoals bij de voorlopige machtiging. De rechtbank komt naar betrokkene toe. In dit geval is dat niet bij betrokkene thuis, maar in het psychiatrisch ziekenhuis waar hij is opgenomen. Hierbij zijn aanwezig de advocaat, de behandelend arts van de instelling, vaak een verpleegkundige en soms ook andere betrokkenen, zoals familieleden.

Het kan voorkomen dat de betrokkene dermate ontregeld is dat hij in een separeerruimte moet verblijven. In dat geval wordt de zitting zo goed en zo kwaad als het gaat in de separeerruimte gehouden.

Ook kan het voorkomen dat de betrokkene op het moment van de zitting alweer behoorlijk is opgeknapt. We zien dit bijvoorbeeld bij stoornissen die zijn opgetreden ten gevolge van het gebruik van drugs. De hallucinaties zijn dan van tijdelijke aard geweest. In zo'n geval zal de rechter het verzoek afwijzen, omdat het niet meer nodig is.

Ook komt het voor dat de betrokkene inziet dat opname nodig is en vrijwillig in het ziekenhuis wil blijven. Dan is een rechterlijke machtiging uiteraard ook niet nodig. In zo'n geval moet de rechter beoordelen of de verklaring van betrokkenen blijvend en betrouwbaar is. Zeker als de behandelaar tijdens de zitting hier vraagtekens bij zet.

En het kan natuurlijk ook voorkomen dat de rechter vindt dat er geen gevaar is voor de betrokkene zelf of de omgeving of dat er geen sprake is van een stoornis van de geestvermogens. Ook dan zal hij geen machtiging geven tot voortzetting van de IBS.

De machtiging tot voortzetting van de IBS is drie weken geldig. Als blijkt dat tegen het einde van deze drie weken de patiënt naar het oordeel van de behandelaar nog niet naar huis kan, kan aan de officier van justitie vóór het einde van die drie weken het verzoek gedaan worden om de IBS voort te zetten. Het gaat dan meestal om een verzoek tot een (gewone) voorlopige machtiging, zoals besproken is in ▶ par. 1.3 'De voorlopige machtiging'.

1.5 De machtiging tot voortgezet verblijf

Als de geldigheidsduur van de voorlopige machtiging eindigt en het is naar het oordeel van de behandelaar en de geneesheer-directeur van het ziekenhuis nog niet verantwoord om de patiënt met ontslag te laten gaan, dan moet er op tijd een verlenging van de machtiging bij de rechtbank worden gevraagd. Deze machtiging wordt dan de machtiging tot voortgezet verblijf genoemd. De rechter moet weer aan de twee bekende criteria toetsen:
- Is er nog steeds sprake van een stoornis van de geestvermogens?
- Wordt door die stoornis gevaar veroorzaakt dat niet op een andere manier kan worden afgewend?

De procedure verloopt net zoals bij de voorlopige machtiging. Het verzoek wordt formeel door de officier van justitie bij de rechtbank ingediend. Dit gebeurt uiteraard op aangeven van de behandelende instelling. Er volgt een hoorzitting in het ziekenhuis binnen vier weken nadat het verzoekschrift is ingediend. Er moet ook weer een geneeskundige verklaring bij het verzoekschrift worden aangeleverd.

1.5.1 Wettelijke aantekeningen

Omdat de patiënt al enkele maanden is opgenomen, is er natuurlijk méér informatie beschikbaar over hem dan bij een eerste opname. Er kan dus aan de rechter meer inzicht worden gegeven in de toestand van de patiënt. Vandaar dat de Wet BOPZ verplicht dat naast de geneeskundige verklaring ook een behandelplan moet worden overgelegd. Daarbij moeten ook de aantekeningen worden overgelegd die tijdens de opname zijn gemaakt over de geestelijke en lichamelijk toestand van de patiënt.

1.5.2 Geldigheidsduur van de machtiging tot voortgezet verblijf

Een groot verschil met de voorlopige machtiging is de geldigheidsduur van de machtiging tot voortgezet verblijf. Deze machtiging kan de rechter voor de duur van maximaal een jaar verlengen.
   Is na afloop van deze machtiging nog steeds onvoldoende verbetering, dan moet er weer om een machtiging worden verzocht. De procedure hiervoor verloopt hetzelfde.
   Als iemand uiteindelijk zonder onderbrekingen vijf jaar onvrijwillig is opgenomen, kan de rechtbank, bij herhaalde verzoeken tot machtiging tot voortgezet verblijf, bepalen dat de geldigheidsduur twee jaar wordt.

1.6 Gevolgen van onvrijwillige opname zonder rechterlijke machtiging of last tot inbewaringstelling

Een onvrijwillige opname zonder rechterlijke machtiging is zeer riskant voor het personeel dat hieraan meewerkt. Als men hiervan op de hoogte is, wordt dat als een misdrijf gezien. De wet omschrijft dit delict als wederrechtelijke vrijheidsberoving. Er staat een gevangenisstraf van maximaal drie jaar op. Het spreekt voor zich dat het slachtoffer van dit misdrijf schadevergoeding (materiële en immateriële schade) kan eisen.

Soms stelt de kliniek zich op het standpunt dat een patiënt vrijwillig in het ziekenhuis verblijft, terwijl dat zeer dubieus is. Zie hiervoor het volgende voorbeeld van hoe het *niet* moet.

> **Casus**
>
> Een jonge meerderjarige jongen wordt met een IBS opgenomen. Na afloop van de IBS verlaat hij het ziekenhuis. Kort daarop brengt zijn moeder hem terug en wordt hij weer opgenomen, maar zonder machtiging. Volgens de kliniek is er geen machtiging nodig omdat hij vrijwillig verblijft. Maar het blijkt dat men hem binnenhoudt onder de dreiging dat er een IBS wordt aangevraagd als hij weggaat. Het staat zelfs zo in het behandelplan. Pas tien dagen na de opname wordt een verzoek tot voorlopige machtiging ingediend.

1.7 Patiëntenrechten (voorheen: de WGBO)

Vanwege het uitgangspunt van zelfbeschikking kan een patiënt in principe alleen worden behandeld als hij daarvoor toestemming heeft gegeven. Voor patiënten die op vrijwillige basis zijn opgenomen in een psychiatrisch ziekenhuis, gelden dan ook de reguliere patiëntenrechten. Die worden beschreven in het Burgerlijk Wetboek. Daarin worden de bijzondere overeenkomsten geregeld. Eén daarvan is de geneeskundige behandelingsovereenkomst. Eerst heette de wet *de WGBO*: Wet op de geneeskundige behandelingsovereenkomst. Maar de regels zijn inmiddels opgenomen in het Burgerlijk Wetboek. Het is dus onjuist om nog van de WGBO te spreken, ook al wordt dit in de praktijk nog vaak gedaan.

De patiëntenrechten zijn de rechten die voortvloeien uit een overeenkomst tussen behandelaar en patiënt: de geneeskundige behandelingsovereenkomst. Elke patiënt heeft, kort gezegd, de volgende rechten.

- Recht op uitgebreide informatie over de behandeling en de risico's daarvan. Bijvoorbeeld wat houdt een ECT-behandeling in? Duidelijke uitleg geven over de medicijnen en de bijwerkingen.
- Recht op professionaliteit van de hulpverlening. Bijvoorbeeld een psychotherapeut voor cognitieve gedragstherapie en geen verpleegkundige.
- Recht op inzage in en kopieën van het dossier als men daarom vraagt.

- Recht op geheimhouding door de hulpverlener jegens derden. Bijvoorbeeld geen informatie doorspelen naar de werkgever van de patiënt.
- Recht op waarborging van zijn privacy bij het uitvoeren van de behandeling. Wat er in de behandeling gebeurt, vertelt de behandelaar niet door aan zijn vrienden.

1.8 Wettelijke vertegenwoordigers van de patiënt

Voor kinderen tot zestien jaar geldt dat ouders betrokken worden bij het verlenen van toestemming. Wie meerderjarig is, wordt door de wet handelingsbekwaam geacht. Dat wil niet zeggen dat alle meerderjarigen in staat zijn om op een redelijke en verstandige manier te denken en beslissingen te nemen waarvan ze de gevolgen kunnen overzien. Denk hierbij aan mensen met een verstandelijke beperking en dementerenden.

In dat geval zijn er drie mogelijkheden waarbij op verzoek van de betrokkene zelf of door de familie een wettelijk vertegenwoordiger door de rechter wordt aangesteld:
a. curatele;
b. bewindvoering;
c. mentorschap.

Curatele is een maatregel voor mensen die niet (helemaal) voor zichzelf kunnen zorgen. Dit zijn bijvoorbeeld psychiatrische patiënten, mensen met een verstandelijke beperking of mensen die verslaafd zijn. De maatregel is vooral bedoeld als bescherming tegen andere personen die misbruik van de situatie kunnen maken. Een persoon die onder curatele staat, kan niet zelfstandig rechtshandelingen doen. Bijvoorbeeld iets kopen of huren, of geld lenen. We noemen dat handelingsonbekwaam.

Degene die zijn persoonlijke belangen en vermogen behartigt, heet de curator. Voor bijna elke handeling en beslissing van de betrokkene moet de curator toestemming geven. De curator wordt aangesteld door de rechtbank. Curatele is een maatregel met de meest vergaande gevolgen. De betrokkene wordt gezien als geheel handelingsonbekwaam.

Bij *bewindvoering* gaat het om het regelen van geldzaken van degene die onder bewind is gesteld. De betrokkene heeft moeite om zijn financiën op orde te houden als gevolg van zijn psychische of lichamelijke toestand. De bewindvoerder houdt een betaal-/spaarrekening bij, waarop alle inkomsten en uitgaven worden geboekt. Hij zorgt ervoor dat de inkomsten op een juiste manier worden besteed. Hij regelt bijvoorbeeld het declareren van ziektekosten, het doen van belastingaangifte, het aanvragen van huurtoeslag en bijstand. De betrokkene mag dus nog wel zelfstandig rechtshandelingen verrichten.

Mentorschap is een vorm van vertegenwoordiging voor beslissingen over persoonlijke aangelegenheden: waar gaat betrokkene wonen, wel of geen medische behandeling, verpleging en begeleiding van de betrokkene, enzovoort. Iemand die een mentor heeft, blijft handelingsbekwaam.

Als er een wettelijk vertegenwoordiger is, moet de hulpverlener verplicht overleg voeren met de curator of mentor van de betrokkene.

1.9 Dwangbehandeling bij psychiatrische patiënten

Bij de patiënt die met een rechterlijke machtiging is opgenomen, kan de behandeling onder dwang worden uitgevoerd.

1.9.1 Dwangbehandeling

Als de patiënt een gevaar voor zichzelf of zijn omgeving blijft als hij niet wordt behandeld, dan zegt de wet dat dwangbehandeling is toegestaan.

Ook bij dwangbehandeling moet er een behandelplan zijn. De patiënt die tegen zijn wil is opgenomen, heeft ook recht op een behandelplan. Elk behandelplan bevat de therapeutische middelen die zullen worden toegepast. Het behandelplan moet zodanig zijn opgesteld dat een regelmatige toetsing van de resultaten mogelijk is. Dat wil zeggen dat behandeldoelen, interventies (wat wordt gedaan om die doelen te bereiken?) en de evaluatie van de resultaten duidelijk beschreven moeten worden.

De behandelaar stelt het behandelplan op in overleg met de patiënt en bij wilsonbekwaamheid (niet in staat zijn zelfstandig verantwoorde beslissingen te nemen) met diens gemachtigde of vertegenwoordiger (bijvoorbeeld mentor of ouder voor een kind, broer of zus van de patiënt).

1.9.2 Middelen en maatregelen

Als er kort na de opname nog geen behandelplan is dat onder dwang kan worden uitgevoerd, of er is sprake van een onvoorziene situatie, dan mag gedurende zeven opeenvolgende dagen gebruikgemaakt worden van *middelen en maatregelen*. Dit is bedoeld ter overbrugging van een tijdelijke noodsituatie. Welke middelen en maatregelen kunnen worden toegepast? In het Besluit middelen en maatregelen BOPZ staan de volgende:
- afzondering (insluiten in een eenpersoonskamer);
- separatie (insluiten in een separeerverblijf; niet toegestaan in een verpleeginrichting);
- fixatie (elke beperking van een patiënt in zijn bewegingsvrijheid); bijvoorbeeld het voorkomen dat iemand zichzelf verwondt (bijvoorbeeld vallen) door toepassing van een band om het middel;
- medicatie;
- toediening van vocht of voeding.

Als blijkt dat een van deze middelen en maatregelen noodzakelijk is bij de behandeling, dan moet dat in het behandelplan worden opgenomen. Verzuimt de behandelaar om het langdurig gebruik van middelen en maatregelen in het behandelplan op te nemen, dan is dat aanleiding om een klacht in te dienen.

Het veelvuldig toepassen van separatie is onder druk komen te staan sinds een patiënt in 2008 in een kliniek in Amsterdam in een separeercel bleek te zijn gestikt in een stukje brood, zonder dat het personeel dit had gemerkt.

1.9.3 Meldplicht aan de inspectie

Elke dwangbehandeling moet worden gemeld aan de inspectie en wordt na afloop door de inspectie onderzocht op zorgvuldigheid.

De middelen en maatregelen mogen ten hoogste zeven opeenvolgende dagen worden toegepast en moeten worden bijgehouden in een register en eens per maand gemeld worden aan de inspectie. Voor de meldingen zijn speciale voorgeschreven formulieren ontwikkeld.

Als de geneesheer-directeur verzuimt om toegepaste dwangbehandeling en middelen en maatregelen te melden aan de inspectie, dan is dat strafbaar.

Tegen het toepassen van dwangbehandeling kan de patiënt een klacht indienen bij de klachtencommissie (zie ▶ par. 1.10 'Klachtrecht en de patiëntenvertrouwenspersoon').

1.9.4 Overige beperkingen van rechten

Naast het toepassen van middelen en maatregelen en dwangbehandeling zijn er nog andere beperkingen op de algemene patiëntenrechten mogelijk.
- De post aan of van een patiënt kan gecontroleerd worden op meegezonden voorwerpen.
- Er kunnen beperkingen op het recht op bezoek worden opgelegd.
- Er kunnen beperkingen in het recht op bewegingsvrijheid worden opgelegd.
- Er kan een beperking op vrij telefoonverkeer worden opgelegd.

Een voorbeeld van een formulier voor het melden van middelen en maatregelen staat in ▶ bijlage 1.2.

1.10 Klachtrecht en de patiëntenvertrouwenspersoon

Tegen de beslissing tot dwangbehandeling, het toepassen van middelen en maatregelen, postcontrole of beperking van rechten kan een patiënt een klacht indienen bij de klachtencommissie van het ziekenhuis. De commissie bestaat uit ten minste drie leden, onder wie een voorzitter die niet werkzaam is bij of voor het desbetreffende psychiatrisch ziekenhuis. In de commissie zit in ieder geval een jurist, een orthopedagoog of verpleeghuisarts of psychiater. Dit is afhankelijk van het soort instelling waar de betrokkene verblijft. De klachtencommissie moet binnen vier weken na ontvangst van de klacht een beslissing nemen over de klacht. Als de commissie dat niet doet, of als de klacht niet gegrond wordt verklaard, dan kan de patiënt een verzoekschrift indienen bij de rechtbank om een beslissing van de rechter te krijgen.

Zowel de klachtencommissie als de rechtbank toetst de volgende onderwerpen:
- de naleving van de wettelijke voorschriften;
- doelmatigheid, dat wil zeggen: heeft het ingezette middel het beoogde doel bereikt?;
- proportionaliteit, dat wil zeggen: is het toegepaste middel niet te zwaar?;
- subsidiariteit, dat wil zeggen: waren in de gegeven situatie andere oplossingen mogelijk?

Als de klacht gegrond wordt verklaard, dan is dat aanleiding voor een schadevergoeding. Als de instelling waar de patiënt verblijft die niet wil betalen, moet de patiënt weer naar de rechter.

Voorbeeld 1

Een patiënt had geklaagd omdat hij langdurig was afgezonderd, zonder dat dit in zijn behandelplan stond. De klacht werd gegrond verklaard. De rechtbank kende € 25,- schadevergoeding per dag toe.

Voorbeeld 2

Een patiënt krijgt onder dwang elektroconvulsietherapie (ECT). Hij dient hierover een klacht in. De klachtencommissie verklaart de klacht ongegrond, maar de patiënt neemt daarmee geen genoegen en verzoekt de rechtbank om een oordeel. De rechtbank beoordeelt eerst of is voldaan aan de wettelijke criteria voor dwangbehandeling. Ja, zegt de rechtbank, want er is gevaar voor derden door agressief gedrag en gevaar voor betrokkene zelf door ernstige zelfverwaarlozing en uitputting door ontremd gedrag. Dan toetst de rechtbank aan de hiervoor genoemde beginselen. De behandeling is volgens de rechtbank doelmatig, omdat er voor deze patiënt een positief advies lag van de ECT-commissie van het ziekenhuis conform de richtlijn ECT van de beroepsvereniging. De behandeling is volgens de rechtbank niet in strijd met het subsidiariteitsbeginsel, omdat er geen ander middel meer voorhanden was. En tot slot is de behandeling niet te zwaar (proportioneel), omdat het een kortdurende behandeling was. De klacht werd ook door de rechtbank ongegrond verklaard.

Vaak wordt de patiënt geholpen met het indienen van zijn klacht door de patiëntenvertrouwenspersoon, ook wel pvp genoemd. De patiëntenvertrouwenspersoon is een persoon die niet in dienst is van het ziekenhuis en dus onafhankelijk is. Hij kan aan patiënten advies en bijstand verlenen in aangelegenheden die samenhangen met de opneming en het verblijf in het ziekenhuis.

De regels met betrekking tot de taak en de bevoegdheden van de pvp zijn vastgelegd in het Besluit patiëntenvertrouwenspersoon BOPZ. Daarin staat dat het verlenen van advies en bijstand met name gericht is op de uitoefening van zijn rechten door de patiënt. De pvp heeft toegang tot alle ruimten van het psychiatrisch ziekenhuis. Hij heeft geen toestemming van anderen nodig om te spreken met patiënten. Bovendien worden aan de pvp alle inlichtingen verschaft en documenten getoond die deze voor een juiste uitoefening van zijn taak nodig heeft.

De advocaat staat een patiënt juridisch bij in de procedure bij de rechter als er een rechterlijke machtiging wordt verzocht. De patiëntenvertrouwenspersoon is de functionaris die een patiënt die eenmaal is opgenomen, verder bijstaat. Alleen als bijvoorbeeld een klacht door de rechter wordt behandeld, of als er een beslissing aan de rechter wordt gevraagd over verlof en/of ontslag, wordt er weer door de rechtbank een advocaat aan de patiënt toegewezen.

Het is belangrijk dat er altijd iemand is die professionele bijstand en advies kan geven. In de Wet BOPZ is dat nu afdoende geregeld.

1.10.1 Klachtrecht voor patiënten die vrijwillig zijn opgenomen

Het klachtrecht voor deze categorie patiënten is niet in de Wet BOPZ opgenomen, maar in een aparte wet die voor alle cliënten in de zorgsector geldt: de Wet klachtrecht cliënten zorgsector. Bij het Informatie- en Klachtenbureau Gezondheidszorg (IKG) kan men hulp en advies vragen bij het indienen van een klacht (▶ www.zorgbelang-nederland.nl).

1.10.2 Tuchtrecht

Tot slot is er ook nog de mogelijkheid om een klacht in te dienen bij het tuchtcollege. Over alle zorgverleners die in het BIG-register staan, kan een klacht ingediend worden, zoals artsen, GZ-psychologen en verpleegkundigen. De sociaalpedagogische hulpverleners vallen hier niet onder. Het tuchtcollege kan maatregelen opleggen aan de beroepsbeoefenaar (bijvoorbeeld een waarschuwing of een berisping).

Wil men schadevergoeding, dan moet een procedure bij de rechtbank worden aangespannen. Dit kan alleen met behulp van een advocaat.

1.11 Huisregels van het ziekenhuis

Een ziekenhuis mag huisregels opstellen die nodig zijn voor een ordelijke gang van zaken in het ziekenhuis. Bijvoorbeeld op welke tijden bezoek kan komen en hoe laat er gegeten wordt. De huisregels mogen de vrijheden van de patiënt niet verder beperken dan voor die ordelijke gang van zaken nodig is. Het is dus verboden dat er voorschriften in voorkomen over deelname aan therapie of aan de maaltijden.

1.12 Verlof, vrijheden en ontslag

Als iemand met een machtiging is opgenomen, wil dat niet zeggen dat hij permanent binnengehouden moet worden. Patiënten krijgen vaak vrijheden, dat wil zeggen dat zij op afgesproken tijden bijvoorbeeld naar buiten mogen en soms zelfs even naar huis mogen om hun post op te halen of iets dergelijks. De behandelaar zal beoordelen of dit mogelijk is.

Als het verdergaat dan hiervoor genoemde 'vrijheid', spreken we van verlof. Een nog verdergaande vrijheid is ontslag.

Een vaak gehoord misverstand is dat iemand met een IBS geen vrijheden zou mogen krijgen. Dit is nergens in de wet terug te vinden. Over verlof en ontslag beslist de geneesheer-directeur van het ziekenhuis. Hiervoor zijn in de wet duidelijke bepalingen beschreven. Als een patiënt het niet eens is met een beslissing, geeft de wet hem het recht om via de officier van justitie de beslissing aan de rechtbank voor te leggen.

Zowel bij verlof als bij ontslag kan de geneesheer-directeur voorwaarden aan de patiënt stellen. De rechterlijke machtiging blijft dan bij een voorwaardelijk verlof of ontslag wel geldig. Op die manier heeft de geneesheer-directeur de bevoegdheid om het voorwaardelijk gegeven verlof of ontslag weer in te trekken als de patiënt zich bijvoorbeeld niet aan de voorwaarden houdt. Bijvoorbeeld het niet innemen van de medicatie.

De geneesheer-directeur moet zorgvuldig met alle bepalingen in de wet omgaan. Hij is immers strafbaar als hij een patiënt onterecht in zijn ziekenhuis houdt. De patiënt kan aangifte doen. Er is ook actief toezicht door het Openbaar Ministerie. De officieren van justitie bezoeken de psychiatrische ziekenhuizen ten minste tweemaal per jaar om zich ervan te verzekeren dat niemand daar onterecht is opgenomen of verblijft.

In een aantal gevallen is de geneesheer-directeur verplicht om melding te doen aan de inspecteur en de officier van justitie. Bijvoorbeeld als een patiënt is gestorven. Maar ook als een patiënt uit het ziekenhuis is weggelopen. Verzuimt hij te melden, dan is dat een strafbaar feit en riskeert hij een boete.

1.13 Evaluatie van de Wet BOPZ

Elke vijf jaar wordt de Wet BOPZ geëvalueerd. Ook zijn er voortdurend aanpassingen en veranderingen van de wet. Deze zijn te vinden op de website van het Ministerie van VWS:
▶ www.minvws.nl.

1.14 Bijlage 1.1 Geneeskundige verklaring

GENEESKUNDIGE VERKLARING met het oog op het verkrijgen van een voorlopige machtiging als bedoeld in artikel 2, eerste lid, van de Wet bijzondere opnemingen in psychiatrische ziekenhuizen.

Bijlage 1
Besluit administratieve bepalingen Bopz

Nr. B

1 gegevens betreffende de persoon

geboorte-achternaam : _____

gehuwd (geweest) met : _____

voornamen : _____

geboortedatum en -plaats : _____ geslacht: ☐ man ☐ vrouw

woonadres : _____

postcode / woonplaats : _____

gemeente : _____

huidige verblijfadres : ☐ zelfde als woonadres

☐ elders, straat/postcode/plaats : _____

☐ evt. instelling en afdeling : _____

2 gegevens psychiater / geneesheer-directeur die de verklaring afgeeft

deze psychiater mag op grond van de wet niet bij de behandeling betrokken zijn (geweest).

naam : _____ ☐ psychiater ☐ geneesheer-directeur

werkadres : _____

postcode / vestigingsplaats : _____ tel.nr.: _____

gemeente : _____

psychiater, niet geneesheer-directeur, *hieronder aangeven met wie u wel of niet overleg hebt gepleegd*

huisarts : ☐ ja | ☐ neen zo neen, waardoor was dit niet mogelijk: _____

behandelend psychiater : ☐ ja | ☐ neen zo neen, waardoor was dit niet mogelijk: _____

	geraadpleegde huisarts	behandelend psychiater
naam		
werkadres		
postcode / vestigingsplaats		
telefoonnummer		
gemeente		

3 geen blijk van bereidheid tot / bezwaar tegen opneming en verblijf

a. persoon van 12 jaar en ouder : ☐ de betrokkene geeft geen blijk van bereidheid tot opneming en verblijf in een psychiatrisch ziekenhuis, niet zijnde een verpleeginrichting of zwakzinnigeninrichting

☐ de betrokkene geeft blijk van bezwaar tegen opneming en verblijf in een verpleeginrichting of zwakzinnigeninrichting

☐ de ouders die de ouderlijke macht uitoefenen, of één van hen, zijn van oordeel dat opneming en verblijf niet moeten plaatsvinden

☐ de voogd of curator is van oordeel dat opneming en verblijf niet moeten plaatsvinden

b. persoon jonger dan 12 jaar : ☐ de ouders die de ouderlijke macht uitoefenen, of één van hen, zijn van oordeel dat opneming en verblijf niet moeten plaatsvinden

☐ de voogd is van oordeel dat opneming en verblijf niet moeten plaatsvinden

c. heeft een indicatiecommissie, overeenkomstig de procedure, bedoeld in artikel 60 van de Wet Bopz, een oordeel uitgesproken over de noodzaak tot opneming van betrokkene? ☐ ja ☐ neen

indien ja, welke indicatiecommissie (naam) : _____

datum oordeel : _____

aard oordeel : ☐ opneming noodzakelijk   ☐ geen opneming noodzakelijk

zie volgende pagina   1

1.14 • Bijlage 1.1 Geneeskundige verklaring

Nr. B

4 psychiatrisch onderzoek

onderzoek verricht door
bij een patiënt die nog niet is opgenomen
☐ psychiater (de psychiater mag niet bij de behandeling betrokken zijn/ zijn geweest*)
bij een patiënt die reeds is opgenomen en bij wiens behandeling de geneesheer-directeur niet betrokken is/ is geweest
☐ geneesheer-directeur of,
☐ psychiater (de psychiater mag niet bij de behandeling betrokken zijn/ zijn geweest*)

naam
werkadres
postcode/vestigingsplaats					tel nr
gemeente

bij een patiënt die reeds is opgenomen en bij wiens behandeling de geneesheer-directeur betrokken is/is geweest
☐ psychiater (de psychiater mag niet bij de behandeling betrokken zijn/zijn geweest*)

naam
werkadres
postcode/vestigingsplaats					tel nr
gemeente

* een niet bij de behandeling betrokken psychiater behoeft volgens de rechtspraak niet per definitie een psychiater van een andere instelling te zijn waar de patiënt wordt behandeld indien de psychiater die het onderzoek verricht de patiënt in het verleden heeft behandeld dient het laatste behandelcontact met de patiënt ten minste een jaar geleden te zijn geweest

a op grond van welke symptomen, gedragingen en feiten oordeelt u dat betrokkene lijdt aan een stoornis van geestvermogens?

b van wanneer dateren deze symptomen, gedragingen en feiten?

c welke gedragingen en feiten (genoemd in vraag 4a) zijn niet door uzelf waargenomen, maar door anderen aan u meegedeeld?
 (duidelijk aangeven door wie u dit is meegedeeld alsmede diens naam en adres en relatie tot betrokkene)

d tot welke diagnose bent u gekomen op basis van uw onderzoek?

uw diagnose bovendien aankruisen in navolgende classificatie

code	omschrijving	code	omschrijving
☐ 1	stoornissen tot uiting komend in kindertijd /adolescentie	☐ 10	stemmingsstoornissen, manische of gemengde episode, met psychotische kenmerken
☐ 2	dementieen		
☐ 3	psycho organische storingen door gebruik van middelen (incl intoxicatie)	☐ 11	stemmingsstoornissen, depressieve periode in engere zin
		☐ 12	stemmingsstoornissen, depressieve periode in engere zin met psychotische kenmerken
☐ 4	overige (incl ongespecificeerde) organische hersensyndromen	☐ 13	overige (incl ongespecificeerde) stemmingsstoornissen
☐ 5	stoornissen door gebruik van middelen	☐ 14	overige (voornamelijk neurotische) stoornissen op AS 1
☐ 6	schizofrenie	☐ 15	persoonlijkheidsstoornissen
☐ 7	waanstoornissen	☐ 16	ernstige gedragsstoornissen
☐ 8	overige (incl ongespecificeerde) psychotische stoornissen	☐ 17	verstandelijke handicap
☐ 9	stemmingsstoornissen, manische of gemengde episode	☐ 18	V-codes en bijkomende codes (incl geen en uitgestelde diagnose)

indien meer dan één diagnose is aangekruist, hieronder de code van de belangrijkste diagnose aankruisen
☐ 1 ☐ 2 ☐ 3 ☐ 4 ☐ 5 ☐ 6 ☐ 7 ☐ 8 ☐ 9 ☐ 10 ☐ 11 ☐ 12 ☐ 13 ☐ 14 ☐ 15 ☐ 16 ☐ 17 ☐ 18

zie volgende pagina

Nr. B

5 gevaar

a. op grond van welke gedragingen van betrokkene oordeelt u dat de stoornis van de geestvermogens een gevaar oplevert voor betrokkene zelf, voor anderen of voor de algemene veiligheid van personen of goederen?

b. waarin bestaat dat gevaar?

graag aankruisen in welke van de navolgende categorieën u het gevaar zou indelen:

code omschrijving
- ☐ 1 gevaar dat betrokkene zich van het leven zal beroven of zichzelf ernstig lichamelijk letsel zal toebrengen
- ☐ 2 gevaar dat betrokkene maatschappelijk ten onder gaat
- ☐ 3 gevaar dat betrokkene zichzelf ernstig zal verwaarlozen
- ☐ 4 gevaar dat betrokkene, door zijn hinderlijk gedrag, agressie van anderen tegen zichzelf zal oproepen
- ☐ 5 gevaar dat betrokkene een ander van het leven zal beroven of hem ernstig letsel zal toebrengen
- ☐ 6 gevaar voor de psychische gezondheid van een ander
- ☐ 7 gevaar dat betrokkene een ander die aan zijn zorg is toevertrouwd, zal verwaarlozen
- ☐ 8 gevaar voor de algemene veiligheid van personen of goederen

indien meer dan één mogelijkheid is aangekruist, hieronder de code van de belangrijkste aankruisen:

☐ 1   ☐ 2   ☐ 3   ☐ 4   ☐ 5   ☐ 6   ☐ 7   ☐ 8

c. hebben zich reeds feiten voorgedaan die een aanwijzing vormen voor het te verwachten gevaar? ☐ ja   ☐ neen
zo ja, welke?

d. welke gedragingen en feiten zoals genoemd in vraag 5a, 5b en 5c zijn niet door uzelf waargenomen maar door anderen aan u meegedeeld?

zie volgende pagina

Nr. B

6 overwegingen

a. waarom bent u van oordeel dat het gevaar niet door tussenkomst van personen of instellingen buiten een psychiatrisch ziekenhuis kan worden afgewend en welke maatregelen zijn in deze overwogen of geprobeerd?

graag aankruisen welke afwendingsmogelijkheid is overwogen of geprobeerd

code omschrijving
- ☐ 1 maatschappelijke dienstverlening en thuiszorg
- ☐ 2 elders onderbrengen betrokkene (waaronder overplaatsen)
- ☐ 3 medicatie
- ☐ 4 inzetten somatische behandeling
- ☐ 5 ambulante psychiatrische behandeling
- ☐ 6 anderszins, (nl)

indien meer dan één mogelijkheid is aangekruist, hieronder de code van de belangrijkste aankruisen

☐ 1   ☐ 2   ☐ 3   ☐ 4   ☐ 5   ☐ 6

b. welke mededelingen en wenken acht u nog van belang?

---

ondergetekende verklaart van oordeel te zijn dat voornoemde persoon lijdt aan een stoornis van de geestvermogens als gevolg waar- van de persoon gevaar doet veroorzaken dat niet door tussenkomst van personen of instellingen buiten een psychiatrisch ziekenhuis kan worden afgewend

dagtekening   handtekening*

---

* bij een patiënt die nog niet is opgenomen dient de ondertekening te geschieden door een psychiater die niet bij de behandeling van de patiënt betrokken is/ is geweest zie tevens noot bij onderdeel 4
bij een patiënt die reeds is opgenomen dient de ondertekening te geschieden door de geneesheer directeur persoonlijk

1.15 Bijlage 1.2 Meldingsformulier middelen en maatregelen

MELDINGSFORMULIER Middelen of maatregelen, artikel 39 van de Wet Bopz

Situatie bij aanvang

---

1. Naam van de instelling

2. Naam en functie verantwoordelijk behandelaar

3. Naam afdeling

4. Geboorte-achternaam patiënt/bewoner (incl. voorletters)   5. Geslacht   ○ man   ○ vrouw

6. Geboortedatum ……………………………   7. Opnamedatum …………………………

8. Datum aanvang middel of maatregel ……………………

9. Juridische status
   ○ RM   ○ BOPZ-indicatie
   ○ IBS   ○ Anders onvrijwillig, namelijk ……………………
   ○ IBS procedure gestart

10. Is er sprake van verzet ** tegen de toepassing van het middel of de maatregel?
    ○ Ja   ○ door patiënt/bewoner
                ○ door wettelijk vertegenwoordiger
    ○ Nee. Er is geen sprake van middelen of maatregelen

**een uiting van verzet is vormvrij en kan dus ook worden afgeleid uit de gedragingen van de patiënt.

11. Waaruit bestaat de noodsituatie die noopt tot toepassing van het middel of de maatregel?
    ………
    ………
    ……………………………………………………………………………

12. Omschrijving van de geestesstoornis die de noodsituatie veroorzaakt:
    ………
    ………
    ……………………………………………………………………………

Diagnosecode
   ○ DSM IV………………………………………
   ○ ICD 10………………………………………

13. Welk middel of maatregel is toegepast ter overbrugging van de noodsituatie?
    (NB: volgens de wet mogen alleen onderstaande middelen of maatregelen worden toegepast, m.u.v. separatie in verpleeghuizen. De middelen of maatregelen mogen ten hoogste gedurende zeven opeenvolgende dagen worden toegepast. (meerdere antwoorden mogelijk).

	Wisselende tijdstippen	Vaste tijdstippen	Continu*
○ Separatie	○	○	○
○ Afzondering	○	○	○
○ Fixatie	○	○	○
○ Geneesmiddelen	○	○	○
○ Voeding/vocht	○	○	○

*Aankruisen indien dit reeds duidelijk is.

14. Waarom acht u het toegepaste middel of de toegepaste maatregel doelmatig om de tijdelijke noodsituatie te overbruggen?
....
....

15. Zijn er minder ingrijpende alternatieven toegepast? Zo ja, met welk resultaat?
....
....

Zo nee, waarom niet?
....
....

16. Is de patiënt/bewoner op het moment van de toepassing van het middel of de maatregel in staat om gebruik te maken van de klachtregeling op grond van artikel 41 van de Wet Bopz?
○ Ja (vraag 17 overslaan)
○ Nee

17. Is de (wettelijke) vertegenwoordiger op de hoogte gesteld van de klachtmogelijkheid op grond van artikel 41 van de Wet Bopz?
○ Ja
○ Nee
○ Nee, er is geen (wettelijke) vertegenwoordiger aanwezig

Literatuur en websites

Keurentjes, mr. R.B.M (2004). *Tekst en toelichting Wet Bopz*. Den Haag: SDU uitgevers.
▶ www.overheid.nl
▶ www.minvws.nl
▶ www.zorgbelang-nederland.nl
▶ www.rechtspraak.nl

Stoornissen in het psychisch functioneren

E.R. de Groot

2.1	**Inleiding** – 26	
2.2	**Stoornissen in de cognitieve functies** – 27	
2.2.1	Bewustzijn, aandacht en oriëntatie – 27	
2.2.2	Inprenting en geheugen – 32	
2.2.3	Intellectuele functies – 36	
2.2.4	Voorstelling, waarneming en zelfwaarneming – 41	
2.2.5	Denken – 48	
2.3	**Stoornissen in de affectieve functies** – 59	
2.3.1	Stemming en affect – 59	
2.3.2	Somatische klachten en verschijnselen – 63	
2.4	**Stoornissen in de conatieve functies** – 64	
2.4.1	Psychomotoriek – 64	
2.4.2	Motivatie en gedrag – 66	
	Literatuur – 70	

2.1 Inleiding

In dit hoofdstuk worden de stoornissen in de psychische functies (bijvoorbeeld waarnemen, geheugen) beschreven. We spreken ook wel van symptomen. Deze worden behandeld in de psychopathologie. Om de psychopathologie te kunnen beoordelen, moet je zowel kennis hebben van de gezonde als van de ongezonde (gestoorde) werking van de psychische functies. Zo wordt bijvoorbeeld de werking van het gezonde geheugen beschreven, maar ook de stoornissen. Bijvoorbeeld geheugenverlies als een van de symptomen van een zware hersenschudding of dementie.

Om goed zicht te krijgen op het psychisch functioneren van een patiënt, dient hierover de nodige informatie verzameld te worden. Een van de manieren hiervoor is observatie. Observeren is een methode van gericht waarnemen om gegevens te verzamelen. Het doel ervan is een antwoord te vinden op een nog onbeantwoorde vraag. Dit kan een algemene vraag zijn, bijvoorbeeld: hoe reageert een patiënt op een opname? Het kan ook een specifieke vraag zijn, bijvoorbeeld: hoe reageert de patiënt op medicatieverandering?

Observeren is een actief proces. Dat wil zeggen dat het een vaardigheid is waarbij alle zintuigen ingeschakeld worden. Zo kunnen we iemand horen en zien, maar ook ruiken.

Een goede observatie moet doelgericht, gepland en objectief zijn. Met doelgerichtheid wordt bedoeld dat er observatiedoelen geformuleerd worden, bijvoorbeeld de reacties van een patiënt op medicatie.

Gepland houdt in dat er een plan gemaakt wordt: wanneer en hoe vaak moet er geobserveerd worden?

Met objectief wordt hier bedoeld dat datgene wat je observeert, waar is. Die waarheid kan getoetst worden door je eigen observatie te vergelijken met die van anderen. Hoe meer personen hetzelfde geobserveerd hebben, hoe betrouwbaarder de observatie is. Je kunt ook gebruikmaken van meetinstrumenten, bijvoorbeeld tests. Meestal is de objectiviteit ervan uitvoerig onderzocht.

Op grond van goede observatiegegevens kan de probleemsituatie van een patiënt zorgvuldig worden beschreven (gediagnosticeerd). Op basis daarvan kan een behandelplan opgesteld worden.

De verpleegkundige en GGZ-agoog besteden in het algemeen veel tijd met en aan patiënten. Door die vele dagelijkse contacten zijn zij daardoor in staat gegevens bij de patiënt te ontdekken waar anderen (bijvoorbeeld de behandelaar) vaak geen gelegenheid toe hebben. Een nauwgezette observatie helpt de verpleegkundige/GGZ-agoog de patiënt beter te begrijpen. Ook kunnen zij tijdig inschatten welk gedrag van de patiënt te verwachten is. Zo kan voorkomen worden dat de patiënt zichzelf of anderen in moeilijkheden brengt.

Belangrijk is dat observatiegegevens goed worden opgeschreven. Dit moet zo objectief mogelijk gebeuren, dat wil zeggen: feiten beschrijven en niet wat je ervan vindt (subjectief). Ook moeten de observatiegegevens voor iedereen inzichtelijk zijn. Dat houdt in dat je een ordening aanbrengt in de gegevens. Zo kun je bijvoorbeeld voor de ordening van de gegevens de verschillende psychische functies nalopen. Zo zijn er gegevens die te maken hebben met het denken, het voelen of het handelen van een patiënt. Een goede ordening zorgt ervoor dat er op een juiste wijze over de situatie van de patiënt gecommuniceerd wordt. We spreken dan dezelfde taal.

In de Nederlandse traditie worden de psychische functies meestal in drie hoofdgroepen van het psychisch functioneren geordend:
- het denken (cognitieve functies);
- het voelen (affectieve functies);
- het willen en doen (conatieve functies).

In dit hoofdstuk worden de stoornissen in de cognitieve functies, de affectieve functies en de conatieve functies beschreven. Veel aandacht wordt besteed aan de inhoud van bepaalde functies (wat verstaan we eronder?) en de observatie van die functies (hoe kunnen we de verschillende verschijnselen waarnemen?).

2.2 Stoornissen in de cognitieve functies

Als eerste onderdeel zullen we de *cognitieve functies* behandelen. Deze functies hebben te maken met kennis, herkenning van dingen, het vermogen om dingen te onderscheiden. We kunnen een onderscheid maken in globale hersenfuncties en specifieke cognitieve functies.

Globale hersenfuncties zijn het bewustzijn, de aandacht en de oriëntatie. De specifieke cognitieve functies zijn het intellect, het geheugen, de waarneming en het denken. In feite zou men kunnen stellen dat de globale functies nodig zijn om gebruik te kunnen maken van de meer specifieke cognitieve functies. Zonder bewustzijn en aandacht zal het bijvoorbeeld niet lukken deze tekst waar te nemen en in het (langetermijn)geheugen op te slaan.

2.2.1 Bewustzijn, aandacht en oriëntatie

Het bewustzijn is een toestand van een besef van zichzelf en de omgeving. Het bewustzijn wordt ook wel eens het *wakend sensorium* genoemd, dat wil zeggen: het centrum van het gevoels- en waarnemingsvermogen. Het maakt ons gevoelig voor prikkels uit onszelf en de omgeving. Zo weten we hoe het zo ongeveer met ons gesteld is en zijn we ons bewust van wat er in onze omgeving gebeurt. Het bewustzijn is een basisvoorwaarde voor de interactie tussen mens en wereld. Er kan een onderscheid gemaakt worden tussen een ik-bewustzijn en een objectbewustzijn. Het ik-bewustzijn heeft te maken met de persoon zelf.

Door het ik-bewustzijn hebben we weet van onszelf en de omgeving. We weten bijvoorbeeld dat we denken, iets voelen en waarnemen. We weten dat we bestaan. We kunnen ook nadenken over ons gedrag en onszelf vragen stellen. Dit wordt het vermogen tot zelfreflectie genoemd. Dit zelfreflecteren leidt tot meer zelfkennis. Het zelfreflecteren is mogelijk dankzij ons introspectief vermogen. We bedoelen hiermee dat we naar onszelf kunnen kijken. Hierdoor worden we ons bewust van onszelf. Vandaar dat het ik-bewustzijn ook wel het zelfbewustzijn of het reflectieve bewustzijn wordt genoemd.

Het objectbewustzijn betreft de dingen in de wereld buiten de persoon. Het objectbewustzijn is het weet hebben van de omgeving, de tijd, de ruimte en andere mensen. Het stelt ons in staat om ons te oriënteren in de omgeving en op andere personen om ons heen.

Aandacht is een proces waarbij een persoon zich bewust richt op een aspect van de omgeving. Er is sprake van een selectieve reactie, dat wil zeggen: hij selecteert een onderwerp waarmee hij gericht aan de slag gaat. Andere elementen uit de omgeving worden genegeerd. We kunnen de aandacht immers niet op alles tegelijk richten. Dit proces van aandacht geven aan een onderwerp en negeren van andere aspecten wisselt voortdurend. Steeds richten we onze aandacht weer op iets anders. We noemen dat proces ook wel een wisseling tussen figuur (datgene wat de aandacht heeft) en achtergrond (datgene wat genegeerd wordt). Aandacht omvat twee aspecten:

- waakzaamheid – we spreken ook wel van vigilantie of alertheid;
- vasthoudendheid ofwel tenaciteit – hiermee wordt bedoeld de concentratie ofwel het vermogen tot aanhoudende aandacht.

Er is een nauwe samenhang tussen aandacht en de helderheid van bewustzijn en oriëntatie. Hierdoor overlappen de stoornissen in deze categorieën elkaar deels.

Oriëntatie is het vermogen om zich te plaatsen in de tijd, de ruimte en ten aanzien van de eigen persoon en andere mensen. Oriëntatie wordt ingedeeld in chronologische oriëntatie (welk moment van de dag/het jaar is het?), topografische oriëntatie (waar bevind ik me?) en interpersoonlijke oriëntatie (wie ben ik en wie zijn de anderen?). Net als voor aandacht geldt ook voor oriëntatie een sterke samenhang met andere psychische functies. Oriëntatie wordt gedeeltelijk bepaald door de helderheid van het bewustzijn en de aandacht. Oriëntatie baseert zich op de waarneming (wat zie ik?) en het geheugen (opgeslagen informatie) en kan worden beïnvloed door het affect (hoe voel ik mij?). Als de oriëntatie verstoord is, is er daarom in de meeste gevallen sprake van een stoornis in een van de andere functies. De stoornis in de oriëntatie is dan vaak een bijeffect. Als we ons bijvoorbeeld depressief voelen, dan zal het mooi gekleed zijn van iemand ons niet opvallen.

Stoornissen in het bewustzijn kunnen worden ingedeeld in stoornissen in de helderheid of aanspreekbaarheid, in de opmerkzaamheid of aandacht en in het oriëntatievermogen.

Bij *stoornissen in de helderheid of aanspreekbaarheid* gaat het om de mate waarin prikkels tot de persoon doordringen. Dit kan men beoordelen door het reactievermogen op prikkels te observeren en de mogelijkheid om in contact te treden met de buitenwereld. Een forse bewustzijnsdaling valt direct op. De patiënt reageert dan niet tot nauwelijks op prikkels. Lichte bewustzijnsdalingen zijn moeilijker waarneembaar. Zij kunnen het beste worden vastgesteld door aan de patiënt te vragen of hij zich suf of dromerig voelt.

Stoornissen in de aandacht vallen vaak al op tijdens de anamnese. Als de patiënt niet of traag en alleen met korte antwoorden reageert, is er mogelijk sprake van een verminderd vermogen om de aandacht op nieuwe prikkels te richten. Bij het verminderd vasthouden van de aandacht bij hetzelfde onderwerp, raakt de patiënt vaak de draad kwijt bij lange antwoorden. Verhoogde waakzaamheid kan men zien aan een overdreven oplettende houding en snelle reacties op nieuwe prikkels. De patiënt is vaak snel afgeleid door de vele prikkels in zijn omgeving.

Een *stoornis in de oriëntatie* blijkt vaak snel doordat de patiënt geen samenhangend verhaal kan vertellen over recente gebeurtenissen of wanneer hij een foutief idee heeft over wie en waar hij is. Pas bij gericht testen van de oriëntatie worden minder opvallende stoornissen in de oriëntatie duidelijk. Dit dient dan ook zonder aarzeling bij veel patiënten te worden gedaan: bij ouderen, bij lichamelijk zieken, bij personen met een psychotische of depressieve stoornis en wanneer uit de anamnese alcoholmisbruik is gebleken. Dit kan gemakkelijk gedaan worden door te vragen naar hoe laat het ongeveer is, welke dag van de week, maand of jaar en waar de patiënt zich bevindt. Bij onjuiste antwoorden wordt meer algemeen doorgevraagd.

> **Observatievragen voor het bewustzijn, aandacht en oriëntatie**
> - Voelt u zich suf of doezelig?
> - Hebt u het gevoel dat u er niet helemaal bij bent?
> - Hebt u het gevoel dat u niet goed kunt begrijpen wat er om u heen gebeurt?
> - Hebt u het gevoel dat u de wereld om u heen als in een waas ervaart?
> - Hebt u het gevoel dat u alles heel scherp waarneemt?
> - Zijn de kleuren helderder dan gewoonlijk?
> - Hebben uw ervaringen van dit moment een bijzondere betekenis?
> - Kunt u een krantenartikel helemaal uitlezen? Een film afkijken?
> - Kunt u zich voldoende concentreren om een taak naar behoren uit te voeren?
> - Vindt u het moeilijk om het gesprek te volgen?
> - Bent u snel afgeleid?
> - Vergist u zich wel eens in de dag van de week of het tijdstip?
> - Weet u soms niet waar u bent of verdwaalt u wel eens?

Stoornissen in het bewustzijn: helderheid en aanspreekbaarheid

Stoornissen in de helderheid of aanspreekbaarheid kunnen in de eerste plaats te maken hebben met het niveau van bewustzijn. Dit kan lopen van verhoogd via normaal naar verlaagd tot zelfs afwezig bewustzijn. Een *verhoogd bewustzijn* wil zeggen een grotere dan normale openheid voor indrukken vanuit de omgeving en/of eigen ervaringen. Een manische patiënt is zeer gevoelig voor alle prikkels in zijn directe omgeving. Ook zien we dat bij een patiënt die onder invloed is van bepaalde drugs, zoals cocaïne en amfetamine.

Een *verlaagd bewustzijn* is een stoornis in de helderheid van het bewustzijn van de omgeving. Dat kan zich uiten in verschillende ernstgraden. Dit kan lopen van sufheid tot coma. Bij bewustzijnsverlaging daalt het niveau van alle psychische activiteiten. In de meeste gevallen is er sprake van desoriëntatie (zie verderop). *Sufheid* of *beneveling* is een toestand van suf, doezelig en wazig zijn. Hierbij geeuwt iemand veel, knikkebolt hij en heeft hij half gesloten ogen. Het spreken is vertraagd en de persoon kan met moeite de aandacht bij het onderwerp houden. Er is sprake van een lichte desoriëntatie, met name in tijd en later ook in plaats. Een toestand van beneveling wordt vaak 'als in een droom' beleefd. Bij *somnolentie* is de persoon slaperig en moet hij moeite doen om wakker te blijven. Zolang de persoon geprikkeld wordt, blijft hij wakker (praten, dingen doen, enz.).

Bewustzijnsverlaging Een persoon in een *sopor* is enkel met sterke prikkels te wekken (bijv. door middel van schudden of het toedienen van pijnprikkels). Hij reageert niet of minimaal, maar is niet geheel wakker te krijgen. De normale reflexen blijven bestaan. *Subcoma* of *precoma* is een bewustzijnsverlies waarbij iemand niet meer wakker gemaakt kan worden en geen peesreflexen meer vertoont. Hij reageert nog wel met afweerreacties op licht en krachtige pijnprikkels. In een *coma* tenslotte, reageert iemand niet meer op (pijn)prikkels. De peesreflexen en de wimperreflex (het samenknijpen van het oog als men langs de wimpers strijkt) zijn afwezig. Meestal treedt er bij coma ook geen lichtreflex meer op van de pupil. Bewustzijnsverlaging wijst in de meeste gevallen op een toenemende graad van hersenbeschadiging.

Tegenover genoemde ernstige vormen van bewustzijnsverlaging staan veelvuldig voorkomende 'onschuldige' vormen van onverwachts en vaak kort bewustzijnsverlies: de *syncope* of *collaps* (flauwvallen). Dit kan zich voordoen bij (plotseling en snel stijgende) psychische spanning. Wanneer iemand vooral afwezig lijkt te zijn, is er meestal sprake van een stoornis in de aandacht. Een *absence* echter, een kort 'afwezig' bewustzijn zonder opvallende veranderingen in de motoriek, kan wijzen op epilepsie. Absences treden zelden op bij gezonde volwassenen.

Stoornissen in helderheid Stoornissen in de helderheid kunnen ook verband houden met de uitgebreidheid van het bewustzijn. De uitgebreidheid betreft het aantal, het soort of de vele verschillende (diversiteit) prikkels waarop iemand reageert. Van *bewustzijnsverruiming* spreekt men als een grotere diversiteit dan het normale palet aan prikkels bewust wordt geregistreerd. Dit gaat over het algemeen hand in hand met de hiervoor genoemde bewustzijnsverhoging.

Bij *bewustzijnsvernauwing* lijkt iemand slechts voor een bepaalde selectie aan prikkels open te staan, terwijl andere prikkels niet lijken door te dringen. De persoon neemt de omgeving als het ware door een koker waar (in wezen gebeurt dit ook in een toestand van verliefdheid). Dit doet zich soms voor bij stoornissen in de aandacht of bij een verlaagd bewustzijn. Met name zien we dat bij toestanden van beneveling waarin bepaalde handelingen nog gecoördineerd verlopen. Achteraf echter herinnert de persoon zich weinig of niets. Dit is te vergelijken met slaapwandelen en kan ook bij hypnose of *trance* voorkomen. Bewustzijnsvernauwing is meestal een reactie op psychische oorzaken, zoals in een acute reactie op stress of bij rouw.

Ten slotte kunnen stoornissen in de helderheid ook voortkomen uit een verstoorde orde en structuur van het bewustzijn. Bepaalde kwalitatieve aspecten, zoals de aard en de samenhang van de prikkels, zijn in dat geval verstoord. Het kan gaan om een lichte vertroebeling (bijv. door alcoholgebruik) tot ernstige *verwarring* in het bewustzijn, meestal gepaard met angst. De verschijnselen hebben een nauwe samenhang met stoornissen in het denken en de waarneming. Een ernstige vorm zien we terug in het *delier*. Het delier kenmerkt zich door een wisselend helder en verlaagd bewustzijn, desoriëntatie en een verminderde aandacht. Het denken is verward en de spraak onsamenhangend. Tevens doen zich (vooral visuele) hallucinaties en waandenkbeelden voor. Meestal is er sprake van een waan dat men in een andere omgeving is en/of is er een irreële achterdocht. Ten slotte is er sprake van bewegingsdrang en achteraf sprake van amnesie (zie ook subparagraaf 'Inprenting en geheugen'). Het delier zien we bijvoorbeeld bij hoge koorts door infectie (koortsdelier), alcoholonthouding (ontwenningsdelier) en vergiftigingen.

> **Casus**
>
> Op haar ronde bezoekt de verpleegkundige de heer Dirksen op zijn kamer om zijn bloeddruk te meten. De heer Dirksen ziet er geheel verzorgd uit, is gepast gekleed en groet de verpleegkundige met een gemoedelijke glimlach. De verpleegkundige vertelt bij binnenkomst precies wie zij is en wat zij komt doen en vraagt de heer Dirksen om zijn medewerking, waarop deze vriendelijk 'goed' antwoordt. Op het moment echter dat de verpleegkundige de bloeddrukmeter om zijn arm bindt, vraagt hij: 'Dus u bent van de telefoonmaatschappij?'

Stoornissen in de opmerkzaamheid en aandacht

Vooral bij angst ziet men wel een toestand van *verhoogde aandacht* of waakzaamheid. De aandacht van angstige personen gaat zeer selectief uit naar allerlei prikkels die mogelijk signalen zijn van dreiging. Deze hyperalertheid gaat in sommige gevallen samen met vervormingen in de waarneming (zie ook subparagraaf 'Voorstelling, waarneming en zelfwaarneming'). Soms wordt de persoon zodanig opgeslokt door deze selectieve aandacht dat er sprake kan zijn van bewustzijnsvernauwing, bijvoorbeeld bij trance. Ook kan de informatieverwerking overbelast worden, wat maakt dat de concentratie faalt of er kortstondig een geheugenstoornis optreedt (een *black-out*).

Verminderde aandacht doet zich voor bij een verlaagd bewustzijn. Bij een normaal bewustzijn wordt verminderde aandacht vooral gezien bij allerlei vormen van concentratiemoeilijkheden, snelle verstrooibaarheid (of: wisselende aandacht) en dagdromerij. Dagdromerij kan ook gezien worden als een vorm van bewustzijnsvernauwing die in uiterlijke kenmerken overeenkomt met een absence. De persoon is gericht op aangename fantasieën tijdens het wakker zijn en reageert niet direct op signalen uit de omgeving. Hij gaat geheel op in het 'wegdromen'.

Een verminderd vermogen om de aandacht op nieuwe stimuli te richten en te veranderen van onderwerp, wordt gezien bij het delirium met lethargie (verminderd alert reageren, slaperigheid), bij dementie of bij een depressie. De vasthoudendheid van de aandacht (bij het onderwerp kunnen blijven) is typisch verminderd bij personen met een aandachtstekortstoornis en in manische episodes. Het uit zich in veel gevallen door motorische onrust. Er is dan sprake van snel 'afgeleid zijn', waardoor een persoon slecht in staat is zijn aandacht op iets te richten en vast te houden. Bij dementie, intoxicaties en grote vermoeidheid doet de motorische onrust zich niet voor. De aandachtstekortstoornis treedt wel op, maar is het gevolg van bijvoorbeeld te moe zijn om je aandacht op iets te richten.

Stoornissen in de oriëntatie

Een stoornis in de oriëntatie of *desoriëntatie* houdt in dat iemand niet in staat is om zich te plaatsen in de tijd, ruimte en/of persoon. Hij weet bijvoorbeeld niet welke datum het is en waar hij is. In het ernstigste geval herkent iemand bijvoorbeeld zijn partner niet (dementie). De desoriëntatie in de tijd is altijd het eerste verstoord en houdt het langste aan. Desoriëntatie is in de meeste gevallen een bijeffect van stoornissen in andere psychische functies. Desoriëntatie treedt op bij een verstoring van het bewustzijn en aandacht (bijv.

delier), bij waarnemingsstoornissen (bijv. hallucinatie), denkstoornissen (bijv. waan) en geheugendefecten. Ook kan een onderdrukking van het gevoelsleven (bijv. apathie) leiden tot verminderd besef van tijd en ruimte. In een staat van verwarring is het meestal de gebrekkige oriëntatie die de bijbehorende angst teweegbrengt. Desoriëntatie kan vrij plots optreden en verdwijnen, maar kan ook een chronische toestand zijn, bijvoorbeeld bij hersenaandoeningen.

2.2.2 Inprenting en geheugen

Het geheugen blijkt uit het bestaan van de herinnering. Door de herinnering kan men zich feiten en ervaringen uit het verleden herinneren. Doordat mensen zich kunnen herinneren, zijn zij in staat om in het hier en nu na te denken over ervaringen uit het verleden. Het instrument waarmee mensen zich kunnen herinneren, is het geheugen.

Het geheugen zou je kunnen vergelijken met een kast, waarin allerlei ervaringen en de daarbij behorende waarnemingen worden opgeborgen om eventueel later weer eens te gebruiken. Het opbergen van al die informatie en ervaringen wordt *inprenting* genoemd. Vervolgens wordt de opgeslagen informatie bewaard. We noemen dat *retentie*. De informatie kan later weer worden opgehaald wanneer dat wenselijk is. Het ophalen van de informatie noemen we *reproductie*. Aan het geheugen kunnen dus drie vermogens toegeschreven worden: het inprentingsvermogen, het retentievermogen en het reproductievermogen (of herinneringsvermogen).

Het geheugen beïnvloedt de waarneming. De gegevens die een persoon waarneemt, worden afgestemd op of gekleurd door gegevens die reeds in het geheugen waren opgeslagen. Andersom wordt het geheugen óók beïnvloed. Ten eerste beïnvloedt het bewustzijn het geheugen. Als iemand moe of suf is, zal hij zich informatie minder gemakkelijk kunnen inprenten of herinneren. Daarnaast hebben aandacht en interesse invloed op het geheugen. Als iemand geen interesse heeft voor een onderwerp en zich er niet op wil concentreren, kan hij zich de gegevens ook niet inprenten. Leren en herinneren zijn dan nauwelijks mogelijk. Ten slotte zijn het gevoel en de stemming van invloed op het geheugen. Inprenting van ervaringen gaat meestal gepaard met emotie. Bijvoorbeeld het meemaken van een ernstig verkeersongeval. Als de emotie sterk is, is de inprenting ook sterk. Vandaar dat nare herinneringen zo moeilijk te vergeten zijn. Het verkeersongeval herinner je je steeds weer wanneer je 's avonds laat naar huis rijdt. Niet-emotionele (of zakelijke) informatie is moeilijker in te prenten. Je voelt er minder bij. Waarom moet je bijvoorbeeld deze leerstof leren? Daarom moet deze informatie worden ingeprent door herhaling ervan (denk bijvoorbeeld ook aan rijtjes leren). Je moet er bewust de aandacht op richten en eventueel de stof enkele keren herhalen. De stemming heeft met name invloed op het geheugen. In een bepaalde stemming worden herinneringen die bij die stemming passen, makkelijker herinnerd dan herinneringen die daar niet bij passen. Een depressieve persoon is daardoor moeilijk in staat zich positieve dingen te herinneren.

Het geheugen wordt verdeeld in het kortetermijn- en het langetermijngeheugen. Het kortetermijngeheugen bevat informatie die op dat moment in ons bewustzijn actief is. Informatie die in dit geheugen is opgeslagen, wordt dus snel vergeten als zij niet in het langetermijngeheugen wordt opgeslagen. In het langetermijngeheugen wordt informatie voor langere tijd opgeslagen. Gegevens en ervaringen kunnen voor lange tijd herinnerd blijven.

Verder kan het geheugen verdeeld worden in drie soorten geheugen: het episodisch geheugen (gebeurtenissen uit de eigen levensbeschrijving (biografie)), het semantisch geheugen (gedeelte waar kennis van feiten, begrippen wordt opgeslagen) en het procedureel geheugen (slaat op procedures, zoals hoe je je moet aan- en uitkleden, fietsen of hoe een instrument te bespelen; het zijn geleerde activiteiten en vaardigheden).

Stoornissen in het geheugen blijken vanzelf uit de anamnese. Door systematisch naar herinneringen en gebeurtenissen te vragen, kan het langetermijngeheugen getest worden: wat kan iemand zich nog herinneren? Als er sprake is van stoornissen in het kortetermijngeheugen, dan blijkt dit vaak uit het feit dat een persoon zich recente gebeurtenissen (zoals de naam van de arts) niet weet te herinneren. Meestal is er dan tegelijk sprake van desoriëntatie in tijd en plaats. Bij observatie van het geheugen kan overigens alleen de reproductie beoordeeld worden. Als iemand zich bepaalde gebeurtenissen niet meer kan herinneren, weten we namelijk nog niet of er ook sprake is van een inprentingsstoornis. Stoornissen in het geheugen worden vastgesteld met tests. Vaak ook kunnen door het stellen van gerichte vragen al aanwijzingen voor het bestaan van geheugenstoornissen gevonden worden. Informatie uit de (hetero)anamnese (van partner, familie, enz.) is daarbij van groot belang: hoe functioneert de patiënt in het dagelijks leven?

> **Observatievragen voor inprenting en geheugen**
> - Kunt u zich vaker dan vroeger iets niet herinneren?
> - Gaat dit ook wel eens om dingen die net zijn gebeurd of gezegd?
> - Bent u wel eens een stuk van de dag kwijt?
> - Merkt u wel eens dat er 'gaten' in uw geheugen zitten?
> - Ontstaan die gaten onder bijzondere omstandigheden?
> - Herinnert u zich wel eens iets wat later niet waar gebeurd blijkt te zijn?
> - Hebt u wel eens de ervaring iets eerder gezien, gehoord of gedacht te hebben, terwijl later blijkt dat dit niet echt geweest kan zijn?
> - Herkent u wel eens iets niet wat u wel zou moeten herkennen?

Het geheugen vereist intacte hersenen. Bij hersenbeschadigingen treden daarom vaak ernstige geheugendefecten op. Een stoornis in het geheugen vanwege hersenbeschadigingen zoals trauma, ontsteking, tumor of gestoorde bloedvoorziening, noemt men een organische geheugenstoornis. Symptomatische geheugenstoornissen ontstaan door vergiftigingen met alcohol, drugs, medicijnen of lichaamseigen afvalstoffen door ziekte of door tekorten aan stoffen die nodig zijn voor de werking van de hersenen, zoals vitamine B. Zowel organische als symptomatische geheugenstoornissen hebben een lichamelijke oorzaak. Stoornissen in het geheugen die een psychische oorzaak hebben, noemt men psychogene geheugenstoornissen. Bij psychogene geheugenstoornissen betreft het hoofdzakelijk een defect in de reproductie. Je hebt bijvoorbeeld een overval in een winkel meegemaakt en weet je daarvan niet alles precies te herinneren. Je hebt de dader wel weg zien rijden in de auto, maar hoe hij er precies uitzag en het nummerbord van de auto weet je niet precies. Bij een organische geheugenstoornis is er primair een defect in de inprenting en retentie. Een ernstig dronken persoon weet zich van het avondje stappen maar weinig te herinneren.

De geheugenstoornissen kunnen acuut optreden of chronisch, aangeboren (bijvoorbeeld bij verstandelijke handicaps) of verworven zijn. Een stoornis in het geheugen leidt onherroepelijk tot desoriëntatie. Een demente patiënt weet bijvoorbeeld niet dat hij in een verpleeghuis zit en hoe laat het is.

Organische en symptomatische geheugenstoornissen

Het *amnestisch syndroom* is een stoornis van het gehele geheugen. Er is zowel sprake van een inprentingsstoornis, als van een stoornis van zowel het korte- als het langetermijngeheugen. Dit gaat gepaard met desoriëntatie in tijd, plaats en persoon (in die volgorde). Ook is er sprake van *confabuleren*. Hierbij probeert de patiënt defecten in het geheugen te camoufleren. Geheugenleemtes vult hij in met feiten die op dat moment bij hem naar boven komen, alsof ze passen binnen dat verhaal. Die feiten (bijvoorbeeld iets wat je gezien of gehoord hebt) zijn wel ergens in het geheugen opgeslagen en komen bij hapering in het geheugen naar boven. De patiënt gelooft in wat hij vertelt en in die zin is het geen bewust verzinsel. Maar de verhalen die hij vertelt, blijken niet of slechts gedeeltelijk te kloppen met de werkelijkheid. Dit doet de patiënt niet bewust. Bij alcoholverslaafden wordt het amnestisch syndroom het korsakovsyndroom genoemd.

> **Casus**
>
> De heer Maarssen is patiënt op de afdeling Neurologie in het ziekenhuis. Hij houdt echter stug vol dat hij op zijn werk is en alle andere patiënten op de afdeling voor hem werken. Als de dokter hem er dan op wijst dat al deze mensen op bed liggen, zegt de heer Maarssen snel: 'Ik zorg graag goed voor mijn mensen.'

Amnesie in eenvoudige vorm houdt in dat iemand een geheugendefect heeft voor een bepaalde gebeurtenis of een bepaalde periode. Amnesie kan veroorzaakt worden door organische factoren, door vermoeidheid of concentratiestoornissen. Ook kan amnesie optreden bij hersentrauma (bijv. een hersenschudding), waarbij men zich (delen van) het trauma niet meer kan herinneren. Een persoon kan zich bijvoorbeeld niet herinneren hoe hij na het verkeersongeval in het ziekenhuis gekomen is. Men spreekt van *retrograde amnesie* als er sprake is van een geheugenstoornis vóór een trauma. In bovengenoemd voorbeeld zou het kunnen zijn dat de persoon niet weet dat hij 's morgens opgestaan en van huis vertrokken is. Van *anterograde amnesie* spreekt men als het geheugen van een periode ná het trauma verstoord is. Ten gevolge van bijvoorbeeld een ernstig hersenletsel wordt er gedurende een bepaalde tijd niets meer ingeprent. De persoon kan zich over die periode dus ook niets herinneren.

Men spreekt van een versterkt of *mechanisch geheugen* als iemand een versterkt geheugen heeft voor bepaalde interessegebieden. Dit ziet men vooral bij verstandelijk beperkten en autisten, die bijvoorbeeld reeksen nummers of data kunnen onthouden of zich zonder moeite allerlei details van landkaarten kunnen herinneren.

Psychogene geheugenstoornissen

De *psychogene amnesie* is een geheugenstoornis voor een bepaalde gebeurtenis of periode die is veroorzaakt door een psychische factor. We spreken ook wel van *dissociatieve amnesie*. Dit wordt met name gezien bij een psychotrauma. Bijvoorbeeld bij een overval of verkrachting. In het algemeen is er altijd sprake van emotioneel beladen en conflictueuze gebeurtenissen. De gebeurtenis wordt wel in het geheugen opgeslagen, maar verdrongen uit het bewustzijn en dus 'vergeten'. De herinnering aan een gebeurtenis kan de persoon niet meer uit zijn geheugen naar boven halen/reproduceren. Ook bij psychogene amnesie kan er een onderscheid gemaakt worden tussen retrograde (een bepaalde periode voor de gebeurtenis) en anterograde amnesie (een bepaalde periode na de gebeurtenis).

Onder invloed van psychische factoren kunnen er ook *herinneringsvervalsingen* optreden. Een persoon kan zich door zijn emoties een gebeurtenis anders herinneren dan hoe deze in werkelijkheid was. Hijzelf echter is ervan overtuigd dat de vervalste herinnering juist is. Er kan een onderscheid gemaakt worden tussen bewuste en onbewuste geheugenvervalsingen. Onbewuste vervalsingen zien we bijvoorbeeld als de stemming het geheugen beïnvloedt. Een depressieve persoon kan zich een activiteit als mislukt herinneren, terwijl er ook momenten zijn geweest waarop hij genoot. Ook kunnen herinneringen vertroebelen door andere herinneringen of kan (foutieve) informatie van anderen een herinnering vervalsen.

Bij bewuste geheugenvervalsing gaat het om een verdraaiing van de feiten. Dit gebeurt bijvoorbeeld als iemand een bepaalde indruk wil achterlaten (zoals de zogenoemde sportleugens waarbij iemand zijn prestaties overdrijft). De *pseudologia fantastica* zien we nogal bij oplichters en zwendelaars. Het zijn schijnredenaties. Kenmerkend is vooral het gemak en de overvloedigheid waarmee iemand volkomen onware verhalen vertelt. De herinneringsvervalsingen zijn zodanig een eigen leven gaan leiden, dat deze niet langer overeenkomen met de werkelijkheid. Voor de patiënt is het echter wel de werkelijkheid. Hij is ze gewoon gaan geloven.

> **Casus**
>
> De heer Abbinck brak vanwege problemen zijn studie rechten af. Aan vrienden en bekenden vertelde hij hierover echter niets. Tegenover hen bleef hij volhouden dat hij een succesvol beginnend advocaat was. Hij ging hierin zelfs zo ver, dat hij een eigen kantoor opende en cliënten verwierf voor wie hij zeer gedreven pleitte voor de rechtbank. Hoewel onwillig, was de heer Abbinck bij confrontatie in staat zijn leugens als zodanig te erkennen.

Een bijzonder geheugenverschijnsel is de *déjà vu*. Hierbij heeft iemand een ervaring in het hier en nu alsof hij deze al eens eerder meegemaakt heeft. Dit is echter niet het geval. De waarnemingen van het moment in het hier en nu lijken op herinneringen. Déjà vu's kunnen een teken zijn van een organische oorzaak zoals vermoeidheid of epilepsie, maar zien we vooral bij de theatrale persoonlijkheidsstoornis (als geen ander in staat zijn van elk luttel gegeven een verhaal te maken en van elke mug een olifant, wat vaak gepaard gaat met het flink aandikken van de beleefde emoties). In feite is de déjà vu geen echte geheugenstoornis. Het is meer een intense ervaring van vertrouwdheid met gebeurtenissen die voor het eerst worden gezien, gehoord, gedacht of beleefd. Het omgekeerde van de déjà vu is de *jamais-vu* (iets wel eerder hebben meegemaakt, maar het als nieuw beleven).

Kenmerkend voor *chronische geheugenstoornissen* is dat de stoornis dikwijls geleidelijk ontstaat, in omvang toeneemt en van blijvende aard is. Ook kan er eerder sprake zijn geweest van een acute stoornis die weer verdwijnt maar waarvan er restverschijnselen overblijven. Bij een chronische geheugenstoornis wordt er meestal aan dementie gedacht. Dementie begint met inprentingsstoornissen en retentiestoornissen (=bewaarstoornissen: vergeetachtigheid, desoriëntatie in tijd en later in plaats, vergeten van de vergeetachtigheid, stagnatie in de levensgeschiedenis).

2.2.3 Intellectuele functies

Onder de intellectuele functies worden het oordeelsvermogen, het ziekte-inzicht, het abstractievermogen, de executieve functies, de intelligentie, de taal en het rekenen verstaan.

Oordeelsvermogen

Het oordeelsvermogen valt uiteen in vier overlappende begrippen: realiteitsbesef, zelfinschatting, normbesef en decorumbesef. Het *realiteitsbesef* is het vermogen om situaties/gebeurtenissen goed in te schatten. Klopt datgene wat ik denk en voel ook met de werkelijkheid? *Zelfinschatting* is de mate waarin een persoon inzicht heeft in de eigen (on)mogelijkheden en in staat is om haalbare doelen te stellen. Met andere woorden: de persoon is in staat zich niet te overschatten. *Normbesef* heeft te maken met het je bewust zijn van de geldende regels. Het is de capaciteit om 'goed' en 'slecht' van elkaar te onderscheiden. *Decorumbesef* is het vermogen om een sociale situatie correct in te schatten en zich passend naar de situatie te gedragen.

Uit het gedrag van de patiënt tijdens een anamnese of onderzoek kan opgemaakt worden of het oordeelsvermogen van de patiënt intact of verstoord is. De opvattingen van een patiënt over zijn mogelijkheden en grenzen kunnen afgelezen worden aan de reacties van de patiënt op problemen met familie, werk of geld. Een gestoord normbesef is vanwege de grote variatie in waarden en normen tussen mensen lastig vast te stellen. Het is slechts mogelijk om grove stoornissen te duiden. Van decorumverlies is bijvoorbeeld sprake wanneer een patiënt zeer onverzorgd is, te familiair is in zijn houding naar de hulpverlener of overmatig seksueel (getint) gedrag vertoont. Soms wordt ter beoordeling van het oordeelsvermogen gebruikgemaakt van vragen in de trant van: 'Wat zou u doen als…?'

Een gestoord realiteitsbesef zien we bijvoorbeeld bij een psychotische patiënt. Hij is het normale contact met de werkelijkheid kwijt. Dit blijkt bijvoorbeeld uit het feit dat hij dingen waarneemt die er in werkelijkheid niet zijn (hallucinaties) of gedachten heeft die niet kloppen met de realiteit (wanen). Wanneer de patiënt zijn mogelijkheden over- of onderschat en er een gebrek is aan zelfkritiek, dan kan er sprake zijn van *oordeels- en kritiekstoornissen*. Zelfoverschatting komt bijvoorbeeld voor bij manie. Bij de depressieve patiënt daarentegen is er sprake van een onderschatting van de eigen mogelijkheden. *Witzelsucht* is een vorm van decorumverlies waarbij er een voortdurende neiging bestaat tot het maken van ongepaste, vaak seksuele grappen. Symptomen van decorumverlies kunnen zich ook voordoen bij dementie.

> **Casus**
>
> Mevrouw Velthuys was altijd erg 'van de nette', een typische Gooise dame bij wie het fatsoen er met de paplepel in was gegoten. Nu zij dement is geworden, is hiervan weinig terug te zien. Tijdens het eten laat zij soms harde boeren. Tegen de huisarts zegt ze in plat accent dat hij een 'grote flapdrol' is en de buurman nodigt ze te pas en te onpas uit voor onzedelijke handelingen. 'Vandaag maar niet, mevrouw Velthuys', zegt hij dan.

Ziekte-inzicht

Ziekte-inzicht omvat drie aspecten: ziektebesef, ziekteverklaring en ziektegedrag. *Ziektebesef* is de mate waarin iemand beseft dat hij lijdt aan een psychiatrische stoornis. De *ziekteverklaring* zijn de opvattingen die iemand heeft over de aard en de oorzaken van de stoornis. Het *ziektegedrag* is de manier waarop iemand (niet) handelt in reactie op de symptomen die hij ervaart.

Het ziektebesef en de ziekteverklaring worden in gesprek met de patiënt meestal wel duidelijk. Aan de patiënt kan gevraagd worden of hij zich bewust is van de symptomen die anderen hebben waargenomen. Ervaart hij ze ook als niet normaal? Ziet hij dat de symptomen onderdeel zijn van een psychiatrische stoornis? Denkt hij hiervoor behandeld te moeten worden? Belangrijk om te vermelden is dat de ziekteverklaring behalve van de psychiatrische stoornis ook afhangt van de intelligentie, het introspectievermogen (kritisch durven kijken naar zichzelf) en de culturele overtuigingen van een patiënt. Het ziekte-inzicht wordt ook duidelijk uit de manier waarop de patiënt het onderzoek en eventuele behandeling ondergaat (komt iemand uit zichzelf, wil iemand meewerken, accepteert hij behandeling?). Een laag ziekte-inzicht wordt met name gezien bij psychotische stoornissen (een patiënt vindt zichzelf niet ziek), maar ook bij persoonlijkheidsstoornissen.

Abstractievermogen

Het abstractievermogen is het vermogen om uit een groot aantal feiten de kern te halen. Een complexe werkelijkheid wordt teruggebracht tot een minder complexe werkelijkheid. Zo kun je bijvoorbeeld in een test de volgende getallenreeks onder ogen krijgen: 2, 4, 6, 8, 10, 12, 14, 16. Als je goed naar deze reeks kijkt, dan zie je dat er steeds 2 bijgeteld wordt. Als je dat weet, wordt het eenvoudiger om deze reeks te onthouden. Uit die reeks heb je de kern gehaald. Het abstractievermogen maakt het voor mensen ook mogelijk om bij het oplossen van problemen boven een concrete, feitelijke en egocentrische manier van denken uit te stijgen. Bijvoorbeeld bij de begeleiding van een patiënt die de omgeving manipuleert, halsstarrig vasthouden aan jouw inzichten en je niet realiseren dat een gemeenschappelijke visie zeer essentieel is. Het voorkomt immers dat er verschillende boodschappen naar de patiënt gecommuniceerd worden. Het niveau van het abstractievermogen hangt bij volwassenen sterk samen met het algemene ontwikkelingsniveau.

Soms komt uit een interview met een patiënt naar voren dat hij situaties vermijdt waarvoor nieuwe en complexe informatie moet worden verwerkt. Zo kan het voorkomen dat een patiënt gesprekken met een psycholoog niet ziet zitten. Dat is verloren tijd. Eigenlijk bedoelt de patiënt dat hij dat niet aankan. Bij observatie zal snel duidelijk worden dat de patiënt moeite heeft met generaliseren en bij het oplossen van een probleem op één niveau van denken blijft steken. De patiënt zoekt oplossingen in het hier en nu en verder kijkt hij niet. Dit kan een aanwijzing zijn voor een *verminderd abstractievermogen*. Het vermogen tot abstraheren ontbreekt bij (jonge) kinderen en bij mensen met een verstandelijke beperking. Zij denken zeer concreet en bedenken oplossingen die nu werken. Bij dementie ziet men veelal dat het abstractievermogen in toenemende mate achteruitgaat.

Executieve functies

Executieve functies zetelen in de prefrontale schors. Executieve functies stellen ons in staat tot ingewikkelde handelingen. Onder de executieve functies vallen het plannen en het in een logische volgorde uitvoeren van handelingen. Ook het controleren en eventueel stoppen van handelingen valt hieronder. Om hiertoe in staat te zijn, is het nodig om een goede aandacht en oriëntatie te hebben. Men dient de aandacht te kunnen verplaatsen en over een zeker abstractievermogen en een goed geheugen te beschikken.

Executieve functies zijn om de laatstgenoemde reden bij zwakbegaafdheid of ernstige verstandelijke beperkingen niet goed te beoordelen. Lichtere stoornissen worden meestal duidelijk uit een heteroanamnese. Het blijkt dan bijvoorbeeld dat iemand niet meer goed zijn werk kan doen of het huishouden kan besturen. Om de executieve functies te kunnen beoordelen, kun je vragen naar de manier waarop iemand planningen maakt en hoe hij zich met meerdere zaken tegelijk bezighoudt. Ernstige stoornissen in de executieve functies zijn niet moeilijk waar te nemen. Patiënten laten bijvoorbeeld anderen de afspraak plannen, komen niet op tijd en/of weten niet goed hoe zij hun verhaal moeten beginnen en afronden.

Stoornissen in de executieve functies doen zich soms al van jongs af aan voor. Bij aandachtstekortstoornissen hebben patiënten bijvoorbeeld van kinds af aan moeite met het organiseren van taken en activiteiten. Ernstigere stoornissen doen zich onder andere voor bij organische stoornissen, zoals dementie, en psychotische stoornissen, zoals schizofrenie. Als iemand niet meer in staat is effectief gedrag te plannen, kan er sprake zijn van het *dysexecutief syndroom*. Vaak is er in dat geval schade in het meest frontale deel van de hersenschors. Symptomen van het dysexecutief syndroom zijn impulsiviteit, passiviteit en apathie, snel geïrriteerd zijn, gebrek aan flexibiliteit, egocentrisme en problemen met plannen.

Casus

De heer Versluys heeft bij een auto-ongeluk ernstig hersenletsel opgelopen. Volgens zijn vriendin is hij sindsdien niet meer 'zoals vroeger'. Hij zou een erg kort lontje gekregen hebben en wordt boos als iemand hem stoort in zijn bezigheden. Tegelijk is hij vaak bijzonder vrolijk, al laat hij hier nauwelijks variatie in zien. In zijn enthousiasme komt hij wat kinderlijk over, doet hij vooral wat hij zelf wil en overheerst het motto 'eerst doen, dan denken'.

Intelligentie

Intelligentie is lastig in een eenvoudige definitie te vangen. Het houdt namelijk zowel de capaciteit om symbolen en ideeën te gebruiken in (verbale intelligentie), als het vermogen om situaties te begrijpen en aan te pakken (praktische intelligentie, probleemoplossend vermogen). Het houdt ook de mogelijkheid in om van ervaringen te leren en met andere mensen om te gaan (sociale intelligentie). Een definitie die dit zo goed als mogelijk weet samen te vatten, is: intelligentie is het vermogen om opgedane kennis op een rationele manier (door middel van het verstand) te gebruiken voor het oplossen van problemen. Intelligentie is deels aangeboren en deels door de omgeving bepaald (bijv. door opvoeding en scholing).

Exacte vaststelling van de intelligentie is op basis van enkel observatie vrijwel onmogelijk. Hooguit kan er een schatting gedaan worden. Dit gebeurt aan de hand van informatie over het opleidings- en beroepsniveau, het oordeelsvermogen en het abstractieniveau, observatie van de woordenschat, de algemene ontwikkeling en het algemeen probleemoplossend vermogen. Het vaststellen van zwakbegaafdheid en verstandelijke beperkingen is enigszins precair. Om die reden wordt intelligentie doorgaans vastgesteld aan de hand van standaardtests (intelligentietests). De uitkomst van deze tests wordt uitgedrukt in een score. Deze score geeft zicht op de verhouding tussen de intelligentie van de onderzochte persoon en de gemiddelde of 'normale' intelligentie van leeftijdsgenoten (dit noemt men intelligentiequotiënt of IQ).

In de meeste gevallen is een stoornis in de intelligentie een gevolg van een tekort in de ontwikkeling. Dit kan aangeboren, maar ook verworven zijn. In beide gevallen spreekt men van een 'achterstand in de intellectuele functies'.

Een mentale achterstand of een mentale of verstandelijke beperking kan in vier niveaus van ernst ingedeeld worden: licht (IQ 50-70), matig (IQ 35-50), ernstig (IQ 20-35) en diep (IQ lager dan 20). Een vermindering van het intellectueel vermogen bij volwassenen kan optreden als gevolg van bijvoorbeeld een hersentrauma of hersen(vlies)ontstekingen. Dit uit zich ook wel eens in een voortschrijdende aftakeling van het intellectuele vermogen. Dit ziet men vaak bij dementie.

Taal

Taal kan gedefinieerd worden als het geheel van tekens waarvan gebruik wordt gemaakt om gedachten uit te spreken, de wereld om ons heen te ordenen en met anderen te communiceren. Ook wordt hetgeen iemand zegt, diens woorden, onder taal verstaan.

Observatie van mogelijke stoornissen in de taal begint bij het wederzijds begrip van patiënt en hulpverlener. Als de arts een patiënt niet begrijpt of de patiënt begrijpt de arts niet, dan ligt hier mogelijk een taalstoornis aan ten grondslag. Aanwijzingen voor taalstoornissen zijn moeizaam, weinig vloeiend, zonder melodie, intonatie of klemtoon spreken. Ook het spreken met weinig woorden, die steeds gezocht moeten worden, met veel vage termen of met fouten in de grammatica, wijst op een taalstoornis. Eenvoudige tests zijn het vragen iets op te schrijven, te dicteren, te benoemen, te herhalen, uit te leggen of verbale instructies op te volgen.

Afasie is een taalstoornis. Het is een verzamelnaam voor alle stoornissen die een vermindering of verlies van het vermogen zich uit te drukken door middel van spraak, schrift of tekens tot gevolg hebben. Bij *expressieve* of *motorische afasie* is iemand niet in staat tot het vinden en vormen van de juiste woorden en zinnen, terwijl hij wel weet wat hij wil zeggen. Het taalbegrip is intact, het taalgebruik is gestoord. We spreken van een stoornis in de spraakvorming. Een bekende vorm van expressieve afasie is *Broca's afasie*. Patiënten met Broca's afasie spreken op telegrafische wijze. Een persoon met Broca's afasie zou bijvoorbeeld zo kunnen omschrijven hoe hij naar het ziekenhuis gekomen is voor kaakchirurgie: 'Ja… uh… maandag… Papa en Peter… en Papa… uh… ziekenhuis… en uh… woensdag… woensdag, negen uur… en oh… donderdag… tien uur… ah dokters… twee dokters… en tanden… ja.' Broca's afasie gaat gepaard met hersenbeschadiging in een specifiek deel van de linker frontale kwab, genaamd het gebied van Broca.

Receptieve of *sensorische afasie* is het onvermogen om gesproken of geschreven woorden of tekens te begrijpen (een stoornis in het waarnemen door verschillende zintuigen). Een bekende vorm van receptieve afasie is *Wernicke's afasie*. Bij Wernicke's afasie is er behalve een gebrek aan taalbegrip ook een gebrek aan taalproductie. De spraak is vrijwel tegengesteld aan die bij Broca's afasie: er wordt van veel woorden gebruikgemaakt en de grammatica is correct, maar er is een gebrek aan de juiste woorden, waardoor er van veel onzinwoorden gebruik wordt gemaakt. Een persoon met Wernicke's afasie zou bijvoorbeeld zo kunnen omschrijven hoe hij zijn moeder belde: 'Ik belde mijn moeder op de televisie en begreep de deur niet. Het was ook ontbijt, maar zij kwamen van veel te dichtbij. Mijn moeder is niet te oud voor mij om jong te zijn.' De hersenbeschadiging bij Wernicke's afasie bevindt zich meestal in een specifiek deel van de linker temporale kwab, het zogenoemde gebied van Wernicke. *Tactiele afasie* is het onvermogen om voorwerpen te benoemen bij betasting.

Wanneer overigens het begrip van de geschreven taal verstoord is (woorden die worden gelezen worden niet begrepen), spreekt men van *alexie*. Dergelijke stoornissen doen zich met name voor bij organische stoornissen (bijv. CVA) en treden veelal op bij dementie. Wanneer een stoornis in de ontwikkeling van de taal reeds in de kindertijd aanwezig is, kan dit wijzen op een communicatie- of een pervasieve ontwikkelingsstoornis (autisme).

Aprosodie is het onvermogen van een persoon om niet-inhoudelijke aspecten van de taal – stemvolume, toonhoogte, intonatie, interpunctie (het gebruik van leestekens), snelheid, ritme en melodie van spreken en gebruik van klemtonen – te herkennen (*receptieve aprosodie*) of tot uitdrukking te brengen (*expressieve aprosodie*). Dit doet zich met name voor ten gevolge van organische stoornissen, bijvoorbeeld bij hersenbeschadiging.

Rekenen

Rekenen is het volgens de regels van de wiskunde kunnen optellen, aftrekken, vermenigvuldigen en delen van getallen. Een verstoorde rekenvaardigheid is gemakkelijk te testen door bij iemand enkele sommen af te nemen. Omdat rekenen ook een verbale activiteit is, is de taalfunctie van invloed op de capaciteit tot rekenen. Bij een bestaande taalstoornis, zullen er dus ook moeilijkheden zijn bij het schrijven, lezen en begrijpen van getallen. Voor het testen van de rekenvaardigheid dienen daarom eerst eventuele taalproblemen uitgesloten te worden. *Dyscalculie* is een verminderde vaardigheid in het rekenen. *Acal-*

culie is het (totale) verlies van het vermogen om getallen te onthouden of te rekenen. Ook stoornissen in het rekenen zijn meestal een gevolg van organische stoornissen.

2.2.4 Voorstelling, waarneming en zelfwaarneming

De mens is op allerlei manieren verbonden met zijn omgeving. Hij moet op een omgeving kunnen reageren, zich aanpassen als de omgeving verandert en ermee in contact staan. Hij maakt hiervoor onder andere gebruik van de zinnen: het zicht (via de ogen), het gehoor (via de oren), de reuk (via de neus), de smaak (via de tong) en het gevoel (via orgaantjes aan de oppervlakte van, maar ook ín het lichaam). Waarnemen is het proces van het door middel van de zintuigen verkrijgen van informatie uit de omgeving en uit het eigen lichaam. Waarneming is onlosmakelijk verbonden met de andere kennende functies, zoals het denken en het geheugen (de herinnering).

Bij waarneming is er altijd sprake van zintuiglijke prikkels van buiten de hersenen. Dit is bij een voorstelling echter niet het geval. Iets voorstellen betekent iets voor de geest halen of oproepen in de fantasie. Dit vindt vrijwel continu plaats, met name in de vorm van dagdromen of fantaseren, en heeft meestal een visueel karakter. Voorstellingen zijn soms zo duidelijk dat ze nauwelijks onderscheiden kunnen worden van waarnemingen. Levendige voorstellingen treden nogal eens op vlak voor het inslapen (*hypnagoge voorstelling*) of het ontwaken en zijn geenszins tekenen van psychopathologie.

Waarnemen is dus een manier om de wereld via de zintuigen te leren kennen. Zintuigen reageren op prikkels vanuit de buitenwereld of vanuit het eigen lichaam, waarbij ieder zintuig op specifieke prikkels reageert en prikkels een bepaalde drempelwaarde moeten hebben om waargenomen te worden. Tevens is er sprake van een persoonlijke gevoeligheid voor bepaalde prikkels, dat wil zeggen dat de een sneller of eerder een bepaalde prikkel waarneemt (bijv. geluid) dan de ander. Prikkeling van de zintuigen gaat via de zenuwen naar de hersenen, waar een verandering teweeg wordt gebracht. Op dat moment ontstaat er een gewaarwording: het bewustzijn van een prikkeltoestand van een zintuig. Gewaarworden is betekenisloos. In samenhang met de herinnering wordt aan de gewaarwording een betekenis gegeven, de waarneming. De waarneming is dus een strikt persoonlijk gebeuren. Iemand die angstig is, kan een bepaalde prikkel anders ervaren dan iemand die depressief is.

Mensen beschikken over het unieke vermogen van een reflectief bewustzijn, of het ik-bewustzijn. Dit reflectief bewustzijn behelst het besef dat men bestaat, dat men leeft als een individu dat te onderscheiden is van andere individuen. Dit ik-bewustzijn en daarmee de waarneming van het zelf, kan veranderen in wisselende omstandigheden en nieuwe levensfasen, maar blijft vanaf de volwassenheid zo goed als constant. De zelfwaarneming heeft te maken met de waarneming en de emotionele ervaring van de eigen persoon (zelfbeleving) en van het eigen lichaam (lichaamsbeleving).

Stoornissen in de waarneming betreffen in de meeste gevallen subjectieve ervaringen die alleen door ernaar te vragen kunnen worden vastgesteld. Soms kan geobserveerd worden dat iemand intensief luistert of kijkt naar iets wat door de observator niet wordt opgemerkt. Dit kan een aanwijzing zijn voor hallucinaties.

> **Observatievragen voor voorstelling en waarneming**
> - Hebt u wel eens plotselinge gewaarwordingen die u niet goed kunt thuisbrengen?
> - Hebt u wel eens levendige beelden van gebeurtenissen die u hebt meegemaakt?
> - Dringen zich wel eens dergelijke gewaarwordingen ongewenst aan u op?
> - Ervaart u prikkels, zoals geluiden, meer of minder dan vroeger?
> - Zijn gevoelens als honger, dorst en pijn anders dan voorheen?
> - Hebt u wel eens het gevoel dat mensen, dingen of uzelf niet echt zijn?
> - Ziet u wel eens dingen die anderen niet kunnen zien?
> - Hoort u wel eens geluiden of stemmen die anderen niet horen?

> **Observatievragen voor zelfbeleving en lichaamsbeleving**
> - Hebt u (wel eens) het idee dat u uit meer dan één persoon bestaat?
> - Hebt u (wel eens) het gevoel alsof uw omgeving niet echt is, alsof u in een film speelt?
> - Hebt u een gevoel van vervreemding, alsof u zichzelf niet meer bent?
> - Vindt u dat u er anders of vreemd uitziet in de spiegel?
> - Vindt u dat uw lichaam of delen ervan er anders uitzien of aanvoelen dan voorheen?
> - Hebt u (wel eens) het gevoel dat uw lichaam of delen ervan bijzonder lelijk of afwijkend zijn?

Stoornissen in de voorstelling

Wanneer voorstellingen zich tegen de wil van een persoon opdringen, spreekt men van *intrusies*. Intrusies kunnen moeilijk gestopt of veranderd worden. Het realiteitsbesef is in tegenstelling tot bij hallucinaties nog intact, maar er is er een hoge zintuiglijke levendigheid. Betrokkenen ervaren de intrusies als zeer echt. Intrusies doen zich voor als *herbelevingen van psychotraumata* (het weer voor zich zien van de gebeurtenissen rond het trauma) of als *dwangvoorstellingen* die meestal seksueel, pervers of agressief gekleurd zijn.

Bij *agnosieën* wordt de omgeving op zich correct waargenomen, maar is de herkenning daarvan verstoord. *Visuele agnosie* kenmerkt zich door het onvermogen van een patiënt om voorwerpen te herkennen en te benoemen, terwijl hij de uiterlijke aspecten of de functie van het voorwerp wel kan beschrijven ('zielsblindheid'). Bij visuele agnosie kan iemand het voorwerp wél benoemen na het met de ogen dicht betast te hebben. Bij *tactiele agnosie* of *stereoagnosie* geldt het tegenovergestelde: iemand is niet in staat om door betasting voorwerpen te herkennen ('tastblindheid'). *Prosopagnosie* houdt in dat iemand gezichten van hem bekende personen niet herkent, maar de stem wel. Agnosieën doen zich voor bij een focale hersenbeschadiging (bijvoorbeeld beschadiging van de pariëtale, occipitale of temporale hersenschors). De Engelse neuroloog Oliver Sacks beschrijft in zijn boek *De man die zijn vrouw voor een hoed hield* heel treffend waartoe dit kan leiden.

Stoornissen in de waarneming

Stoornissen in de waarneming zijn op te delen in drie soorten. *Zintuigstoornissen* zijn afwijkingen van een zintuigorgaan of van het specifieke deel van het zenuwstelsel. Bij zintuigstoornissen is er sprake van een gestoorde of geheel ontbrekende waarneming. Het laatste is bijvoorbeeld bij doven en blinden het geval. Zintuigstoornissen kunnen worden veroorzaakt door een aangeboren afwijking, een ongeval, intoxicatie, bloedvatafwijkingen, gezwellen of ontstekingen.

Gewaarwordingsstoornissen Gewaarwordingsstoornissen houden een stoornis in de sterkte van de waarneming in. Er kan een verhoogde gevoeligheid voor zintuigprikkels bestaan. Dit wordt *hyperesthesie* genoemd. Een matige prikkel kan dan als onverdraaglijk sterk worden ervaren. Een goed voorbeeld is het slecht kunnen verdragen van licht of geluid bij migraine. Personen met een ernstige lichamelijke ziekte, zoals kanker, kunnen sterk vermoeid zijn en daardoor geen prikkels verdragen. Een verhoogde prikkelgevoeligheid gaat vaak gepaard met een verhoogde emotionele gevoeligheid, wat ook wel wordt gezien bij het 'overspanningssyndroom' (burn-out). *Hypesthesie* daarentegen is een verlaagde gevoeligheid voor prikkelgewaarwording. Hoewel anderen bepaalde prikkels wel kunnen gewaarworden, kan iemand met een verzwakte gewaarwording dat minder. Hypesthesie is in tegenstelling tot hyperesthesie moeilijk te signaleren, doordat patiënten meestal geen uiting geven aan hun gevoelens of gewaarwording (denk aan demente of schizofrene patiënten). Hypesthesie kan worden gesignaleerd door af te gaan op de sterkte van de aangeboden prikkel en de reactie van de patiënt. Bij een schizofrene patiënt zien we bijvoorbeeld een emotionele leegte ofwel het verminderd ervaren van gevoelens. *Anesthesie* is een (totale) afwezigheid van gewaarwording van zintuiglijke prikkels.

De gewaarwording kan ook kwalitatief verstoord zijn. Hiermee wordt bedoeld dat er iets veranderd is in de aard of hoedanigheid van de gewaarwordingen. Zij kunnen vervormd zijn. Er kan bijvoorbeeld sprake zijn van kleurvervorming. Een patiënt kan een of meer kleuren niet meer waarnemen. Hij kan ook een of meer kleuren anders waarnemen of onplezierige tactiele (voelbare) sensaties (bijv. een branderig gevoel) waarnemen. Verstoringen in de waarneming van ruimtelijke vormen zijn: dingen waarnemen als kleiner of groter, verder weg of dichterbij, lelijker of mooier dan zij zijn. Wanneer bepaalde prikkels in één zintuig gepaard gaan met gewaarwording in een ander zintuig dat niet geprikkeld wordt (zoals het horen van muziek bij het kijken naar foto's), spreken we van *synesthesie*. Veel van de kwalitatieve gewaarwordingsstoornissen doen zich voor onder invloed van bepaalde drugs (bijv. LSD) en gaan hand in hand met een verhoogde intensiteit van sensaties.

Waarnemingsstoornissen Waarnemingsstoornissen (zie ◘ tabel 2.1) hebben te maken met een verkeerde betekenis geven aan de waarneming. Dit gebeurt wanneer de waarneming van de omgeving niet meer in overeenstemming is met de werkelijkheid. Er is dan sprake van een gestoorde realiteitszin. In de meest onschuldige vorm zien we dit terug bij de *illusie*. Dit is een foutief geïnterpreteerde waarneming. Bij een illusie berust de waarneming wel degelijk op een bestaande prikkel en op de gewaarwording van die prikkel, maar wordt de gewaarwording verkeerd opgevat. Je ziet, hoort enzovoort het wel echt, maar je interpreteert het niet goed. De waarneming is in strijd met de werkelijkheid, maar is te corrigeren door de persoon met die werkelijkheid te confronteren of doordat de persoon beter kijkt, luistert, ruikt, proeft of voelt.

Tabel 2.1 Waarnemingsstoornissen

waarnemingsstoornis	prikkel	correctie
illusie	+	+
illusionaire vervalsing	+	−
pseudohallucinatie	−	+
hallucinatie	−	−

Voorbeeld

Je wordt 's nachts wakker van een geluid beneden en je bent alleen thuis. Je denkt dat er een vreemde in huis is, een inbreker wellicht. Je gaat kijken en ziet dat het de kat is geweest die iets omgestoten heeft. Het was dus een illusie dat je iemand beneden hoorde.

Illusies komen voor bij gezonde mensen en treden op bij sterke emoties, grote verwachtingen en bij angst. Ook kunnen ze optreden bij een verlaagd bewustzijn zoals nét voor het inslapen of bij een organisch psychosyndroom.

Bij een *illusoire vervalsing* miskent iemand de werkelijkheid op actieve wijze. De werkelijk bestaande prikkels en gewaarwordingen worden op normale wijze ervaren, maar worden op actieve wijze toegepast in de eigen, vaak gestoorde, overtuiging. Specifieke illusoire vervalsingen ontstaan daarom vaak door sterke verwachtingen. De verwachting iets te zullen waarnemen leidt ertoe dat bepaalde prikkels in die zin worden beoordeeld. Bijvoorbeeld wie het eng vindt om in het donker te lopen uit angst aangevallen te worden, kan in een geluid de voetstap van een achtervolger horen. In tegenstelling tot de illusie is de vervalsing van de werkelijkheid bij de illusoire vervalsing 'met opzet' en is deze op dat moment niet corrigeerbaar. Illusoire vervalsingen komen veel voor in het kader van bepaalde wanen. Ook worden zij gezien bij het delirium tremens, waarbij de patiënt de verpleegkundigen en medepatiënten bijvoorbeeld kan beschouwen als klanten in een café.

Een *pseudohallucinatie* is een verkeerde waarneming met een 'alsof-beleven'. Er is geen prikkel aanwezig, maar de persoon neemt toch iets waar. In feite kan dus niet gesproken worden van een verstoorde waarneming, maar eerder van zich intensief opdringende voorstellingen. De pseudohallucinatie is voor correctie vatbaar en ontstaat vanuit sterke emoties en fantasieën. Ze komt nogal eens voor bij affectieve psychosen, zoals bij een ernstige depressie met psychotische kenmerken.

Voorbeeld

Een depressieve patiënt ziet lijkstoeten door de straat gaan. Hij ziet de lijkstoet niet werkelijk, maar kan het zich vanuit zijn somberheid zo intensief voorstellen dat hij het beleeft alsof het echt is.

In feite zou men dromen ook pseudohallucinaties kunnen noemen. Er is de ervaring van een waarneming, maar bij het ontwaken is er tevens het besef dat de waarnemingen geen realiteitswaarde hebben.

Een *hallucinatie* is een waarneming die evenals de pseudohallucinatie niet berust op een prikkel en bijbehorende gewaarwording. Anders dan bij de pseudohallucinatie, wordt een hallucinatie zonder enige kritiek voor waar gehouden, de waarneming is niet te corrigeren. Tegenbewijzen hebben dus geen zin. Meestal worden tegenbewijzen zelfs verklaard vanuit de door de hallucinerende persoon op dat moment geldende werkelijkheid. Als een patiënt bijvoorbeeld stemmen hoort en de verpleegkundige beweert dat er geen stemmen zijn, kan de patiënt zeggen: 'Deze stemmen fluisteren alleen naar mij.' Wanneer iemand langere tijd hallucinaties ervaart, weet hij meestal heel goed het onderscheid tussen werkelijke prikkels (bijv. het geluid van een stem) en de hallucinaties. Toch ervaart de patiënt de hallucinaties als echt en handelt hij hiernaar. Hallucinaties kunnen prettig zijn, maar zijn het meestal niet.

Er worden zeven verschillende soorten hallucinaties onderscheiden, waarvan vijf betrekking hebben op de zintuiglijke functies.

- *Gezichtshallucinaties* (*visuele* of *optische hallucinaties*) wijzen in de meeste gevallen op een organische stoornis en komen het meest voor bij een verlaagd bewustzijn. Er kan sprake zijn van enkelvoudige hallucinaties, zoals het zien van sterren of figuren, die vooral optreden ten gevolge van lichamelijke oorzaken, zoals hersentumoren of epilepsie. Ook kan er sprake zijn van samengestelde hallucinaties, zoals het zien van visioenen. Deze gaan meestal samen met gehoorshallucinaties. Visuele hallucinaties komen tevens voor bij het delirium tremens (meestal in de klassieke vorm van beestjes) of bij gebruik van drugs.
- *Gehoorshallucinaties* (*auditieve* of *akoestische hallucinaties*) betreffen vooral stemmen, maar soms ook andere geluiden, zoals fluisteren of muziek. Stemmen die commentaar geven op het gedrag van de patiënt, zijn kenmerkend voor schizofrenie. Als er sprake is van stemmen die de patiënt opdrachten geven, noemt men dit bevelshallucinaties. Deze blijken vooral uit impulsief gedrag. Wanneer de eigen gedachten als hallucinaties gehoord worden, spreekt men van een *gedachte-echo*. Dit treedt soms op bij schizofrenie en is voor de patiënt een angstige situatie doordat het voor hem lijkt alsof de omgeving inzicht heeft in zijn innerlijke beleving.
- Bij *reukhallucinaties* (*olfactorische hallucinaties*) ruikt en bij *smaakhallucinaties* (*gustatoire hallucinaties*) proeft de patiënt iets zonder de daarbij behorende stimuli. Olfactorische en gustatoire hallucinaties zijn moeilijk te onderkennen en worden omschreven met behulp van een geur of smaak die de patiënt wel kent, en zijn vrijwel altijd zeer onaangenaam (zoals de geur van urine of rotting). Deze hallucinaties komen zelden voor. Wanneer zij voorkomen, staan ze vaak in relatie met uitgebreide wanen. Ze worden wel gezien bij ernstige schizofrenie, maar ook bij epilepsie als voorloper (*aura*) van een insult.
- *Gevoelshallucinaties* (*tactiele* of *haptische hallucinaties*) hebben betrekking op het lichaamsgevoel van aanrakingen op de huid (zoals mieren of andere beestjes over het lichaam voelen kruipen). *Proprioceptieve hallucinaties* betreffen inwendige gevoelens, veelal onder de huid of in de organen (zoals parasieten in de darmen voelen), en *kinesthetische hallucinaties* hebben te maken met gewaarwordingen in het bewegingsstelsel, dat wil zeggen: de lichaamsbeweging en houding (zoals stilzitten maar het

gevoel hebben te bewegen). Deze typen hallucinaties komen vooral bij schizofrenie voor. Tactiele hallucinaties komen typisch voor bij het amfetaminedelier.

Verwerking van hallucinaties

Bij de verwerking van hallucinaties zijn typisch enkele verschijnselen te signaleren. Zoals de mens een bepaalde houding aanneemt wanneer hij waarneemt (zoals zich vooroverbuigen om iets wat op de grond ligt, goed te kunnen aanschouwen), nemen hallucinerende patiënten ook bepaalde houdingen aan, die aan de 'waarneming' zijn aangepast. Hij zit bijvoorbeeld naar een bepaalde plek op het plafond te staren of gespannen in een hoek te luisteren. Deze houdingen zijn goed te observeren. De patiënt hoeft dus niets te zeggen om te kunnen zien dat hij hallucineert.

Vooral in de beginfase worden hallucinaties door patiënten als vreemd beschouwd en heeft de patiënt kritiek op de hallucinaties. In sommige gevallen zijn de hallucinaties inhoudelijk verklaarbaar, zoals wanneer iemand stemmen hoort die hem precies datgene zeggen wat hij afkeurt. Zoiets dergelijks kan voorkomen wanneer een innerlijk conflict door iemand niet wordt uitgesproken of op een andere manier wordt onderdrukt. Hoe vaker een patiënt hallucineert, hoe werkelijker zij voorkomen. Dit kan leiden tot een *verklaringswaan*, waardoor iemand een hallucinatie tracht te begrijpen.

> **Voorbeelden**
>
> - Iemand proeft een vreemde smaak en meent dat er vergif in zijn eten is gedaan.
> - Iemand meent een lichtstraal te zien en trekt de conclusie dat men hem filmt of dat buitenaardse wezens met hem proberen te communiceren.

Bij *dissimilatie* ontkent de patiënt de hallucinaties en laat hij de omgeving ook niet merken dat hij hallucineert. De ontkenning komt ten dele voort uit de verwarring die in de omgeving ontstaat wanneer hij wél over zijn hallucinaties spreekt. Dissimilatie komt neer op het ten onrechte ontkennen van de ziekte. Er is dan sprake van een gebrekkig ziekte-inzicht. Een typerende situatie van dissimilatie is als de patiënt het hallucineren plotseling staakt als een verpleegkundige of arts de afdeling opkomt. Als daarover iets gezegd wordt, ontkent de patiënt nadrukkelijk dat hij hallucineerde.

Bij het achterhalen van mogelijk hallucineren is het van groot belang het gedrag van de patiënt goed te observeren. Verschillende gedragingen of uitingen kunnen wijzen op hallucinaties. Een duidelijke aanwijzing is als de patiënt zintuiglijke waarnemingen ervaart, bijvoorbeeld wanneer hij een luisterende of anderszins oplettende houding aanneemt, waarvoor geen duidelijke externe prikkels gevonden kunnen worden. Soms praat een patiënt (on)hoorbaar in zichzelf, mompelt hij of loopt heen en weer. Ook kan de patiënt zich weinig bewust zijn van wat zich rond hem afspeelt of praten over zaken die geen verband hebben met het lopende gesprek. In gesprekken kan een patiënt onpersoonlijke of algemene uitspraken doen, zoals het gebruik van 'zij' of 'iedereen' als hij een specifiek persoon bedoelt. Hij kan ook midden in een zin stoppen om te luisteren naar niet-aanwezige geluiden. Ten slotte kan de patiënt zich eenzaam gaan voelen en zich terugtrekken uit gezelschap, veel schrik en angst ervaren – en deze uiten – zonder duidelijke oorzaak hiervoor.

Stoornissen in de zelfwaarneming

In de zelfbeleving, de ervaring van de eigen persoon, is een samenspel van vijf, deels overlappende, aspecten werkzaam. Deze zijn in normale gevallen zo geïntegreerd en zo vanzelfsprekend dat ze pas opvallen als er sprake is van een gestoorde zelfbeleving.

- Een *stoornis in de ik-vitaliteit* is een stoornis in het besef uit lichaam en geest te bestaan of in meer algemene zin: te leven. Een stoornis in de ik-vitaliteit doet zich onder andere voor in het gevoel dat lichaamsdelen afsterven of dat men stervende is, terwijl men somatisch gezond is (bijv. bij psychose). Ook kan er een overdreven gevoel van vitaliteit zijn (bijv. alles aan te kunnen bij manie) of de waan onsterfelijk te zijn. Een *stoornis in de ik-activiteit* houdt een stoornis in het besef zelf de initiatiefnemer te zijn van het eigen handelen, denken en voelen in (iets of iemand anders bepaalt mijn handelen, denken en voelen). Iemand kan ervan overtuigd zijn door vreemde krachten te worden beïnvloed (bijv. bij een beïnvloedingswaan), het gevoel hebben van de autonomie te verliezen (bijv. bij een dwangstoornis) of de ervaring hebben op de automatische piloot te handelen (bijv. bij een ernstige depressie).
- Wanneer zich een verstoring voordoet in het zichzelf als een samenhangend geheel ervaren, spreekt men van een *stoornis in de ik-consistentie*. Dit kan zich bijvoorbeeld uiten in het gevoel van uiteenvallen of verbrokkeling van de eigen persoonlijkheid (bijv. bij schizofrenie) of in de ervaring van innerlijke tegenstrijdigheid alsof er nog iemand anders zich in de eigen persoon verschuilt (bijv. bij dissociatieve verschijnselen). Een *stoornis in de ik-afgrenzing* is het gebrekkige vermogen of onvermogen om een onderscheid te maken tussen ik en niet-ik of tussen zelf en de omgeving. Patiënten kunnen ervaren dat hun afgrenzing faalt of afwezig is. Psychotici kunnen uiten 'open te liggen' of te 'versmelten met de omgeving'. Ook kan men een gevoel van overdreven afgrenzing of een grote afstand tussen zichzelf en anderen hebben. Dit laatste doet zich onder meer voor bij persoonlijkheidsstoornissen.
- Een *stoornis in de ik-identiteit* is een stoornis in het besef constant en continu dezelfde persoon te blijven en ook als zodanig door anderen (h)erkend te worden. Een stoornis in de ik-identiteit kan zich in meerdere vormen voordoen. Iemand kan twijfelen aan de eigen identiteit of kan een gevoel van verandering of tegenstrijdigheid in identiteit ervaren (bijv. het voelen tot het andere geslacht te behoren of 'genderidentiteitsstoornis'). Tevens kan men het gevoel hebben uit meer dan één persoon te bestaan of meer identiteiten te hebben (bijv. dissociatieve identiteitsstoornis) of het gevoel een kopie van een ander te zijn of in een ander het evenbeeld van zichzelf te herkennen, het zogenoemde 'dubbelgangersfenomeen'.
- Vaak is meer dan een van hiervoor staande dimensies verstoord of gaat het om een algemenere verstoring van de zelfbeleving in de vorm van *depersonalisatie*. Depersonalisatie is een gevoel van zelfvervreemding, een beleving los te staan en externe waarnemer te zijn van zichzelf. Iemand beschouwt zich alsof hij naar een ander kijkt. Personen met een dergelijke beleving vergelijken dit vaak alsof ze naar zichzelf kijken als in een film. De persoon is zich niet meer volledig bewust van zijn eigen ik. Depersonalisatie is een normaal verschijnsel bij vermoeidheid of bij situaties die bijzondere inspanning vereisen. Men kan het zelfs oproepen door zich bijvoorbeeld lang te concentreren op één lichaamsdeel of door lang naar zichzelf in de spiegel te kijken. Tevens kan depersonalisatie voorkomen bij beginnende schizofrenie. De schizofrene

patiënt ervaart een leegte alsof hij zelf veranderd is en kijkt bijvoorbeeld steeds in de spiegel en trekt gezichten naar zichzelf alsof hij naar een vreemde kijkt. Het subjectieve gevoel van niet zichzelf zijn, kan beangstigend zijn, zodanig dat de patiënt aangeeft dat hij bang is gek te worden of dood te gaan. Ook kan het vanuit de gevoelloosheid leiden tot automutilatie (liever pijn dan niets voelen).
- Bij *derealisatie* is er sprake van een ervaring dat de externe wereld vreemd of onwerkelijk is. Iemand kan bijvoorbeeld waarnemen dat de vorm of grootte van voorwerpen verandert of dat andere mensen vreemd of mechanisch lijken.
- Als de vervreemding het eigen lichaam betreft, is er sprake van een *stoornis in de lichaamsbeleving*. Letsel in bepaalde hersendelen kan ervoor zorgen dat, ondanks intacte zintuiglijke functies, het besef van bepaalde delen van het lichaam verstoord is. Een typisch verschijnsel is het *fantoomlid*: een verdwenen lichaamsdeel, bijvoorbeeld door amputatie, wordt dan nog steeds als aanwezig ervaren, vaak zelfs met pijnsensaties. Bij *morfodysforie* (dat ook *dysmorfofobie* wordt genoemd) heeft de patiënt de irreële angst of overtuiging dat hij fysiek misvormd is. Stoornissen in de lichaamsbeleving komen veelvuldig voor in samenhang met depressieve of somatische wanen, waanachtige ideeën of overwaardige denkbeelden die het eigen lichaam betreffen. Een bijzonder gestoord lichaamsbeeld zien we terug bij patiënten met anorexia nervosa, die zichzelf als te dik ervaren, ook al zijn ze uitgemergeld.

> **Casus**
>
> Mevrouw De Smet meldt zich bij de plastisch chirurg voor operatieve verwijdering van haar oorlellen. Zij is ervan overtuigd dat haar oorlellen 'belachelijke proporties hebben' en dat iedereen haar aankijkt en haar achter haar rug om uitlacht om haar oorlellen. Tot nog toe laat ze vaak haar haar zo knippen dat het over haar oren valt en doet ze brede sjaals om. Maar ze zou zo graag eens haar haar opsteken en een jurk met blote rug dragen. Ze zegt zich voor zichzelf te generen en voor eens en altijd van 'die schande' af te willen zijn.

2.2.5 Denken

Het denken, of de cognitie, stelt de mens in staat zijn ervaringswereld betekenisvol te ordenen. Door vergelijking van verschillende ervaringen kunnen verbanden gelegd worden. Door redeneringen worden betekenissen afgeleid en ontstaat begrip. Bij zowel het leggen van verbanden als het afleiden van betekenissen wordt continu een beroep gedaan op waarnemingen of gedachte-inhouden uit het verleden, het geheugen. Deze cognitieve informatieverwerking maakt dat mensen zich aan wisselende situaties kunnen aanpassen en eventuele problemen kunnen oplossen. Het denken komt vooral tot uiting in het gebruik van tekens en symbolen (taal).

Omdat het denken een innerlijk proces is en in het overgrote deel van de gevallen via de taal kenbaar wordt gemaakt, zijn in de praktijk veel denkstoornissen slechts af te leiden uit de (gesproken) taal. Het valt bijvoorbeeld op als iemand traag of snel denkt wanneer hij lang over vragen nadenkt of wanneer hij snel antwoorden geeft. Tevens vallen de samenhang en de richting van waar iemand over spreekt op, met name als hier een gebrek in is. Is het makkelijk iemand te volgen? Komt hij tot nieuwe gedachten of blijft hij steken bij het oude? Lukt het hem tot conclusies te komen of denkt hij in een cirkel? Hoewel de meeste stoornissen in de vorm van het denken (tempo, taalvorming, samenhang en logica van het denken) door middel van observatie kunnen worden vastgesteld, zijn er ook subjectieve klachten die goed dienen te worden uitgevraagd.

Directe vragen die bij waarnemingsstoornissen goed kunnen worden gebruikt, hebben meestal weinig nut als het om inhoudelijke denkstoornissen gaat. Wanen zijn meer ik-eigen (egosyntoon) dan hallucinaties. Patiënten zullen dus de inhoud van hun denken niet vaak als gestoord benoemen. Wanneer echter een persoon in gedachten met een bepaald iets erg bezig is, zal hij er ook veel over praten. Door middel van vragen inhoudelijke denkstoornissen te achterhalen, dient dus op meer indirecte weg te gebeuren. Men dient vooral dóór te vragen op dat wat de patiënt vertelt. Hierbij zijn de volgende vragen van belang:

- Wat is er gaande?
- Waarom gebeurt het?
- Waar zal het toe leiden?
- Wat gaat hij eraan doen?

Bij bevestigende antwoorden op de volgende observatievragen dient altijd te worden doorgevraagd. Bij opvallend achterdochtig, angstig, agressief, radeloos, hulpzoekend of dwangmatig gedrag, dient altijd een onderliggende denkstoornis overwogen te worden.

> **Observatievragen voor inhoudelijke denkstoornissen**
> - Hebt u gedachten of beelden die u moeilijk uit uw hoofd kunt zetten?
> - Zijn dat aangename of onaangename gedachten of beelden?
> - Voelt u zich gedwongen hieraan te denken?
> - Hebt u wel eens gedachten dat u iets moet doen wat gevaarlijk is?
> - Bent u bang dat u iets verschrikkelijks zal overkomen?
> - Voelt u zich eigenlijk steeds bijzonder goed? Alsof u alles aankan?
> - Hebt u bijzondere gaven? Verwacht u grootse dingen van uzelf?
> - Zijn er gebeurtenissen voorgekomen die een speciale betekenis hadden voor u?
> - Zijn er dingen die u niet kunt verklaren, maar waarvan u denkt dat ze voor u zijn bedoeld?
> - Hebt u de indruk dat anderen u kwaad willen doen? Hoe merkt u dat?
> - Hebt u een speciale taak in het leven? Bent u uitverkoren voor iets?
> - Hebt u het gevoel dat u kunt denken wat u wilt?
> - Hebt u het gevoel dat iets of iemand invloed uitoefent op uw gedachten?

Gestoord denkvermogen

De denkfunctie kan gestoord zijn door een defect in het vermogen om te denken. Dit doet zich bijvoorbeeld voor bij een verlaagd bewustzijn. In dat geval is het instrument om te denken 'defect'. Dit kan leiden tot een gestoorde gedachtegang of een stoornis in de inhoud van het denken. Een teveel aan alcohol of andere drugs kan hier onder andere toe leiden. Een *gestoord denkvermogen* kan worden veroorzaakt door organische (bijvoorbeeld dementie) en symptomatische hersensyndromen (bijvoorbeeld bijwerkingen medicatie).

Formele denkstoornissen

Een *formele denkstoornis* is een stoornis in de vorm of het verloop van het denken. In het verloop van het denken (de gedachtegang) kunnen tempo en continuïteit, samenhang en richting van het denken verstoord zijn. Zo kan de gedachtegang versneld zijn. Dit wordt *ontremd denken* genoemd. Het tempo van het denken is snel, weinig gericht, maar er is een aanwezige samenhang. Er is sprake van een ideeën- of gedachtevlucht, waarover onvoldoende bewuste controle is, wat het tempo van het denken opdrijft. Voordat een gespreksonderwerp is afgerond, is er alweer een nieuw onderwerp aangeroerd. We zien dit typisch bij manie, waarbij de patiënt bovenmatig prikkelbaar is voor allerlei indrukken uit de omgeving en op alles ingaat wat hem binnenvalt. Dit leidt soms tot hilarische taferelen, maar meestal is het zeer verdrietig. De patiënt voelt zich gejaagd en gebrekkig in zijn controle.

> **Observatievragen voor het opsporen van formele denkstoornissen**
> - Hebt u het gevoel dat uw gedachten trager verlopen?
> - Of hebt u bijna geen gedachten meer, alsof uw hoofd leeg is?
> - Gaat uw denken sneller dan voorheen?
> - Zo ja, komen de gedachten achter elkaar in u op, zonder dat u er goed bij stil kunt staan?
> - Raakt u wel eens uitgeput, omdat uw gedachten maar blijven razen?
> - Lijkt het wel eens dat u uw gedachten niet bij elkaar kunt houden?
> - Hebt u zelf het idee dat u soms in de war bent?
> - Kunt u in gedachten niet meer tot oplossingen of besluiten komen?

Het tegenovergestelde van versneld denken is vertraagd of *geremd denken*, waarbij het denken traag en cirkelvormig verloopt. Het denken beslaat slechts een klein gebied, maar de samenhang is normaal. Geremd denken doet zich voor bij depressie. De persoon spreekt traag over hetzelfde onderwerp en komt slechts met moeite tot een ander onderwerp. Ook kan de depressieve patiënt klagen over het moeilijker kunnen denken. Doordat de patiënt opgaat in zijn sombere gedachten, ontbreekt de impuls om verder te denken. Bij mensen met dwang is het denken eveneens geremd, met name het denken over andere onderwerpen dan de dwang. Geremd denken doet zich eveneens voor bij organische hersensyndromen. Soms wordt ook van *bradyfrenie* gesproken, dat wil zeggen dat het denken vertraagd is door een gestoord bewustzijn of bij amnesie. Bradyfrenie doet zich ook voor bij sommige vormen van dementie, zoals het aidsdementiecomplex.

Bij *haperend denken* is het tempo van het denken traag door het zoeken naar gedachten. Door het ontbreken van 'bouwstenen' is het denken ongericht en de samenhang zoek. Het gebrek aan samenhang van de gedachten wordt bij haperend denken in eerste instantie weggewerkt door confabulaties (leegten in de denkinhoud opvullen door feiten die op dat moment naar boven komen alsof ze passen binnen dat verhaal; die feiten – bijvoorbeeld iets wat je gezien of gehoord hebt – zijn wel ergens in het geheugen opgeslagen en komen bij hapering in het geheugen naar boven). Dit zien we bijvoorbeeld gebeuren bij (vroege stadia van) dementie of het korsakovsyndroom. In gesprek met mensen die hieraan lijden, is te merken dat er geen samenhang zit in hun verhaal, omdat zij stukken kwijt zijn (geheugendefect).

We spreken van *perseveratie* als bepaalde gedachten (in de vorm van woorden of zinnen) steeds weer worden herhaald zonder dat dit enig doel heeft. ('Geef mij alsjeblieft peper en peper, nee niet peper, maar peper'). Perseveraties worden veroorzaakt door een gebrek aan interesse in en een tekort aan aandacht voor het gesprek, door stemmings- en affecttoestanden en door organische of symptomatische hersensyndromen.

De gedachtegang kan ook geblokkeerd zijn. We spreken van een *versperring in het denken*. Bij een helder bewustzijn wordt de gedachtegang korte tijd plotseling onderbroken. Bij schizofrenie, waarbij het contact met de werkelijkheid weg is, zien we dit in *sperringen*: het stokken van de gedachten. De patiënt stopt dan typisch midden in een zin met spreken en kan dit zelf beleven alsof zijn gedachten hem worden afgenomen, wat angst kan oproepen. Een versperring in het denken moet duidelijk onderscheiden worden van het stokken van het gesprek als de emoties iemand te heftig worden en hij niet verder kan denken of praten. Als de patiënt weinig invallen, gedachten of ideeën heeft en dit ervaart alsof zijn hoofd leeg is, wordt er gesproken van *gedachtearmoede*.

Wanneer het denken *wijdlopig* is, is er sprake van onnodige uitweidingen of het zich verliezen in details. Er is echter wel sprake van een logische ordening van de gedachten. Door het continu uitweiden, verloopt het denken traag naar een einddoel. Wijdlopig denken doet zich onder andere voor bij organische defecttoestanden, zoals epilepsie. Wanneer echter ook de logica van het denken ontregeld is en het voor een buitenstaander niet meer mogelijk is de samenhang te begrijpen, spreekt men van *incoherent* of *chaotisch denken*. Ondanks dat het tempo van het denken normaal is, is er geen richting in het denken. De gedachtegang is vaak bizar en oninvoelbaar. Voor de patiënt zelf echter kunnen de gedachte-uitingen nog steeds zinvol en logisch zijn. Dit komt veel voor bij schizofrenie, waarbij het denkvermogen intact is. De patiënt kan denkopdrachten normaal uitvoeren en zijn bewustzijn is helder (er is geen sprake van sufheid). Het onsamenhangend denken lijkt voor de schizofrene patiënt echter een noodoplossing om grip te krijgen op de werkelijke wereld, die zo anders is dan de wereld waarin hij leeft. Incoherent denken ziet men ook bij organische (cognitieve) stoornissen en bij manie. Een variant van het incoherent denken is het *associatief denken*. Het denken gaat gepaard met allerlei onverwachte of bizarre gedachtesprongen. Hoewel er wel enig verband tussen de ideeën lijkt te bestaan, is dit vaak een toevallige overeenkomst.

Bij *verward denken* zijn de richting en de samenhang volledig weg. Zowel ontremd denken, als incoherent en haperend denken vallen onder deze noemer. Verward denken treedt op bij een verlaagd bewustzijn door hersenaandoeningen, alcohol- of drugsroes of door een koortsdelier. De patiënt springt van de hak op de tak, doordat hij de draad van zijn verhaal steeds kwijtraakt. Bij *verzanden* komt een redenering in de gedachten niet tot een eindconclusie omdat ze niet doelgericht is. Mogelijk komt dit doordat de patiënt het contact met de omgeving verliest en in de eigen wereld wegzakt. Bij een psychotische patiënt lijkt dit het geval doordat hij de wereld op een andere wijze beleeft

Tabel 2.2 Aspecten van een gestoorde gedachtegang

denkvormen	tempo	richting	samenhang	voorbeeld
ontremd	versneld	weinig gericht	aanwezig	manie
geremd	vertraagd	cirkelvormig	normaal	depressie
haperend	traag door zoeken van denkinhouden	ongericht	samenhang door confabulaties	dementie
wijdlopig	traag naar einddoel	geen scheiding van hoofd- en bijzaken	aanwezig	organische defecttoestanden
incoherent	normaal	richtingloos	gaat verloren door stagnatie	schizofrenie

dan zijn omgeving. Bij de wijdlopige patiënt verzandt het denken doordat hij te zeer ingaat op details.

Tabel 2.2 geeft een opsomming van tempo, richting en samenhang van het denken bij de verschillende vormen van een gestoord verloop van het denken.

Bij een formele denkstoornis is vooral de vorm van het denken verstoord. In zekere zin kan het beter als een stoornis in de taalvorming worden beschouwd. Het taalgebruik kan bijvoorbeeld gekenmerkt zijn door het gebruik van bestaande woorden op een eigen, ongewone manier (*paralogismen*; zoals het woord 'luwte' gebruiken om een moment van gedachteloosheid te beschrijven) of het gebruik van zelfgecreëerde woorden (*neologismen*; bijvoorbeeld een patiënt die denkt de wereldvrede te kunnen bewerkstelligen en zegt: 'Ik kan de wereld vervredigen'). Deze verschijnselen zien we in de meeste gevallen bij schizofrenie, waarbij de nieuw gevormde woorden vaak een symbolische betekenis hebben. Het gebruiken van woorden met een eigen betekenis voor de patiënt heet ook wel *idiosyncratisch woordgebruik*. Als een patiënt steeds dezelfde, wat vreemde woorden gebruikt, dan spreekt men van *stereotiep taalgebruik*. Dit wordt behalve bij schizofrenie ook gezien bij pervasieve ontwikkelingsstoornissen (bijvoorbeeld autisme). Het spreken van een geheel eigen taal wordt ook wel onder de term *cryptolalie* gevangen.

Bij *dyslogieën* is er sprake van een verstoring in de manier waarop concepten worden gevormd. Bijvoorbeeld *contaminatie* (letterlijk: besmetting), waarbij twee of meer verschillende onderwerpen met elkaar versmelten, of *condensatie*, waarbij zeer verschillende ideeën tot één idee worden samengebracht. Zo sprak een schizofrene patiënt over zijn 'rijdel' in plaats van zijn fiets, een contaminatie ontstaan uit 'rijden' en 'snel'. Ook een *concretisme* is een dyslogie. Hierbij wordt een zeer letterlijke betekenis gegeven aan een abstract denkbeeld, zoals 'hartstocht betekent dat het tocht in je hart' of 'ontaarding betekent dat je van de aarde af moet'. Concreet denken komt zowel bij schizofrenie als bij zwakbegaafdheid en sommige autistoforme stoornissen voor.

Soms komt bij volwassenen ook een zeer kinderlijke manier van denken voor, niet zozeer in de zin van naïviteit, maar in de vorm van *primitief denken*. Dit komt vooral tot uiting in bovenmatig fantaseren of *magisch taalgebruik*. Woorden of gedachten worden geacht uit zichzelf de werkelijkheid te kunnen beïnvloeden, zoals een magische kracht in het woord 'abacadabra'. Een ander voorbeeld is aan bepaalde gebeurtenissen een invloed toeschrijven die ze objectief niet bezitten, zoals: de bliksem zorgt ervoor dat iemand de loterij wint. Magisch denken gaat altijd gepaard met een inhoudelijke denkstoornis. Bij *autistisch denken* wordt nauwelijks tot geen rekening gehouden met de omgevingsrealiteit, maar lijkt de patiënt zich in zijn eigen (waan- of fantasie)wereld te hebben teruggetrokken.

> **Voorbeeld**
>
> Het stoplicht gaat op groen en het kind met een ASS (autismespectrumstoornis) begint te lopen. Als het licht echter op rood springt, stopt het kind ondanks dat hij de overkant van de straat nog niet heeft bereikt. Het kind houdt zich aan de hem bekende regel 'rood betekent stop', maar integreert de context niet in zijn denken.

Het denken wordt *irrationeel* genoemd wanneer het op een niet logisch denkproces berust of anderszins de grenzen van de logica worden overschreden. Een voorbeeld hiervan is *overinclusief denken*. Dit houdt in dat een patiënt allerlei denkbeelden die slechts in de verte met het onderwerp te maken hebben, erbij betrekt. Een ander voorbeeld is *overgeneralisatie*. Dit betekent dat een patiënt algemene betekenissen aan specifieke denkbeelden geeft. Bijvoorbeeld een sollicitatiegesprek ging niet zoals verwacht. Een onterechte generalisatie is dan: 'Ik zal nooit meer werk vinden.' Er wordt hier een vergaande conclusie getrokken op basis van een 'onbeduidend' voorval. Wanneer er sprake is van een continue opeenvolging van woorden die niet met elkaar samenhangen, wordt dit *Wortsalat* genoemd. Wortsalat is een extreme vorm van incoherent denken.

Inhoudelijke denkstoornissen

In het gezonde denken is er altijd sprake van een contact met de werkelijkheid, de realiteit. Bij stoornissen in de inhoud van het denken is juist dat contact verstoord. Een eenvoudige stoornis doet zich voor als de welbekende, vaak niet-pathologische *vergissing*. Bij een vergissing heeft een persoon een gedachte die afwijkt van de realiteit. Hij is echter wel in staat zich door de feiten te laten corrigeren en de foutieve gedachte los te laten. Bijvoorbeeld als men denkt dat de tram om 13.20 uur vertrekt, maar later ziet dat dit om 13.25 uur is en de eerste gedachte corrigeert.

Dwanggedachten of *obsessies* zijn ideeën of voorstellingen die zich als dwingend en storend in het normale bewustzijn voordoen. Iemand met dwanggedachten kan deze niet of slechts met zeer grote inspanning van zich afzetten. Dwanggedachten zijn in bijna alle gevallen beangstigend, doordat deze als een inbreuk op de autonomie worden beschouwd. Dit kan tot gevolg hebben dat de patiënt dwanghandelingen (compulsies) verricht om de angst onder controle te houden, vaak met een ritueel karakter (dwangrituelen; zoals bij obsessieve compulsieve stoornis). Dwanggedachten hebben veelal een sterk driftmatige inhoud in de zin van seksuele, agressieve, 'vieze' of anderszins sociaal onwenselijke gedachten en impulsen. Bijvoorbeeld de continue behoefte van een priester om naar kerkgangers' borsten en billen te kijken of de steeds terugkerende gedachte van een moeder om de kinderwagen voor een auto te duwen.

Een variant van de dwanggedachte is het *rumineren* (letterlijk: herkauwen). Het is het voortdurend moeten overpeinzen van een probleem, als regel zonder dat er een constructieve oplossing wordt gevonden. Een andere variant is het *dwangmatig piekeren*, waarbij pijnlijke, onplezierige gedachten waaraan de patiënt zich niet kan onttrekken, zich aan hem opdringen. Ten slotte kan ook de *twijfelzucht*, het niet in staat zijn tot het maken van een keuze of beslissing, onder de noemer dwanggedachte genomen worden.

> **Casus**
>
> Mevrouw Steep maakt zich voortdurend zorgen dat zij of iemand anders van haar gezin ziek zal worden door besmetting. Omdat het idee dat iemand ziek wordt, zo veel spanning bij haar oproept, is ze de gehele dag door bezig met het schoonmaken van het huis. Elke dag stofzuigt zij en lapt zij ramen. Ook krijgen de douche en het toilet iedere dag opnieuw 'een grote beurt'. Met het schoonmaken, dat elke dag in exact dezelfde volgorde gebeurt, is zij zeker zes uur kwijt. Als de kinderen thuiskomen van school of haar man van zijn werk, worden zij direct onder de douche gezet en gaan hun kleren de was in. Omdat zij weten dat moeder erg in paniek raakt als zij niet meewerken, stemmen zij zwijgend in met alle rituelen. De klachten van mevrouw Steep zijn ondertussen zodanig dat zij nauwelijks nog haar huis uit komt.

Een *preoccupatie* betekent het niet kunnen loslaten van een zekere belangstelling, een gedachte, een overtuiging of een krachtig verlangen. In tegenstelling tot de obsessie, die als niet-eigen, opgedrongen en onwenselijk wordt ervaren, is een preoccupatie egosyntoon, dat wil zeggen: bij de persoon passend. De preoccupatie kan in feite alles bevatten.

Enkele voorbeelden zijn: het uiterlijk (bijv. zeer veel sporten om gespierder te zijn), seksuele behoeften of fantasieën (bijv. de behoefte hebben zich in kleding van de andere sekse te kleden), religie (bijv. het geloof op alle vlakken van het leven betrekken), details en ordening (bijv. het nodig vinden dat allerlei zaken precies parallel aan elkaar staan of liggen), angst voor kritiek (bijv. het idee hebben dat anderen negatief over je denken) of suïcideplannen. De preoccupatie is een van de kenmerkende symptomen van de pervasieve ontwikkelingsstoornissen.

Nauw verwant aan de preoccupatie, is het *overwaardig denkbeeld*. Een denkbeeld dat een zodanig onredelijk grote plek in het denken en gevoelsleven van de patiënt inneemt, dat normaal rationeel handelen belemmerd wordt. Het overwaardig denkbeeld is overigens niet gebaseerd op volstrekt onlogische veronderstellingen, zoals bij een waan wel het geval is, maar bestaat uit een gedachte die op zichzelf normaal is. Een overwaardig denkbeeld wordt door de patiënt niet als vreemd of zinloos ervaren. Het overwaardig denkbeeld doet zich bij veel verschillende stoornissen voor. Personen met een persoonlijkheidsstoornis in het cluster A (het 'vreemde, excentrieke' cluster met bijvoorbeeld paranoïde persoonlijkheidsstoornis) vertonen geregeld eigenaardige overtuigingen en paranoïde gedachten. Depressieve patiënten worden soms overheerst door een tekort aan zelfvertrouwen, bovenmatige schuldgevoelens en pessimisme of blijven malen over het verleden. De manische patiënt daarentegen wordt gekenmerkt door een bovenmatig gevoel van eigenwaarde en zelfvertrouwen en grootheidsideeën. Overwaardige denkbeelden ziet men ook in de vorm van ongegronde ongerustheid over een ervaren afwijking van het uiterlijk (morfodysforie) of over het hebben van een ziekte (bij hypochondrie), in de angst om dik te worden (bij anorexia nervosa) of in de overtuiging tot het andere geslacht te behoren (bij genderidentiteitsstoornis). Men zou zelfs het continu aan de geliefde denken bij een hevige verliefdheid als een overwaardig denkbeeld kunnen beschouwen.

Een *waan* ten slotte is een persoonlijke, rotsvaste ziekelijke overtuiging die in strijd is met de realiteit en niet voor correctie vatbaar is ondanks afdoende bewijs van het tegendeel. De overtuiging is idiosyncratisch. Dit wil zeggen dat alleen de persoon zelf in de waarheid ervan gelooft (behalve bij de *folie à deux* of de *gedeelde psychose*). Men spreekt van een *waanachtig idee* als het gaat om een zeer sterk vermoeden, maar de patiënt nog wel enige twijfel ervaart of het werkelijk juist is wat hij denkt. Bijvoorbeeld het idee hebben dat er een dubbelganger van jezelf bestaat met hetzelfde uiterlijk, die ergens anders een geheel zelfstandig leven leidt. Men zou zelfs, vanuit een specifieke culturele invalshoek, het geloof in geesten kunnen beschouwen als een waanachtig idee. Een waan beïnvloedt het denken, de emoties en het gedrag van de patiënt in sterke mate. Een waan kan verschillende oorzaken hebben, waaronder organische hersenstoornissen, bewustzijnsstoornissen, zintuiglijke defecten, dementie, acute stress, zoals bij psychotrauma, ernstige depressie en schizofrenie of anderszins psychotische stoornissen.

Er kan een onderscheid gemaakt worden tussen *primaire* en *secundaire wanen*. Primaire wanen doen zich met name voor bij schizofrenie en zijn op zichzelf staande verschijnselen. Secundaire wanen vloeien voort uit andere psychopathologische processen, zoals een abnormale stemming of hallucinaties. Een verklaringswaan die zich kan voordoen als een patiënt zijn hallucinaties tracht te verklaren, is een bepaald soort secundaire waan. Ook kan er een onderscheid gemaakt worden tussen *stemmingscongruente* (passend bij de stemming) en *stemmingsincongruente* (niet passend bij de stemming) wanen. Een voorbeeld van een stemmingscongruente waan is een schuldwaan bij een ernstige depressieve stoornis. Een voorbeeld van een stemmingsincongruente waan is een grootheidswaan bij een depressieve stoornis. Wanen kunnen ten slotte geïsoleerd voorkomen in de vorm van *waangedachten* of deel uitmaken van een systeem van waanideeën (*gesystematiseerde wanen*).

Wanen doen zich in allerlei vormen voor, die geschaard kunnen worden onder drie soorten wanen.

- **Zelfwanen**

Een eerste groep wanen is gericht op de eigen persoon of het eigen bestaan en noemt men *zelfwanen*. Bij de zelfwaan ondergaat het zelfvertrouwen, de zekerheid die iemand kan vinden in de eigen persoon in het continu veranderende dagelijks leven, een ziekelijke verandering in negatieve of positieve zin. Wanen die een verandering in het zelfvertrouwen in negatieve zin inhouden, noemt men *kleinheidswanen*. Andersom noemt men wanen die een positieve verandering teweegbrengen, *grootheidswanen*.

Wanneer iemand een *kleinheidswaan* heeft, staat hij negatief of afwijzend tegenover zichzelf. In lichte vorm vindt men dit terug bij het minderwaardigheidsgevoel, dat veel bij depressieve patiënten wordt gezien. Bij een *schuldwaan* is de patiënt ervan overtuigd zijn plichten te hebben verzaakt en anderen onrecht te hebben aangedaan. Bijvoorbeeld:

'Ik ben er de schuld van dat deze mensen ziek zijn.' De schuldwaan wordt vaak pas herkend als deze vrij groteske vormen heeft aangenomen. De *zondewaan* is de vergrote vorm van de schuldwaan en betreft het gehele leven van de patiënt. De patiënt heeft de overtuiging dat hij gestraft wordt voor alle grote zonden die hij heeft begaan. De zondewaan staat overigens los van de religieuze 'zonde'. Bij de *armoedewaan* is er sprake van een verlies van levenskracht en fysieke eigenwaarde, dat wil zeggen dat de patiënt meent dat hij niets meer bezit. Iemand met een *wereldondergangswaan* meent dat de wereld zal vergaan. De *nihilistenwaan* ten slotte houdt in dat de patiënt allerlei realiteiten ontkent, zoals wanneer hij meent dat zijn familieleden dood zijn of hijzelf (deels) dood is. Hierbij vallen vaak tegenstrijdigheden op: de patiënt zegt dat hij dood is, maar is in staat het te zeggen, wat het tegendeel bewijst.

Een *grootheidswaan* gaat gepaard met een overschatting van de eigen persoon, waarbij de patiënt een bepaalde vrijheid ervaart, geen remmingen of weerstanden ervaart die anderen, terecht, wel ervaren. Er is vrijwel altijd sprake van kritiekloos optimisme. Grootheidswanen worden vooral gezien bij manie en bij schizofrenie. Bij de *grootheidswaan* of *almachtswaan* gelooft de patiënt dat hij een geniaal talent of toekomstig machthebber is. Bij de *godsdienstwaan* meent de patiënt dat hij een god is of ten minste een goddelijke opdracht heeft. Dit laatste noemt men ook wel een *profetenwaan*. De patiënt denkt door een godsdienstige extase gegrepen te zijn en vervuld te zijn van een opdracht die hij in de wereld moet vervullen. Iemand met een *uitvinderswaan* weet zeker een belangrijke uitvinding gedaan te hebben, die een omwenteling in het algemeen dagelijks leven of de techniek teweeg zal brengen. Een *genealogenwaan* of *afstammingswaan* is de overtuiging dat men van zeer bijzondere komaf is; zo kan iemand bijvoorbeeld menen van Alexander de Grote of Napoleon af te stammen. Bij *paranormale wanen* heeft iemand de overtuiging over paranormale vermogens te beschikken (zoals het kunnen lezen van andermans gedachten of het enkel met de geest kunnen verplaatsen van objecten) of dat er paranormale zaken gaande zijn. Een bijzondere vorm van een grootheidswaan zien we in de *onsterfelijkheidswaan*. Hierbij is de patiënt ervan overtuigd dat hij nooit kan sterven. Dit komt typisch wel eens voor bij depressieve patiënten en lijdt vaak tot een beleving van vereenzaming en een verlies van contact met de werkelijkheid. Ten slotte doen zich ook *onschuldwanen* (menen nergens schuld aan te hebben) en *rijkdomswanen* voor (denken zeer rijk te zijn en een enorm bezit te hebben).

- **Somatische wanen**

Bij een tweede groep wanen, de *somatische wanen*, is de patiënt ervan overtuigd dat er lichamelijk iets ernstigs aan de hand is. De patiënt kan het idee hebben misvormd te zijn, een lelijke, ontsierende afwijking aan zijn lichaam te hebben (*dysmorfe waan*) of te lijden aan een ernstige, onherstelbare en dus dodelijke ziekte (*hypochondrische waan*). Ook kan de patiënt denken dat zij zwanger is (*zwangerschapswaan*) of zeker weten dat de geslachtsorganen geprikkeld, opgewonden of gepenetreerd worden (*seksuele waan*). Een dergelijke waan ontstaat vaak omtrent allerlei vage lichamelijke sensaties die de patiënt tracht te verklaren. Een persoon kan er ten slotte van overtuigd zijn een zeer storende geur te verspreiden. Bij schizofrene patiënten worden vaak erg bizarre hypochrondrische wanen geconstateerd, zoals het idee geen bloedvaten te hebben.

2.2 · Stoornissen in de cognitieve functies

- **Paranoïde of vervolgingswanen**

Een derde groep wanen heeft betrekking op de buitenwereld en noemt men in het algemeen *paranoïde* of *vervolgingswanen*. Hierbij is het realiteitsbesef van de omgeving en relaties met andere mensen verstoord. Een *aangluurwaan* houdt in dat de patiënt meent dat allerlei mensen hem (in het geniep) begluren en bekijken. Alles wat hij doet, wordt in de gaten gehouden en er wordt over hem gedacht en gepraat. Wanneer hier ook de overtuiging bij speelt dat andere mensen de patiënt achtervolgen, spreekt men van een *achtervolgingswaan*. Als het denkbeeld van de patiënt ook allerlei ingewikkelde apparatuur behelst die anderen zouden gebruiken om hem te vervolgen, noemt men dit een *magisch-technische vervolgingswaan*. De *betrekkingswaan* borduurt hierop voort. De patiënt meent dat de dingen die rondom hem gebeuren, op hem betrekking hebben. Zo zouden boodschappen op de radio hem betreffen of praten wildvreemde mensen die hij op de straat ziet, over hem. Vanuit een betrekkingswaan kan zich geleidelijk aan een *complotteringswaan* ontwikkelen. De patiënt denkt dat er complotten worden gesmeed tegen hem. Soms houdt een dergelijk complot in dat anderen hem onschadelijk proberen te maken. Dat kan veel angst en opwinding teweegbrengen bij de patiënt. Als het complot inhoudt dat men zou trachten hem te vergiftigen, is er sprake van een *vergiftigingswaan*. Een vergiftigingswaan ontstaat vaak in aansluiting op smaakhallucinaties. In minder ernstige mate kan de patiënt menen op allerlei manieren te worden gedwarsboomd in zijn werk en dagelijks leven. Dit noemt men een *benadelingswaan*. Eén soort benadelingswaan is de *querulantenwaan*. De patiënt heeft daarbij de overtuiging in zijn recht te zijn achtergesteld. Hij probeert zijn recht tot bij de hoogste instantie (directeuren, rechters, enz.) terug te krijgen. Men vindt paranoïde wanen ook terug in de vorm van een *jaloezie-* of *ontrouwwaan*. De patiënt meent zeker te weten dat hij door de huwelijkspartner bedrogen wordt. Dit wordt het *Othello-syndroom* genoemd. Dit wordt wel eens gezien bij alcoholistische mannen, bij wie de schuld vanwege het alcoholgebruik de angst opwekt voor ontrouw, wat aanleiding geeft tot ziekelijke jaloezie. Bij een *erotomanie* is er de overtuiging dat een ander, meestal een beroemd persoon, verliefd is op de patiënt. Dit laatste wordt wel eens gezien bij stalkers. Ten slotte doen zich ook *beïnvloedingswanen* voor. Hierbij wordt een verlies van autonomie over het eigen denken ervaren. Een patiënt kan bijvoorbeeld menen dat allerlei vreemde gedachten bij hem worden ingebracht (*gedachte-inbrenging*; bijvoorbeeld door de televisie) of juist dat gedachten door anderen uit zijn hoofd worden gehaald (*gedachteonttrekking*; bijvoorbeeld via mobiele telefoons).

Waanontwikkeling

De ontwikkeling van een waan kent doorgaans een aantal fasen.
- In de eerste fase doet zich een waanstemming voor. Er is een zekere onbestemdheid in gedachten over zichzelf en de omgeving waarin iemand leeft. De patiënt heeft vage gevoelens en een vage, 'unheimische', beangstigende stemming. Hij voelt zich onzeker, onbehaaglijk en vaak op een onbestemde manier bedreigd. Er ontstaat twijfel over wat hem overkomt, waarbij met name de vanzelfsprekendheid in het geding is. De twijfel veroorzaakt angst. Er groeit achterdocht wanneer de patiënt een verklaring zoekt voor dit gevoel. Omdat juist zijn gevoel zo bedreigend is, zoekt hij zekerheid in zijn gedachten. Die zekerheid zoekt hij achter de feiten van de werkelijkheid. Met andere woorden: er ontstaat argwaan ten opzichte van de werkelijkheid en een verlies

aan werkelijkheidszin. De vage, onzekere gedachten die voortkomen uit de argwaan, kristalliseren tot een bepaald beeld of idee. Dit noemt men de *waankristallisatie*, het begin van de tweede fase van de waanontwikkeling.

- In de tweede fase denkt de patiënt een verklaring te hebben gevonden en alles krijgt plots een duidelijke structuur, waardoor de onzekerheid verdwijnt. In plaats van angst, is er sprake van een gevoel van bevrijding. Het waanbeeld is helder en concreet. Er ontstaat een 'tweede werkelijkheid', de waangedachte.
- In de derde fase ontwikkelt zich een waanwereld. In die fase gaat de patiënt steeds meer gedachten aan de waangedachte verbinden. Allerlei zaken in het dagelijks leven verklaart hij nu vanuit zijn waan. Maar de patiënt leeft op zekere gebieden nog wel in de realiteit. Hij kan bijvoorbeeld denken de koning van Spanje te zijn, maar werkt bijvoorbeeld nog steeds als schoonmaker. In de derde fase van de waanontwikkeling kan er ook sprake zijn van de ontwikkeling van een *waansysteem*. Dit houdt in dat praktisch alle zaken uit het dagelijks leven worden gekoppeld aan de eerste waangedachte. Zelfs gegevens uit het verleden worden in het waansysteem opgenomen (herinterpretatie van het eigen verleden). Uit de eerste waangedachte worden diverse andere waanideeën gevormd, die een samenhangend geheel vormen. Iemand met een achtervolgingswaan kan bijvoorbeeld alles wat er gebeurt vanuit deze gedachte verklaren. Er wordt een complot gesmeed tegen hem, waarbij zelfs wat er op de televisie gezegd wordt, te maken heeft met het complot. De mensen op straat praten over hem en kijken naar hem, want zij zijn allen op de hoogte van het geheime complot om hem iets aan te doen.

Er zijn twee aspecten aan de omgang van de patiënt met de waan. De patiënt kan de omgeving proberen te overtuigen van de juistheid van zijn waan, van zijn 'nieuw ontdekte waarheden'. Indien dit lukt, spreekt men van een *inductiepsychose*. Hierbij nemen anderen de ziekelijke overtuiging van de patiënt over (dit komt wel eens voor bij profetenwanen en kan leiden tot het ontstaan van sektes). Vaak echter begrijpt de omgeving de waan niet en heeft dit tot gevolg dat de omgeving de patiënt gaat vermijden. Dit wordt door de patiënt vaak als bevestiging van zijn waan gezien. De omgeving wordt dan bedreigend. Doordat dit tot isolatie en vereenzaming leidt, komt het ook voor dat patiënten hun waan trachten te verbloemen en voor zich te houden. Zelfs wanneer een patiënt een waan verbloemt en contact zoekt met zijn omgeving, is er echter sprake van vereenzaming (namelijk vanuit het idee niet begrepen te worden). Vandaar dat het belangrijk is om met de patiënt contact te blijven zoeken.

Bij het achterhalen van mogelijke wanen is het van groot belang het gedrag van de patiënt goed te observeren. Verschillende gedragingen of uitingen kunnen wijzen op het bestaan van wanen. Een mogelijke aanwijzing kan zijn als de patiënt overgevoeligheid vertoont voor geluiden of anderszins verhoogd waakzaam is. Ook het vermijden van contact met personen of andere patiënten kan een teken zijn dat hij wanen heeft. In een dergelijke situatie is de patiënt vaak eenzaam en in verwarring. In het contact met anderen kan de patiënt mogelijk inadequaat sociaal gedrag laten zien als gevolg van waanideeën. Er kan ook sprake zijn van een verminderde aandachtsconcentratie, dat wil zeggen dat hij snel afgeleid is.

Verder zal opvallen dat de patiënt verward is, zaken (zoals het spreken en handelen van anderen) verkeerd begrijpt en zijn interpretaties van de realiteit verdraait. Ook is er vaak een verminderd vermogen om tot beslissingen te komen, problemen op te lossen, abstract te denken of anderszins ideeën te vormen. Dit uit zich soms in magisch denken. Verder komt het voor dat de patiënt wrokkig en erg kritisch is ten aanzien van het personeel, slecht tegen kleine onrechtvaardigheden, vergissingen of tegenspraak kan en moeite heeft om eigen dwalingen toe te geven.

2.3 Stoornissen in de affectieve functies

Affectieve functies bevatten alle kort- of langdurende emoties, gemoedstoestanden en gevoelens, voor zover de laatste niet van zintuiglijke origine zijn. Pijn kan bijvoorbeeld enkel een affectief gevoel genoemd worden als er geen lichamelijke bron voor de pijn gevonden kan worden. Is er wél een lichamelijke bron, dan is de pijn een sensorische waarneming en geen affect. Zonder gevoelsleven is het voor mensen niet mogelijk om geluk of leed te ervaren. Onze stemming bepaalt namelijk of genieten mogelijk is en onze gevoelens geven richting aan onze waardering van wat het leven ons te bieden heeft. Emoties hebben drie functies:
- ze maken aan onszelf duidelijk wat ons emotionele oordeel is over een specifieke ervaring;
- ze zetten aan tot handelen;
- ze communiceren onze gevoelens naar anderen.

Tot deze groep behoren ook de somatische klachten en verschijnselen die in verband staan met of uitingsvormen kunnen zijn van psychische problemen of stoornissen. Hierbij is van belang dat een somatische aandoening uitgesloten wordt door middel van lichamelijk onderzoek en laboratoriumonderzoek.

2.3.1 Stemming en affect

Stemming kan gedefinieerd worden als een langdurige gemoedstoestand die niet direct verbonden is aan één specifieke ervaring. Stemming is een subjectieve, innerlijke ervaring die niet gemakkelijk geobserveerd wordt, maar door de betrokkene dient te worden gerapporteerd. De stemming vormt veelal de achtergrond waarop de affecten zich afspelen. In die zin zou de stemming vergeleken kunnen worden met het klimaat, waarbij het affect het (voorbijgaande) weer is. Een affect is te observeren. Een affect is meestal van korte duur en bestaat doorgaans uit reacties op specifieke ervaringen.

De stemming van een persoon is niet continu hetzelfde, maar kan variëren. Iemands stemming wordt bepaald door de aanleg (sommige mensen zijn bijvoorbeeld meer pessimistisch of optimistisch dan anderen), psychogene factoren (zelfwaardering, zelfliefde of zelfhaat, enz.) en lichamelijke factoren (bijvoorbeeld de invloed van hormonen of van een hersenafwijking). Als regel duurt een bepaalde stemming ten minste uren en soms dagen. De stemming kan omschreven worden als: dysfoor (humeurig, geprikkeld), mat, vertwijfeld, verbijsterd, anesthees (niet kunnen voelen), anhedoon (nergens van kunnen genieten), onthecht, apathisch, eufoor, expansief, extatisch, ontstemd, wantrouwig, kwaad, agressief, prikkelbaar, ongerust, bezorgd, gejaagd, gespannen, schrikachtig, angstig.

Omdat de stemming niet makkelijk te observeren is, is het van belang tijdens de anamnese te vragen naar de grondstemming en naar de wisselingen in stemming. Bij het laatste dient onderscheid gemaakt te worden tussen de frequentie van stemmingswisselingen en de intensiteit ervan. Vragen over bijbehorende subjectieve ervaringen en gedachten geven tevens zicht op de stabiliteit of reactiviteit van de stemming, dat wil zeggen: wordt de stemming nog beïnvloed door gebeurtenissen?

Observatie van het affect kan gebeuren door waarneming van de zichtbare en hoorbare expressie van de emotionele reactie van een patiënt zowel op externe gebeurtenissen als op interne ervaringen (zoals gedachten of herinneringen). Het affect kan afgelezen worden aan autonome (niet te beïnvloeden) reacties (bijv. zweten, blozen), de psychomotoriek (bijv. huilen, lachen, gebaren), de woordkeus en eventuele opvallende uitspraken. Er kan een onderscheid gemaakt worden tussen de aard en de expressie van het affect. De aard wordt beschreven in vergelijkbare termen als de stemming: wat zijn de belangrijkste emoties die de patiënt heeft getoond (bijv. wanhopig, wantrouwig, paniekerig, opgewekt, geagiteerd, schaamtevol, machteloos, minderwaardig, nutteloos)? Meestal kan worden volstaan met een indeling in neutraal, eufoor, depressief, dysfoor of angstig.

De expressie van het affect kan in vijf aspecten worden uitgesplitst. Ten eerste kan gekeken worden naar de *modulatie* van het affect. Hiermee wordt bedoeld het kunnen ervaren van verschillende emoties in bijbehorende situaties. Bijvoorbeeld lachen bij een grapje en diep nadenken bij een serieuze vraag. Normaal gesproken wordt er adequaat gereageerd. In een gesprek met een patiënt vallen meestal sterke en zwakke affecten snel op. *Reactiviteit* is een tweede aspect van de affectexpressie. In een gesprekssituatie kan worden waargenomen dat er bij een patiënt nauwelijks tot geen reactie is op prikkels. In een normale situatie zou je wel een affectieve reactie verwachten. Er is dus geen adequate reactie. Een derde aspect is de *intensiteit* (de sterkte) van het affect. Dit kan lopen van onverschillig tot overdreven of onecht. Ten slotte kan er gekeken worden naar de *adequaatheid* van het affect (is de gevoelsuiting gepast bij de omstandigheden waarin de patiënt verkeert?) en de *congruentie* (komen inhoud en vorm van het affect overeen?).

> **Casus**
>
> Madelon meldt zich met veel en ernstige stemmingswisselingen. Ze geeft aan dat ze van het ene op het andere moment van boos naar vrolijk naar verdrietig naar wanhopig kan 'schieten'. Soms komt het zelfs voor dat ze plots verdrietig is en niet meer kan achterhalen wat daar precies de oorzaak van was. Ook zou ze veel bozer en verdrietiger zijn dan anderen. Dit leidt in sommige gevallen tot problemen in relaties met anderen, omdat zij haar niet begrijpen en Madelon zich ook niet goed duidelijk kan maken naar hen. Ze vinden haar 'nep', wat haar alleen nog meer verdrietig en wanhopig maakt.

> **Observatievragen voor de affectieve functies**
> — Hoe is uw stemming in het algemeen?
> — Is uw stemming veranderd? Zo ja, in welk opzicht?
> — Kunt u omschrijven hoe u zich voelt?
> — Zijn er tijden dat u helemaal geen gevoel hebt?
> — Voelt u zich prikkelbaar, ongeduldig, opvliegend?
> — Wisselt uw stemming? Zo ja, hoe vaak, hoe snel en waardoor?
> — Houdt uw stemming verband met speciale gedachten?

Stoornissen van de stemming

De stemming kan in versterkte en verzwakte vorm verstoord zijn. Er kan sprake zijn van een positieve en een negatieve verandering. Een meer positieve stemming zal niet snel door de betrokken persoon als kwalijk gerapporteerd worden. Voor hem is dat namelijk zeer aangenaam. Maar de omgeving kan dat wel als storend ervaren. Een abnormale opgewektheid (*euforie*) treedt typisch op in een toestand van *(hypo)manie*. Bij *manie* is er sprake van een ziekelijk opgewekte stemming, een uitgelatenheid die niet situatiegebonden is en soms als ongepast kan worden beschouwd. Dit gaat vaak gepaard met een verlies aan nuchtere, rationele beoordeling van de realiteit en van zichzelf (*zelfoverschatting*). Ook zien we een moeilijk te stoppen drang tot het ondernemen van, vaak ondoordachte en risicovolle, activiteiten. *Hypomanie* is een lichte vorm van manie. De patiënt komt iets te vrolijk over naargelang de situatie. Hij is te uitgelaten en te druk maar minder sterk gestoord dan de manische patiënt. Bij euforie zien we naast de overdreven opgewekte stemming vaak een niet reëel optimisme. Wanneer de euforie samengaat met een *trance-achtige bewustzijnsvernauwing*, spreekt men van *extase*. We zien euforie optreden bij dementie, organische hersensyndromen en chronische alcoholverslaving. Extasen kunnen zich voordoen bij gebruik van drugs.

Uitgebreider is het palet aan stemmingen en affecten die iemand als kwellend of storend ervaart. De stemming varieert normaliter van neutraal tot opgewekt of gedrukt. Als de stemming langdurig afwijkt van deze normale variatie, spreekt men van een stemmingsstoornis. Veelvoorkomend is de neerslachtigheid of *depressiviteit*. De patiënt heeft een pessimistische kijk op de wereld, de toekomst en zichzelf. Er is dan sprake van een ziekelijk neergedrukte stemming. Alles heeft een negatieve gevoelstoon. De persoon is lusteloos, voelt zich hopeloos en machteloos en soms is er sprake van suïcidaliteit. Een lichtere vorm van een depressie, die echter van langere duur is (minimaal twee jaar), noemt met een *dysthemie*. Dit is als het ware een chronische depressie. Er is een gevoel van down zijn, interesseverlies en weinig plezierbeleving. *Dysforie* is vooral een ontstemmingstoestand bij langdurig humeurig en geprikkeld zijn. Een dysfore persoon is vaak gespannen, doet impulsieve handelingen en kan zich geïrriteerd uiten. Een stemming die zich afwisselend beweegt tussen vrolijkheid en somberheid, wordt *cyclothymie* genoemd. Het is een langdurig bestaande toestand van stemmingswisselingen tussen depressie en hypomanie. Vanwege de langdurigheid is cyclothymie enkel waar te nemen over langere periodes van observatie.

Een *vlakke stemming* is een stemming die in feite geen richting heeft. Bij een vlakke stemming behoort krachteloosheid om tot activiteiten te komen en een gebrek aan initiatief. Dit zien we bijvoorbeeld bij schizofrene patiënten. Bij een *geladen stemming* kan explosieve activiteit verwacht worden. Er is sprake van een prikkelbare achterdocht jegens de omgeving, een ziekelijk kritische houding en rechtlijnigheid in het denken. Een geladen stemming komt voor bij organische hersenbeschadigingen en epilepsie. Een *gespannen stemming* bestaat uit een lichte depressiviteit. Er is sprake van een toestand van onzekerheid en de verwachting van een bepaalde dreiging. Dit kan worden aangetroffen bij alle patiënten die zich bedreigd voelen, zoals bij depressie, dementie of schizofrenie. Bij een *labiele stemming* ten slotte is sprake van grote onzekerheid en een schommelende stemming vanwege het gebrek aan het vermogen om zichzelf gevoelsmatig in evenwicht te houden. Affecten hebben op een labiele stemming grote invloed.

> **Casus**
>
> De heer Alden zegt zich al tijden down te voelen. Hij kan zich nauwelijks nog herinneren wanneer hij voor het laatst eens goed gelachen heeft. Tegelijk zegt hij dat het hem allemaal ook niet zo veel kan schelen; hij kan zich er nauwelijks toe zetten iets te ondernemen, zelfs niet als hem verteld wordt dat hij zich er beter van zal gaan voelen. Ook uit zichzelf komt hij tot weinig, waardoor elke dag er voor hem hetzelfde uitziet.

Stoornissen van de affecten

Een te grote gevoeligheid voor gevoelens (*overaffectiviteit*) uit zich onder meer in sterke schommelingen van emoties (*affectlabiliteit*). Positieve en negatieve affecten wisselen elkaar snel af. Affectlabiliteit komt voor bij organische stoornissen, dementie, intoxicaties of een manische episode. Ook bij de borderlinepersoonlijkheidsstoornis kan affectlabiliteit, doch in minder ernstige mate, worden waargenomen. Daarnaast komt overaffectiviteit naar voren in het volgens sociale normen onbeheerst uiten van gevoelens (*affectincontinentie*). In het geval van affectincontinentie is er sprake van een gebrekkige beheersing van de gevoelens, de gevoelens kunnen niet afgeremd worden. Deze stoornis wordt aangetroffen bij cerebrale functiestoornissen, zoals dementie en hersenbeschadigingen. Soms kan het gaan om een onbedwingbare neiging tot lachen of huilen (*dwanglachen, dwanghuilen*) zonder dat hiertoe een aanleiding bestaat. Hoewel de persoon zijn eigen gedrag zinloos vindt, móet hij het doen vanuit zijn dwang. Dit verschijnsel doet zich met name voor bij hersenbeschadigingen.

Tegenover een versterkte gevoeligheid staat de verminderde affectieve gevoeligheid, de gevoelsarmoede (*affectvervlakking*) of complete affectieve gevoelloosheid (*apathie*). Een apathisch persoon is nauwelijks aangedaan door gebeurtenissen die bij anderen wel emoties oproepen. Dit soort affecten kunnen optreden bij schizofrenie en ook bij langdurig gehospitaliseerde patiënten. Het niet in staat zijn plezier te beleven (*anhedonie*) treedt vaak op bij depressies. Soms gaat het om een beperkt vermogen tot het uiten van gevoelens (*alexithymie*: de moeilijkheid eigen gevoelens te onderkennen en uit te drukken), wat onder andere voorkomt bij autismespectrumstoornissen, of om een fixatie op bepaalde stemmingen of emoties (*affectverstarring*). Ook kan er een subjectieve ervaring zijn van leegheid of de afwezigheid van het gevoel (*anesthesie van het affect*). Dit kan optreden bij depressies.

Wanneer een situatie aanvoelt als beladen met tegenstrijdige affecten, spreekt men van ambivalentie. Soms bestaat er een duidelijke tegenstrijdigheid tussen inhoud en vorm van de gevoelsexpressie (*affectincongruentie*). In zulke gevallen is de expressie gekunsteld, overdreven (*schijnaffect*) of correspondeert deze niet met de te verwachten uitdrukking. Schijnaffecten komen met name voor bij personen met een theatrale persoonlijkheidsstoornis. Door emoties te overdrijven proberen zij indruk te maken, maar dit werkt vaak averechts doordat de gevoelsuitingen niet oprecht overkomen. Bij de zogenoemde *belle indifférence* wordt een emotioneel beladen thema onbewogen of met een glimlach verteld. Wanneer een bepaald affect totaal inadequaat is ten aanzien van een bepaalde situatie, bijvoorbeeld lachen bij een begrafenis, spreken we van *inadequate gevoelens*. Dit laatste kan voorkomen bij een schizofrene patiënt of bij personen met een schizotypische persoonlijkheidsstoornis. Inadequate gevoelens dienen overigens goed onderscheiden te worden van uitingen van verlegenheid of angst (bijvoorbeeld lachen vanuit ongemak).

2.3.2 Somatische klachten en verschijnselen

Lichamelijke klachten kunnen door psychische factoren worden veroorzaakt. Een duidelijk verband aantonen tussen de lichamelijke klachten en psychische spanningen en/of problemen is geen gemakkelijke opgave.

Bij *somatische stemmingsequivalenten* (lichamelijke verschijnselen voor een stemmingsstoornis) kan bijvoorbeeld gevraagd worden naar verminderde of toegenomen eetlust die heeft geleid tot gewichtsvermindering, obstipatie, doorslaapstoornissen (hoe vroeg wakker?), verminderde of toegenomen slaapbehoefte, slaperigheid overdag, lusteloosheid, energieverlies, dagschommelingen, verminderd of toegenomen seksueel verlangen.

Bij *angstequivalenten* (lichamelijke symptomen voor de angst) kan bijvoorbeeld gevraagd worden naar inslaapstoornissen (hoelang wakker?), nare dromen, blozen, hartkloppingen, kortademigheid of het gevoel hebben geen adem te kunnen halen, slikklachten, duizeligheid, veel transpireren, maagpijn, buikpijn, diarree en vaker dan gewoonlijk moeten plassen.

Pseudoneurologische klachten kunnen zich uiten in uitvalsverschijnselen, zoals blindheid, dubbelzien, kokerzien, wazig zien, doofheid, slikklachten, spierzwakte en verlamming.

Het is niet altijd eenvoudig om vast te stellen of er sprake is van pseudoneurologische of echte neurologische klachten.

Ten slotte kan er sprake zijn van overige niet (geheel) verklaarbare somatische klachten. Het betreft gestoorde lichaamsbeleving, hypochondrie, onbestemde pijnklachten, gevoelens van moeheid, hartklachten, ademhalingsklachten, gastro-intestinale klachten, urologische of gynaecologische klachten, seksuele klachten of disfuncties. Ook hier geldt dat de somatische aandoening eerst uitgesloten moet zijn (somatische anamnese) alvorens deze toe te schrijven aan het psychisch functioneren.

2.4 Stoornissen in de conatieve functies

Het begrip *conatieve functies* wordt in deze tekst ruimer opgevat dan in principe verwacht zou kunnen worden. Het Latijnse 'conatus' betekent: poging, inspanning, aandrift, drang. Deze vertaling komt in de medische literatuur overeen met de begrippen *driftleven*, *wilsleven* en *strevingen*. Anders gezegd: het heeft te maken met de motivatie. Elke handeling wordt namelijk bestuurd door een 'drijvende kracht'.

Omdat de psychomotoriek en het gedrag voortkomen uit de motivatie, worden die in dit hoofdstuk ook onder de noemer conatieve functies beschreven.

2.4.1 Psychomotoriek

Onder psychomotoriek worden verstaan alle bewegingen die een uitdrukking zijn van de psychische gesteldheid. Zo kunnen bijvoorbeeld de lichaamshouding en de gelaatsuitdrukking iets zeggen over hoe iemand zich voelt. Denk bijvoorbeeld aan de gebogen lichaamshouding en sombere gelaatsuitdrukking bij een depressieve patiënt. De psychomotoriek kan onderverdeeld worden in non-verbale motoriek (de lichaamshouding, beweging en mimiek) en verbale motoriek (spraak). Bij het beoordelen van de motoriek van een persoon dient men zich bewust te zijn van diens culturele achtergrond. Bepaalde spreekstijlen kunnen bijvoorbeeld als onnatuurlijk overkomen voor wie niet tot dezelfde cultuur behoort, maar zijn daarom nog geen vorm van pathologie. Stoornissen in de psychomotoriek kunnen kwantitatief (te weinig of te veel beweging; de verandering in kracht snelheid en intensiteit) en kwalitatief (aard en de vorm) van aard zijn.

Stoornissen in de non-verbale motoriek: lichaamshouding, beweging en mimiek

Overactiviteit Bij overactiviteit in de non-verbale motoriek zien we een overdreven snelheid of intensiteit van beweging (*hyperkinesie*). Hyperkinesie doet zich ook voor in de vorm van *bewegingsdrang*. De drang om voortdurend, doelgericht of niet, te bewegen. Dit doet zich bijvoorbeeld voor bij personen in een manische episode, bij wie acties vaak doelgericht zijn maar niet worden afgemaakt. De bewegingsdrang uit zich ook in veel en snel praten. Overactiviteit kan ook gaan om een teveel aan spierspanning (*hypertonie*), zoals bij spasmen en krampen. Er kan tevens sprake zijn van rusteloosheid bij een toename van niet-doelgerichte handelingen of bewegingen. In extreme vorm wordt dat *agitatie* genoemd. Het is een gejaagdheid vanuit angst of opwinding. Motorische agitatie is onder andere een kenmerk van de geagiteerde depressie. Het uit zich in doelgericht, maar gespannen handelen. Algehele rusteloosheid wordt veel gezien bij kinderen met een aandachtstoornis. Niet-doelgerichte bewegingsrusteloosheid komt voor bij het delier, bijvoorbeeld in de vorm van plukken aan kleding. Een bijzondere vorm van rusteloosheid is het onvermogen om enige tijd in dezelfde houding te blijven (*acathisie*). Dit kan een bijwerking zijn van antipsychotische medicatie.

Onderactiviteit Bij onderactiviteit in de non-verbale motoriek kan er sprake zijn van vertraagde beweging (*bradykinesie*), geringe beweging (*hypokinesie*) of afwezige beweging (*akinesie*). Bij personen met een depressie ziet men soms een vertraagde beweging, waarbij met name de vervlakking van de gezichtsexpressie opvalt. Daarnaast doet bradykinesie zich voor bij het syndroom van Parkinson, organische stoornissen en bij schizofrenie. Akinesie kan zich voordoen in een bijzondere combinatie met *mutisme* (verstomde spraak) bij *stupor*: personen zijn bewegingloos, staren verstijfd voor zich uit en reageren niet op prikkels uit de omgeving. Er is echter wel sprake van bewustzijn. Voor de buitenwereld blijft dat echter verborgen. Dit beeld treedt typisch op na een traumatische ervaring en wordt in de wandelgangen ook wel 'shock' genoemd (verstijfd van schrik/angst). Onderactiviteit kan ook gaan om een verminderde spierspanning (*hypotonie*). Een bijzondere vorm van hypotonie wordt *kataplexie* genoemd. Hierbij vermindert de spierspanning zo plots dat men onverwacht en ongewenst door de benen zakt. Kataplexie doet zich over het algemeen voor bij een heftige emotie. *Katatonie* kenmerkt zich door een ontregeling van het motorische systeem. Kenmerkend zijn vreemdheid en starheid. Het uit zich onder meer in katalepsie, mutisme en negativisme. We zien onbeweeglijkheid of overmatige beweeglijkheid, waarbij de persoon nauwelijks reageert op prikkels uit de omgeving. Meestal is er een wazig bewustzijn. Dit kan voorkomen bij onder andere schizofrenie, manie en organische psychosen, epilepsie en dementie.

Disactiviteit   Disactiviteit van de non-verbale motoriek betreft een kwalitatieve verstoring van de psychomotoriek. De stoornissen doen zich dus voor in de vórm van de motoriek. Het gaat dan met name om houdingen en bewegingen van repetitieve aard, zoals *stereotiepe bewegingen* en automatismen. Stereotiepe bewegingen zien we vooral bij patiënten met een dwangstoornis, die bijvoorbeeld meerdere malen hun handen wassen, vaak op exact dezelfde manier. *Tics* zijn kortdurende en eenvoudige, automatisch uitgevoerde stereotype bewegingen waartoe de persoon zich gedwongen voelt ze uit te voeren. Er zijn meerdere ticstoornissen, waarvan het syndroom Gilles de la Tourette het meest bekend is. *Tics* kunnen zich ook voordoen bij autistische stoornissen. Bij katatone schizofrenen zien we vaak bizarre houdingen en stereotiepe bewegingen, waaronder *grimassen*, waarbij het lijkt alsof de patiënt continu vreemde gezichten trekt. Men moet zich overigens wel realiseren dat sommige van deze verschijnselen ook veroorzaakt kunnen worden door antipsychotische medicatie. We spreken van *katalepsie* wanneer patiënten lange tijd als een standbeeld in een bepaalde houding gezet kunnen worden. Een dergelijke 'wasachtige buigzaamheid' (flexibilitas cerea) is een vorm van extreem passieve volgzaamheid en kan ook bij gezonde personen worden opgewekt door middel van hypnose.

Als gebaren, houdingen of bewegingen stereotiep en karikaturaal of overmatig gestileerd of gekunsteld aandoen, spreken we van *maniërisme* in het bewegingspatroon. Dit kan voorkomen bij schizofrenie, maar ook bij pervasieve ontwikkelingsstoornissen en personen met een verstandelijke beperking. Evenals *magisch handelen* (voor de omgeving zinloos ogende bewegingen die voor de persoon zelf een magische betekenis hebben, zoals zwaaien om de duivel weg te jagen). Bij *echokinesie* is er sprake van een herhalen van beweging: *echopraxie* is het geautomatiseerd nabootsend bewegen of het imiterend herhalen van andermans houding, gebaren of mimiek (*echomimie*). Een patiënt kan ook gebaren van de ander beantwoorden met niet-passende tegengebaren, dit heet *paramimie*. Iemand kan bijvoorbeeld salueren als de arts een hand aanbiedt. *Apraxie* is het onvermogen om doelbewuste handelingen uit te voeren, terwijl er een intacte motoriek, sensibiliteit en coordinatie bestaat, en is meestal een teken van hersenletsel. *Ambitendentie* ten slotte is het afwisselend aan twee of meer bewegingen beginnen wanneer de patiënt als het ware geen keuze kan maken tussen de bewegingen (zoals gaan liggen of zitten).

Stoornissen in de verbale motoriek: spraak

De verbale expressie is natuurlijk afhankelijk van denkprocessen die bepalen wát we willen uitdrukken. Hierbij zijn stemmingen en emoties van invloed op hóe we iets uitdrukken. Zowel het denken als het voelen bepaalt dus in sterke mate de manier van spreken in snelheid, verloop en toonsoort. Een belangrijke groep spraakstoornissen, de *afasieën*, wordt veroorzaakt door organische disfuncties (specifieke defecten in hersendelen die verantwoordelijk zijn voor de spraak). In de psychopathologie wordt meer nadruk gelegd op de functionele spraakstoornissen. Dit betekent overigens niet dat sommige van deze stoornissen, zoals stotteren, niet deels organisch van aard kunnen zijn.

Kwantitatieve verstoringen in de spraak doen zich voor in vertraagde, versnelde, gedeeltelijk geremde of volledig geblokkeerde spraak. Een langzaam of moeizaam spreken zien we bij *bradyfasie*. Een versneld verloop van spreken is te zien bij *logorroe*, dat zich ook wel laat vertalen als 'woordenvloed'. Logorroe is een van de tekenen van een manische episode. Personen in een manie zijn vaak moeilijk te volgen en struikelen soms over hun eigen woorden. Net als motorische tics doen zich ook *vocale tics* voor: plotselinge, snelle, herhaalde, niet-ritmische, stereotiepe geluiden. Voorbeelden zijn: grommen, snuffen, kuchen, keelschrapen en blaffen. Gedeeltelijk geremde spraak komt voor in de vorm van stotteren of hortend en stotend spreken, en een volledige blokkade van de spraak wordt ook wel *mutisme* genoemd. Mutisme dient overigens wel onderscheiden te worden van *afonie*. Hierbij komt er weinig of geen stemgeluid voort, maar doet de persoon wel moeite om te praten.

Kwalitatieve of inhoudelijke spraakstoornissen bestaan eveneens in vele vormen. Sommige patiënten kunnen bijvoorbeeld steeds naast het onderwerp praten (*paralogie*) of geven continu net het verkeerde antwoord, wat voorkomt bij het syndroom van Ganser. Bijvoorbeeld: hoeveel poten heeft een hond? Antwoord: 5. Ook kan er gebruikgemaakt worden van zelfbedachte woorden die voor de omgeving onbegrijpelijk zijn (*neologisme*) of worden allerlei woorden zonder enig verband door elkaar gegooid (*incoherente spraak*). Dit ziet men vrijwel alleen bij psychotische patiënten. Patiënten kunnen ook onnodig wijdlopig, overdreven gedetailleerd of overmatig gekunsteld (*verbaal maniërisme*) spreken, wat soms gepaard gaat met een onnatuurlijk klinkende bewogenheid (*geaffecteerde spraak*). Het voortdurend herhalen van dezelfde zinnen of woorden, in feite een soort verbale stereotypie, noemt men *perseveratie*. Dit moet goed onderscheiden worden van het herhalen van wat anderen zeggen (*echofasie*: *echolalie*, het herhalen van klanken of woorden, en *echofrasie*, het herhalen van gehele zinnen).

2.4.2 Motivatie en gedrag

In de basis wordt ons handelen gestuurd door allerlei instincten en vitale behoeften, zoals honger, dorst en zelfbehoud. Beide staan in dienst van de eigen overleving. Daarnaast worden onze handelingen ook innerlijk sterk gestuurd door *driften*. Een persoon is erop gericht om die driften zo veel mogelijk te bevredigen wanneer hij spanningsonlust ervaart. Bijvoorbeeld de spanning of onrust die we ervaren wanneer we iets graag willen wat we niet hebben.

Driften zijn biologisch verankerd en worden als niet volledig bewuste krachten beleefd (denk aan drang en impulsen). In deze definitie kunnen seks en agressie deels als driften worden beschouwd. Driften staan echter onder controle van de menselijke wil en de begeerte. De drang tot bevrediging kan daardoor bewust worden gereguleerd. Onder andere via de opvoeding hebben we geleerd wat wel/niet past in een bepaalde sociale context. Door regulatie van driften krijgen zij het karakter van *wensen, verlangens of strevingen* waarover cognitieve controle bestaat. Het menselijk denken, voelen en handelen wordt dan niet slechts driftmatig bepaald, maar wordt vooral bepaald door een bewuste keuze.

De term *wil* verwijst naar een besluit tot actie en houdt dus per definitie een bewuste cognitieve verwerking in (zoals het afwegen van voor- en nadelen). Bovendien heeft het betrekking op situaties waarbij het bereiken van iets niet per se zonder problemen is, maar waarbij mogelijke hindernissen overwonnen dienen te worden. Hindernissen op weg naar een doel hebben in veel gevallen te maken met de sociale consequenties van ons handelen. In deze context speelt ook het begrip *wilskracht* of doorzettingsvermogen een rol. Wilskracht is het vermogen om een besluit tot actie daadwerkelijk ten uitvoer te brengen inclusief de inspanning die bij het overwinnen van eventuele hindernissen nodig is.

De cognitieve functies en affectieve functies en de 'strevende functies' (streven, willen en verlangen) zoals hiervoor beschreven, kunnen leiden tot motorische gedragingen en handelingen gericht op een bepaald doel. Bewegingen die onder invloed van de wil staan (in tegenstelling tot autonome bewegingen, zoals de ademhaling of bewegingen van het hart), vallen uiteen in handelingen gericht op een bepaald doel en uitdrukkingsbewegingen waarmee we ons innerlijk beleven naar anderen kunnen communiceren. Dit doen we door middel van de psychomotoriek: de *mimiek* (gelaatsuitdrukkingen) en de *gestiek* (gebaren). Van alles wat een mens psychisch bezighoudt, geeft de psychomotoriek het meest duidelijk en openlijk blijk. Daarnaast maakt de mens zich voornamelijk duidelijk door hetgeen hij over zichzelf en over de dingen of mensen om hem heen zegt.

In het algemeen wordt meer aandacht geschonken aan het gesproken woord dan aan hetgeen de mens lichamelijk (meestal weinig bewust) van zichzelf toont of laat horen. Gebaren en gelaatsuitdrukkingen zijn echter goed te observeren en gewoonlijk worden affecten het gemakkelijkst aan de gelaatsuitdrukking afgelezen. Normaal zijn de mimiek en gestiek (houdingen, gebaren) levendig zonder een overdreven indruk te maken. De spraak kan net als het affect normaal of overmatig op en neer gaan, levendig of monotoon zijn. Ook is er verschil in zacht of hard volume van spreken, en een lage of hoge stem.

Stoornissen in de motivatie en het gedrag (voortkomend uit het drift- en wilsleven) worden voornamelijk vastgesteld aan de hand van de anamnese. Echter, toename of afname van motivatie en gedrag, zoals schelden, overmatig agressief of seksueel gedrag, *lethargie* (volledige ongeïnteresseerdheid en sloomheid), een verlies van initiatief en *apathie* (gebrek aan affectieve motivatie en nieuwsgierigheid om tot handelen over te gaan, wat uitmondt in passiviteit en onverschilligheid) is soms ook tijdens de anamnese waar te nemen.

> **Observatievragen van drift- en wilsleven en gedrag**
> - Zegt of doet u wel eens dingen in een opwelling?
> - Zo ja, hebt u daar dan later wel eens spijt van?
> - Voelt u zich rusteloos? Zo ja, hebt u last van bewegingsdrang?
> - Voelt u zich geremd om te doen wat u eigenlijk zou willen?
> - Doet u regelmatig dingen tegen uw zin?
> - Doet u regelmatig dingen die u eigenlijk zinloos vindt?
> - Zo ja, verzet u zich daartegen ook al helpt dat meestal niet?
> - Hoe voelt u zich als u toch doet waartegen u zich verzette?
> - En hoe voelt het als u het niet doet?
> - Hebt u het gevoel dat u zichzelf altijd in de hand hebt?
> - Doet u dingen waarvan u weet dat ze schadelijk kunnen zijn?
> - Hebt u ongewone agressieve of seksuele verlangens?
> - Bent u actiever dan gewoonlijk?

Stoornissen in het driftleven

Regulatie van de driften houdt in dat een persoon opkomende driften eerst screent, bewerkt en onder controle houdt alvorens tot handelen over te gaan. Als de controle over de driften gebrekkig is, kan er sprake zijn van *ongereguleerde driften*. Dit kan zich uiten in een ongeremde of impulsieve handeling (eerst doen, dan denken) of juist in te zeer geremd zijn in het handelen. Impulsieve handelingen worden veel gezien bij persoonlijkheidsstoornissen, maar ook bij schizofrene psychosen, in manische episodes, bij hersenbeschadigingen of dementie. Typische impulsen zijn automutilatie (zelfbeschadiging), suïcidepogingen, woede-uitbarstingen, liegen en roekeloos rijden. Een *te sterk driftleven* doet zich voor bij personen die meer dan gewoonlijk toegeven aan hun driften, wat kenmerkend kan zijn voor patiënten met een (antisociale) persoonlijkheidsstoornis of een symptoom is van een onrustig delirium, dementie, hersenbeschadiging of manie. Een *te zwak driftleven* zien we met name bij dementie in een vergevorderd stadium, bij het stille delirium, bij schizofrenie en bij depressies. Een verzwakt driftleven uit zich door *lethargie, initiatiefverlies, apathie, anergie* (subjectief ontbreken van fysieke energie), *aboulie* (subjectief ervaren verminderd vermogen om tot wilsbesluiten te komen), *anorexie* (afgenomen eetlust) en *verminderd seksueel verlangen*.

Naast afwijkingen in de sterkte van de drift, zijn er ook afwijkingen in het doel van de drift. In het geval van de *gestoorde drift* wordt gericht op een voor de heersende normen afwijkend doel, bijvoorbeeld bij seksuele afwijkingen, zoals exhibitionisme.

Drang heeft een impulsief karakter. Het komt voort uit een vaak onbedwingbare neiging waaraan weinig of zelfs geen weerstand wordt geboden. Drang volgt meestal op een gevoel van onlust en spanning, zet aan tot snelle actie en is gericht op directe lustbevrediging. Een drang wordt vaak aangeduid met het achtervoegsel -zucht of -manie (denk aan drankzucht, kleptomanie). Wanneer iemand toegeeft aan een bepaalde drang, volgt achteraf in veel gevallen een gevoel van spijt of schuld. Als toegegeven wordt aan een drang heeft de cognitieve zelfcontrole gefaald en kan gesproken worden van *stoornissen in de impulscontrole*. Dit ziet men bijvoorbeeld terug bij pathologisch gokken of bij trichotillomanie, een overmatige aandrang haren uit te trekken.

Drang verschilt van *dwang* doordat de drang voor de patiënt niet wezensvreemd is (het hoort of past bij hem) terwijl de dwang dat wel is (de dwang is vreemd en ongewenst). Het verschil tussen drang en dwang is daarnaast gelegen in de lustbeleving. Wanneer iemand toegeeft aan een zekere drang, levert dit vaak direct een gevoel van lustbeleven op. Maar bij dwang is hier geen sprake van. Een dwang houdt een steeds weer opkomende handeling in die de persoon móet doen, hoewel hij zich ertegen verzet en hij de handeling zinloos vindt. Het toegeven aan dwang vermindert hooguit de van tevoren ervaren spanning, maar leidt niet tot plezierige gevoelens. Dwang kan voorkomen bij schizofrenie en autistoforme stoornissen, en is een symptoom van de obsessieve compulsieve stoornis.

> **Casus**
>
> Mevrouw Balcos heeft de voortdurende dwang alle handelingen per drie of zes keer te herhalen. Zo doet zij driemaal de deur dicht bij het naar buiten gaan, draait zij de deur driemaal op slot en tikt zij alle treden van haar bovenwoning naar de straat drie keer aan. Als zij dit niet doet, komen de akeligste toekomstgedachten in haar op. Hoewel ze weet dat deze gedachten niet reëel zijn en ze baalt van alle tijd die verloren gaat aan de dwanghandelingen, kan mevrouw Balcos het niet laten.

Stoornissen in het wilsleven

Om iets te willen, dient eerst een beslissing genomen te worden om tot actie over te gaan, en is de kracht nodig om die actie daadwerkelijk uit te voeren. De wil wordt bepaald door de besluitvaardigheid en de wilskracht. Stoornissen in het wilsleven worden om die reden onderscheiden in een te grote en een te geringe besluitvaardigheid en/of wilskracht.

Te grote besluitvaardigheid doet zich voor als iemand te snel beslissingen neemt zonder alternatieve beslissingen te overwegen. Er wordt zo veel besloten dat de besluiten nooit waargemaakt kunnen worden. Vanuit zelfoverschatting treedt een te grote besluitvaardigheid op bij de theatrale en narcistische persoonlijkheidsstoornissen en bij personen in een manische episode. Bij organische psychosyndromen is het een gevolg van een stoornis in het denken of een gestoorde kritiek- of oordeelsfunctie. Een *te grote wilskracht* hangt sterk samen met een te grote besluitvaardigheid. Te wilskrachtig zijn, leidt ertoe dat de persoon doelen nastreeft ten koste van zichzelf. De draaglast wordt daardoor groter dan de draagkracht. Dit kan een oorzaak zijn van burn-out.

Als iemand steeds geen keuze kan maken tussen verschillende mogelijkheden, kan dit veroorzaakt zijn door een *te geringe besluitvaardigheid*. Dit doet zich bijvoorbeeld voor bij personen met een cluster-C-persoonlijkheidsstoornis (vermijdende, afhankelijke, dwangmatige persoonlijkheid ten gevolge van angst). Een *te geringe wilskracht* uit zich in het snel laten afweten van een bezigheid en het gebrek aan doorzettingsvermogen om taken op zich te nemen of af te ronden. Dit kan gepaard gaan met emotionele afvlakking. Let wel dat deze toestand niet per definitie overeenkomt met een depressie, waarin de patiënt in feite wel wíl maar niet kán. *Negativisme* ten slotte is het voortdurend niet willen, wat blijkt uit niet doen wat gevraagd wordt of juist het tegenovergestelde doen. Er is sprake van wat men passief-agressief verzet noemt. Negativisme kan zich voordoen bij depressie of angst vanuit negatief denken van de patiënt over zichzelf en anderen. Ook is het een kenmerk van mensen met een passief-agressieve persoonlijkheidsstoornis.

Literatuur

Everdingen, J.J.E. van, Eerenbeemt, A.M.M. van den, Klazinga, N.S. & Pols, J. (red.) (2006). *Pinkhof Geneeskundig woordenboek.* 11^e, geheel herziene en uitgebreide druk. Houten: Bohn Stafleu van Loghum.

Hengeveld, M.W. & Schudel, W.J. (2007). *Het psychiatrisch onderzoek.* 3^e, geheel herziene druk. Utrecht: De Tijdstroom.

Jochems, A.A.F. & Joosten, F.W.M.G. (1993). *Zakwoordenboek der Geneeskunde.* 24^e, geheel herziene druk. Arnhem: Elsevier-Koninklijke PBNA.

Kerstens, J.A. (2003). *Dictaat 'Inleiding psychopathologie'.* 3^e editie. Halsteren.

Sno, H.N. (voorzitter Richtlijncommissie psychiatrisch onderzoek bij volwassenen van de Commissie Kwaliteitszorg van de Nederlandse Vereniging voor Psychiatrie). Richtlijn *psychiatrisch onderzoek bij volwassenen* (2004). Amsterdam: Boom.

Vandereycken, W., Hoogduin, C.A.L. & Emmelkamp, P.M.G. (2000). *Handboek psychopathologie – deel 1, Basisbegrippen.* Houten: Bohn Stafleu van Loghum.

Het psychiatrisch onderzoek

J.A.M. Kerstens

3.1	**Inleiding** – 72	
3.1.1	Doelen van het psychiatrisch onderzoek – 72	
3.1.2	Van diagnostiek naar behandelen – 72	
3.2	**Het psychiatrisch onderzoek** – 73	
3.2.1	Eerste indrukken – 73	
3.2.2	Cognitieve functies – 76	
3.2.3	Affectieve functies – 76	
3.2.4	Conatieve functies – 76	
3.3	**Persoonlijkheid** – 76	
3.4	**Psychiatrische meetinstrumenten** – 81	
3.5	**Psychologische tests** – 81	
3.6	**Sociaal onderzoek** – 84	
3.7	**Diagnose en classificatie** – 84	
3.8	**Bijlage 3.1 Overzicht psychische functies status mentalis** – 87	
3.9	**Bijlage 3.2 De meest opvallende persoonlijkheidstrekken** – 88	
3.10	**Bijlage 3.3 Psychiatrische meetinstrumenten** – 89	
3.11	**Bijlage 3.4 Psychologische tests** – 90	
	Literatuur en websites – 91	

3.1 Inleiding

In het psychiatrisch onderzoek worden op een samenhangende, systematische en consequente wijze de oorzaken, de symptomen, het beloop en de gevolgen van een mogelijke psychiatrische stoornis bij een patiënt geëvalueerd. Dit onderzoek moet leiden tot een gericht behandelvoorstel voor een stoornis.

De uitgebreidheid van een psychiatrisch onderzoek kan per patiënt en situatie verschillen.

Het psychiatrisch onderzoek komt veel overeen met het algemeen medisch onderzoek. Er wordt begonnen met het opnemen van de hoofdklacht (speciële anamnese). Vervolgens worden de klachten geïnterpreteerd als symptomen van een of meer psychiatrische ziektebeelden. Door de klachten verder te onderzoeken wordt geprobeerd de vermoedelijke diagnose te bevestigen of te verwerpen. En tenslotte kan na observatie en onderzoek van objectief waarneembare ziekteverschijnselen tot een voorlopige diagnostische conclusie gekomen worden.

Waarin verschilt nu het psychiatrisch onderzoek van het medisch onderzoek? Allereerst wordt in het psychiatrisch onderzoek meer de nadruk gelegd op de subjectieve symptomen. Verder is er een uitgebreidere anamnese. Daarbij is er aandacht voor de sociale en biografische anamnese (levensbeschrijving) van de patiënt. Ten slotte zijn bij het psychiatrisch onderzoek de functies die mogelijk gestoord zijn en door de arts worden onderzocht, dezelfde functies als waarmee de patiënt zijn klachten meedeelt (de psychische functies, zoals waarnemen, denken en praten).

3.1.1 Doelen van het psychiatrisch onderzoek

Het psychiatrisch onderzoek kan verschillende doelen hebben:
- vaststellen van de psychiatrische symptomen en hun beloop (de zogenoemde status mentalis);
- opsporen van oorzaken, zoals lichamelijke oorzaken, erfelijke belasting, sociale factoren en kwetsbaarheid, die ertoe hebben bijgedragen dat een psychiatrisch ziektebeeld ontstond, of die ertoe bijdragen dat het voortbestaat;
- vaststellen van de ernst van de gevolgen van de psychiatrische symptomen: de beperkingen en handicaps voor de patiënt.

3.1.2 Van diagnostiek naar behandelen

De belangrijkste bronnen van informatie voor het psychiatrisch onderzoek zijn in de eerste plaats de anamnese met de patiënt en de observaties van het gedrag van de patiënt door de onderzoeker. Andere bronnen kunnen zijn: vragenlijsten en diagnostische tests of eventueel lichamelijk onderzoek en sociaalpsychiatrisch onderzoek. Tijdens het interview met de patiënt wordt de anamnese afgenomen. Deze bestaat in de eerste plaats uit de speciële anamnese van de hoofdklacht, maar tevens uit een algemeen psychiatrische anamnese van de (overige) psychische functies, een somatische, sociale en biografische anamnese. Ook kan aanvullend een heteroanamnese (bijvoorbeeld partner, familie) worden verricht.

De observaties door de onderzoeker bieden bij uitstek een mogelijkheid om zijn vermoedens over een mogelijke diagnose te bevestigen of te verwerpen. Omdat het gedrag van de patiënt echter ook door de situatie wordt bepaald en niet enkel door een mogelijke psychiatrische aandoening, dienen observaties te allen tijde te worden nagegaan in de (hetero)anamnese.

3.2 Het psychiatrisch onderzoek

De verschillende anamneses en het verdere onderzoek worden gebruikt om de psychiatrische symptomen en hun beloop vast te stellen. Al deze symptomen worden systematisch genoteerd in wat men de *status mentalis* noemt. Hierin komen achtereenvolgens de algemene indruk van de patiënt, de cognitieve, affectieve en conatieve functies (zie ▶ H. 2 'Stoornissen in het psychisch functioneren' voor omschrijvingen) en de persoonlijkheid van de patiënt aan de orde. Let wel: het gaat hier niet om de volgorde waarin deze aspecten worden onderzocht. Die hangt af van de wijze waarop de patiënt zich presenteert. Ook is het afhankelijk van de overwegingen die de onderzoeker heeft, en van de wijze waarop het gesprek verloopt. Zie ▶ bijlage 3.1 achteraan dit hoofdstuk.

Bij de schematische beschrijving van de status mentalis volgen we de systematiek van het boek *Het psychiatrisch onderzoek* (W.M. Hengeveld en W.J. Schudel. Derde druk. Utrecht: De Tijdstroom, 2007).

3.2.1 Eerste indrukken

Uiterlijk
Een van de eerste indrukken die de onderzoeker opdoet, is die van het uiterlijk van een patiënt. Daarbij kan allereerst gekeken worden naar de lichamelijke gezondheid. Ziet een patiënt er gezond of ziek uit? Zijn er specifieke verschijnselen van somatische aandoeningen te observeren (zoals koortszweet of een gelige huid)? Zijn er overige opvallende uiterlijke kenmerken (zoals tatoeages, littekens van automutilatie, fysieke handicaps)?

Ook de lichaamsbouw is een kenmerk van het uiterlijk. Er worden in het algemeen drie verschillende lichaamstypen onderscheiden. Het *pycnische type* wordt gekenmerkt door een gedrongen bouw, zachte en ronde vormen, weinig spierreliëf en de neiging tot vetafzetting. Het *atletische type* wordt gekenmerkt door een fors skelet, een sterke spierontwikkeling en een lang, fors gelaat. Het *leptosome* (of ectomorfe) *type* wordt gekenmerkt door een tengere bouw met smalle schouders, dunne armen en een hoekig en smal gelaat.

Naast een beschrijving van gezondheid en bouw kan de onderzoeker een schatting van de leeftijd maken. Oogt de patiënt overeenkomstig, jonger of ouder dan de kalenderleeftijd? Als een patiënt er ouder uitziet dan men zou verwachten gezien de leeftijd, is dit mogelijk vanwege een dementieel syndroom, een depressieve stoornis, een somatische ziekte, enzovoort. Zwakbegaafde patiënten en sommige patiënten met een persoonlijkheidsstoornis zien er dikwijls jonger uit dan de kalenderleeftijd.

Ook kan gekeken worden naar de *verzorging*. Ziet de patiënt er verzorgd of onverzorgd uit of wellicht verwaarloosd? Bij zelfverwaarloosde patiënten is er meestal sprake van een ernstige psychiatrische stoornis, zoals een ernstige depressie of alcoholafhankelijkheid. Soms wordt het tegenovergestelde gezien. Zo kunnen patiënten zich overmatig verzorgen. Opvallend rode handen kunnen bijvoorbeeld wijzen op dwangmatig handen wassen bij een patiënt met een dwangstoornis. Zijn er bijzonderheden op te merken aan de kleding, het kapsel, gebruik van make-up? Is de kleding bijvoorbeeld in overeenstemming met wat verwacht kan worden gezien de leeftijd, sociale status en culturele achtergrond van de patiënt? Bij manische patiënten, maar ook bij patiënten met bijvoorbeeld een theatrale persoonlijkheidsstoornis, kunnen nogal eens felle kleuren en/of overdadige make-up gesignaleerd worden. Ongewassen of verkeerd gesloten kleding kan wijzen op decorumverlies of apraxie bij demente patiënten. Bij bepaalde schizofrene patiënten kan dat wellicht een symbolische betekenis hebben.

Ten slotte kan men aan de *gelaatsuitdrukking* van een patiënt de emoties aflezen, zoals blijdschap, verdriet, verbazing, angst, schaamte of walging. Bij enkele patiënten wordt een zogenaamd 'maskergelaat' gezien (star en weinig emoties tonen). Dit kan veroorzaakt worden door de ziekte van Parkinson, maar is ook vaak een gevolg van antipsychotische medicatie.

Contact en houding

Al vanaf het begin van het gesprek vormt de onderzoeker zich een indruk van het contact met de patiënt. Het zal duidelijk zijn dat zowel de psychiatrische stoornis als de persoonlijkheid van de patiënt hierin bepalend is. Een depressieve patiënt zal over het algemeen emotionele contacten vermijden. Maar in de loop van de tijd zal het contact wel groeien. De angstige patiënt heeft vaak een koud en vochtig aanvoelende handdruk. De dwangmatige patiënt zal zich bij de start wat formeel en kritisch opstellen, al wordt zijn houding soepeler naarmate het contact vordert. De afhankelijke patiënt durft vaak niet alleen het gesprek aan te gaan. Hij neemt daarom iemand mee naar het onderzoek. Een manische patiënt praat luid en heeft vaak een joviale, familiaire houding. Een demente patiënt begrijpt vaak niet goed wat er van hem verwacht wordt en zal met zijn eigen bezigheden doorgaan. De antisociale patiënt zal dreigen als hij zijn zin niet krijgt. De paranoïde patiënt zal het contact afhouden en bij voorkeur op de stoel dicht bij de deur gaan zitten.

Ook het *oogcontact* kan aanwijzingen geven over de patiënt. Vermijding ervan kan wijzen op vijandigheid, verlegenheid of angst. Overmatig oogcontact kan wijzen op achterdocht. Voortdurend wegkijken kan wijzen op verhoogde afleidbaarheid of de aanwezigheid van hallucinaties. Een gebrek aan oogcontact kan een zogenoemd 'negatief symptoom' (effect dat je zou verwachten is niet aanwezig) zijn van schizofrenie. Het kan ook een teken zijn van een pervasieve ontwikkelingsstoornis, bijvoorbeeld autisme.

Waarnemingen van het contact zijn dus van diagnostische betekenis. Zij geven ook een belangrijke aanwijzing in hoeverre het mogelijk is met de patiënt een behandelrelatie op te bouwen. Indien contactgroei in het eerste gesprek al moeizaam verloopt, is het raadzaam in de eerste contacten meer expliciet aandacht te besteden aan de behandelrelatie.

Klachtenpresentatie

De manier waarop de patiënt zijn klachten presenteert, is om drie redenen van belang. Ten eerste geeft de klachtenpresentatie een indruk van de lijdensdruk van een patiënt (in hoeverre lijdt de patiënt eronder?). Ook geeft het een indruk van de verwachtingen die de patiënt heeft van de onderzoeker en/of de behandeling. Hoe zwaarder de lijdensdruk, hoe meer een patiënt bijvoorbeeld zal klagen en een beroep zal doen op de onderzoeker of hulpverlener. Hierbij dient overigens wel rekening gehouden te worden met de (sub)-cultuur van de patiënt. Een patiënt die nauwelijks een beroep doet op de onderzoeker, kan evengoed zwaar te lijden hebben onder zijn klachten.

Ten tweede hangt de klachtenpresentatie sterk samen met de persoonlijkheid van de patiënt. Een theatrale patiënt zal zijn klachten overdrijven. Een dwangmatige patiënt zal de klachten tot in uiterste details uit de doeken doen. Een schizoïde of autistische patiënt presenteert zijn klachten (vaak niet eens alle) op een afstandelijke, kille wijze. Ook kan aan de klachtenpresentatie afgelezen worden welke afweermechanismen de patiënt gebruikt. Bijvoorbeeld: wat vermijdt of ontkent hij, wat legt hij bij de ander?

Overigens dient men ervoor te waken om te snel conclusies te trekken over de persoonlijkheid van een patiënt uit slechts houding en klachtenpresentatie.

De derde reden waarom de klachtenpresentatie van belang is, is dat psychiatrische stoornissen een grote invloed hebben op de manier waarop iemand zijn klachten ervaart en presenteert. Door bijvoorbeeld een depressie kan een vertekend beeld ontstaan van iemands gebruikelijke gedrag.

Gevoelens en reacties bij de onderzoeker

Belangrijk is dat de onderzoeker zich realiseert wat zijn eigen reacties zijn op de patiënt. Welke gevoelens roept een patiënt op? Was het contact prettig of roept de patiënt een gevoel van irritatie, machteloosheid of angst op? Was het mogelijk controle te houden over het gesprek of nam de patiënt de leiding? Een goede observatie van de eigen gevoelens en reacties behoedt de onderzoeker voor valkuilen in de relatie. Wanneer de onderzoeker zich ergert aan een patiënt, observeert hij de patiënt namelijk heel anders dan wanneer hij hem graag mag.

Het bewust zijn van de eigen gevoelsmatige reacties is om twee redenen van belang. Ten eerste kunnen deze van diagnostische betekenis zijn. De onderzoeker beweegt namelijk 'mee' met de patiënt. Angst, somberheid of verwarring bij de onderzoeker kunnen om die reden wijzen op psychotische angst of een depressie bij de patiënt. Daarnaast kan de onderzoeker waken voor valkuilen in de therapeutische relatie met de patiënt. Als hij bijvoorbeeld irritatie vroegtijdig erkent, zal hij een zorgvuldiger onderzoek afnemen. Laat hij zich leiden door zijn irritatie, dan zou hij de patiënt wel eens te snel kunnen ontslaan.

De onderzoeker moet zich te allen tijde goed bewust zijn van de reacties die te maken hebben met overdracht en tegenoverdracht.

Bij *overdracht* brengt de patiënt onbewust gevoelens en ervaringen die hij tijdens de vroege jeugd opgedaan heeft met voor hem belangrijke anderen (vader, moeder, broers, zusters), over op de hulpverlener.

Tegenoverdracht heeft te maken met de gedragingen, gevoelens en gedachten die de patiënt door zijn doen en laten bij de hulpverlener oproept. Bij tegenoverdracht reageert de hulpverlener op de overdracht van de patiënt met zijn eigen onbewuste gevoelens als tegenreactie.

3.2.2 Cognitieve functies

In tabel 3.1 geven we een overzicht van de cognitieve functies. Voor een beschrijving van de symptomen zie ▶ H. 2.

3.2.3 Affectieve functies

In tabel 3.2 beschrijven we de affectieve functies. Voor een beschrijving van de symptomen zie ▶ H. 2.

3.2.4 Conatieve functies

In tabel 3.3 beschrijven we de conatieve functies. Voor een beschrijving van de symptomen zie ▶ H. 2.

De observatie van de verschillende functies (zie tabel 3.3) leiden tot een zogenoemde as-I-diagnose: een omschrijving van de psychiatrische syndromen, dat wil zeggen: een interpretatie van de actuele symptomen waarover de patiënt klaagt of die eventueel waargenomen kunnen worden.

3.3 Persoonlijkheid

Het verkrijgen van inzicht in de persoonlijkheid van de patiënt is ook van groot belang. De onderliggende persoonlijkheid nuanceert de aanwezige symptomen en klachten.

Overigens lukt het zelden om uit slechts de anamnese een helder beeld van de persoonlijkheid van een patiënt te krijgen. Hiervoor dienen meer gegevens verzameld te worden. Gegevens uit de speciële, de sociale en de biografische anamnese moeten in verband gebracht worden met informatie uit de observatie(s) en de heteroanamnese en met informatie verkregen uit eventueel gebruikte meetinstrumenten.

De anamnese, de biografie en de heteroanamnese zijn belangrijke bronnen om vast te kunnen stellen of er sprake is van duurzame persoonlijkheidstrekken, dat wil zeggen: steeds terugkerende en vaste reactievormen die het individu meestal zijn leven lang meedraagt. Deze kunnen hem hinderen bij het zich aanpassen aan de omgeving. Het kan subjectieve ellende en/of sociaal disfunctioneren tot gevolg hebben. Op dat moment kan er sprake zijn van een persoonlijkheidsstoornis waarvoor overdreven en rigide gedragspatronen kenmerkend zijn.

Om dat te kunnen beoordelen, moet er al langdurig contact zijn met de patiënt.

Van belang is vooral dat achterhaald wordt of er sprake is van duurzame persoonlijkheidstrekken of van symptomen van een acute psychiatrische stoornis. Zo kan bij-

3.3 · Persoonlijkheid

Tabel 3.1 Cognitieve functies

psychische functie (welk gedrag wordt waargenomen?)	symptomen (welk symptoom wordt gerapporteerd?)
bewustzijn, aandacht en oriëntatie	
bewustzijn	
maakt een afwezige, suffige indruk	bewustzijnsdaling, bewustzijnsvernauwing
doezelt weg, maar antwoordt wel op krachtig aanspreken	somnolent
antwoordt niet, maar voert wel eenvoudig opdrachten uit	soporeus
aandacht en concentratie	
reageert niet of traag en kort	
is overmatig oplettend, reageert snel op nieuwe prikkels	
wordt snel afgeleid	verhoogde afleidbaarheid
raakt de draad kwijt bij langere antwoorden	
heeft moeite met concentreren, zoals bij krant lezen of televisiekijken	concentratiestoornis
oriëntatie	
heeft geen idee wat voor dag het is, waar hij is, wie anderen zijn, wie hij is	desoriëntatie in tijd, plaats, in andere personen, in de eigen persoon
geheugen	
korte- en langetermijngeheugen	
vergeet recente gebeurtenissen, herinnert zich de naam van de arts niet, kan zich zaken na een paar minuten niet herinneren en/of kan deze niet herkennen	stoornis in het kortetermijngeheugen
vult leemtes in het geheugen als gevolg van stoornissen in het geheugen op met wisselende verhalen van gebeurtenissen als antwoord op vragen, zonder daar zelf van bewust te zijn	confabulaties
herinnert zich jaartallen of levensgebeurtenissen niet	stoornissen in het episodisch geheugen
weet belangrijke feiten op een terrein waarin hij geïnteresseerd is, niet meer	stoornissen in het semantisch geheugen
herinnert zich (delen van) traumatische levensgebeurtenissen niet	dissociatieve amnesie
vergeet vroegere gebeurtenissen	stoornis in het langetermijngeheugen
intellectuele functies	
oordeelsvorming	
maakt geen onderscheid tussen de werkelijkheid en de eigen denkbeelden en fantasieën	gestoord realiteitsbesef
toont zelfoverschatting en gebrek aan zelfkritiek	oordeels- en kritiekstoornissen
houdt zich niet aan de sociale gedragsregels die gebruikelijk zijn voor de situatie en hemzelf	decorumverlies

Tabel 3.1 Vervolg

psychische functie (welk gedrag wordt waargenomen?)	symptomen (welk symptoom wordt gerapporteerd?)
ziekte-inzicht	
geen besef van symptomen	geen ziektebesef
geen besef van de pathologische betekenis daarvan, geen besef van de noodzaak tot behandeling	geen ziekte-inzicht
abstractievermogen	
spreekt in concrete termen, kan niet generaliseren, weet overeenkomsten niet	verminderd abstractievermogen
executieve functies	
kan zijn verhaal niet organiseren, persevereert, kan niet ophouden met praten; heeft moeite met meerdere dingen tegelijk te doen	stoornis in de uitvoerende functies, zoals initiatief nemen, plannen, organiseren
intelligentie	
opleidings- en beroepsniveau, oordeelsvermogen, abstractieniveau, woordenschat, algemene ontwikkeling en probleemoplossend vermogen	schatting van de intelligentie
taal	
spreekt moeizaam, niet vloeiend, met weinig woorden die steeds gezocht moeten worden, breedsprakerig, met betekenisloze neologismen, begrijpt soms niet wat er gezegd wordt	dysfasie
kan verbaalinhoudelijke (met name het overbrengen van emoties door middel van de taal) taalaspecten (intonatie, klemtoon) niet herkennen of uiten	
rekenen	
maakt fouten met eenvoudig rekenwerk, cijferreeksen van vijf à zeven cijfers herhalen, mislukt	dyscalculie, acalculie, dysaritmie, anaritmie
waarneming	
voorstelling	
er dringen zich steeds ongewenste beelden op tegen de wil van de betrokkene	dwangvoorstellingen, zich opdringende voorstellingen van een psychotraumatische ervaring, herbelevingen
waarneming	
ziet, hoort dingen die er niet zijn	hallucinaties
heeft het gevoel alsof de omgeving niet echt is	derealisatie
zelfwaarneming	
heeft het gevoel alsof hij zelf niet echt is, beleeft zichzelf als vreemd	depersonalisatie
heeft de gedachte misvormt of dik te zijn	morfodysforie, stoornis in de lichaamsbeleving

3.3 · Persoonlijkheid

Tabel 3.1 Vervolg

psychische functie (welk gedrag wordt waargenomen?)	symptomen (welk symptoom wordt gerapporteerd?)
denken	
vorm (tempo, beloop en samenhang)	
tempo	
spreekt traag door vertraagd denken	bradyfrenie
heeft het gevoel dat gedachten ongeveer stilstaan	geremd
heeft weinig gedachten, hoofd is leeg	gedachtearmoede
spreekt snel door snel denken	gejaagd denken
heeft voortdurend nieuwe gedachten	
beloop	
kan niet helder denken, denkt in kringetjes	inefficiëntie van het denken
gebruikt zelfbedachte woorden met een eigen betekenis	neologismen
zegt weinig of zegt weinig met veel woorden	
antwoord langs de vragen heen	
samenhang	
onderbreekt verhaal met irrelevante, onbegrijpelijke opmerkingen	ontsporing
spreekt onlogisch en onsamenhangend	incoherentie
springt snel van de ene op de andere gedachte, maar is nog wel te volgen	gedachtevlucht, verhoogd associatief denken
inhoud	
heeft oncorrigeerbare foutieve overtuigingen	wanen
heeft allesbeheersende irrationele ideeën	overwaardige denkbeelden
kan een overtuiging of krachtig verlangen niet loslaten	preoccupatie
heeft opdringende, ongewenste gedachten	dwanggedachten

voorbeeld uitgelaten en oppervlakkig gedrag en taalgebruik zowel een kenmerk van een manische episode zijn als van een theatrale persoonlijkheidsstoornis.

Vaak wordt te gemakkelijk bij 'moeilijke' mensen gezegd dat zij aan een persoonlijkheidsstoornis lijden. Voor de diagnose moet er sprake zijn van:
- lijden en/of beperkingen in sociaal en beroepsmatig functioneren;
- afwijkingen op het gebied van cognities, affecten, interpersoonlijke relaties en impulsen.

Vaak heeft iemand klachten op lichamelijk, geestelijk of sociaal gebied, die de aandacht opeisen. Ze zijn aanleiding om hulp te gaan zoeken. De hulpverlener zal zich op die klachten richten en deze zo goed mogelijk behandelen. Het risico is dat er een tijdelijk resultaat

Tabel 3.2 Affectieve functies

psychische functie (welk gedrag wordt waargenomen?)	symptomen (welk symptoom wordt gerapporteerd?)
stemming en affect	
stemming	
is abnormaal opgewekt, zichzelf overschattend	eufore stemming
voelt zich somber, wanhopig, pessimistisch	depressieve stemming
heeft geen interesse of plezier in activiteiten	interesseverlies, anhedonie
voelt zich hopeloos, denkt aan suïcide	suïcidaliteit
heeft geen gevoelens meer voor zijn naasten	onthechting
voelt zich ontstemd, wantrouwig, prikkelbaar, boos	dysfore stemming
voelt zich ongerust, bezorgd, gespannen, schrikachtig	angstige stemming
heeft aanvallen van heftige angst	paniekaanvallen
is zeer angstig in situaties waaruit vluchten niet mogelijk of vernederend is	agorafobie
heeft buitenproportionele angst voor situaties waarin de aandacht van andere mensen ertoe kan leiden dat men zich bekeken, uitgelachen of vernederd voelt	sociale fobie
heeft buitenproportionele angst voor dieren, afgesloten ruimten, hoogten, bloed en/of medische handelingen	specifieke fobie
affect	
toont amper emoties	vlak affect
toont snel afwisselende emoties zonder externe aanleiding	labiel affect
somatische klachten en verschijnselen	
somatische symptomen van stemmingsstoornissen	
heeft een verminderde of toegenomen eetlust	gewichtsverandering
heeft problemen met slapen	doorslaapstoornissen, verminderde of toegenomen slaapbehoefte, slaperigheid
voelt zich 's avonds in de regel beter dan 's morgens of omgekeerd	dagschommelingen
voelt zich moe en lusteloos	energieverlies
somatische angstequivalenten	
heeft last van lichamelijke klachten als gevolg van angst	blozen, hartkloppingen, kortademigheid, slikklachten, duizeligheid, rillingen, buikklachten
heeft problemen met slapen en is angstig	inslaapstoornissen, nare dromen

3.5 · Psychologische tests

◘ Tabel 3.2 Vervolg

psychische functie (welk gedrag wordt waargenomen?)	symptomen (welk symptoom wordt gerapporteerd?)
pseudoneurologische symptomen	
heeft last van uitvalsverschijnselen	stoornissen in zien, doofheid, slikklachten, spierzwakte, verlammingsverschijnselen, evenwichtsstoornissen
overige somatisch niet (geheel) verklaarbare klachten	
heeft last van onbestemde lichamelijke klachten	pijnklachten, hartklachten, ademhalingsklachten, gastro-intestinale klachten, urologische of gynaecologische klachten, huidklachten, seksuele klachten of dysfuncties

gerealiseerd wordt als de klachten niet in verband gebracht worden met de onderliggende patronen. Een persoon blijft dan zoeken naar oplossingen en van behandeling naar behandeling lopen. Daarbij kunnen de frustraties wederzijds hoog oplopen.

Van belang is dat er uitgebreid en zorgvuldig met de persoon gepraat wordt en dat belangrijke anderen erbij betrokken worden.

Ten slotte kan een persoonlijkheidsonderzoek een goed inzicht geven in de vraag welke persoonlijkheidsstoornis zich ontwikkeld heeft. Zie ▶ bijlage 3.2 achteraan dit hoofdstuk.

3.4 Psychiatrische meetinstrumenten

Om tot een duidelijke psychiatrische diagnostiek te komen, kunnen ook andere instrumenten aangewend worden. Dit kan nodig zijn om verantwoorde beslissingen te kunnen nemen over de behandeling van de patiënt.

Zo is het *interview* een belangrijk instrument voor de diagnostiek. Voordelen ervan zijn flexibiliteit en het in gesprek gaan met de patiënt. De onderzoeker gaat dus een relatie aan met de patiënt en heeft de mogelijkheid hem te observeren tijdens het interview.

Interviews kunnen zowel gestructureerd als semigestructureerd zijn. Gestructureerde interviews bestaan uit een groot aantal vaste vragen, waarop de patiënt meestal met een 'ja' of 'nee' kan antwoorden. Bij een semigestructureerd interview kan de onderzoeker aanvullende vragen stellen.

Er zijn veel psychiatrische meetinstrumenten in het kader van interviews en vragenlijsten ontwikkeld. Zie ▶ bijlage 3.3 achteraan dit hoofdstuk.

3.5 Psychologische tests

Psychologisch onderzoek wordt gebruikt voor het inventariseren van de klachten, diagnostiek, indicatiestelling, om het beloop van een psychiatrische stoornis te volgen en om de mogelijkheden van een patiënt te bepalen.

Tabel 3.3 Conatieve functies

psychische functie (welk gedrag wordt waargenomen?)	symptomen (welk symptoom wordt gerapporteerd?)
psychomotoriek	
algemeen	
maakt onwillekeurige (niet-)ritmische bewegingen	tremor, motorische en vocale tic, chorea en athetose
maakt obscene gebaren	copropraxie
maakt bizarre, chaotische bewegingen	katatonie
is bewegingloos en spreekt niet bij helder bewustzijn	stupor
doet mimiek, bewegingen, spraak na	echomimie, echopraxie, echolalie
beweegt weinig, vertraagd of niet, voelt zich geremd	psychomotorische vertraging, remming
spreekt (zo goed als) niet	mutisme
beweegt snel door onrustig gevoel	psychomotorische versnelling, agitatie
plukt schijnbare draadjes van de (schijnbare) deken (plukken)	
heeft problemen met het uitvoeren van doelgerichte, willekeurige en aangeleerde handelingen die voorheen goed konden worden uitgevoerd	apraxie
heeft bij helder bewustzijn een kortdurende en voorbijgaande verslapping van de skeletspieren	kataplexie
mimiek en gestiek	
doet dwangmatig na van bij anderen opgemerkte gezichtsuitdrukkingen	echomimie
geeft een antwoord dat geen verband heeft met de gestelde vraag	
laat gemaniëreerde bizarre, overdreven bewegingen van de gelaatsmusculatuur zien	grimasseren
spraak	
kuchen, keelschrapen, grommen, snuffen, blaffen, het herhalen van woorden of zinnen die nergens op slaan	vocale tics
het onvrijwillig, dwangmatig uiten van schokkende woorden, zoals vloeken en obscene taal (letterlijk: poep praten)	coprolalie
het steeds herhalen van woorden die niet bestaan	verbigeratie
het dwangmatig herhalen van woorden of zinnen van een gesprekspartner	echolalie

3.5 · Psychologische tests

Tabel 3.3 Vervolg

psychische functie (welk gedrag wordt waargenomen?)	symptomen (welk symptoom wordt gerapporteerd?)
gebruikt overmatig gestileerde en gekunstelde taal	verbaal maniërisme
spreekt (vrijwel) niet	mutisme
spreekt langzaam, maar moeizaam	
voelt een sterke aandrang tot spreken, een woordenstroom	logorroe
het vloeiend verloop van de spraak wordt onderbroken door herhalingen of verlengingen van klanken, lettergrepen of woorden	stotteren
motivatie en gedrag	
gedraagt zich opdringerig en overmatig mededeelzaam	expansief gedrag
gedraagt zich seksueel opdringerig, zonder fatsoen	overmatig seksueel gedrag
is ongeïnteresseerd en sloom, komt tot niets, is passief en onverschillig	lethargie, initiatiefverlies, apathie
gebruikt overmatig alcohol, drugs of geneesmiddelen met schadelijke gevolgen (contact politie, justitie)	misbruik van middelen
heeft steeds meer van een middel nodig (tolerantie), kan niet stoppen (controleverlies), heeft last van onthoudingsverschijnselen	afhankelijkheid van middelen
moet herhaaldelijk dingen controleren, zinloze handelingen uitvoeren	dwanghandelingen
neemt veel voedsel in korte tijd in (eetbuien), forceert braken (zelfopgewekt braken) of gebruikt laxerende middelen	dranghandelingen
heeft zelfmoordpoging gedaan, verwondingen bij zichzelf aangebracht (automutilatie)	impulsief gedrag
gedraagt zich overmatig sociaal actief	overmatig sociaal actief gedrag
heeft zichzelf niet goed verzorgd en gevoed	zelfverwaarlozing
heeft weinig/geen sociale contacten meer	sociale teruggetrokkenheid
heeft veel activiteiten gestaakt vanwege psychische klachten	vermijdingsgedrag

Psychologische tests kunnen inzicht geven in de verschillende aspecten van het psychisch functioneren. Afhankelijk van het soort test wordt inzicht verkregen in bepaalde functies. De meest gebruikte tests bij de diagnostiek van psychiatrische stoornissen zijn de functie- en intelligentietests, persoonlijkheidstests en neuropsychologische tests.

Zie ▶ bijlage 3.4 achteraan dit hoofdstuk.

3.6 Sociaal onderzoek

Sociaal onderzoek wordt meestal uitgevoerd door de maatschappelijk werker of sociaal-psychiatrisch verpleegkundige. Het geeft informatie over het dagelijks leefklimaat van de patiënt, over school- of arbeidsomstandigheden. Deze informatie is van belang voor de aanvullende diagnostiek en later ter voorbereiding van sociale re-integratie (milieu-interventies).

Het sociaal onderzoek maakt de diagnostiek van de persoon met de psychiatrische stoornis compleet. Het kan een beeld geven van de patiënt in zijn milieu en geeft mogelijk inzicht in de reden waarom de patiënt zo denkt en doet en wat de invloeden op zijn gedrag en stoornis geweest zijn. Daarbij spelen de verschillende *levensgebieden* een rol: het gezin, de mensen met wie de patiënt optrok (*peer group*), zijn opvoeding, scholing, werk, politiek en religie. Bij het sociaal onderzoek worden deze gebieden geïnventariseerd. Meestal wordt gebruikgemaakt van een 'huisbezoek', waarbij rechtstreeks het milieu geobserveerd kan worden.

Dan wordt een rapport gemaakt van de *woonsituatie*, de toestand van het huis en de aard van de woonsituatie. In welke buurt bevindt zich het thuismilieu? De sociale situatie wordt in kaart gebracht. Een beschrijving van het interieur en van bijzonderheden daarin kan een indicatie zijn van de toestand van de patiënt. Soms staan er in huis allerlei bizarre voorwerpen, of is het huisraad bizar geordend, is alles in dozen ingepakt of is het één chaos als weerspiegeling van de psychotische toestand waarin de patiënt leeft. Het huisraad kan erg precies geordend zijn of doen vermoeden dat de persoon een poetsdwang heeft.

Observatie van andere bewoners in de woning kan iets tonen van de manier waarop men er met elkaar omgaat. Het in kaart brengen van de *gezinsinteracties* kan de reacties van de anderen op de stoornis en het eventuele versterken of opvangen ervan verduidelijken.

De *financiële situatie* van de patiënt of van zijn familie kan invloed hebben gehad op het decompenseren. Mogelijk zijn geldzorgen een overbelasting. Dan zal dit financiële aspect in de diagnostiek en behandeling betrokken moeten worden.

De *werksituatie*, eventuele problemen op of met het werk, overbelasting in het huishouden of onverwerkte werkeloosheid maken onderdeel uit van het sociaal onderzoek. Daarbij kunnen hobby's, clubs, bezigheden en vrienden geïnventariseerd worden door observatie in het milieu en door navragen bij eventuele medebewoners.

Deze factoren samen geven een compleet beeld van de patiënt in zijn milieu.

3.7 Diagnose en classificatie

Nadat op verschillende manieren informatie verzameld is, kan het diagnostisch proces afgerond worden. Samenvattend worden alle relevante onderdelen van het onderzoek beschreven. Vervolgens wordt een psychiatrische diagnose geformuleerd. Regelmatig komt het voor dat een diagnose niet direct met zekerheid kan worden vastgesteld. Men spreekt dan van een *voorlopige diagnose*. Hiermee gaat men aan het werk. In de loop van de behandeling kan dan de diagnose bijgesteld worden.

Ten slotte wordt naast de diagnose aandacht besteed aan de *diagnostische classificatie*.

3.7 · Diagnose en classificatie

Het meest gebruikte classificatiesysteem in Nederland is de DSM-IV-TR. In dit classificatiesysteem wordt een ziektebeeld beoordeeld op verschillende variabelen. Er zijn vijf assen in dit systeem opgenomen om de psychiatrische stoornis te beschrijven.

As I geeft een beschrijving van het psychiatrisch syndroom. Het betreft de interpretatie van de actuele symptomen waarover de patiënt klaagt of die eventueel waargenomen kunnen worden. De diagnose op as I betreft de grote klinische syndromen.

> **Voorbeeld**
>
> Depressieve stoornis met melancholie en paniekaanvallen; ernst: matig; met begin post partum.

As II beschrijft de stoornissen in de persoonlijkheid of verstandelijke handicap.

> **Voorbeeld**
>
> Uitgestelde diagnose, mogelijke kenmerken van een afhankelijke persoonlijkheid.

As III heeft betrekking op lichamelijke problemen die samenhangen met de psychiatrische stoornis. Bijvoorbeeld hypothyreoïdie veroorzaakt depressieve symptomen.

Een psychiatrische stoornis kan ook een directe gevolg zijn van een somatische aandoening. Bijvoorbeeld aanpassingsstoornis met depressieve stemming naar aanleiding van het ontdekken van een mammacarcinoom.

Sommige medicatie kan niet voorgeschreven worden bij een bepaalde stoornis.

> **Voorbeeld**
>
> Haldol bij de ziekte van Parkinson.

As IV heeft betrekking op de psychosociale en omgevingsproblemen. Hier wordt een inschatting gemaakt van stressoren van buitenaf, die de diagnose, behandeling en prognose van psychiatrische stoornissen beïnvloeden. De ernst wordt uitgedrukt op een schaal met een cijfer tussen 0 en 6.

> **Voorbeeld**
>
> Spanning in relatie met echtgenoot; ernst: 3 (matig).

As V geeft een globale inschatting van het hoogste niveau van aangepast functioneren het afgelopen jaar (functioneren op sociaal, beroepsmatig en recreatief gebied). Dit wordt weergegeven op een semikwantitatief continuüm van 0 tot 100, de zogenoemde GAF-score (Global Assessment of Functioning). De DSM-IV-TR geeft de volgende omschrijvingen (zie ◘ tabel 3.4).

Een voorbeeld van een classificatie volgens DSM-IV-TR staat in ◘ tabel 3.5.

Tabel 3.4 GAF-score

score	omschrijving
91-100	Uitstekend functioneren bij een groot aantal activiteiten, de problemen in het leven lopen nooit uit de hand, persoon wordt op prijs gesteld door anderen door veel goede kwaliteiten. Geen symptomen.
81-90	Geen of minimale symptomen, goed functioneren op alle gebieden, geïnteresseerd en betrokken bij een groot aantal activiteiten, sociaal effectief, doorgaans tevreden met het leven, alleen alledaagse problemen en zorgen.
71-80	Als er symptomen optreden, zijn deze van voorbijgaande aard, te verwachten reacties op psychosociale stress, slechts beperkte hinder in sociale omgang, op het werk of op school.
61-70	Enige lichte symptomen OF enige problemen in sociaal functioneren, op het werk of op school, maar functioneert over het algemeen behoorlijk goed, heeft goede interpersoonlijke contacten.
51-60	Matige symptomen OF matige problemen in sociaal functioneren, op het werk of op school.
41-50	Ernstige symptomen OF ernstige beperkingen in sociaal functioneren, op het werk of op school.
31-40	Enige vermindering in realiteitsbesef of communicatie OF sterke vermindering op verschillende terreinen, zoals werk of school, gezins- of familierelaties, beoordelingsvermogen, denkvermogen of stemming.
21-30	Gedrag wordt beïnvloed door wanen of hallucinaties OF ernstige beperkingen van communicatie of beoordeling OF onvermogen op alle terreinen te functioneren.
11-20	Enig gevaar om zichzelf of anderen te verwonden OF af en toe verwaarlozing van de persoonlijke hygiëne OF zeer ernstige vermindering van communicatie.
1-10	Blijvend gevaar zichzelf of anderen te verwonden OF blijvend onvermogen de persoonlijke hygiëne te onderhouden OF ernstig suïcidaal gedrag met duidelijke doodsverwachting.

Tabel 3.5 Voorbeeld DSM-IV-classificatie

as	code	omschrijving
I	295.30	schizofrenie, paranoïde type (hoofddiagnose)
	305.20	misbruik van cannabis
II	799.9	uitgestelde diagnose op as II (kenmerken van een sociale persoonlijkheidsstoornis)
III		geen actuele somatische problematiek
IV		geen vaste woonplaats, geen daginvulling, geen inkomsten, beperkt sociaal netwerk
V		huidige GAF-score: 55

3.8   Bijlage 3.1 Overzicht psychische functies status mentalis

hoofdgroepen	subgroepen	psychische functies
eerste indrukken		- uiterlijk - contact en houding - klachtenpresentatie - gevoelens en reacties bij de onderzoeker
cognitieve functies	bewustzijn, aandacht en oriëntatie	- bewustzijn - aandacht - concentratie - oriëntatie
	geheugen	- kortetermijngeheugen - langetermijngeheugen
	intellectuele functies	- oordeelsvorming - ziekte-inzicht - abstractievermogen - executieve functies - intelligentie - taal - rekenen
	waarneming	- voorstelling - waarneming - zelfwaarneming
	denken	- vorm - inhoud
affectieve functies	stemming en affect	- stemming - affect
	somatische klachten en verschijnselen	- somatische symptomen van stemmingsstoornissen - somatische angstequivalenten - pseudoneurologische symptomen - overige somatisch niet (geheel) verklaarbare klachten
conatieve functies	psychomotoriek	- algemeen - mimiek en gestiek - spraak
	motivatie en gedrag	- motivatie en gedrag
persoonlijkheid		- persoonlijkheidstrekken - copingstijl - afweermechanismen

Bron: Hengeveld, W.M. en W.J. Schudel, *Het psychiatrisch onderzoek*. De Tijdstroom, Utrecht, 3e druk 2007, pagina 22.

3.9 Bijlage 3.2 De meest opvallende persoonlijkheidstrekken

persoonlijkheidsstoornis	kenmerken van de patiënt
cluster a *defect in hechten en vertrouwen, vreemde en excentrieke gedragingen; moeite relaties met anderen aan te gaan*	
paranoïde	wantrouwend, achterdochtig, weinig tot niet mededeelzaam, snel geprikkeld, snel gekwetst, overgevoelig voor kritiek
schizoïde	kil, afstandelijk, vlak affect
schizotypische	excentriek uiterlijk, zonderling gedrag, angstig, inadequaat of vlak affect, formele denkstoornissen
cluster b *instabiliteit, grilligheid, snel wisselen in gedrag, extravert, dramatische, emotionele of onvoorspelbare gedragingen*	
antisociale	onbetrouwbaar, leugenachtig, impulsief, prikkelbaar, agressief, nauwelijks corrigeerbaar gedrag; lijdt zelf niet, maar doet anderen lijden
borderline	labiel affect, impulsief, onbeheerst, overmatig idealiserend of afwijzend, dissociatieve verschijnselen, stabiel in instabiliteit
theatrale	ongepast verleidelijk of uitdagend, snel wisselend, oppervlakkig, zelfdramatiserend en overdreven affect, uiterlijk vertoon, impressionistische manier van spreken, suggestibel
narcistische	arrogant, hooghartig, snel gekrenkt
cluster c *introvert, angstig, kwetsbaar*	
ontwijkende	terughoudend, timide, sociaal onhandig, geremd
afhankelijke	onderdanig, afwachtend, passief, overmatig meegaand
obsessief-compulsieve	detaillistisch, controlerend, star, koppig

3.10 Bijlage 3.3 Psychiatrische meetinstrumenten

instrument		psychiatrische stoornis
afkorting	omschrijving	
SCL - 90	Symptom checklist	zelf-invulvragenlijst voor screening van verschillende groepen van symptomen
SCID - I	Structured Clinical interview for DSM - IV disorders	interview gericht op diagnostiek van breed scala van psychiatrische beelden
SCAN	Schedule for Clinical Assesment in Neuropsychiatry	interview gericht op diagnostiek van breed scala van psychiatrische beelden
MINI	Mini International Neuropsychiatric Interview	interview gericht op diagnostiek van breed scala van psychiatrische beelden
PANNS	Positive And Negative Symptom Scale	kort interview gericht op vaststellen van de aard en ernst van schizofreniesymptomen
BPRS	Brief Psychiatric Rating Scale	kort interview gericht op vaststellen van de ernst van schizofrenie
Y-BOCS	Yale-Brown Obsessive Compulsive Scale	kort interview gericht op vaststellen van de ernst van de dwangsymptomen (obsessieve compulsieve stoornis)
MMSE	Mini Mental State Examination	kort interview gericht op screening van dementie
BDI	Beck Depression Inventory	zelf-invulvragenlijst gericht op een depressieve stoornis
HRSD	Hamilton Rating Scale for Depression	kort interview gericht op vaststellen van de ernst van depressieve stoornis
MADRS	Montgomery Asberg Depression Rating Scale	kort interview gericht op vaststellen van de ernst van depressieve stoornis

Voor een uitgebreide toelichting op deze en andere meetinstrumenten verwijzen we naar de website www.psychiatrienet.nl.

3.11 Bijlage 3.4 Psychologische tests

onderzoek van	soorten onderzoek	afkorting	omschrijving
intelligentie	Groninger intelligentietest	GIT/ verkorte GIT	test om intelligentiequotiënt (IQ) te meten
	Revisie Amsterdamse kinderintelligentietest	RAKIT	intelligentietest toegespitst op kinderen en genormeerd naar leeftijd
	Raven Progressive Matrices	RavenPM	non-verbale intelligentietest; geschikt voor allochtone patiënten
	Wechsler Adult Intelligence Scale	WAIS (III)	intelligentietest vanaf 17 jaar
	Wechsler Adult Intelligence Scale for Children Revised	WISC-R	intelligentietest voor de leeftijd van 6-16 jaar
neuropsychologie	15-woordentest	15 WT	test die informatie geeft over het vermogen om nieuwe informatie te leren
	Bourdon-Wiersmatest	BWT	test voor selectieve aandacht en volgehouden aandacht
	Stroop kleur-woordtest	Stroop	onderzoek naar de selectieve gefocusseerde aandacht
	Trail Making Test	TMT	aandachtstest bij kinderen met ADHD en patiënten met schizofrenie
persoonlijkheid	Minnesota Multiphasic Personality Inventory (Revised)	MMPI (2)	persoonlijkheidsvragenlijst die inzicht geeft in verschillende psychiatrische ziektebeelden en persoonlijkheidsstructuur
	NEO Personality Inventory	NEO-PI-R	persoonlijkheidstest waarbij de persoonlijkheid wordt beschreven met behulp van vijf dimensies: neuroticisme, extraversie, consciëntieusheid, altruïsme en openheid
	Nederlandse persoonlijkheidsvragenlijst	NPV	persoonlijkheidsvragenlijst voor volwassenen
	Nederlandse persoonlijkheidsvragenlijst voor jongeren	NPV-J	persoonlijkheidsvragenlijst voor jongeren; zegt iets over de persoonlijkheidsontwikkeling
	Nederlandse verkorte MMPI	NVM	persoonlijkheidsvragenlijst gebaseerd op de Nederlandse versie van de MMPI
	Symptom Checklist	SCL-90	inventarisatievragenlijst voor een groot aantal verschillende klachten van psychopathologische aard, kan gebruikt worden voor monitoring van het effect van een behandeling
	Utrechtse copinglijst	UCL	geeft een indruk van de (al dan niet pathologische) manieren waarop de patiënt met grotere en kleinere problemen omgaat
	Zinnen aanvultest	ZAT	geeft inzicht in belangrijke thema's in het denken van de patiënt

Bron: L.J.M. van Nimwegen, R.P. van den Brand, S. Dieleman, M.R. Ju. en M.W. Hengeveld (red.) *Leidraad psychiatrie.* Bohn Stafleu van Loghum, 2008.

Literatuur en websites

Hengeveld, M.W. & Schudel, W.J. (2007). *Het psychiatrisch onderzoek*. 3e, geheel herziene druk. Utrecht: De Tijdstroom.
Nederlandse Vereniging voor Psychiatrie (2003). *Richtlijn Psychiatrisch Onderzoek bij Volwassenen*. ► www.nvvp.net.
Nimwegen, L.J.M. van, Brand, R.P. van den, Dielemaan, S., Ju, M.R. & Hengeveld, M.W. (voorzitter red.) (2008). *Leidraad psychiatrie*. Houten: Bohn Stafleu van Loghum.
Vandereycken, W., Hoogduin, C.A.L. & Emmelkamp, P.M.G. (red.) (2008). *Handboek psychopathologie – deel 1*. 4e druk. Houten: Bohn Stafleu van Loghum.
Vandereycken, W., Hoogduin, C.A.L. & Emmelkamp, P.M.G. (red.) (2006). *Handboek psychopathologie – deel 2*. 3e druk. Houten: Bohn Stafleu van Loghum.

Behandelingen

IJ.D. Jüngen

4.1 Inleiding – 94

4.2 Psychotherapie – 94
4.2.1 Inleiding – 94
4.2.2 Gedragstherapie – 95
4.2.3 Cognitieve therapie – 98
4.2.4 Cliëntgerichte therapie – 99
4.2.5 Systeemtherapie – 100
4.2.6 Interpersoonlijke therapie – 101
4.2.7 Psychodynamische therapie – 102
4.2.8 Internettherapie – 104

4.3 Psychofarmaca – 104
4.3.1 Inleiding – 104
4.3.2 Antipsychotica – 105
4.3.3 Antidepressiva – 110
4.3.4 Stemmingsstabilisatoren – 115
4.3.5 Anxiolytica – 118

4.4 Overige behandelingen – 121
4.4.1 Elektroconvulsietherapie (ECT) – 121
4.4.2 Transcraniële magnetische stimulatie (TMS) – 123
4.4.3 Neurochirurgische behandeling – 123

Literatuur en websites – 123

4.1 Inleiding

In dit hoofdstuk zullen de verschillende behandelingen besproken worden. In de paragrafen waarin de verschillende ziektebeelden worden besproken, zal specifiek per ziektebeeld op de behandeling worden ingegaan. Dit hoofdstuk richt zich op de behandelprincipes. Eerst zal worden ingegaan op de verschillende vormen van psychotherapie. Vervolgens wordt de belangrijkste biologische therapievorm behandeld: de behandeling met psychofarmaca: de antipsychotica, antidepressiva, stemmingsstabilisatoren en anxiolytica. Naast de werking, bijwerkingen en interacties komen ook praktische zaken aan de orde. Aan het einde van het hoofdstuk komen nog enkele andere biologische therapievormen aan bod: de elektroconvulsietherapie (ECT), de transcraniële magnetische stimulatie (TMS) en de neurochirurgische behandeling.

4.2 Psychotherapie

4.2.1 Inleiding

Psychotherapie is een vorm van hulpverlening die, via het methodisch toepassen van psychologische middelen door gekwalificeerde personen, tot doel heeft mensen te helpen hun gezondheid te verbeteren. Het gaat dus om professionele hulpverlening die aan bepaalde eisen van kwaliteit en effectiviteit moet voldoen. Het betekent ook dat de therapeut kennis moet hebben van zichzelf, zijn cliënt en hun relatie. Tussen cliënt en therapeut is er sprake van een functionele relatie. De kenmerken hiervan zijn:
- er is sprake van een asymmetrische relatie, dat wil zeggen: de therapeut is er voor de cliënt;
- de relatie is een middel om het probleem c.q. het disfunctioneren aan te pakken;
- de relatie is tijdelijk.

Bij psychotherapie heeft de cliënt een actieve rol: hij moet zelf aan de slag om de gewenste verandering teweeg te brengen.

De verschillende vormen van psychotherapie kunnen ingedeeld worden naar het cliëntsysteem (cliënt met zijn direct betrokkenen) en de werkwijze van de therapeut. Ten aanzien van het cliëntsysteem is er meestal sprake van een individuele relatie (individuele psychotherapie). Bij groepstherapie heeft de therapeut een relatie met ongeveer zes tot acht cliënten. Ook is gezins- of relatietherapie mogelijk.

De werkwijze van de therapeut berust op een theoretische onderbouwing, bijvoorbeeld leertheorieën of psychoanalytische theorieën. Soms worden therapieën genoemd naar de toegepaste techniek: hypnotherapie, psychodrama.

Om de overeenkomsten en verschillen tussen verschillende vormen van psychotherapie zichtbaar te maken, kunnen zij beoordeeld worden op de volgende aspecten:
- Het *therapeutisch doel*, waarbij een onderscheid gemaakt wordt in:
  - klachtgerichte benadering: het therapeutisch doel is de aandoening te genezen c.q. de klachten te verminderen; een voorbeeld hiervan is gedragstherapie;

- persoonsgerichte benadering: het therapeutisch doel is de kwaliteit van leven te verbeteren door problemen beter te kunnen aanpakken; een voorbeeld hiervan is de psychodynamische therapie.
- De *therapeutische werkwijze*, waarbij het veranderingsproces tijdens de therapie gericht kan zijn op:
  - de affectieve beleving (ervaren), waarbij emoties uitgelokt worden of geaccentueerd, zoals bij psychodrama en in subtielere vorm bij cliëntgerichte therapie;
  - het verkrijgen van inzicht (begrijpen), zoals bij cognitieve en psychodynamische therapie;
  - gedragsverandering (oefenen), zoals bij gedragstherapie.

Een factor die een rol speelt bij de therapeutische werkwijze, is de therapeutische stijl, ofwel: de manier waarop de regie van de behandeling is geregeld. Zo kan er sprake zijn van een overwegend sturende of meegaande therapeutische werkwijze. Bij een meegaande werkwijze is de cliënt sturend (gespreksinhoud, tempo van gesprek, beslissingen nemen, enz.) en de therapeut meegaand en volgend. De therapeut geeft zelf geen oplossingen. Hij vergemakkelijkt het proces van zelfverkenning.

Deze stijl komt voor bij de psychodynamische en cliëntgerichte therapie. De mate waarin kan verschillen. Bij gedragstherapie en cognitieve therapie is de therapeut veel meer sturend (zie ◘ figuur 4.1).

- De *therapeutische context*, waarbij het gaat om de therapeutische relatie (contact) en de formele behandelorganisatie (het contract of de behandelovereenkomst).

4.2.2 Gedragstherapie

Gedragstherapie is een vorm van psychotherapie die is gebaseerd op de theorie dat een groot deel van het gedrag aangeleerd is en dat aangeleerd gedrag ook weer afgeleerd kan worden. Gedragstherapie komt voort uit het *behaviorisme*, een stroming binnen de psychologie waarbij vooral het zichtbare gedrag als uitgangspunt wordt genomen. Psychische klachten komen vaak voort uit aangeleerd gedrag. In gedragstherapie leert de cliënt de disfunctionele gedragingen af en nieuw, functioneel gedrag aan.

In de gedragstherapie wordt gewerkt vanuit de theorie van zowel de klassieke als de operante conditionering.

De Russische fysioloog Pavlov (1849-1936) beschreef het eerst het principe van de klassieke conditionering: een hond gaat kwijlen als hem voedsel wordt aangeboden. Dit is een onvoorwaardelijke reflex, een reflex van het parasympathische zenuwstelsel. Wordt nu een neutrale prikkel (een belletje) gegeven op het moment dat de hond het eten krijgt, dan zal hij op een gegeven moment ook gaan kwijlen als alleen de neutrale prikkel gegeven wordt. Dit is een aangeleerde, voorwaardelijke reflex. Wanneer daarna het omgekeerde gebeurt (bel zonder voedsel), zal op den duur de geconditioneerde reactie verdwijnen.

De Amerikaan Watson (1878-1958) bestudeerde conditioneringsprocessen bij kinderen. Zo leerde hij angst aan via een neurale stimulus (een wit ratje). Door tegelijkertijd achter de rug van de negen maanden oude Albert een hard geluid te maken, ontstond

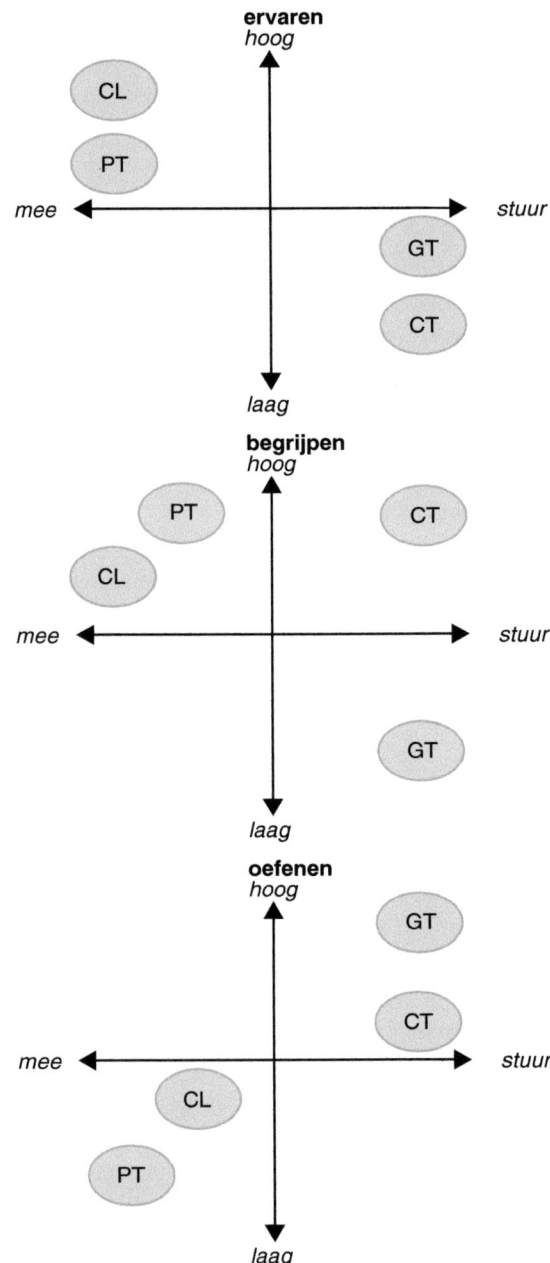

Figuur 4.1 Typering van verschillende vormen van therapie naar therapiestijl (meegaand versus sturend) en accent op veranderingsproces (ervaren, begrijpen, oefenen). Bron: Vandereycken en Van Deth (2003). *Psychotherapie. Van theorie naar praktijk* (p. 25, ▶ figuur 1.6). Houten: Bohn Stafleu van Loghum.

de angstreactie. Dit experiment heeft tientallen jaren als het voorbeeld gediend voor het ontstaan van fobieën.

Bij de klassieke conditionering gaat het om het leren van betekenissen; er wordt een verband aangebracht tussen twee verschillende situaties. Wanneer bijvoorbeeld iemand 's avonds in de metro beroofd is, kan de beroving gekoppeld worden aan de situatie en de omgeving. Het gevolg kan zijn dat de persoon angst ontwikkeld voor het donker en voor de metro.

Skinner (1904-1990) is een van de belangrijkste personen die het leerprincipe van de operante conditionering hebben uitgewerkt. Hij meende dat een groot deel van het gedrag niet te verklaren is vanuit de klassieke conditionering. Hij stelde vast dat gedrag met een positief effect toeneemt (positieve bekrachtiging) en met een negatief effect afneemt (negatieve bekrachtiging).

Een kind dat steeds straf krijgt als het zijn bord niet leeg eet, kan uiteindelijk zijn bord niet leeg eten als het aandacht wil (positieve bekrachtiging). Het kan natuurlijk ook zijn dat het altijd zijn bord leeg eet om zo de negatieve prikkel, de straf, te vermijden (negatieve bekrachtiging).

Bij de operante conditionering gaat het om het leren van beïnvloeding of controle. Er wordt geleerd hoe negatieve situaties kunnen worden vermeden en hoe positieve situaties kunnen worden bereikt.

Volgens de leertheorie van Bandura (1970) leren mensen ook door het gedrag van anderen te observeren. Een voorbeeld van dit modelleren is een kind dat bang wordt voor spinnen als het ziet dat zijn moeder bang is voor spinnen. Onder andere bij socialevaardigheidstrainingen wordt van modelleren gebruikgemaakt.

Net zoals de hiervoor beschreven vormen van conditionering worden aangeleerd, kunnen ze via gedragstherapie ook worden afgeleerd.

De gedragstherapie is gericht op het aanpakken van concrete problemen. De therapeut geeft de richting aan (directieve rol) en bepaalt hoe de problemen moeten worden opgelost.

Vormen van gedragstherapie

Sinds het ontstaan zijn er diverse stromingen ontwikkeld binnen de gedragstherapie. Deze verschillende vormen zijn allemaal gebaseerd op de 'klassieke gedragstherapie', maar werken net vanuit een andere visie. De drie belangrijkste vormen zijn:
- *cognitieve gedragstherapie*: hierbij wordt geprobeerd een verandering aan te brengen in het disfunctionele gedrag en de negatieve manier van denken; er wordt uitgegaan van de theorie dat de gedachten en het gedrag met elkaar in verbinding staan;
- *constructionele gedragstherapie*: hierbij richt de aandacht zich vooral op de invloed van de omgeving op het gedrag van de cliënt;
- *klachtgerichte gedragstherapie*: hierbij wordt na analyse van het probleem een stappenplan opgesteld met oefeningen en opdrachten, met als doel de klacht te reduceren.

Gedragstherapie is meestal van beperkte duur. Afhankelijk van het probleem en de therapievorm zijn er gemiddeld 10-25 bijeenkomsten van 45 minuten nodig.

Gedragstherapie wordt voornamelijk toegepast bij concrete problemen, zoals afhankelijkheid van middelen, slaap- en angststoornissen. Een persoonsgerichte therapievorm is meer geschikt voor personen die behoefte hebben aan verdieping en persoonlijke groei.

Gedragstherapeutische technieken
De gedragstherapeutische technieken kunnen ingedeeld worden in technieken om probleemoplossend gedrag aan te leren, en technieken om ongewenst gedrag af te leren.

Voorbeelden van probleemoplossende technieken zijn de *socialevaardigheidstraining* en *assertiviteitstraining*. Door middel van rollenspelen leert de cliënt voor zichzelf op te komen en voor zijn mening uit te komen.

Een andere techniek is de *gewoonteomkering* (habit reversal), zoals toegepast kan worden bij trichotillomanie. Hierbij wordt eerst geanalyseerd welke situaties tot het haar uittrekken leiden. Wanneer zo'n situatie zich voordoet, moet een concurrerende respons uitgevoerd worden, die zo onopvallend mogelijk is, bijvoorbeeld een paar minuten grijpen van een voorwerp. Een andere mogelijkheid is de *gewoontevervanging* (habit substitution). Bijvoorbeeld: in plaats van het haar uit te trekken, het onkruid in de tuin uittrekken. Positieve bekrachtiging speelt een belangrijke rol bij deze techniek.

Bij het afleren van ongewenst gedrag wordt met name gebruikgemaakt van de klassieke conditionering. Cliënten worden blootgesteld (exposure) aan datgene waar zij bang voor zijn. Dit kan in de verbeelding (in vitro) en in het echt (in vivo).

Bij de *systematische desensitisatie* wordt de cliënt stapsgewijs afgeleerd bang te zijn voor beangstigende situaties. Wanneer hij angst voelt opkomen, wordt deze onderdrukt met behulp van ontspanningsoefeningen. Bij *flooding* wordt de cliënt meteen blootgesteld aan de meest gevreesde situatie totdat de angst is verdwenen. Door *habituatie* (gewenning) zal de angst uitdoven.

Bij *exposure met responspreventie* wordt de cliënt geleidelijk blootgesteld aan de beangstigende situatie. In deze situatie wordt erop toegezien dat hij niet de gebruikelijke handelingen uitvoert om de angst te verminderen. Er wordt gewerkt met kleine, haalbare stappen.

4.2.3 Cognitieve therapie

Cognitieve therapie is een vorm van psychotherapie die gebaseerd is op de theorie dat psychische klachten voortkomen uit de gedachten die mensen hebben over hun problemen. De denkbeelden (cognities) hebben grote invloed op het menselijk gedrag en de emotie. De cognitieve theorie gaat ervan uit dat door verandering aan te brengen in de denkpatronen, de klachten verholpen kunnen worden.

Albert Ellis (1913-2007) ontwikkelde de rationeel emotieve therapie (RET), gebaseerd op het idee dat psychische problemen voortkomen uit irrationele denkbeelden. Door deze te vervangen door rationele opvattingen, nemen de problemen af.

Aaron Beck (1921) gaat ervan uit dat sommige mensen disfunctionele kerngedachten (schemata) hebben ontwikkeld, waardoor psychische problemen ontstaan. Door de disfunctionele denkpatronen om te buigen en te leren de gebeurtenissen anders te interpreteren, ontstaat een objectievere blik op de eigen emotie en waarnemingen. Zo kunnen negatieve gevoelens verdwijnen, waardoor ook het gedrag verandert.

Er zijn veel indicaties voor cognitieve therapie, zoals angst-, depressieve, psychotische en eetstoornissen en afhankelijkheid van middelen, evenals persoonlijkheidsproblemen.

De cognitieve therapie heeft een beperkte duur. Afhankelijk van het psychisch probleem worden 10-25 bijeenkomsten gehouden van vijftig minuten.

Door de gedragstherapie en cognitieve therapie te combineren, ontstond de cognitieve gedragstherapie. Bij de cognitieve gedragstherapie wordt zowel de manier van denken en interpreteren van de cliënt als zijn gedrag beïnvloed. De cliënt leert anders te denken en anders te doen. De therapie kan zowel individueel als in groepsverband gegeven worden.

Cognitieve gedragstherapie is een van de meest toegepaste psychotherapievormen in Nederland.

Cognitieve gedragstechnieken

Een van de basisprincipes is de *socratische dialoog*, waarbij de therapeut vragen formuleert, waardoor de kerngedachten (schemata) in kaart worden gebracht. De cliënt gaat geleidelijk inzien hoe hij redeneert en er ontstaat twijfel over zijn denkbeelden. Vervolgens kunnen meer rationele gedachten worden geformuleerd en nieuwe denkpatronen worden ontwikkeld.

Door in een *rollenspel* moeilijke situaties na te spelen, kunnen de disfunctionele denkpatronen ontdekt worden. In een volgend rollenspel kan de cliënt een en ander uitproberen, uitgaande van een gezond schema. In de nabespreking wordt steeds gekeken wat de cliënt kan leren uit zijn oorspronkelijke en nieuwe denkpatronen.

Binnen de cognitieve gedragstherapie worden ook gedragsexperimenten toegepast. Deze toetsen de oorspronkelijke en alternatieve denkbeelden van de cliënt en helpen hem om zich minder angstwekkende denkbeelden eigen te maken. Het opzetten van een *gedragsexperiment* kent een aantal stappen: het bepalen van het angstwekkende denkbeeld, het formuleren van een alternatief, het bepalen van gedrag dat de angstwekkende cognitie onwaarschijnlijk zal maken, het maken van een voorspelling en het vaststellen van een oefensituatie.

4.2.4 Cliëntgerichte therapie

De grondlegger van de cliëntgerichte psychotherapie is Carl Rogers (1902-1987). Hij ging ervan uit dat ieder mens streeft naar het ontplooien en optimaal benutten van zijn mogelijkheden. De mens raakt het contact met zichzelf kwijt als dit proces van zelfverwerkelijking gefrustreerd wordt en hij daardoor in moeilijkheden komt.

Bij de cliëntgerichte (*client centered*) therapie is het uitgangspunt dat de mens zelf kan en moet kiezen wat hij wil doen, denken en laten. In de therapie wordt de cliënt geholpen de eigen gedachten, gevoelens en motieven te onderkennen, te ervaren en te onderzoeken. De cliënt leert zo zelf te ontdekken wat hij wil en kan. De therapeut begeleidt dit proces.

De nadruk binnen cliëntgerichte therapie ligt op het ervaren en voelen. Een belangrijk uitgangspunt is de *zelfontplooiing*. Hiermee wordt bedoeld dat het psychisch welzijn samenhangt met de mogelijkheid om zichzelf te zijn en zich als mens te ontwikkelen. Een veilige omgeving geeft de beste mogelijkheid tot volledige ontplooiing. Wanneer de omgeving onveilig is, zowel intern als extern, ontstaan er klachten. In de cliëntgerichte therapie gaat het over deze klachten en over de problemen waarmee deze klachten samenhangen.

Cliëntgerichte psychotherapie legt de nadruk op een goede therapeutische relatie en richt zich op zowel het denken als het voelen.

Een van de basisgedachten is dat de houding van de therapeut moet bestaan uit drie elementen: *empathie*, *acceptatie* en *echtheid*. Dit komt tot uiting doordat de psychotherapeut zich zo goed mogelijk inleeft in de cliënt, hem accepteert zoals hij is. Hij veroordeelt de cliënt dus niet. Hij helpt de cliënt zichzelf niet te veroordelen. Als therapeut blijft hij in contact met zijn eigen gevoelens. Zo ontstaat een veilig klimaat, waarin de cliënt zich verder kan ontwikkelen.

In de cliëntgerichte therapie wordt de persoon als geheel gezien, waarbij niet de psychische stoornis als uitgangspunt wordt genomen. Hij wordt gezien als een persoon met zijn verleden en toekomstverwachting, die op dit moment psychische problemen heeft, en bekeken wordt wat die problemen voor hem betekenen.

Bij deze therapievorm moet de cliënt bereid zijn en ook de behoefte voelen bij zichzelf stil te staan. De cliënt krijgt meer zicht op zijn persoonlijke problemen wanneer hij in contact is met zichzelf, met het eigen innerlijk, dus niet alleen met zijn gedachten, maar vooral ook met zijn gevoelens. Door in gesprek te komen over deze gevoelens en gedachten, kunnen de problemen onderzocht worden en kan de cliënt ontdekken hoe hij hierin verder kan komen.

Cliëntgerichte therapie kan toegepast worden bij uiteenlopende klachten, zoals hechtings-, ontwikkelings- en persoonlijkheidsproblematiek, bij posttraumatische klachten, gezins- en relatieproblemen en stemmings- en angstklachten. De therapie kan individueel of in groepen plaatsvinden.

De duur van de therapie kan verschillen. De klassieke cliëntgerichte therapie is langdurig, de meer moderne is aan een tijdslimiet gebonden en kan duren van enkele weken tot een jaar of langer.

Met de opkomst van de kortdurende therapieën, zoals de cognitieve gedragstherapie, heeft de cliëntgerichte benadering aan betekenis verloren, mede door het accent in de gezondheidszorg op effectiviteit, kostenbesparing en standaardisering.

4.2.5 Systeemtherapie

In de systeemtherapie wordt met de term systeem bedoeld alles wat tot een belangrijk onderdeel van de leefomgeving van de cliënt behoort. Dat kan het gezin zijn, de relatie, familie of vrienden. Ook de cultuur, godsdienstige overtuiging of maatschappelijke positie zijn belangrijke factoren binnen het systeem.

Er zijn twee verschillende betekenissen van systeemtherapie. Het kan gaan over een therapie die zich richt op een groep mensen met een duurzame relatie (gezinstherapie, partnerrelatietherapie). Het kan ook gaan over een therapievorm die de structuur van het systeem onderzoekt. Bij de systeembenadering wordt ervan uitgegaan dat psychische problemen samenhangen met verstoorde interactiepatronen.

Een systeem is een geheel van samenhangende elementen die elkaar beïnvloeden. In de therapie moet de nadruk niet gelegd worden op de elementen, maar op het netwerk van de onderlinge relaties. Ook heeft elke verandering in een element van het systeem gevolgen voor alle andere elementen.

Binnen de systeemtherapie zijn er verschillende stromingen.

- Bij de structurele benadering is de structuur van het systeem het belangrijkste object. Gezinnen met te veel betrokkenheid of juist het tegenovergestelde veroorzaken problemen bij de kinderen. Ook kan een psychisch probleem van een kind functioneel in het gezin zijn, doordat het afleidt en zo de rust in het gezin bewaart. Het doel van deze therapie is de structuur van het gezin te veranderen, zodat dit zelf het probleem kan oplossen en het probleem kan verdwijnen. Er wordt gekeken naar bondgenootschappen en coalities tussen de gezinsleden, grenzen tussen de generaties en de hiërarchie.
- De communicatietheoretische benadering richt zich op wetmatigheden en vaste patronen waarmee gecommuniceerd wordt in het gezin. Hierbij gelden de volgende uitgangspunten:
    - alle gedrag is communicatie, bijvoorbeeld als iemand zwijgt, communiceert hij ook en dit heeft weer invloed op de ander;
    - de communicatie verloopt via inhoudsniveau (de inhoud van het bericht) en betrekkingsniveau; dit laatste zegt iets over de verhouding tussen de personen;
    - bij een interpunctieprobleem wordt dezelfde werkelijkheid door twee personen verschillend waargenomen en geïnterpreteerd;
    - de communicatie verloopt symmetrisch, waarbij de leden van het gezin zich gelijkwaardig gedragen; bij een complementaire communicatie zijn de leden aanvullend op elkaar.
- De contextuele benadering is een samenvoeging van de systeemtherapie en de psychodynamische therapie. De nadruk ligt op de relatie tussen de opeenvolgende generaties (minstens drie). In families komen vaak dezelfde patronen voor. Deze vorm richt zich vooral op het opsporen van loyaliteiten. Hierbij wordt onderscheid gemaakt tussen primaire loyaliteit (tussen kind en ouder), verticale loyaliteit (tussen verschillende generaties) en horizontale loyaliteit (in de relatie met partner, broers/zussen, vrienden en kennissen).

Relatie- of gezinstherapie probeert door het veranderen van interactiepatronen de problemen te verminderen. Afhankelijk van het probleem richt de therapeut zich op de communicatie, de structuur of op het verleden.

4.2.6 Interpersoonlijke therapie

Interpersoonlijke psychotherapie werd ontwikkeld in de Verenigde Staten als specifieke behandelvorm voor stemmingsstoornissen en is uitgegroeid tot een van de effectiefste

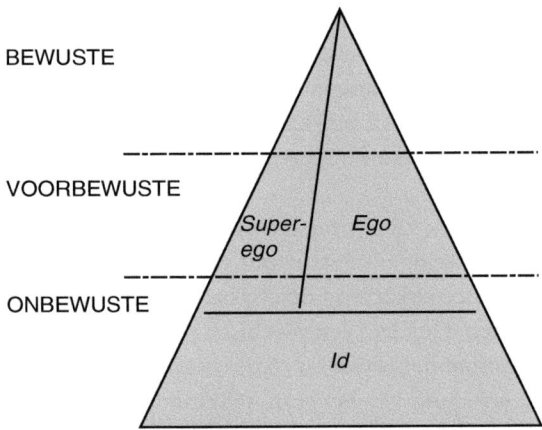

☐ **Figuur 4.2** Verschillende niveaus van bewustzijn en de elementen van de persoonlijkheid: id, ego en superego.

behandelmethodes bij lichte tot matige depressies. Ook bij angststoornissen wordt deze vorm van psychotherapie wel toegepast.

Het uitgangspunt van deze therapie is dat klachten verband houden met eerdere ervaringen die te maken hebben met problemen in de relatie met anderen. Voorbeelden hiervan zijn een conflict, het verlies van iemand of een verandering in positie ten opzichte van anderen. In de therapie wordt onderzocht hoe de contacten met belangrijke anderen verlopen. Daarna wordt gekeken hoe deze contacten bijdragen aan het ontstaan of in stand houden van de klachten.

Rouw, rolverandering, tekort aan sociale contacten en ontwikkelingsmoeilijkheden zijn andere aandachtsgebieden van deze vorm van psychotherapie.

Hoelang de behandeling duurt, is afhankelijk van de duur en ernst van de klachten. De behandeling kan tussen de acht en twintig gesprekken duren.

4.2.7 Psychodynamische therapie

De psychodynamische therapie is gebaseerd op de psychoanalyse, waarvan Sigmund Freud (1856-1939) de grondlegger was.

De kern van zijn theorie berust op de aanname dat een groot deel van de psychische processen onbewust verloopt. Psychische klachten en problemen kunnen verholpen worden door de inhoud van die onbewuste psychische processen te onderzoeken en te integreren in het bewuste denken. Freud veronderstelde dat onbewuste conflicten de oorzaak zijn van klachten en problemen.

Tot het onbewuste behoren alle gedachten, gevoelens en ervaringen die niet direct tot het bewustzijn doordringen, maar wel invloed hebben op het functioneren. Freud onderscheidde verschillende vormen van bewustzijn (zie ☐ figuur 4.2). Het *bewuste*, met de gedachten, gevoelens, herinneringen en waarnemingen is direct toegankelijk. Daaronder ligt het *voorbewuste*, waaruit men alles makkelijk naar het bewuste kan halen. Hieronder bevindt zich het *onbewuste*, met vergeten of verdrongen materiaal.

Volgens de theorie van Freud is de persoonlijkheid opgebouwd uit het *id* (of *es*), het *ego* (of *ich*) en het *superego* (of *über-ich*). Het id is het onbewuste deel met de fundamentele menselijke driften, zoals seks, honger en dorst, en is gericht op directe bevrediging.

Het superego bevat het geweten (normen/waarden, geboden/verboden). Het superego bevindt zich in alle niveaus van het bewustzijn. Dit geldt ook voor het ego, dat steeds moet kiezen en bemiddelen tussen het id en het superego (wat mag wel en niet?). Bij een gezonde persoonlijkheid bestaat er evenwicht tussen de tegenpolen (er wordt op een goede manier omgegaan met driften in een bepaalde situatie). Wanneer het ego er niet in slaagt een compromis te sluiten, ontstaan er problemen.

Het ego moet de driften kunnen beheersen. Daarvoor maakt het gebruik van *afweermechanismen*, zoals:

- *Ontkenning*; bijvoorbeeld het onbewust zichzelf of een ander voor de gek houden. 'Ik vind het helemaal niet erg om met kerst alleen te zijn.'
- *Verdringing* (terugplaatsing van gedachten, ervaringen naar het onbewuste); bijvoorbeeld het zich niet meer kunnen herinneren van een pijnlijke gebeurtenis uit het verleden. De gebeurtenis is uit het bewustzijn verdrongen; in het onderbewustzijn is deze nog wel aanwezig.
- *Projectie* (toekennen van niet-aanvaardbare gevoelens aan een ander). Oma vertelt bijvoorbeeld trots over haar kleindochter Anna. Alle geweldige eigenschappen van Anna komen van haar en haar dochter. De slechte eigenschappen van haar schoonzoon en zijn familie.
- *Rationalisatie* (niet de echte, maar een aanvaardbare reden voor gedrag noemen). Bijvoorbeeld: om zelfrespect te behouden en frustraties te vermijden, zegt een student die gezakt is voor het tentamen, dat de surveillant niet op de hoogte was van de examentijd en dat hij zodoende veel te weinig tijd had gekregen.

Bij de klassieke psychoanalyse is het doel van de behandeling een structurele verandering van de persoonlijkheid te bewerkstelligen. De therapie kan jarenlang duren met wel vijf keer per week een bijeenkomst. De techniek die gebruikt wordt, berust op vrije associatie en duiding. Door de opkomst van kortdurende therapieën, zoals de cognitieve therapie en gedragstherapie, ontwikkelden psychodynamisch georiënteerde therapeuten korter durende therapievormen, bijvoorbeeld van zo'n vijftien sessies. Er werd niet meer gestreefd naar een structurele verandering van de persoonlijkheid, maar naar het verminderen van actuele klachten, waarbij de therapeutische interventies (confrontatie en verheldering) zich richten op een kernprobleem.

Tussen de jarenlang durende klassieke psychoanalyse en de kortdurende psychodynamische therapie liggen nog vele varianten. Personen die willen investeren in zelfontplooiing, zullen kiezen voor een langere behandeling, om zo aan hun persoonlijkheidsproblematiek te werken. Wanneer snelle vermindering van de klachten gewenst wordt, is een kortere psychodynamische behandeling aangewezen.

4.2.8 Internettherapie

Internettherapie, ook wel *onlinehulpverlening* of *e-therapie* genoemd, komt steeds vaker voor. De overkoepelende term voor ICT ter ondersteuning van de gezondheid wordt *e-health* genoemd. De hulp kan bestaan uit informatie, advies, ondersteuning, begeleiding, behandeling en nazorg.

De eerste onlinehulpverlening ontstond in 1997, toen de Telefonische Hulpdienst Utrecht chatmogelijkheden met vrijwilligers aanbood. Nu zijn er steeds meer wetenschappelijk bewezen interventies via internet beschikbaar voor angststoornissen, depressieve stoornissen en verslaving.

Er bestaan zeer veel verschillende soorten internethulpverlening. Van een zelfhulpcursus, serious game, e-mail, chat, zelftest, als hulpmiddel bij face-to-facebehandeling om een dagboek bij te houden van de hoeveelheid drank, de reden voor het drinken, enzovoort, tot een cognitieve gedragstherapie of een vervolgbehandeling, bijvoorbeeld na een stabilisatiecursus voor patiënten met complexe posttraumatische stressstoornis.

Naast individuele therapie is ook groepstherapie mogelijk.

De behandelingen via internet zijn vaak zeer geprotocolleerd. Dit komt onder andere doordat geprotocolleerde face-to-facebehandelingen steeds vaker omgezet worden naar internetbehandelingen.

Enkele voordelen van internettherapie zijn:
- De behandeling geeft de cliënt een gevoel van anonimiteit, waardoor makkelijker over problemen gepraat wordt. Hierdoor is de toegang laagdrempeliger.
- De hulp kan worden geboden onafhankelijk van plaats en tijd. De cliënt kan altijd op de site wanneer het hem uitkomt en de behandeling kan in de eigen vertrouwde omgeving worden ontvangen. Ook is er tijd voor reflectie, zowel bij de hulpvrager als bij de hulpverlener.
- Internettherapie is goedkoper, doordat het minder intensief voor de therapeut is.

Enkele nadelen zijn:
- Er zijn minder zintuiglijke waarnemingen, waardoor relevante informatie gemist kan worden.
- De financiering van de hulpverlening is complexer (bij anonimiteit is er geen vergoeding door zorgverzekeraars).
- Het veiligheidsrisico is groter (hacken).
- In een crisissituatie is het moeilijker om in te grijpen.

4.3 Psychofarmaca

4.3.1 Inleiding

De belangrijkste biologische therapievorm is de behandeling met psychofarmaca. Psychofarmaca zijn medicijnen die aangewezen zijn voor de behandeling van psychiatrische ziektebeelden. In de volgende paragrafen worden de antipsychotica, antidepressiva, stemmingsstabilisatoren en anxiolytica beschreven. Voor andere psychofarmaca wordt verwezen naar het boek Toegepaste geneesmiddelenkennis uit de serie Basiswerken. Voor elk van de beschreven groepen psychofarmaca worden de farmacologische werking, bijwerkingen en interacties behandeld.

4.3.2 Antipsychotica

Een psychose wordt gekenmerkt door de aanwezigheid van wanen, hallucinaties en incoherentie (verwardheid), de zogenoemde positieve symptomen. Na een psychotische periode staan soms negatieve symptomen (affectvervlakking en initiatiefverlies) op de voorgrond. Een psychose kan zich onder andere voordoen bij middelengebruik (LSD, amfetamine, methylfenidaat (Ritalin), paddo's, cannabis, alcoholonthouding). Ook kan een psychose zich voordoen bij een delier en bij psychotische stoornissen, zoals schizofrenie en waanstoornis.

Antipsychotica (vroeger neuroleptica geheten) zijn effectief en dus geïndiceerd bij alle psychosen. Zij hebben invloed op de positieve symptomen (clozapine beïnvloedt ook de negatieve symptomen). Bij ernstige manieën worden antipsychotica vaak als comedicatie gebruikt. Ook bij ernstige acute opwindingstoestanden zijn antipsychotica effectief gebleken.

De antipsychotica werden vroeger ingedeeld naar hun chemische structuur, later werd een onderscheid gemaakt in klassieke en atypische (nieuwere) antipsychotica. Hoewel er wel duidelijke verschillen zijn tussen de verschillende antipsychotica, bijvoorbeeld in de kans op extrapiramidale bijwerkingen, wordt er hier geen onderverdeling in groepen gemaakt. Met de term 'nieuwe antipsychotica' worden die middelen bedoeld die de laatste jaren op de markt zijn gebracht: risperidon, olanzapine, quetiapine en sertindol (zie ◘ tabel 4.1).

Blokkade van de dopaminereceptoren is waarschijnlijk het voornaamste werkingsmechanisme van de antipsychotica. Hierdoor wordt het teveel aan de neurotransmitterstof dopamine opgeheven. Deze blokkade is niet alleen verantwoordelijk voor het therapeutisch effect, maar ook voor de motorische en hormonale bijwerkingen. De belangrijkste invloed van deze middelen is dat ze angst, agressie en agitatie dempen. Ook verminderen ze de hallucinaties en wanen. De nieuwere antipsychotica binden zich behalve aan dopaminereceptoren ook aan serotoninereceptoren. Clozapine is werkzaam bij therapieresistentie voor andere antipsychotica. Behalve een zwakke blokkade van dopaminereceptoren heeft het een nog niet geheel opgelost ander werkingsmechanisme.

Risperdal Consta is een depotpreparaat, bestemd voor de onderhoudsbehandeling van schizofrenie nadat de patiënt gestabiliseerd is op orale medicatie. Het dient elke twee of vier weken via een diep intramusculaire injectie in de bilspier te worden toegediend. De injecties dienen afwisselend in de linker- en rechterbilspier gegeven te worden. Als er meer dan 5 ml tegelijk moet worden geïnjecteerd, is het verstandig de injectie te verdelen over twee plaatsen. Het achteraf afdrukken of masseren van de injectieplaats heeft vaak een negatief effect.

◘ Tabel 4.1   Antipsychotica

generieke naam	merknaam
aripiprazol	Abilify tabl., inj.vl.
chloorprotixeen	Truxal tabl.
clozapine	Leponex tabl.
flupentixol	Fluanxol drag., depotinj.vl.
haloperidol	Haldol tabl., drup., inj.vl.
olanzapine	Zyprexa tabl., inj.poed., Zypadhera inj.poed.
paliperidon	Invega tabl.
penfluridol	Semap tabl.
perfenazine	Perfenazine drag.
periciazine	Neuleptil caps.
pimozide	Orap tabl.
pipamperon	Dipiperon tabl., drup.
quetiapine	Seroquel tabl.
risperidon	Risperdal tabl., drank, Risperdal Consta depotinj.poed.
sertindol	Dogmatil caps.
tiapride	Tiapridal tabl.
zuclopentixol	Cisordinol tabl., drup., inj.vl., depotinj.vl.

Het voordeel van een depotpreparaat is dat het gebruik gegarandeerd is. De patiënt wordt niet dagelijks met de medicatie geconfronteerd en hij heeft minder last van bijwerkingen vanwege de langzame afgifte. Een nadeel is dat sommige patiënten een paar dagen voor het volgende depot last kunnen krijgen van een toename van de psychotische verschijnselen. Na de eerste toediening van het depot moet de patiënt ook het antipsychoticum in tabletvorm nemen, omdat bij een depot het twee tot drie weken duurt voordat het middel werkt.

Contra-indicaties
Beenmergdepressie of agranulocytose (sterke afname van het aantal witte bloedlichaampjes) in de anamnese is met name bij clozapine een contra-indicatie. Uiterste voorzichtigheid is geboden bij ernstige hart- en vaataandoeningen, evenals bij de ziekte van Parkinson.

Bijwerkingen
Antipsychotica hebben een groot aantal bijwerkingen. Deze ontstaan onder andere doordat zij naast de dopaminereceptoren ook andere receptoren blokkeren. Ten gevolge van de bijwerkingen komt het regelmatig voor dat patiënten op langere termijn liever stoppen

met de medicatie, met een grotere kans op een nieuwe psychose. De bijwerkingen verschillen per middel en per patiënt. Heeft een patiënt veel last van bijwerkingen, dan zijn er verschillende mogelijkheden. De dosis kan worden verlaagd, er kan worden overgegaan op een ander antipsychoticum of er kan geprobeerd worden een middel tegen de bijwerking te geven.

De volgende bijwerkingen kunnen gesignaleerd worden.

- Hart- en vaatbijwerkingen, bijvoorbeeld orthostatische hypotensie met duizeligheid en hartkloppingen. Vooral ouderen en patiënten met een hart- of vaataandoening zijn risicogroepen.
- Sufheid (sedatie), gewichtstoename, met als mogelijk gevolg diabetes mellitus of metabool syndroom.
- Droge mond, visusklachten, urineretentie.
- Hormonale bijwerkingen: borstvorming bij mannen, melkvloed buiten de zoogperiode, stoornissen in de zaadlozing, menstruatiestoornissen.
- Extrapiramidale bijwerkingen ontstaan door de blokkade van de dopaminereceptoren. Zij lijken op de verschijnselen van de ziekte van Parkinson, hierbij is namelijk een tekort aan dopamine. Dit wordt ook wel parkinsonisme genoemd.
    - Parkinsonisme met bewegingsarmoede (hypokinesie), met 'harnasgevoel', vermoeidheid of spierzwakte en stijfheid van de spieren (rigiditeit); minder vaak komen autonome verschijnselen en tremoren voor. Aan de patiënt vallen de volgende verschijnselen duidelijk op: verminderd meebewegen van de armen bij het lopen, monotone spraak, maskergelaat, gebogen schouders en tandradfenomeen. Bij een hoge dosis kan parkinsonisme zich snel, soms binnen een dag ontwikkelen; meestal ontstaan de verschijnselen echter na dagen tot weken. Wanneer de medicatie gestopt wordt, verdwijnen de klachten weer in dezelfde tijd. Dit is soms niet het geval bij oudere patiënten. Ernstig parkinsonisme is een teken van overdosering. De behandeling bestaat uit dosisvermindering en/of het toedienen van een anticholinergicum. Het anticholinergicum moet na zes tot acht weken afgebouwd worden en kan opnieuw gegeven worden als de bijwerkingen terugkomen.
    - 'Rabbitsyndroom': dit treedt meestal enige maanden na het begin van de behandeling met een antipsychoticum op. Er ontstaat een tremor rond de mond, die lijkt op de kauwbewegingen van een konijn. De behandeling bestaat uit dosisvermindering of het toedienen van anticholinergica.
    - Acute dystonie: spierkrampen met name in de spiergroepen van hoofd en nek en vaak asymmetrisch, met een scheve hals (torticollis), uitspraakstoornis (dysartrie), slikmoeilijkheden, kaakklem en dwangstand van de ogen. De verschijnselen ontstaan meestal de eerste vier dagen van de behandeling, soms na dosisverhoging. Abnormale spierspasmen van hoofd, hals, ledematen of romp (acute dystonieën) komen vaker bij jonge mensen voor.
    - Acute dyskinesie: onwillekeurige bewegingen van de tong en de lippen en soms andere delen van het lichaam.
    - Acathisie: een subjectief gevoel van rusteloosheid dat leidt tot wiebelen en wippen van bijvoorbeeld een voet, onderbeen, hand of het bovenlichaam. De patiënt kan moeilijk blijven zitten of moet continu lopen. In tegenstelling tot andere

extrapiramidale syndromen is dit bewust te onderdrukken. Verder klaagt de patiënt vaak over angstgevoelens of innerlijke onrust. De onrust kan zo ver gaan dat de patiënt niet meer in slaap kan komen. De behandeling bestaat uit het verlagen van de dosis of het toedienen van bètablokkers, benzodiazepinen of een anticholinergicum.

De laatste drie bijwerkingen komen vooral in het begin van de behandeling voor en kunnen erg beangstigend zijn voor de patiënt.

- Tardieve dyskinesie. Dit is een laat optredende bijwerking. Bij langdurig gebruik krijgt een aantal patiënten vaak pas na jaren onwillekeurig trekkende bewegingen van de tong met smak-, kauw- en maalbewegingen of het uitsteken van de tong. Tardieve dyskinesieën komen vaker bij oudere vrouwen voor, vooral als op oudere leeftijd met de medicatie begonnen is. Later kunnen onwillekeurige kronkelende bewegingen (choreoathetotische) bewegingen van romp en armen en benen ontstaan. Ook kan respiratoire dyskinesie (abnormale ongecontroleerde bewegingen van ademhalingsspieren) optreden. Hierdoor ontstaat een onregelmatige te snelle ademhaling, soms met kortademigheid. Dit gaat gepaard met zuchten en kreunen. Overige tardieve bewegingsstoornissen zijn tardieve acathisie, tardieve tremor, tardieve tics (korte, plotseling optredende bewegingen) en tardieve myoclonie (plotseling schokachtige spiercontractie). De behandeling is moeilijk. Na het staken van de antipsychotica kan in de loop van de tijd verbetering optreden, maar dit kan ook achterwege blijven. Het risico van deze complicaties is groter bij oudere patiënten.

Overige centrale bijwerkingen

Alle antipsychotica, behalve clozapine, verlagen de prikkeldrempel. Bij patiënten die bekend zijn met epilepsie of beschadiging van het centrale zenuwstelsel, kunnen convulsies worden uitgelokt.

Antipsychotica kunnen de lichaamstemperatuur zowel *verhogen* als verlagen. Dit laatste komt het minst vaak voor. Het maligne neurolepticasyndroom bestaat uit een snelle progressieve ontregeling van extrapiramidale en hypothalamische functies. Karakteristiek is de combinatie van spierrigiditeit, hyperthermie en verhoging van het CPK (creatine fosfokinase). Daarnaast komen bij veel patiënten autonome verschijnselen voor, zoals hevig transpireren, snelle hartslag, snelle ademhaling, kwijlen, trillen en bewustzijnsveranderingen (insulten). De kans op het ontstaan van dit syndroom is het grootst binnen de eerste twee weken na de start van de behandeling of binnen twee weken na een verhoging van de dosering. Maar het kan altijd optreden, ongeacht de dosis en duur van het gebruik. Jonge mannen met uitputting en/of uitdroging en beschadigingen van het centrale zenuwstelsel zijn een risicogroep.

Een bijwerking van clozapine is een sterke vermindering van de witte bloedlichaampjes (agranulocytose). De agranulocytose is dosisonafhankelijk en kan direct optreden of na jaren gebruik. Maar in 85% van de gevallen treedt deze bijwerking in de eerste achttien weken van de behandeling op. Bij onverklaarbare koorts of keelpijn moet direct een arts geconsulteerd worden. Het bloedbeeld dient daarom gedurende de eerste achttien weken wekelijks te worden gecontroleerd. Later één keer per maand tot een maand na het staken van de behandeling. Roken heeft invloed op de clozapinespiegel. Psychiatrische patiënten roken meer dan mensen uit de algehele bevolking, schizofreniepatiënten roken het meest. Roken (zeven tot twaalf sigaretten per dag) vermindert de bijwerkingen van antipsychotica op het gebied van geheugen, concentratie en reactievermogen. Ook zouden de extrapiramidale bijwerkingen minder worden. Het gunstige effect van roken komt doordat het de bloedspiegel van de antipsychotica verlaagt. Stoppen met roken kan de clozapineconcentratie verhogen met 20-100% en kan tot een intoxicatie leiden. Dit geldt ook voor cafeïne in bijvoorbeeld energydrinks, koffie en cola. Wanneer iemand van tien koppen koffie per dag naar nul gaat, kan dus ook een intoxicatie ontstaan.

Ook infecties en ontstekingen hebben invloed op de clozapineconcentratie in het bloed. De stoffen die vrijkomen bij een infectie, zorgen ervoor dat clozapine minder snel in de lever wordt afgebroken. Ook het antibioticum ciprofloxacine (Ciproxin) heeft dit effect en kan dus de concentratie van clozapine verhogen.

Een te hoge dosis clozapine leidt tot een snelle hartslag en hypotensie.

Anticholinergica

De nieuwere antipsychotica geven in het algemeen minder extrapiramidale bijwerkingen. In de meeste gevallen ligt dit aan de toegediende dosis. Bij een hogere dosis ontstaan wel extrapiramidale verschijnselen. Met anticholinergica zijn acute extrapiramidale bijwerkingen effectief tegen te gaan. Het nadeel hiervan is echter dat door de anticholinerge werking er ook andere effecten kunnen optreden, zoals:
- obstipatie, urineretentie, een droge mond;
- verslechtering van de cognitieve functies;
- op lange termijn mogelijk vergroting van de kans op tardieve dyskinesie.

Bij ouderen kan het *anticholinergisch syndroom* optreden. Symptomen zijn wijde pupillen, een droge en soms rode huid, koorts en een snelle hartslag. Soms kan dit overgaan in een delier.

Vanwege deze nadelen is het van groot belang om het gebruik van anticholinergica tot een minimum te beperken. Dat betekent dat een zo laag mogelijke dosering van het antipsychoticum wordt voorgeschreven. Wanneer extrapiramidale symptomen optreden en de dosering niet verder omlaag kan, is het mogelijk kortdurend een anticholinergicum (maximaal enkele weken) toe te voegen.

Snelwerkende anticholinergica voor acute situaties zijn bijvoorbeeld biperideen (Akineton) en trihexyfenidyl (Artane). In minder acute situaties kan dexetimide (Tremblex), met een langere halfwaardetijd, worden gebruikt.

Interacties

Antipsychotica versterken het sedatieve (sufmakende) effect van benzodiazepinen, evenals dat van alcohol, opiaten en antidepressiva. Bij gebruik van antipsychotica in combinatie met bètablokkers wordt het antihypertensieve effect van de laatste versterkt. De extrapiramidale bijwerkingen van antipsychotica worden door lithium versterkt. Ook neemt de kans op het maligne neurolepticasyndroom toe.

Tabel 4.2 Tricyclische antidepressiva en maprotiline

werkzame stof	merknaam
amitriptyline	Sarotex caps., Tryptizol tabl.
clomipramine	Anafranil tabl.
dosulepine	Prothiaden tabl., caps.
doxepine	Sinequan caps.
imipramine	
maprotiline	
nortriptyline	Nortrilen tabl.

4.3.3 Antidepressiva

Inleiding

Bij een depressie is mogelijk sprake van een balansverstoring in de hersenen tussen de neurotransmitters monoaminen en acetylcholine. Er zou een functioneel tekort bestaan van de monoaminen (met name de neurotransmitters serotonine en noradrenaline). Serotonine speelt een belangrijke rol bij stemming en emoties. Remming van de opname van deze neurotransmitter uit de synapsspleet kan een depressie verminderen en de stemming verbeteren. Zonder behandeling geneest een depressie in 80% van de gevallen binnen een jaar spontaan. Het gunstige effect van antidepressiva varieert van 40-65%, met een placebo-effect van 25-55%. Dit effect is het grootst bij milde depressies. Het antidepressieve effect is meestal na twee à vier weken merkbaar, de bijwerkingen kunnen echter al na een paar uur optreden.

Behandeling

Antidepressiva zijn de belangrijkste middelen bij depressie en angststoornissen, zoals paniekstoornis, fobieën en posttraumatische stressstoornis.

Antidepressiva worden op grond van hun bijwerkingen als volgt ingedeeld.
- *Klassieke, tricyclische antidepressiva* (TCA) en verwante middelen (zie tabel 4.2); deze remmen de heropname van serotonine en/of noradrenaline uit de synapsspleet, waardoor meer neurotransmitter beschikbaar blijft voor stimulering van de receptoren achter de synaps.
- *Moderne, niet-tricyclische antidepressiva* (zie tabel 4.3); hiertoe behoren de serotonineheropnameremmers (SRI's) en de monoamineoxidaseremmers (MAO-remmers) en overige middelen. De SRI's worden onderverdeeld in de selectieve serotonineheropnameremmers (SSRI's) en de serotonine-noradrenalineheropnameremmers (SNRI's).

Tabel 4.3 Niet-tricyclische antidepressiva

werkzame stof	merknaam
agomelatine	Valdoxan tabl.
bupropion	Wellbutrin tabl.
citalopram	Cipramil drup., tabl.
duloxetine	Cymbalta caps.
escitalopram	Lexapro drup., tabl.
fluoxetine	Prozac dips., tabl.
fluvoxamine	Fevarin tabl.
mirtazapine	Remeron drank, tabl.
meclobemide	Aurorix tabl.
paroxetine	Seroxat susp., tabl.
sertraline	Zoloft opl., tabl.
trazadone	
venlafaxine	Efexor XR caps.

Werkingsmechanismen

TCA's en SRI's remmen de heropname van serotonine en/of noradrenaline uit de synapsspleet. Remmen zij de opname van beide neurotransmitters, dan worden ze ook wel serotonine-noradrenalineheropnameremmers (SNRI's) genoemd.

Bij een lichte depressie, korter dan drie maanden, zijn antidepressiva niet geïndiceerd. Wanneer de depressie langer dan drie maanden bestaat, kan bij onvoldoende effect van psychotherapie farmacotherapie overwogen worden. Bij matige tot ernstige depressie kan naast psychotherapie farmacotherapie ingesteld worden ('praten en pillen'). Alleen een medicamenteuze therapie is niet geïndiceerd. Bij de behandeling van patiënten met een depressieve stoornis wordt een onderscheid gemaakt tussen de eerste en tweede lijn. Voor de eerste lijn wordt een TCA of een SSRI aanbevolen, waarbij een SSRI een lichte voorkeur heeft vanwege de kleinere kans op bijwerkingen. Voor de tweede lijn is er geen uitgesproken voorkeur.

Antidepressiva kunnen een manie provoceren. Het meeste risico lopen patiënten met een (hypo)mane episode in de voorgeschiedenis, maar ook zonder zo'n voorgeschiedenis komen manieën voor. Als een patiënt manisch wordt, wordt het antidepressivum gestaakt en lithium ingesteld.

Bij sommige antidepressiva komen pogingen tot suïcide voor. De kans daarop is groter wanneer de patiënt door het geneesmiddel geactiveerd is voordat zijn stemming verbeterd is. Bij suïcidaliteit kunnen beter SSRI's worden voorgeschreven, omdat bij deze middelen de letale dosis hoger ligt.

Antidepressiva kunnen de wanen bij patiënten met een psychotische depressie of schizofrenie, duidelijk verergeren. De behandeling bestaat uit het toevoegen van een antipsychoticum.

Depressie is meestal een goed behandelbare aandoening. Indien de behandeling met antidepressiva onvoldoende resultaat heeft, kan volgens de Nederlandse richtlijnen worden overgeschakeld op een ander farmacologisch profiel. Het eerste middel moet afgebouwd worden. Vervolgens kan lithium worden toegevoegd. Als dat niet tot verbetering leidt, wordt gebruik van een MAO-remmer geadviseerd. Tot slot is elektroconvulsietherapie geïndiceerd.

Inadequate behandeling met antidepressiva wordt gezien als een van de belangrijkste oorzaken ingeval van onvoldoende effect.

Tricyclische antidepressiva en aanverwante verbindingen

Tricyclische antidepressiva (TCA's) voorkomen dat monoaminen die zijn afgegeven door het neuron, weer door dit neuron worden opgenomen. Zij worden heropnameremmers genoemd. Het resultaat van de remming is een stijging van de concentratie van de monoaminen (vooral serotonine en noradrenaline) in de hersenen. TCA's versterken het effect van alcohol en anticholinerge medicijnen. Het kan enige tijd (drie tot zes weken) duren voordat de medicatie effectief is.

De medicatie wordt aanvankelijk laag gedoseerd en langzaam verhoogd om bijwerkingen te voorkomen of te minimaliseren. De uiteindelijke dosis wordt individueel bepaald. Bij ouderen is de aanvangsdosis lager. Wanneer de medicatie niet effectief blijkt, wordt overgestapt op een selectieve serotonineheropnameremmer (SSRI).

Wanneer de patiënt op het antidepressivum reageert, wordt de medicatie minimaal zes maanden voortgezet met de volledige dagdosis. Wanneer de klachten na deze periode nog steeds in remissie zijn, wordt het antidepressivum langzaam uitgeslopen. De medicatie kan pas gestaakt worden als er in sociaal opzicht geen grote veranderingen (bijv. een verhuizing) te verwachten zijn. Bij een recidief wordt de medicatie weer opgebouwd tot de oorspronkelijke dagdosis.

De bijwerkingen hangen samen met de effecten op de verschillende neurotransmitters. Voorbeelden zijn een droge mond, obstipatie, visusstoornissen, urineretentie en verwardheid (bij ouderen) door de anticholinerge werking. De kans op anticholinerge bijwerkingen wordt groter met het stijgen van de leeftijd, omdat de hoeveelheid acetylcholine bij het ouder worden afneemt. Bovendien is acetylcholine verlaagd bij patiënten met de ziekte van Alzheimer. Andere bijwerkingen zijn orthostatische hypotensie, sufheid, libido- en potentiestoornissen en verminderde hartwerking.

Een contra-indicatie is een recentelijk doorgemaakt hartinfarct. Voorzichtigheid is geboden bij epilepsie, urineretentie en hart- en vaataandoeningen.

Selectieve serotonineheropnameremmers

Selectieve serotonineheropnameremmers (SSRI's) remmen selectief de heropname van serotonine. Serotonine als neurotransmitter in de hersenen heeft invloed op de stemming, het slaapgedrag, braken en de pijnbeleving. Bij een depressie is een lage serotonineconcentratie aanwezig. Buiten het centrale zenuwstelsel heeft serotonine zijn voornaamste werking op spieren en zenuwen. Het meeste serotonine wordt gemaakt en opgeslagen in cellen in het maag-darmkanaal, waar het zorgt voor de constrictie van gladde spieren in de wand ervan. Serotonine wordt ook opgeslagen in trombocyten en bevordert de trombocytenaggregatie. Hierdoor is de bijwerking maag-darmklachten en het ontstaan van blauwe plekken te verklaren.

De selectieve serotonineheropnameremmers zijn tamelijk veilig en hebben geen invloed op het hart. Daarom zijn zij de eerste keus als antidepressivum bij hartpatiënten. Bovendien missen zij de anticholinerge effecten van de TCA's.

Gebruik van twee of meer serotonerge middelen, die door verschillende mechanismen de beschikbaarheid van serotonine in het centrale zenuwstelsel kunnen doen toenemen, kan leiden tot het soms dodelijk verlopende *serotoninesyndroom*. Het serotoninesyndroom wordt vaak veroorzaakt door (combinaties van) geneesmiddelen. MAO-remmers en SSRI's, vaak gecombineerd met onder andere pethidine, lithium, tramadol en XTC of cocaïne. Ook bepaalde kruidenmiddelen kunnen een rol spelen, zoals sint-janskruid of ginseng. Het syndroom is echter ook beschreven na gebruik van slechts één middel. De symptomen zijn zeer variabel, afhankelijk van de ernst van het syndroom. De diagnose wordt gesteld door de aanwezigheid van drie hoofdsymptomen en twee nevensymptomen:

- hoofdsymptomen: delier, (semi)coma, agitatie, spierkrampen, tremor of bibberen, convulsies, koorts of hyperthermie, en overmatig zweten;
- nevensymptomen kunnen zijn: slapeloosheid, wijde pupillen, agitatie, snelle hartslag en ademhaling, kortademigheid, hypo- of hypertensie, roodheid en ongeordend bewegen.

Meestal geneest de aandoening spontaan na het staken van de medicatie.

▪ Bijwerkingen SSRI's

Bijwerkingen van SSRI's zijn maag-darmklachten met misselijkheid en diarree, hoofdpijn, slaapstoornissen, seksuele functiestoornissen (verminderd libido) en een verhoogde bloedingsneiging (hematomen, bloedend tandvlees en neusbloedingen).

Een mogelijke bijwerking van diverse klassieke en moderne antidepressiva is de toename van het gewicht. Bij een normaal eetpatroon wordt bij gebruik van antidepressiva meer vetweefsel gevormd. Er zal minder calorierijk gegeten moeten worden, echter bij gebruik van de medicijnen ontstaat een toenemende eetlust. Als de patiënt in drie maanden drie tot vijf kilo in gewicht toeneemt, moeten maatregelen getroffen worden (diëtist, meer bewegen, eventueel overstappen op een ander antidepressivum).

SSRI's kunnen over het algemeen beter 's ochtends worden genomen, omdat mogelijke bijwerkingen onrust en slecht slapen zijn.

Bij het overstappen van het ene antidepressivum op een ander moet eerst de medicatie gestopt worden. Na twee weken kan gestart worden met het nieuwe antidepressivum. In klinische setting kan de afbouw van het ene antidepressivum vaak gecombineerd worden met de opbouw van het nieuwe middel. Het nieuw te starten antidepressivum kan op een vergelijkbaar neurotransmissiesysteem aangrijpen. De bestaande bijwerkingen kunnen dus in het begin eerst verergeren. Ook kan de kans op het ontstaan van het serotoninesyndroom toenemen. Door het nieuwe medicijn kunnen ook nieuwe bijwerkingen ontstaan. Al de bijwerkingen kunnen na vier tot zes weken verminderen of verdwijnen.

Bij het plotseling stoppen van een antidepressivum kunnen onttrekkingsverschijnselen ontstaan. Deze verschijnselen zijn vaak hetzelfde als de verschijnselen bij het starten van de medicatie. Bij SSRI's en SNRI's zijn dit griepachtige verschijnselen, maag-darmklachten, slaapklachten en aspecifieke en psychische verschijnselen.

Het is dus van belang langzaam uit te sluipen, door bijvoorbeeld de dosering met 25% per maand te verminderen.

Monoamineoxidaseremmers

Het enzym monoamineoxidase (MAO) is betrokken bij de afbraak van monoaminen. Er zijn ten minste twee enzymen: MAO-A en MAO-B. MAO-A breekt vooral (nor)adrenaline en serotonine af. Remming van het enzym in de zenuwcel leidt tot een grotere beschikbaarheid van neurotransmitters, maar ook tot een verminderde afbraak van het aminozuur tyramine in darm en lever. Door de overmaat van tyramine kan ernstige hypertensie ontstaan.

De indicatie voor het voorschrijven van MAO-remmers zijn onder andere:
- therapieresistente depressie;
- angststoornissen bij resistentie voor andere middelen.

Monoamineoxidaseremmers (MAO-remmers) worden relatief weinig toegepast vanwege de bijwerkingen. Er bestaat een interactie met bepaalde voedingsmiddelen, zoals rode wijn, zwaar (Belgisch) bier, oude gerijpte kaas, camembert, brie, niet-verse vlees- en visproducten, salami, tuinbonen, marmite®, avocado en rijpe bananen. Hierin zit de stof tyramine. Bij gebruik van MAO-remmers wordt de concentratie van tyramine te hoog, met als gevolg een hypertensieve crisis (bloeddruk hoger dan 220/130 mmHg), waardoor de kans op het ontstaan van een hersenbloeding toeneemt. Omdat de voornaamste bron van tyramine in gerijpte kaas zit, wordt ook wel van *kaasreactie* gesproken. De ernstige bloeddrukstijging kan ook optreden als een MAO-remmer genomen wordt in combinatie met bepaalde neusdruppels (xylometazoline (Otrivin)).

Moclobemide (Aurorix) is een selectieve en reversibele MAO-A-remmer en heeft minder bijwerkingen. De afbraak van tyramine door MAO-B in het maag-darmkanaal wordt niet beïnvloed. Het bindt zich kortdurend aan MAO. Na het staken van het gebruik herstelt de MAO-activiteit zich binnen 24 uur.

- **Bijwerkingen MAO-remmers**

Bijwerkingen van MAO-A-remmers zijn onder andere duizeligheid bij het opstaan, slapeloosheid, gewichtstoename (vasthouden van vocht), diarree en misselijkheid.

Vanwege het risico op een serotoninesyndroom mogen MAO-remmers niet tegelijkertijd met andere serotonerge stoffen ingenomen worden (zie eerder in deze paragraaf).

Omdat MAO-remmers meestal gegeven worden bij een ernstige depressie, nadat andere antidepressiva geprobeerd zijn, zal het meestal langer duren voordat effect optreedt dan bij andere middelen.

Intoxicaties

De therapeutische breedte van de niet-klassieke MAO-remmers is klein, waardoor bij een te hoge dosis (suïcidepoging) intoxicatie kan optreden. Binnen 24-72 uur kunnen hypertensie, tachycardie, tremoren, agressie, verwardheid, spierstijfheid (rigiditeit) en soms convulsies optreden.

4.3.4 Stemmingsstabilisatoren

Lithium

Medicijnen waarmee manieën en depressies bij een bipolaire stoornis kunnen worden onderdrukt respectievelijk worden voorkomen, worden *stemmingsstabilisatoren* genoemd. De bekendste stemmingsstabilisator en vaak de eerste keus voor de behandeling is lithium. Wanneer lithium onvoldoende werkt of de bijwerkingen niet acceptabel zijn, wordt gekozen voor valproïnezuur (Depakine) of carbamazepine (Tegretol).

Lithium (lithiumcarbonaat, Camcolit, Priadel) is geregistreerd voor de profylaxe zowel van de manische als van de depressieve fase van een bipolaire stoornis. Verder is het geregistreerd voor de behandeling van de manische fase van een bipolaire stoornis en ter voorkoming van herhaalde unipolaire depressieve episodes. Bij een hypomanie is lithium effectiever dan bij een ernstige manie. Lithium heeft de voorkeur boven andere middelen als stemmingsstabilisator. Het werkt specifiek op symptomen zoals een uitgelaten stemming en grootheidswaan.

Hoewel lithium al bijna honderdvijftig jaar wordt gebruikt in de psychiatrie, is het werkingsmechanisme nog altijd niet opgehelderd. Lithium is een licht metaal dat voorkomt in gesteenten van vulkanische oorsprong. Water dat hierlangs loopt, bevat daarom automatisch wat meer lithium. Al in de negentiende eeuw waren er bedrijven die dit water in flessen verkochten vanwege het vermeende gunstige effect op de gezondheid. Het is na 1929 toegevoegd aan 7Up en is tot 1950 een bestanddeel van deze frisdrank gebleven.

Contra-indicaties voor het gebruik van lithium zijn onder andere ernstige nier- en hartfunctiestoornissen. Vanwege de kans op aangeboren (hart)afwijkingen wordt het afgeraden in de zwangerschap lithium te gebruiken.

Lithium heeft een geringe therapeutische breedte. Om die reden kan ophoping (cumulatie) ontstaan als lithium in combinatie met diuretica wordt gebruikt. Dit risico doet zich ook voor in de combinatie met NSAID's (ontstekingsremmende pijnstillers). Intoxicatieverschijnselen kunnen eveneens optreden bij te hoge dosering of verstoring van de water-elektrolytenbalans door braken of diarree. Een vergeten dosis mag vanwege de geringe therapeutische breedte niet worden ingehaald. Lithium wordt bij voorkeur eenmaal daags gedoseerd. Voor het starten met de medicatie wordt standaard bij gezonde personen zonder lichamelijke klachten onderzoek gedaan naar gewicht, urine en bloed. Bij overige patiënten wordt in overleg met de internist aanvullend onderzoek verricht.

Drie dagen na het starten van de medicatie wordt de lithiumspiegel bepaald. Dit wordt herhaald na vijf tot zeven dagen en na elke dosisverandering tot de therapeutische spiegel is bereikt. Vervolgens dient elke drie maanden controle plaats te vinden.

De adviezen voor spiegels zijn gebaseerd op spiegels verkregen uit bloed dat circa twaalf uur na de laatste (avond)inname is afgenomen.

Drie maanden na instellen van de behandeling moeten de leukocyten, TSH en creatinine bepaald worden. Vervolgens moet minimaal tweemaal per jaar controle plaatsvinden van creatinine en TSH. Ook moet regelmatig het gewicht bepaald worden.

- **Bijwerkingen bij normale spiegels**

Voorbijgaand:
- dorst;
- fijne tremor;
- misselijkheid, lichte diarree, buikpijn;
- spierzwakte, vermoeidheid;
- oedeem;
- metaalsmaak in mond; sommige medicijnen hebben een coating, waardoor de metaalsmaak gecamoufleerd wordt.

Blijvend:
- vergroting schildklier en hypothyreoïdie; dit komt vooral voor bij vrouwen boven de 45 jaar; het treedt meestal op na maanden of jaren lithiumgebruik; symptomen zijn ernstige vermoeidheid, gewichtstoename, haaruitval, kouwelijkheid, een dikke huid, een schorre stem en enkeloedeem;
- nierschade;
- bij ouderen kan een delirant beeld ontstaan, met verwardheid en concentratie- en geheugenstoornissen;
- huidaandoeningen zoals acne en psoriasis; deze zijn moeilijk te behandelen zolang de medicatie gecontinueerd wordt.

Lithium kent vele interacties, die gepaard kunnen gaan met een verhoging (intoxicatie) of verlaging van de lithiumspiegel. Gelijktijdig gebruik van NSAID's, diuretica en ACE-remmers en zoutbeperking verminderen de uitscheiding van lithium door de nieren en verhogen de kans op een intoxicatie. Natriumbevattende middelen bevorderen de lithiumuitscheiding. Een intoxicatie kan ook ontstaan door te veel vochtverlies, door bijvoorbeeld koortsende ziekte of saunabezoek.

De verschijnselen van een intoxicatie zijn:
- braken, diarree, verminderde eetlust;
- spierzwakte, zwaar gevoel in armen en benen;
- grove tremor, ongeordend bewegen, spraakstoornis;
- verminderde urineproductie;
- convulsie;
- bewustzijnsdaling, coma.

De behandeling bestaat uit het toedienen van fysiologisch zout (aanvulling van het natriumtekort) en hemodialyse.

Zoals eerder vermeld, kan het serotoninesyndroom optreden in combinatie met andere antidepressiva (zie ▶ par. 4.3.3 'Antidepressiva').

- **Adviezen lithiumgebruik**
- Neem de voorgeschreven lithiummedicatie elke dag op een vaste tijd.
- Haal een vergeten dosis niet in; neem dus geen dubbele dosis. Bij eenmaal daags gebruik mag de dosis ingehaald worden als het nog meer dan acht uur duurt voordat de volgende dosis genomen wordt; bij tweemaal daags als het nog meer dan vier uur duurt, bij driemaal daags als het nog meer dan twee uur duurt, bij viermaal daags als het nog meer dan één uur duurt.
- Zorg bij hevig transpireren (langdurige lichamelijke inspanning, saunabezoek, koorts, warm weer) of ander vochtverlies (diarree) voor extra zout- en vochtinname (niet te veel calorierijke dranken, zoals cola of sinaasappelsap, vanwege gewichtstoename).
- Neem bij pijn geen NSAID's maar paracetamol.
- Lithiumgebruik beïnvloedt de reactiesnelheid, dus de eerste week niet autorijden. Meestal treedt na een week gewenning op, maar niet langer autorijden dan een uur, niet 's nachts of bij slecht weer en niet bij een onscherpe visus. Alcoholgebruik versterkt de bijwerking.
- Zorg voor een goede mondhygiëne, omdat een droge mond het tandglazuur aantast en cariësbevorderend werkt.
- Het dorstgevoel kan worden bestreden door te zuigen op een ijsblokje of schijfje citroen.
- Bouw bij stoppen langzaam af over een periode van vier tot zes maanden om de kans op een recidief te verminderen.

Carbamazepine

Carbamazepine is een alternatief voor patiënten die niet of onvoldoende op lithium reageren. Het wordt toegepast bij de acute behandeling van manieën en als profylaxe bij patiënten met een bipolaire stoornis. Ook bij depressie is het mogelijk effectief.

- **Bijwerkingen**

Bijwerkingen van carbamazepine zijn:
- duizeligheid, misselijkheid;
- ongeordend bewegen, spraakstoornis, sufheid;

Carbamazepine wordt eenmaal dagelijks gedoseerd ('s avonds). Na vijf dagen wordt de spiegel gecontroleerd, evenals na elke dosisverandering. Dit wordt vervolgens na drie tot zes weken herhaald.

Voor het starten van de medicatie moet het bloed onderzocht worden. Dit moet jaarlijks herhaald worden, evenals de carbamazepinespiegel.

De symptomen van overdosering zijn: opwinding, krampen, met bewustzijnsdaling tot coma.

Tabel 4.4 Benzodiazepine-hypnotica

generieke naam	merknaam
brotizolam	Lendormin tabl.
flunitrazepam	Flunitrazepam tabl.
loprazolam	Dormonoct tabl.
lormetazepam	Lormetazepam tabl.
midazolam	Dormicum tabl., inj.vl.
nitrazepam	Mogadon tabl.
temazepam	Normison tabl.
zolpidem	Stilnoct tabl.
zolpiclon	Imovane tabl.

Valproïnezuur

Valproïnezuur is effectief bij de behandeling van manieën. Het is minder toxisch dan andere middelen en kan daarom sneller opgebouwd worden dan lithium en carbamazepine.

Valproïnezuur wordt eenmaal daags gedoseerd ('s avonds). Na vijf tot zeven dagen wordt na de laatste dosisverhoging de bloedspiegel bepaald en zo nodig aangepast.

Bijwerkingen die (zelden) kunnen optreden, zijn maag-darmstoornissen, mannelijk beharingspatroon bij vrouwen (hirsutisme), menstruatiestoornissen en een tekort aan bloedplaatjes.

4.3.5 Anxiolytica

Tranquillizers of anxiolytica (vroeger sedativa genoemd) worden toegepast bij angst en spanning. Er zijn verschillende vormen en uitingen van (panische) angst en dat geldt ook voor spanning en onrust. Niet iedere vorm kan met behulp van anxiolytica worden bestreden. Soms worden ook antipsychotica, antidepressiva of een bètablokker (plankenkoorts, examenvrees) gebruikt.

Benzodiazepinen

Benzodiazepinen worden voor veel doeleinden gebruikt: als toevoeging bij pijnstilling en anesthesie, als anticonvulsivum, als slaapmiddel, bij de behandeling van delirium tremens en ter voorkoming hiervan, ter verlaging van de spierspanning en als anxiolyticum. Vanwege dit laatste effect worden benzodiazepinen ook gebruikt bij belastende onderzoeken, zoals endoscopieën.

Benzodiazepinen versterken in de hersenen een dempende neurotransmitter. Hierdoor wordt de prikkeloverdracht in de hersenen gedempt.

Slaapmiddelen (zie ◘ tabel 4.4) mogen alleen voorgeschreven worden als het functioneren overdag gestoord is. Kortwerkende slaapmiddelen, zoals temazepam, zolpidem,

4.3 · Psychofarmaca

Tabel 4.5 Benzodiazepine-anxiolytica

generieke naam	merknaam
alprazolam	Xanax tabl.
bromazepam	Bromazepam tabl.
chloordiazepoxide	Chloordiazepoxide tabl., drag.
clobazam	Frisium tabl.
clorazepinezuur	Tranxene tabl., inj.poeder
diazepam	Stesolid tabl., Diazemuls inj.vl., rectiole
lorazepam	Lorazepam tabl., Temesta inj.vl., rectiole
oxazepam	Seresta tabl.
prazepam	Reapam tabl.

lormetazepam en zopiclon in lage dosering gedurende maximaal twee weken, zijn hiervoor geschikt. Bij chronische slapeloosheid is het niet verstandig om met slaapmedicatie te beginnen. Niet-medicamenteuze therapie (slaapcursus) of later psychiatrische behandeling is gewenst. Intermitterend gebruik gedurende één tot drie nachten met een maximum van twaalf tabletten per maand kan wel plaatsvinden. Het zeer frequent en langdurig voorschrijven van slaapmedicatie heeft in de afgelopen tientallen jaren geleid tot een grote groep chronische gebruikers. Met intermitterend gebruik kunnen de negatieve effecten van chronisch gebruik beperkt worden.

Als bij angst een benzodiazepine wordt voorgeschreven, gaat de voorkeur uit naar een langwerkend middel in de laagst mogelijke dosering en voor maximaal zes tot acht weken (zie tabel 4.5). Het is belangrijk een zo laag mogelijke dosis te vinden, waarbij wel de angstgevoelens worden onderdrukt, maar geen sufheid optreedt.

Er moet gelet worden op interacties met andere psychofarmaca en alcohol, want die versterken de effecten. Zelfvergiftiging zal niet zo gauw plaatsvinden, omdat de mens zeer grote hoeveelheden kan verdragen zonder dat er een coma of ademhalingsdepressie optreedt. In combinatie met alcohol of andere sedativa bestaat wel een kans op gevaarlijke overdosering. Maagspoelen en toedienen van actieve kool en laxeermiddelen is dan nodig. De verdere behandeling moet gericht zijn op de andere intoxicaties.

- **Bijwerkingen**

De meeste bijwerkingen van benzodiazepinen komen niet vaak voor.

Een slaapmiddel moet alleen 's nachts werken en na acht uur uitgewerkt zijn. Hoewel verlaging van het bewustzijn een bedoeld effect is van een slaapmiddel, is het toch vaak een hinderlijke bijwerking, evenals spierzwakte, een verminderd reactievermogen, wazig zien en dubbelzien en kans op vallen. De kans op een heupfractuur bij ouderen neemt bij gebruik van een benzodiazepine met 50% toe.

Een anxiolyticum moet overdag werken en geen slaperigheid veroorzaken. Enige sedatie in het begin van de behandeling treedt bijna altijd op bij het gebruik van een benzodiazepine. Daarom worden autorijden en het bedienen van machines afgeraden. De sedatie is meestal het sterkst twee à drie uur na de inname. Na ongeveer vijf dagen treedt gewenning op voor dit effect.

Bij oudere mensen kunnen verwardheid en ongeordend bewegen (ataxie) optreden, ook bij normale doses. Bij gelijktijdig gebruik van alcohol, een antipsychoticum, antidepressivum of een ander sedativum kan ernstige sedatie, bewusteloosheid en ataxie optreden.

Benzodiazepinen kunnen leiden tot geheugenverlies (van de uren na de toediening herinnert de patiënt zich niets).

Bij middelen met een lange werkingsduur die als slaapmiddel worden gebruikt, kan de volgende ochtend een hang-over (benzodiazepinekater) ontstaan. Na één tot drie weken verminderen deze effecten.

Benzodiazepinen verlagen de gevoeligheid van het ademcentrum voor CO_2 en kunnen ademdepressie veroorzaken. Daarom is voorzichtigheid geboden bij patiënten met COPD. Ernstige slaapapneu is een contra-indicatie voor het voorschrijven van benzodiazepineagonisten.

Sommige patiënten kunnen tegengestelde (paradoxale) effecten vertonen. In plaats van sedatie ontstaat dan opwinding of agressie. Hoge doseringen triazolam of temazepam kunnen paniekaanvallen of depressie met suïcidegedachten uitlokken. Soms werd een suïcide ook uitgevoerd. Ouderen en jonge kinderen zijn hier gevoeliger voor.

Bij langdurig gebruik kan een reboundeffect ontstaan, dat wil zeggen dat de symptomen na het staken van de medicatie ernstiger kunnen terugkomen dan ze voor de aanvang van de therapie waren. Bijvoorbeeld wanneer een middel gedurende lange tijd is gebruikt als slaapmiddel, kan na staken van het gebruik niet alleen de slapeloosheid terugkomen, maar kunnen ook angstgevoelens zich sterker manifesteren.

Lichamelijke afhankelijkheid uit zich in ontwenningsverschijnselen met als lichte symptomen angst, onrust en prikkelbaarheid, en lichamelijke verschijnselen zoals hoofdpijn, spierpijn, misselijkheid, zweten en tremoren. Ernstige verschijnselen zijn overgevoeligheid voor onder andere geluid en licht, spierkrampen, epileptische trekkingen en delier. De onthoudingsverschijnselen ontstaan meestal in de laatste fase van het uitsluipen of na het stoppen van de medicatie. De kans op ontwenningsverschijnselen is groter bij abrupt stoppen, bij kortwerkende benzodiazepinen en bij langdurige (> vier maanden) en (te) hoge dosering of wanneer de persoon tevens andere verslavende middelen, zoals alcohol, gebruikt. Dit betekent dat bij gebruik langer dan twee maanden de medicatie moet worden afgebouwd door de dosis langzaam in vier weken te verlagen of, indien dat nodig is, over een langere periode. Begeleiding is hierbij van groot belang. Na het afbouwen moet de patiënt nog minstens een halfjaar onder controle staan om een terugval te voorkomen. Soms is verwijzing naar een ontwenningskliniek noodzakelijk.

Benzodiazepinen hebben invloed op de ontwikkeling van het embryo. In de eerste drie maanden van de zwangerschap kan de kans op lip- of gehemeltespleet verdubbelen. Als de moeder vóór de geboorte benzodiazepinen gebruikt heeft, kan de pasgeborene slapper zijn, slechter drinken en moeilijker ademhalen. Ook kunnen onttrekkingsverschijnselen optreden.

4.4 Overige behandelingen

4.4.1 Elektroconvulsietherapie (ECT)

Een andere vorm van biologische therapie is de elektroconvulsietherapie, waarbij door toediening van een korte pulsstroom een gegeneraliseerd epileptisch insult wordt opgewekt. ECT werd in Nederland in 1939 voor het eerst toegepast. In de loop van de volgende decennia was er veel kritiek op deze behandelmethode, die ook wel als straf werd toegepast in psychiatrische klinieken, zoals beschreven in het boek *One Flew Over the Cuckoo's Nest* van Ken Kesey (1962). De verfilming van dit boek (1975) leidde tot felle kritieken; mede daardoor, maar ook door de opkomst van antidepressiva, werd in de jaren zeventig ECT in Nederland steeds minder toegepast. Sinds 2000 wordt ECT in toenemende mate geaccepteerd als een veilige, snelle en effectieve behandeling van depressieve stoornissen. Dit is mede te danken aan het feit dat in tegenstelling tot vroeger (toen nog *elektroshock* genoemd) de behandeling onder lichte narcose plaatsvindt met gebruik van spierverslappende medicatie, zodat de patiënt tijdens het insult minder heftige spierschokken heeft (zie voor uitvoering: ► www.youtube.com/watch?v=jZS6ymwgF0lft).

Indicaties voor ECT zijn onder andere:
- eerste keus bij een depressieve stoornis met psychotische kenmerken, wanneer er sprake is van een levensbedreigende situatie;
- medicatieresistente depressie;
- ernstige depressie bij ouderen met andere ziekten gezien de risico's van farmacotherapie;
- medicatieresistente manie, bipolaire stoornis;
- schizofrenie, wanneer antipsychotica alleen onvoldoende effect hebben.

Absolute contra-indicaties zijn CVA, instabiele angina pectoris en intracraniële chirurgie.

De techniek van ECT

De uitvoering van ECT gaat in nauwe samenwerking met de anesthesioloog. De patiënt krijgt een kortwerkend anestheticum, een spierrelaxans, en wordt beademd met 100% zuurstof via een masker. De patiënt wordt meestal niet geïntubeerd, maar krijgt een gebitsbeschermer.

Via elektroden die op de schedel worden geplaatst, wordt gedurende een aantal seconden een elektrische stroom door het hoofd geleid. In Nederland worden de elektroden aan één kant op de niet-dominante hersenhelft geplaatst, omdat dit waarschijnlijk minder cognitieve bijwerkingen geeft. ECT aan weerszijde van het hoofd heeft echter sneller effect (zie ◘ figuur 4.3). De hele procedure wordt onder eeg-bewaking uitgevoerd om de kwaliteit van het insult te bepalen en de duur van het insult te registreren (minimaal 25 en maximaal 180 seconden). Om de duur van het motorisch insult te meten, legt men een bloedleegteband aan om een extremiteit voordat het spierrelaxans wordt toegediend.

Meestal vindt de ECT-behandeling tweemaal per week plaats, maar deze frequentie kan verhoogd worden als sneller resultaat gewenst is ingeval van levensbedreigende

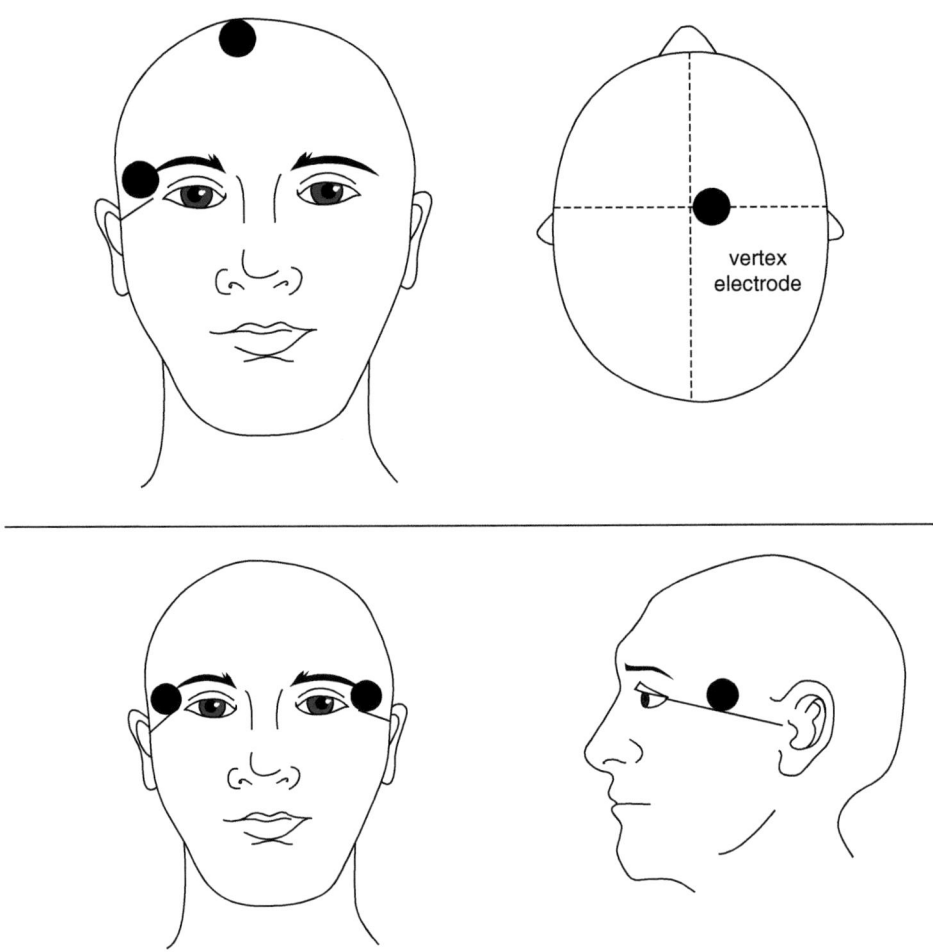

□ **Figuur 4.3** Plaatsing elektroden.

situaties, of verlaagd als er ernstige cognitieve bijwerkingen zijn. De behandeling eindigt als de patiënt volledig hersteld is of als na de vier behandelingen geen verdere verbetering optreedt of als het effect uitblijft na tien behandelingen. Gemiddeld treedt een positief effect op met zes tot twaalf sessies.

Na een geslaagde ECT-behandeling heeft een groot deel (> 50%) van de patiënten een terugval. Een onderhoudsbehandeling met antidepressiva is nodig. Bij onvoldoende reactie hierop kan een onderhoudsbehandeling met ECT nodig zijn.

Bijwerkingen ECT

Een ECT-behandeling wordt door het grootste deel van de patiënten goed verdragen en geeft minder risico's op ernstige complicaties dan het gebruik van tricyclische antidepressiva. ECT behoort tot de veiligste procedures die onder anesthesie worden uitgevoerd. Voorbijgaande bijwerkingen zijn hoofdpijn, spierpijn, misselijkheid en vermoeidheid. Alle patiënten zijn direct na de behandeling verward gedurende enkele tot vijftig minuten.

De ernst en de duur hiervan hangen samen met de leeftijd, de dosis en de plaatsing van de elektroden (aan beide kanten geeft meer verwardheid).

De voornaamste bijwerkingen zijn geheugenstoornissen (geheugenverlies voor en na de behandeling). Door het geheugenverlies voor de uren rond de ECT kan de patiënt zich meestal weinig herinneren van de ingreep. Bij al bestaande geheugenproblemen komen vaker cognitieve bijwerkingen voor.

Het vermogen om nieuwe herinneringen op te slaan herstelt zich bij de meeste patiënten in de eerste drie weken na de ECT-kuur. Blijvende geheugenklachten komen niet vaak voor.

4.4.2 Transcraniële magnetische stimulatie (TMS)

Bij de transcraniële magnetische stimulatie wordt een achtvormige spoel op de schedel geplaatst. Door de spoel van koperdraad wordt een elektrische stroom geleid, waardoor een magneetveld wordt gegenereerd dat door de schedel van de patiënt gaat. Dit magneetveld veroorzaakt vervolgens een stroom in de hersenen, waardoor de hersencellen worden geactiveerd. TMS kan gericht worden gegeven, zodat alleen hersengebieden geprikkeld worden die betrokken zijn bij de stoornis. De behandelmethode wordt toegepast bij therapieresistente depressie, de ziekte van Parkinson, akoestische hallucinaties bij schizofrenie en tinnitus (oorsuizen).

Contra-indicaties zijn metalen implantaten in de schedel, vaatclips, pacemaker en ernstige hartaandoeningen.

Bijwerkingen kunnen zijn hoofdpijn en irritatie van de hoofdhuid en een enkele keer een epileptisch insult.

Zie voor een filmpje: ► www.youtube.com/watch?v=svnxOf08y3k.

4.4.3 Neurochirurgische behandeling

Bij een neurochirurgische behandeling vindt een selectieve chirurgische verwijdering of vernietiging van zenuwbanen plaats, met als doel beïnvloeding van het gedrag. Neurochirurgische ingrepen ter behandeling van psychiatrische aandoeningen komen in Nederland heel weinig voor. Alleen patiënten met een ernstige, invaliderende therapieresistente obsessieve compulsieve stoornis kunnen in aanmerking komen voor een chirurgische behandeling en wel onder strikte voorwaarden. In andere landen, zoals Groot-Brittannië en de Verenigde Staten, vormt een zeer ernstige therapieresistente depressie ook een indicatie.

Literatuur en websites

Richtlijnen psychofarmaca (2012). DOC.PBG.
Moleman, prof.dr. P. (2005). *Praktische psychofarmacotherapie*. 4e, herziene druk. Houten: Bohn Stafleu van Loghum.
Ned Tijdschr Geneeskd. 1993;137:1910-4.

Ned Tijdschr Geneeskd. 2005;149:273-6.
Ned Tijdschr Geneeskd. 2009;153:A588.
Richtlijn elektroconvulsietherapie. 2e, herziene versie (2010). Nederlandse Vereniging voor Psychiatrie.
Richtlijnen kenniscentrum bipolaire stoornissen (2012).
Riper, H., Smit, F., Zanden, R. van der, Conijn, B., Kramer, J. & Mutsaers, K. (2007). *E-mental health. High tech, high touch, high trust.* Utrecht: Trimbos Instituut.
Schalken, F., Wolters, W., Tilanus, W., Gemert, M. van, Hoogenhuyze, C. van, Meijer, E., Kraefft, E. et al. (2010). *Handboek online hulpverlening. Hoe onpersoonlijk contact heel persoonlijk wordt.* Houten: Bohn Stafleu van Loghum.
Clozapine en abrupt stoppen met roken (2009). *Tijdschrift voor Psychiatrie*, 51(9):699-703.
Vandereycken, W. & Deth, R. van (2003). *Psychotherapie. Van theorie tot praktijk.* Houten: Bohn Stafleu van Loghum.
Vandereycken, W. & Deth, R. van (2011). *Psychotherapie. Van diagnose tot behandeling.* Houten: Bohn Stafleu van Loghum.
Vandereycken, W., Hoogduin, C.A.L. & Emmelkamp, P.M.G. (red.) (2006). *Handboek psychopathologie - deel 2.* 3e druk. Houten: Bohn Stafleu van Loghum.
► www.apotheek.nl
► www.psyq.nl
► www.vcgp.nl

Psychiatrische ziektebeelden

IJ.D. Jüngen, R. Keet, P.F.J. Schulte, Ch. van Boeijen, R. Vroon, T.A. Kuut,
T. de Man, A. van der Laan, G.A. Kerkhof, E. Beld, C. van der Heiden,
E.S.J. Roorda

5.1	**Stoornissen door gebruik van alcohol en andere psychoactieve stoffen – 128**	
5.1.1	Afhankelijkheid van middelen – 128	
5.1.2	Diagnostiek – 130	
5.1.3	Vóórkomen en oorzaken – 131	
5.1.4	Stoornissen door het gebruik van alcohol – 132	
5.1.5	Stoornissen door het gebruik van andere psychoactieve stoffen – 135	
5.1.6	Behandeling – 140	
5.1.7	Maatschappelijke gevolgen – 140	
5.2	**Schizofrenie en aanverwante stoornissen – 141**	
5.2.1	Inleiding – 141	
5.2.2	DSM-IV-TR over schizofrenie en aanverwante stoornissen – 142	
5.2.3	Oorzaken – 145	
5.2.4	Beloop – 147	
5.2.5	Symptomen – 148	
5.2.6	Behandeling – 152	
5.2.7	Organisatie van de zorg: ACT en FACT – 158	
5.2.8	Vroegpsychosezorg – 159	
5.3	**Stemmingsstoornissen – 160**	
5.3.1	Kenmerken – 160	
5.3.2	Diagnostiek – 166	
5.3.3	Vóórkomen en beloop – 168	
5.3.4	Oorzaken en wijze van ontstaan – 168	
5.3.5	Behandeling – 169	
5.4	**Angststoornissen – 173**	
5.4.1	Inleiding – 173	
5.4.2	Specifieke fobie – 174	
5.4.3	Paniekstoornis met of zonder agorafobie – 178	
5.4.4	Gegeneraliseerde angststoornis (GAS) – 184	

5.4.5	Sociale fobie – 187	
5.4.6	Obsessieve compulsieve stoornis – 193	
5.4.7	Posttraumatische stressstoornis (PTSS) – 198	

5.5 Dissociatieve stoornissen – 204
5.5.1 Inleiding – 204
5.5.2 Classificatie dissociatieve stoornissen – 206
5.5.3 Diagnostiek – 210
5.5.4 Behandeling – 212
5.5.5 Medicatie – 214

5.6 Somatoforme stoornissen – 214
5.6.1 Inleiding – 214
5.6.2 Somatisatiestoornis – 217
5.6.3 Ongedifferentieerde somatoforme stoornis – 219
5.6.4 Conversiestoornis – 221
5.6.5 Pijnstoornis – 223
5.6.6 Hypochondrie – 225
5.6.7 Stoornis in de lichaamsbeleving – 226

5.7 Eetstoornissen – 228
5.7.1 Inleiding – 228
5.7.2 Classificatie eetstoornissen – 230
5.7.3 Vóórkomen en oorzaken – 231
5.7.4 Lichamelijke problemen – 232
5.7.5 Behandeling – 233

5.8 Slaapstoornissen – 236
5.8.1 Inleiding – 236
5.8.2 Diagnostiek – 237
5.8.3 Slaapstoornissen: kenmerken, mogelijke oorzaken, vóórkomen en behandeling – 238

5.9 Stoornissen in de impulsbeheersing – 245
5.9.1 Inleiding – 245
5.9.2 Diagnostiek – 245
5.9.3 Beloop en behandeling – 250

5.10 Aanpassingsstoornissen – 251
5.10.1 Inleiding – 251
5.10.2 Diagnostiek – 252
5.10.3 Oorzaken en beloop – 254
5.10.4 Behandeling – 254

5.11	**Seksuele stoornissen – 257**	
5.11.1	Inleiding – 257	
5.11.2	Indeling seksuele disfuncties en responscyclus – 257	
5.11.3	Diagnostiek – 257	
5.11.4	Classificatie DSM-IV-TR – 258	
5.11.5	Seksuele stoornissen: verschijnselen en behandeling – 259	
5.11.6	Parafilieën – 265	
5.11.7	Genderidentiteitsstoornissen – 269	
5.12	**Bijlage 5.1 Life Chart Methode (LCM) – 270**	

Literatuur en websites – 271

5.1 Stoornissen door gebruik van alcohol en andere psychoactieve stoffen

IJ.D. Jüngen

Psychoactieve stoffen beïnvloeden de werking van het centrale zenuwstelsel, met als gevolg verandering van psychische functies. Afhankelijk van de dosis, de duur van het gebruik, de leeftijd, het geslacht, de erfelijke aanleg en de gezondheidstoestand hebben ze een giftige (toxische) werking op het zenuwstelsel en/of een verslavend effect.

Tot de *psychoactieve stoffen* worden gerekend alle middelen die een bewustzijnsverandering teweegbrengen. Stoffen met een overwegend dempende werking op het centrale zenuwstelsel worden *psycholeptica* genoemd (alcohol, benzodiazepinen, opiaten, GHB). *Psychoanaleptica* hebben een overwegend stimulerende werking op het centrale zenuwstelsel (cocaïne, amfetamine, cafeïne, nicotine). Marihuana, fencyclidine (PCP), LSD, MDMA en ecstasy zijn stoffen met een complexe of ontregelende werking.

Verschillende factoren dragen bij aan het risico op verslaving. Hierbij kan gedacht worden aan de snelheid waarin het effect optreedt. Ook het ontstaan van gewenning, het optreden van onthoudingsverschijnselen en hunkering naar het middel (craving) zijn belangrijke factoren.

5.1.1 Afhankelijkheid van middelen

DSM-IV-TR-criteria voor de afhankelijkheid van een middel
Een patroon van onaangepast gebruik van een middel, dat significante beperkingen of lijden veroorzaakt zoals blijkt uit drie (of meer) van de volgende kenmerken die zich op een willekeurig moment in dezelfde periode van twaalf maanden voordoen:
1. Optreden van tolerantie zoals gedefinieerd door ten minste een van de volgende symptomen:
   a. een behoefte aan duidelijk toenemende hoeveelheden van het middel om een intoxicatie of de gewenste werking te bereiken;
   b. een duidelijk verminderd effect bij voortgezet gebruik van dezelfde hoeveelheid van het middel.
2. Onthouding, zoals blijkt uit ten minste een van de volgende symptomen:
   a. het voor het middel karakteristieke onthoudingssyndroom;
   b. gebruik van hetzelfde (of een nauw hiermee verwant) middel om onthoudingsverschijnselen te verlichten of te vermijden.
3. Het middel wordt vaak in grote hoeveelheden of gedurende een langere tijd gebruikt dan het plan was.
4. Er bestaat de aanhoudende wens of er zijn weinig succesvolle pogingen om het gebruik van het middel te verminderen of in de hand te houden.
5. Een groot deel van de tijd gaat op aan activiteiten die nodig zijn om aan het middel te komen (bijvoorbeeld verschillende artsen bezoeken of grote afstanden

afleggen), aan het gebruik van het middel (bijvoorbeeld kettingroken) of aan het herstel van de effecten ervan.
6. Belangrijke sociale beroepsmatige bezigheden of vrijetijdsbesteding worden opgegeven of verminderd vanwege het gebruik van het middel.
7. Het gebruik van het middel wordt gecontinueerd ondanks de wetenschap dat er een hardnekkig of terugkerend sociaal, psychisch of lichamelijk probleem is, dat waarschijnlijk veroorzaakt of verergerd wordt door het middel, bijvoorbeeld actueel cocaïnegebruik ondanks het besef dat een depressie door cocaïne veroorzaakt wordt of doorgaan met het drinken van alcohol ondanks het besef dat een maagzweer verergert door alcoholgebruik.

Bron: Beknopte handleiding bij de diagnostische criteria van de DSM-IV-TR. Amsterdam: Pearson, 2010.

DSM-IV-TR-criteria voor misbruik van een middel
A. Een patroon van het onaangepast gebruik van een middel dat significante beperkingen of lijden veroorzaakt, zoals in een periode van twaalf maanden blijkt uit ten minste een (of meer) van de volgende symptomen:
1. Herhaaldelijk gebruik van het middel met als gevolg dat het niet meer lukt om in belangrijke mate te voldoen aan verplichtingen op werk, school of thuis (bijvoorbeeld herhaaldelijk absent zijn of slecht werk afleveren in samenhang met het gebruik van het middel; met het middel samenhangende absentie, schorsing of verwijdering van school; verwaarlozing van kinderen of het huishouden).
2. Herhaaldelijk gebruik van het middel in situaties waarin het fysiek gevaarlijk is (autorijden of bedienen van een machine als men onder invloed van het middel is).
3. Herhaaldelijk, in samenhang met het middel, in aanraking komen met justitie (bijvoorbeeld aanhouding wegens verstoring van de openbare orde in samenhang met het middel).
4. Voortdurend gebruik van het middel ondanks aanhoudende of terugkerende problemen op sociaal of intermenselijk terrein, veroorzaakt of verergerd door effecten van het middel (bijvoorbeeld ruzie met de echtgenoot over de gevolgen van de intoxicatie, vechtpartijen).

Bron: Beknopte handleiding bij de diagnostische criteria van de DSM-IV-TR. Amsterdam: Pearson, 2010.

In de DSM-5 zijn de categorieën afhankelijkheid en misbruik van middelen vervangen door aan middelen gerelateerde stoornissen. Ook is er een categorie gedragsmatige verslavingen, met als enig voorbeeld pathologisch gokken.

Men spreekt van *tolerantie* als het effect van de stof na herhaalde toediening afneemt en voor hetzelfde effect een steeds grotere dosis nodig is. De oorzaak kan zijn:

- de stof wordt minder goed opgenomen in het maag-darmkanaal;
- enzyminductie in de lever, dat wil zeggen: de lever gaat onder invloed van alcohol meer enzymen maken voor de afbraak;
- de gevoeligheid van sommige weefsels verandert.

Zelden komt negatieve tolerantie voor. Hierbij is bij herhaalde toediening steeds minder stof nodig om hetzelfde effect te bewerkstelligen (cannabis, eventueel bij cocaïne).

Men spreekt van *abstinentie* (onthoudings)verschijnselen als iemand na (zeer) herhaald gebruik van een stof ziekteverschijnselen gaat vertonen als het gebruik plotseling gestaakt of verminderd wordt. De stof is een rol gaan spelen in de stofwisseling (het lichaam kan niet meer buiten de stof). De verschijnselen zijn in veel opzichten het tegenovergestelde van de verschijnselen gedurende de intoxicatiefase, bijvoorbeeld:
- tijdens opiumintoxicatie: rust, nauwe pupillen, obstipatie, remming seksuele functies;
- tijdens onthoudingsfase: onrust, wijde pupillen, versnelde darmwerking (diarree) en spontane seksuele ontladingen.

Bij *craving* gaat het om het sterke verlangen naar de psychoactieve stof. Het beloningscircuit in de hersenen speelt hierbij een belangrijke rol. Het stuurt het beloningsgerelateerd gedrag aan. Het gedrag dat leidt tot een prettig gevoel, wordt hierdoor herhaald.

Verlies aan controle, het vermogen weerstand te bieden aan het verlangen naar het middel en voortgezet gebruik ondanks de negatieve gevolgen, zijn de belangrijkste kenmerken van verslaving.

Bij *kruistolerantie* heeft tolerantie voor de ene stof geleid tot tolerantie voor de andere stof. Een alcoholist heeft bijvoorbeeld veel meer narcosemiddel nodig om het effect (narcose) te bereiken. Indien twee stoffen kruistolerantie vertonen, is het mogelijk het onthoudingssyndroom, ontstaan na staken van de ene stof, op te heffen door toediening van de andere stof uit dezelfde groep. Bijvoorbeeld alcoholonthoudingsverschijnselen reageren goed op benzodiazepinen, zoals chloordiazepoxide (Librium).

Indien twee middelen elkaars werking wederzijds versterken, spreekt men van *potentiëring* ($2+2=5$-effect). Bijvoorbeeld alcohol versterkt de werking van benzodiazepinen.

5.1.2 Diagnostiek

Voor het vaststellen van de stoornis middelengebruik worden de DSM-criteria gebruikt. Verslavingsgedrag gaat vrijwel altijd samen met andere problemen. Onderzoek hiernaar is dus van groot belang.

Naast anamnese, observatie en lichamelijk onderzoek is aanvullend *laboratoriumonderzoek* van belang. Hierdoor kan een indruk verkregen worden van de lichamelijke schade door het middel, het gebruik van het middel en het ongewenst middelengebruik tijdens de behandeling. Hiv, lues, hepatitis B en C komen vaker bij deze patiëntengroep voor. Onderzoek van de urine is de meest gebruikte methode om middelengebruik vast te stellen. Van belang is ook het creatinine te bepalen om vast te stellen of de urine niet te verdund is. Bij drugsgebruik en deelname aan het verkeer wordt bloedonderzoek gedaan.

5.1 · Stoornissen door gebruik van alcohol en andere psychoactieve stoffen

Tabel 5.1 Kerncijfers middelengebruik nationale drugsmonitor 2010

	gebruik afgelopen jaar	gebruik afgelopen maand	trend in gebruik	Internationale vergelijking	probleemgebruikers	cliënten verslavingszorg	sterfte
cannabis	7%	4,2%	stabiel	gemiddeld	69.500	14.970	–
cocaïne	4,2%	0,5%	stabiel	gemiddeld	onbekend	17.961	30
opiaten	0,1%	0,1%	stabiel	laag/minder	18.000	14.432	52
ecstacy	1,4%	0,4%	stabiel	boven gemiddelde	onbekend	605	< 5
amfetamine	0,4%	0,2%	stabiel/ geringe daling	onder gemiddelde	onbekend	2.493	
alcohol	84%	76%	stabiel	gemiddeld	1.400.000	40.551	1.761
tabak		25% dagelijks	daling	gemiddeld	1.000.000		19.245

Ook is onderzoek mogelijk van mondvocht. Onderzoek van een zweetmonster, verkregen via een zweetpleister, wordt weinig toegepast. Om blootstelling aan een middel over een langere tijd vast te stellen, kan gebruikgemaakt worden van een haarmonster. Omdat een hoofdhaar 1 à 1,5 centimeter per maand groeit, bestrijkt een haar van tien centimeter een periode van zeven tot tien maanden. Het is een niet-invasieve methode, waarbij ook een tweede monster afgenomen kan worden bij twijfel.

5.1.3 Vóórkomen en oorzaken

Alcoholgebruik is wijdverbreid in Nederland. Volgens een meting van 2009 van het Nationaal Prevalentie Onderzoek is het percentage mensen in de bevolking van 15-64 jaar dat het afgelopen jaar alcohol heeft gedronken, 84% (zie tabel 5.1); 76% had in de afgelopen maand alcohol gedronken. Het drinken van alcohol komt vaker voor op het platteland. Dit geldt ook voor *binge-drinken* (het drinken van zes glazen alcohol of meer tijdens één enkele gelegenheid). Zie voor andere middelen tabel 5.1.

Door de jaren heen zijn verschillende modellen voor het wel of niet ontstaan van stoornissen in het gebruik van middelen beschreven en door onderzoek aangetoond.

Sociologische theorieën stellen dat ouders door hun eigen gedrag en opvoeding zowel direct als indirect invloed uitoefenen op het middelengebruik van hun kinderen tijdens de adolescentie. Het gebruik van psychoactieve stoffen hangt in belangrijke mate samen met de beschikbaarheid van de middelen. Deze wordt, naast de economische factoren, bepaald door de aanvaardbaarheid van de stof in de samenleving.

In de *leertheoretische benadering* wordt verslaving beschouwd als gedrag dat door herhaalde ervaring met een middel kan worden aangeleerd. Zo wordt alcoholgebruik in stand gehouden door de belonende effecten van de stof: lustopwekkend en onlustverdrijvend. De functie van alcohol ligt niet alleen in de psychoactieve werking, maar ook in de symbolische betekenis van het gedrag (erbij horen, stoer zijn). Drinken kan ook gekoppeld worden aan de omgeving waarin wordt gebruikt (bijv. het café, de geur, de smaak van drank). Op deze wijze speelt conditionering een belangrijke rol.

Een andere benadering is dat er een samenhang bestaat tussen een *traumatische ervaring* en *verslaving*. Zo bleek onder Vietnamveteranen met een posttraumatische stressstoornis verslavingsproblematiek een belangrijk bijkomend verschijnsel.

Neurobiologische mechanismen zouden een rol spelen bij het ontstaan van verslaving. Hierbij wordt ervan uitgegaan dat er bij verslaving een stoornis is in het beloningssysteem van de hersenen. Naast de individuele kwetsbaarheid heeft ook het psychoactieve middel direct invloed op de hersenen.

Tegenwoordig wordt er steeds vaker van uitgegaan dat verslaving een *chronisch neuropsychiatrische ziekte* is, waarbij biologische en niet-biologische factoren van belang zijn. De factoren worden onderverdeeld in erfelijke, psychologische en omgevings- en farmacologische factoren.

Uit *erfelijkheidsonderzoek* is gebleken dat erfelijke factoren voor 40-60% bijdragen aan het risico op verslaving. Meerdere genen zouden hierbij betrokken zijn. Het genetisch risico wordt gezien als kwetsbaarheid in combinatie met psychologische factoren en een risicovolle omgeving.

5.1.4 Stoornissen door het gebruik van alcohol

Alcohol ontstaat door gisting van gerst (bier) of druiven (wijn). Zwak alcoholische dranken bevatten ongeveer 15% alcohol. Door het destilleren hiervan ontstaat een sterke drank. In gewoon bier zit 5% alcohol, in wijn meestal 12% en in gedestilleerd, zoals jenever, 35% of meer bij sommige whiskysoorten. Een standaardglas alcohol bevat tien gram alcohol. Dit komt overeen met een glas (maatje) bier, een glas wijn of een borrel sterke drank. Jongeren onder de 16 jaar zijn strafbaar als ze alcohol in bezit hebben. Zwak alcoholische dranken mogen aan jongeren vanaf zestien jaar verkocht worden (vanaf 2014 vanaf 18 jaar), sterke dranken vanaf 18 jaar. Jongeren tot 20 jaar moeten zich in de supermarkt legitimeren bij aankoop van drank (en sigaretten).

De alcohol die gedronken wordt, wordt voor een klein deel in de maag verteerd. De *resorptie* in de maag is ongeveer 20%. De rest wordt opgenomen in de darm en vervolgens via het bloed verdeeld over het lichaamsvocht. Hoe meer alcohol er in het maag-darmkanaal aanwezig is, hoe sneller de resorptie plaatsvindt en des te sneller zal de alcohol zich naar de bloedbaan verplaatsen. De aanwezigheid van voedsel in de maag heeft invloed op de opname van alcohol in het bloed (vooral als het eiwit- en vetrijk is). Een glas op een lege maag heeft meer en sneller effect dan een glas bij of na de maaltijd. Dranken met een alcoholpercentage van meer dan 20% blijven langer in de maag, waardoor ontstekingen van het maagslijmvlies kunnen ontstaan. Koolzuur versnelt de opname van alcohol in het bloed (whisky met spuitwater heeft meer invloed).

De pure alcohol wordt gelijkelijk verdeeld over de totale hoeveelheid lichaamsvocht. Wie veel weegt, heeft meer lichaamsvocht (een lichter iemand merkt dus meer van hetzelfde aantal glazen). Het lichaam van een vrouw bevat minder vocht per kilo gewicht dan dat van een man. Verder wordt bij vrouwen een veel kleiner gedeelte in de maag verteerd. Ook de lichamelijke gezondheidstoestand en medicijngebruik hebben invloed op het alcoholgehalte in het bloed.

De *afbraak van alcohol* vindt voor het grootste deel plaats in de lever. Voor de afbraak is vitamine B1 (thiamine) als co-enzym nodig. Pure alcohol wordt door het enzym alcoholdehydrogenase omgezet in *acetaldehyde*. Deze toxische stof veroorzaakt onder andere de *kater*.

Per uur wordt 0,002 promille alcohol per kilogram lichaamsgewicht afgebroken. Gemiddeld betekent dit dat een standaardglas alcohol in 1-1½ uur wordt afgebroken. Afbraak is alleen een kwestie van tijd. Andere middelen, zoals zwarte koffie, helpen niet.

De *hoeveelheid alcohol in het bloed* wordt uitgedrukt in promillages. Een promillage van 0,5 wil zeggen: 1 ml bloed bevat 0,5 mg pure alcohol. Het *ademalcoholgehalte* (AAG) wordt via een blaastest gemeten en is een betrouwbare maat voor de alcoholspiegel in het bloed. De alcoholconcentratie in de uitgeademde lucht wordt uitgedrukt in microgrammen (mcg) per liter adem. Een AAG van 220 microgram komt overeen met een bloedalcoholgehalte (BAG) van 0,5 promille. De standaardgrens voor verkeersdeelname is 0,5 promille (voor de beginnende bestuurder (< 5 jaar geleden rijbewijs behaald) en voor de bromsnorfietser tot 24 jaar is dit 0,2 promille). Op ▶ www.jellinek.nl/informatie-over-alcohol-drugs/alcohol/alcoholcalculator/ is een calculator te vinden waar het alcoholpromillage wordt uitgerekend. Zie voor verdere informatie over alcohol en verkeer ▶ www.infopolitie.nl.

Naarmate het bloedalcoholgehalte hoger wordt, doen zich de volgende effecten voor. Personen die niet regelmatig drinken, kunnen al bij minder glazen sterkere effecten verwachten:

a. bij 0 tot 0,5 promille (één glas voor vrouwen, twee glazen voor mannen):
 − versnelling pols en ademhaling;
 − vaatverwijding (warm gevoel);
 − geringe achteruitgang smaak, reuk en pijngevoel;
 − toegenomen eetlust, mictiedrang;
 − stemming/gedrag verandert;
b. bij 0,5 tot 1,5 promille (drie tot zeven glazen):
 − duidelijke verandering stemming en gedrag (zelfoverschatting);
 − verdovend effect neemt toe, ook op remmingen;
 − reactiesnelheid vermindert;
 − coördinatie spieren vermindert;
 − links en rechts van de gezichtsas wordt steeds minder waargenomen;
c. bij 1,5 tot 3 promille (zeven tot vijftien glazen):
 − eerdergenoemde effecten versterken;
 − gedrag wordt overdreven emotioneel;
 − zelfkritiek verdwijnt;
 − rood opgeblazen gezicht met wijde pupillen;
 − vergrote kans op misselijkheid en braken;
d. bij 3 tot 4 promille (vijftien tot twintig glazen):
 − zintuigen verdoofd (wat men ziet of hoort, dringt nauwelijks door);

e. bij > 4 promille:
      – daling ademhalingsfrequentie en pols, met grote kans op bewusteloosheid;
   f. bij 5 promille:
      – acuut levensgevaar;
      – kans op demping centrale zenuwstelsel, waardoor ademhalingscentrum verlamd kan raken.

Alcohol en lichamelijke aandoeningen

Overmatig alcoholgebruik geeft een verhoogd risico op kanker van de mond, keel, slokdarm, lever en borst. In de westerse wereld is overmatig alcoholgebruik de voornaamste oorzaak van levercirrose. Ook voor het ontstaan van acute pancreatitis is overmatig alcoholgebruik vaak de oorzaak. Hypertensie, hartritmestoornissen, jicht, polyneuropathie en epilepsie zijn ook lichamelijke complicaties van overmatig alcoholgebruik.

Na inname van grote hoeveelheden alcohol, vaak in combinatie met andere middelen, kan een *alcoholisch coma* optreden met grote kans op ademdepressie (verminderde ademhaling zowel in diepte als in frequentie). Vaak is hemodialyse (zuivering van het bloed door dialyse) nodig.

Wat kan er gebeuren als alcoholgebruik gestaakt wordt?
- 4-36 uur na het staken of verminderen van alcoholgebruik kan een *onthoudingsdelier* ontstaan met milde verschijnselen tot zelfs multipele orgaanfalen, waarbij meerdere organen tegelijkertijd worden beschadigd. Meestal zijn de volgende verschijnselen aanwezig: tremoren, misselijkheid, angst, slapeloosheid, irritatie, gevoelloosheid of paresthesieën.
- 7-38 uur na de laatste alcoholinname kan een *onthoudingsinsult* ontstaan.
- Een *alcoholonthoudingsdelier* (delirium tremens) kan 48-72 uur na het staken van de inname van alcohol ontstaan. Het delier duurt meestal twee tot drie dagen, maar kan langer aanhouden. De kenmerken zijn: desoriëntatie, agitatie, tremoren, koorts, pupilverwijding en visuele of gevoelshallucinaties.

Wat kunnen de gevolgen zijn van langdurig alcoholgebruik?
- De *wernicke-encefalopathie* is een ernstige stoornis in de hersenen door een tekort aan vitamine B1 (thiamine). De verschijnselen zijn (sub)acute verwardheid, loopstoornissen, oogbewegingsstoornissen en bewustzijnsdaling. Ook kan een collaps optreden. De patiënt wordt liggend op straat of thuis aangetroffen. Vaak betreft het alleenstaande, zelfverwaarloosde alcoholici. Toediening van vitamine B1 kan levensreddend zijn mits op tijd toegediend.
- Een groot deel van de patiënten die de wernicke-encefalopathie hebben doorstaan, krijgen het *korsakovsyndroom*. Hierbij zien we geheugenstoornissen en confabulaties. 2-5% van de ernstige alcoholverslaafden zal uiteindelijk dit syndroom ontwikkelen.

Alcohol en psychiatrische aandoeningen

Patiënten met alcoholproblematiek lijden vaak ook aan andere psychiatrische aandoeningen. Dit wordt dubbelediagnoseproblematiek genoemd. Zo is alcohol een oorzakelijke factor voor het ontstaan van angst en depressie.

Medicamenteuze behandeling

- Disulfiram (Refusal, Antabus) blokkeert de afbraak van acetaldehyde. Als hierbij alcohol gebruikt wordt, zijn de volgende verschijnselen waar te nemen: een rood hoofd, rode ogen, versnelde ademhaling, dyspneu, tachycardie (tot 140/min), bloeddrukdaling, collapsneiging, misselijkheid, braken, hoofdpijn, duizeligheid, angst en malaise. Bijwerkingen van disulfiram zijn afname van het libido, moeheid, knoflooksmaak/geur, acne en hartaritmieën.
- Acamprosaat (Campral) en Naltrexon (Revia) worden gebruikt bij de behandeling van chronisch alcoholisme om na een ontwenningskuur hernieuwd gebruik te voorkomen. Het vermindert de hunkering naar alcohol.
- Benzodiazepinen ter bestrijding van de onthoudingsverschijnselen.
- Vitaminepreparaten.

5.1.5 Stoornissen door het gebruik van andere psychoactieve stoffen

Cannabis

Wereldwijd en in Nederland wordt *cannabis* veel gebruikt. In Nederland gebruikt 0,75% van de bevolking van 15-64 jaar dagelijks cannabis (85.000 mensen); 3,3% geeft aan de laatste maand te hebben gebruikt. Cannabis is de verzamelnaam voor hasj en marihuana (wiet) en is afkomstig van de plant Cannabis Sativa. De belangrijkste werkzame stof is THC.

Nederwiet, zoals die in Nederlandse coffeeshops wordt verkocht, bevat gemiddeld 16-18% THC.

De somatische en psychische effecten van cannabis nemen toe met de mate van gebruik. De effecten zijn individueel bepaald door verwachting, ervaring met het middel en de gezondheidstoestand van de gebruiker. Ook speelt de setting (veilig, onrustig) waarin het gebruik plaatsvindt, een rol.

- **Lichamelijke effecten**

Lichamelijke effecten kunnen zijn: rode ogen, snelle hartslag, warme/koude lichaamsuiteinden, droge mond, zwaar gevoel in de spieren.

Bij chronisch gebruik kan het *cannabishyperemesissyndroom* ontstaan. Dit wordt gekenmerkt door periodiek excessief braken zonder lichamelijke oorzaak en baden of douchen met heet water om de klachten te verlichten. Vaak gaan de klachten gepaard met het drinken van veel water. De aandoening ontstaat gemiddeld tien jaar na de start van het dagelijks cannabisgebruik. De aandoening wordt gekenmerkt door terugkerende episodes (enkele dagen of weken) van urenlang excessief braken. Dit wordt voorafgegaan door een fase van enkele maanden met misselijkheid, afgewisseld met geheel klachtenvrije periodes. Behalve braken zijn er klachten van misselijkheid, koliekachtige pijn ter hoogte van het maagkuiltje, transpiratie en vaak veel drinken. Tijdens de ziekte-episodes ontstaat er ernstig gewichtsverlies. Ook kan uitdroging met een elektrolytenstoornis ontstaan.

Juist omdat cannabis misselijkheid en braken (anti-emetisch effect) tegengaat, wordt het gegeven bij cytostatica. Bij chronisch gebruik kan een tegenovergesteld effect optreden.

- **Psychische verschijnselen**

Psychische verschijnselen zijn onder andere: zin in eten, slappe lach, slaperigheid, stoornis in het kortetermijngeheugen, versterking van de stemming, intense beleving van kleur en muziek en verandering van beleving van tijd en ruimte.

Cannabisgebruik vergroot bij personen met een verhoogde erfelijke kwetsbaarheid de kans op het ontstaan van een psychose sterk.

- **Opiumwet**

Cannabis staat op lijst IIb van de *Opiumwet*. Bewerkte producten, zoals hasjolie en wiet-thee, staan op lijst I. Op deze laatste lijst staan de middelen die ook wel harddrugs worden genoemd, zoals heroïne, cocaïne, morfine, opium en MDMA (XTC). Op lijst II staan de zogenoemde softdrugs.

Wanneer in Nederland iemand meer dan vijf gram cannabis bij zich heeft, is dat strafbaar. Strafbaar is ook het hebben van meer dan vijf cannabisplanten in huis.

Amfetamine

Amfetamine (speed, pep) behoort tot de wekaminen. Het is een harddrug en heeft een langdurig centraal stimulerende werking, waardoor de energie van de gebruiker toeneemt. Amfetamine en afgeleide producten hiervan veroorzaken de vrijmaking van monoaminen in de synaps. Zij zijn directe agonisten op de serotonine- en dopaminereceptoren. Dexamfetamine wordt soms als tweedekeuzemiddel na falen van methylfenidaat (Ritalin, Concerta) voorgeschreven bij ADHD.

Amfetamine wordt meestal gesnoven (poeder), met kans op beschadiging van het neusslijmvlies; soms wordt het als tablet of capsule verkocht. Het heeft een sterke chemische smaak en geur.

Net zoals bij cannabis wordt het effect van amfetamine ook bepaald door persoonlijke factoren en omgevingsfactoren. Effecten kunnen zijn: toegenomen energie en zelfvertrouwen, onderdrukking moeheid, verminderde zelfkritiek, tachycardie en stijging van de bloeddruk met kans op ritmestoornissen, motorische onrust, wijde pupillen en droge mond, waardoor schade aan het gebit kan ontstaan. Ook tandenknarsen en kauw- en bijtbewegingen kunnen voorkomen.

Amfetamine verhoogt de temperatuur en kan bij inspanning tot oververhitting (hyperthermie) leiden.

Afhankelijk van dosis en toedieningswijze is de werkingsduur vier tot acht uur. Hierna ontstaat een katerig gevoel en treedt er moeheid en slapeloosheid op. Ook kunnen depressieve en psychotische verschijnselen met gevoelshallucinaties (het kruipen van beestjes in of over de huid) en paranoïde wanen optreden. Bij personen met schizofrenie kan amfetamine de psychotische verschijnselen ernstig versterken, doordat amfetamine het dopaminegehalte verhoogt.

Langdurig gebruik van amfetamine kan tot volledige uitputting leiden. Overdosering kan leiden tot hartritmestoornissen, lever- en nierfalen, tot coma aan toe. Amfetamine veroorzaakt weinig tot geen lichamelijke afhankelijkheid; bij regelmatig gebruik treedt wel psychische afhankelijkheid op.

XTC (ecstasy)

XTC (3,4-methyleendioxy-methamfetamine (MBDA)) is een afgeleide van amfetamine en het is de meest gebruikte *partydrug* in Nederland. Het is te koop in de vorm van tabletten, capsules en poeders. De samenstelling en de dosis verschillen per tablet/capsule; er is dus risico op overdosering. De werking treedt op na ongeveer dertig minuten en houdt zes tot acht uur aan. Bij jongeren, vrouwen en magere personen kunnen de effecten sterker zijn. Er ontstaat geen lichamelijke afhankelijkheid, een enkele keer wel psychische. Bij langdurig gebruik treedt tolerantie op.

XTC werkt stimulerend en veroorzaakt euforie doordat serotonine vrijgemaakt wordt, verhoogt het gevoel van eigenwaarde en verandert de waarneming van muziek en kleuren. Ook werkt het empathisch, waardoor er meer behoefte aan intimiteit is ('love drug').

De acute somatische bijwerkingen zijn mild: tandenknarsen, kaakkramp, excessief zweten, wijde pupillen, snelle hartslag en hypertensie. Er kunnen echter ook zeer ernstige bijwerkingen voorkomen, zoals acuut lever- en/of nierfalen. Patiënten met hartaandoeningen, diabetes mellitus en astma bronchiale lopen extra risico op ernstige bijwerkingen, zoals ritmestoornissen, hartinfarct, CVA of een ernstige astma-aanval, eventueel met dodelijke afloop.

De verhoging van de lichaamstemperatuur na gebruik van XTC ontstaat door de centrale stimulering van de spieractiviteit. Gebruikers krijgen het warm. De omstandigheden waaronder gebruikt wordt, kunnen ook bijdragen aan de *hyperthermie*. Bij onvoldoende afvoer van de warmte (warme omgeving) kan de lichaamstemperatuur oplopen tot boven de 41°C en kan een levensbedreigende situatie ontstaan. Ernstige hyperthermie kan leiden tot uitdroging, convulsies, spierafbraak en diffuse intravasale stolling. De behandeling bestaat uit afkoeling van het lichaam en vermindering van de warmteproductie, zo nodig door gebruik te maken van een spierverslapper.

Hyponatriëmie met braken, misselijkheid, verward gedrag en convulsie kan ontstaan na XTC-gebruik passend bij het *syndrome of inappropriate antidiuretic hormone secretion* (SIADH). Verdunning van de natriumionenconcentratie in het serum door overmatig drinken (waterintoxicatie) zou de hyponatriëmie kunnen versterken.

Om uitdroging tegen te gaan, moeten gebruikers van XTC voldoende water drinken, echter niet te veel in verband met kans op waterintoxicatie (een tot maximaal twee glazen water per uur).

XTC kan een paniekaanval of een psychose uitlokken. Een chronische psychose kan ontstaan bij langdurig gebruik van hoge doses, vaak in combinatie met andere middelen, bij erfelijk kwetsbare personen. Ook kunnen aandacht- en geheugenstoornissen voorkomen bij chronisch gebruik. Na XTC-gebruik kunnen depressieve verschijnselen ontstaan die dagen kunnen aanhouden, met slapeloosheid en moeheid, soms resulterend in een depressie.

Cocaïne

Cocaïne (coke) is afkomstig van de cocaplant en groeit in het Andesgebergte in Zuid-Amerika. De cocabladeren werden eeuwen geleden al gebruikt door de Inca's als middel tegen hoogteziekte, honger en duizeligheid. Nu worden ze met name in Bolivia en Peru gebruikt om thee te maken en worden ze gekauwd als stimulans, omdat het uithoudingsvermogen erdoor toeneemt. In de negentiende eeuw werd het in Europa voorgeschreven als lokaal anestheticum.

Cocaïne stimuleert het centrale zenuwstelsel door verhoging van de *monoaminen*. Door het kauwen van de bladeren stijgt het gehalte van de stof langzaam in het bloed. In de Verenigde Staten en Europa wordt het voornamelijk gesnoven, waardoor de bloedspiegel snel stijgt. Uit het witte kristalachtige poeder kan een 'base' (*crack*) gemaakt worden door toevoeging van bijvoorbeeld natriumbicarbonaat of ammonia. De cocaïne kan ook intraveneus worden toegediend of samen met tabak worden gerookt. Ook kan de base vanaf folie wordt gerookt (chinezen).

De effecten hangen mede af van omgevingsfactoren en persoonlijke factoren.

Lichamelijke effecten zijn onder andere een afname van de eetlust door demping van het hongergevoel, verhoging van het libido en de energie. Bij een hogere dosis ontstaan snelle hartslag en ademhaling, verhoging van de bloeddruk, stijging van de temperatuur, toename van de spierkracht en het uithoudingsvermogen en droge slijmvliezen. Door stimulatie van het maag-darmkanaal en de blaas kan diarree ontstaan en moet de gebruiker vaker plassen. Cocaïne werkt vaatvernauwend. Door het snuiven van cocaïne krijgt het neusslijmvlies onvoldoende zuurstof. Hierdoor raakt het pijnlijk ontstoken, met als gevolg extra slijmproductie (Colombiaanse verkoudheid) en kans op neusbloedingen. Ook kan een sinusitis ontstaan. Bij langdurig gebruik ontstaat beschadiging van het neustussenschot. Door de vaatvernauwing is de kans op ritmestoornissen, hartinfarct en CVA verhoogd, vooral als er al atherosclerose bestaat.

Psychische effecten zijn onder andere verhoogde stemming tot euforie, toename van zelfvertrouwen en heldere gedachtegang. Ook kan agressie ontstaan. Langdurig gebruik van hoge doses kan leiden tot paranoïde wanen en gevoelshallucinaties (beestjes). Na gebruik kunnen depressieve verschijnselen en een leeg gevoel ontstaan.

De werkingsduur van cocaïne is kort: bij snuiven tot een half uur, bij spuiten een tot twee minuten en bij roken ook enkele minuten; daarom wordt cocaïne vaak snel achter elkaar gebruikt.

Cocaïne leidt niet tot lichamelijke afhankelijkheid. Wel kan het tot psychische afhankelijkheid leiden.

GHB

Gammahydroxyboterzuur (GHB) is een neurotransmitter. Het is een stofwisselingsproduct van gamma-aminoboterzuur (GABA) en het werd oorspronkelijk als anestheticum gebruikt. Momenteel wordt GHB toegepast bij de behandeling van onbedwingbare slaapaanvallen (narcolepsie). Daarnaast is het toenemend populair als *partydrug* en wordt het wel beschreven als 'alcohol, maar dan zonder kater'. Ook wordt het als middel dat de geslachtsdrift stimuleert (afrodisiacum), aangeprezen. Voorts gebruiken bodybuilders GHB, omdat het bij gezonde vrijwilligers afgifte van groeihormoon en daardoor spieropbouw stimuleert. Dit laatste is overigens niet wetenschappelijk onderbouwd. GHB heeft een licht zoute zeepsmaak. Het middel zou ook als *rapedrug* worden gebruikt, waarbij het in drankjes zou worden gemengd. De kortdurende amnesie die het veroorzaakt, zou dit gebruik in de hand werken. Sinds kort zijn er glazen en rietjes in de handel, die verkleuren als er GHB in de drank zit.

GHB wordt snel en volledig opgenomen. Soms ontstaat er binnen vijftien minuten een coma. Het heeft een zeer korte uitscheidingshalveringstijd van ongeveer dertig minuten, die echter toeneemt bij hogere doseringen. In lage dosis is het euforiserend, entactogeen (dat wil zeggen: de gebruiker krijgt makkelijker contact met anderen) en wordt er een libidoverhogend effect aan toegeschreven. Tevens geeft het kortdurende amnesie. Maar reeds bij een geringe overdosering kan het al snel tot ernstige toxiciteit leiden. GHB heeft, net als alcohol en benzodiazepinen, een centraal dempend effect, wat kan leiden tot coma en ademhalingsdepressie, die levensgevaarlijk kan zijn en soms fataal. Daarnaast kan het leiden tot een lage bloeddruk en langzame hartslag met misselijkheid en braken. Ook zijn ongeordend bewegen (ataxie), duizeligheid, verwardheid en spiertrekkingen beschreven.

Het klinisch beeld van GHB-intoxicatie lijkt dus op een alcoholintoxicatie. Gelijktijdige inname met alcohol versterkt alle toxische effecten. GHB kent geen toxische effecten op de lange termijn, zoals alcohol. Wel zijn afhankelijkheid en onthoudingsverschijnselen potentiële problemen. Bij het stoppen met GHB kunnen namelijk zeer heftige onthoudingsverschijnselen ontstaan. De ernst hiervan hangt af van de mate van gebruik. Verschijnselen kunnen zijn: slapeloosheid, misselijkheid, braken, zweten, lichte angst, tremoren. Ernstige verschijnselen zijn: te snelle hartslag/ademhaling, hypertensie, hallucinaties, hevige angst, agitatie en convulsies met spierafbraak, kans op hyperkaliëmie en ritmestoornissen. Dit alles is levensbedreigend.

GHB is niet terug te vinden in de urine. Wanneer iemand bewusteloos geraakt is door een combinatie van alcohol en GHB, is het laatste dus niet in de urine aantoonbaar.

De behandeling van een acute GHB-intoxicatie is slechts ondersteunend. De meeste patiënten komen zeer snel en zonder restverschijnselen weer bij.

Opiaten

Heroïne wordt gemaakt uit ruwe opium uit de plant papaver somniferum. Door het sap uit de zaadbol in te drogen ontstaat ruwe opium en door chemische bewerking hiervan ontstaat heroïne. Heroïne is meestal vermengd (versneden) met paracetamol en/of cafeïne. In Nederland varieert het percentage heroïne in *straatheroïne* van 20–60%. Heroïne wordt meestal gespoten of gechineesd, waarbij de heroïnepoeder op aluminiumfolie wordt gelegd en met een aansteker wordt verhit. De vrijgekomen dampen worden vervolgens opgezogen. Heroïne heeft een centraal werkende demping. Het is pijnstillend, sederend, het vermindert de ademhaling en hartslagfrequentie. Ook vermindert het de darm- en blaaswerking met obstipatie en urineretentie als gevolg. Het vernauwt de pupillen. Ook wordt het libido geremd. Bij overdosis ontstaat een ademstilstand.

Psychische effecten zijn ervaren van een gelukzalig gevoel, verdwijnen van angstgevoelens en onverschilligheid ten opzichte van de omgeving. Meestal is heroïne na vier tot zes uur uitgewerkt, waarna de stemming verandert, variërend van geïrriteerdheid en onverschilligheid tot depressieve gevoelens.

Lichamelijke afhankelijkheid treedt bij heroïne snel op. Bij het stoppen ontstaan onthoudingsverschijnselen, zoals braken, buikkrampen, diarree, een loopneus en transpiratie. Ook heeft men het koud, heeft men kippenvel en pijn in de ledematen. Verder ontstaat psychische afhankelijkheid met craving.

Als een zwangere vrouw heroïne gebruikt, bestaat er een verhoogde kans op intra-uteriene vruchtdood, abortus, sterfte rond de geboorte, aangeboren afwijkingen en een te laag geboortegewicht van het kind. Na de geboorte is het kind ook verslaafd. Later is er meer kans op wiegendood. Heroïne wordt uitgescheiden in de moedermelk.

Het aantal heroïnegebruikers in Nederland ligt volgens schattingen rond de 18.000 personen. De laatste jaren komen er steeds minder gebruikers bij.

5.1.6 Behandeling

In de *verslavingszorg* zijn personen uit verschillende disciplines werkzaam: agogisch opgeleide mbo'ers en hbo'ers, verpleegkundigen, verpleegkundig specialisten, psychologen, verslavingsartsen en psychiaters. Meestal komen mensen met een verslavingsproblematiek pas na jaren in de verslavingszorg terecht. Eerder zijn zij wel in het ziekenhuis (intoxicatie, ongeval) en bij de huisarts geweest. De Nederlandse verslavingszorg bestaat uit een groot aantal regionale instellingen, die zowel ambulante als intramurale zorg leveren. Ook hebben de algemene GGZ-instellingen en algemene ziekenhuizen bedden voor verslaafden. De functies van de gespecialiseerde verslavingszorg omvatten het hele gebied van preventie, opvang en begeleiding tot behandelen en nazorg.

5.1.7 Maatschappelijke gevolgen

Het gebruik van psychoactieve stoffen brengt niet alleen schade toe aan de gebruiker zelf en zijn directe omgeving, maar ook aan de maatschappij. Dit brengt veel kosten met zich mee door grotere medische consumptie van de gebruiker zelf. Ook leidt het tot kosten van de directe omgeving naar aanleiding van bijvoorbeeld huiselijk geweld of kindermishandeling. Overlast, geweld, verwervingscriminaliteit, verkeersongevallen en ziekteverzuim zijn maar een paar voorbeelden met negatieve gevolgen voor de maatschappij. Drugsoverlast, zoals straatvervuiling, agressie en crimineel gedrag, wordt ingedeeld in sociale en fysieke (lichamelijke) overlast. Bij fysieke overlast gaat het om de gevolgen van de sociale overlast. In de media en de politiek krijgt drugsoverlast zeer veel aandacht.

Drugsoverlast is de laatste jaren mede door invoering van woonvoorzieningen en gebruikersruimten afgenomen. Het geeft echter wel veel beroering en onrust als in een buurt zo'n ruimte komt. 66,6% van de *zeer actieve veelplegers* (ZAV) heeft een verslaving. Zij zorgen met name in de grote steden voor veel overlast door winkeldiefstal enzovoort. Overlast bij koffieshops komt ook voor. Hierbij moet gedacht worden aan verkeersoverlast (parkeerproblemen), vervuiling (braken en urineren in de omgeving) en lawaaioverlast.

5.2 Schizofrenie en aanverwante stoornissen

R. Keet

5.2.1 Inleiding

Schizofrenie is een ernstig psychiatrisch ziektebeeld dat meestal op jongvolwassen leeftijd ontstaat en gekenmerkt wordt door psychotische episodes, afgewisseld door rustigere fasen. Na een psychotische fase ligt het functioneren echter op een lager niveau dan voor het uitbreken van de ziekte.

De term *schizofrenie* is bedacht door de Duitse psychiater Eugen Bleuler in 1908. Letterlijk vertaald, betekent het 'gespleten geest'. De naam leidt tot op de dag van vandaag tot misverstanden als zou het gaan om het hebben van meerdere persoonlijkheden of een reactie op een trauma waarbij de geest gespleten is geraakt. Niets van dit alles is juist. Schizofrenie is een hersenziekte, of beter nog een groep hersenziekten, waarbij het centrale kenmerk de kwetsbaarheid voor een psychose is. Er worden dan ook wel voorstellen gedaan om de naam te wijzigen, bijvoorbeeld in het *disfunctionele perceptiesyndroom*. Een dergelijke naam benadrukt dat het een syndroom is en niet een kenmerk van de persoonlijkheid. Ook benadrukt het dat een afwijking in de waarneming (perceptie) en inschatting van alledaagse gebeurtenissen de kern is van de aandoening. Vooralsnog is het echter niet duidelijk of de naam inderdaad gaat veranderen. In deze paragraaf gaan we uit van het begrip schizofrenie. Naast de kwetsbaarheid voor een psychose zijn de kenmerken apathie, sociale teruggetrokkenheid en problemen met informatieverwerking (cognitie) waar te nemen. Het leidt vrijwel zonder uitzondering tot verminderd functioneren op school, werk, bij het opvoeden, de zelfzorg, in relaties en vrijetijdsbesteding.

> **Casus schizofrenie**
>
> Jasper (20 jaar) woont nog bij zijn ouders. De eerste jaren deed hij het goed op de havo, maar toen hij in de derde klas tweemaal dreigde te blijven zitten, ging hij over naar het vmbo, dat hij met moeite kon afmaken. Daarna heeft hij geen opleiding of werk meer gedaan.
>
> Er was veel strijd met zijn ouders, die hem verweten dat hij lui was. Zij ergerden zich aan zijn apathie, vonden het vreselijk te zien hoe hij zijn leven liet versloffen. Hij trok zich veel terug op zijn kamer, beantwoordde geen e-mails, telefoontjes en sms'jes van vrienden en raakte toenemend geïsoleerd.
>
> Hij gebruikte veel cannabis. Dit was in huis niet toegestaan en het verkrijgen en gebruiken van cannabis was de enige reden waarom hij nog de deur uitging. Andere bezoekers van de coffeeshop waren zijn enige overgebleven contacten.
>
> Het viel zijn ouders op dat hij vaak hardop aan het praten was in zijn eentje en soms aan het lachen als hij op zijn kamer was. Soms hoorden ze ook angstige kreten. Hij kwam aan met niet goed te volgen verhalen over mensen op straat die hem kenden en uitscholden, en rode auto's die hem volgden. Hij sprak van een complot, maar wilde er verder niet over uitweiden. Als hij bij zijn ouders zat, staarde hij echter meestal dromerig

voor zich uit en nam hij weinig deel aan het gesprek. Hij volgde wel het nieuws. Bij het uitbreken van de oorlog in Irak zei hij dat dat allemaal de schuld van zijn vader was, dat hij dit al die tijd had geweten en dat hij zijn vader had moeten stoppen. Hij gaf aan stemmen te horen die hem dit hadden meegedeeld, maar wilde verder niet vertellen wat de stemmen zeiden. Hij werd toenemend vijandig tegenover zijn vader.

Zijn ouders drongen aan op een bezoek aan een psychiater, maar dat weigerde hij. Op een dag viel hij uit het niets zijn vader aan. Hij schreeuwde dat zijn vader moest ophouden hem te dwarsbomen, de wereld te verzieken en Irak te vernietigen. Het kwam tot een handgemeen, waarbij klappen vielen. Moeder belde de politie, die Jasper meenam. Hij werd beoordeeld door de crisisdienst, die hem gedwongen liet opnemen met een inbewaringstelling. Tijdens de opname werd de diagnose schizofrenie gesteld. Medicatie werd gestart en de behandeling werd voortgezet in een centrum gespecialiseerd in vroegpsychosezorg. Jasper werd meer open in het contact en vertelde dat hij al jaren stemmen hoorde, die eerst vooral commentaar op zijn uiterlijk gaven, maar toenemend opdrachten gaven dat hij de wereld moest redden en dat zijn vader door en door slecht was.

Aan Jasper en aan zijn ouders werd in psycho-educatiesessies uitgelegd dat zowel de agressie als de apathie voortkwam uit de ziekte schizofrenie. Jasper werd daarbij op het hart gedrukt het gebruik van cannabis te staken. Jasper ging naar de volwassenenhavo en wist deze te voltooien.

5.2.2 DSM-IV-TR over schizofrenie en aanverwante stoornissen

De DSM-IV-TR-classificatie voor schizofrenie is gebaseerd op de kenmerkende symptomen (A), het sociaal en beroepsmatig disfunctioneren en de duur. Er zijn vijf kenmerkende symptomen (criterium A), waarvan er minimaal twee minimaal een maand aanwezig moeten zijn. Dit betekent aan de ene kant dat het uitsluitend aanwezig zijn van (niet-bizarre) wanen of hallucinaties niet voldoende is. Aan de andere kant betekent het ook dat er beloopsvormen zijn zonder een van deze twee kenmerken, bijvoorbeeld met uitsluitend desorganisatie (zie DSM-criteria) en negatieve symptomen. Deze symptomen moeten leiden tot sociaal of beroepsmatig disfunctioneren, wat inhoudt dat het functioneren duidelijk onder het niveau is van voor het begin van de stoornis (criterium B). Ten slotte moeten een of meer symptomen gedurende ten minste zes maanden aanwezig zijn (criterium C).

DSM-IV-TR-criteria voor schizofrenie

a. *Kenmerkende symptomen*
   Twee of meer van de volgende, elk gedurende één maand een belangrijk deel van de tijd aanwezig (of korter bij succesvolle behandeling):
   1. wanen;
   2. hallucinaties;
   3. onsamenhangende spraak (bijvoorbeeld frequent de draad kwijtraken of incoherentie);

4. ernstig chaotisch of katatoon gedrag;
5. negatieve symptomen, dat wil zeggen: vervlakking van het affect, gedachte- of spraakarmoede of apathie.

NB: Slechts één symptoom uit criterium A wordt vereist indien de wanen bizar zijn of wanneer hallucinaties bestaan uit een stem die voortdurend commentaar levert op het gedrag of de gedachten van betrokkene, of twee of meer stemmen die met elkaar spreken.

b. *Sociaal/beroepsmatig disfunctioneren*
Vanaf het begin van de stoornis ligt het functioneren, voor een belangrijk deel van de tijd, op een of meer terreinen, zoals werk, relaties of zelfverzorging, duidelijk onder het niveau dat voor het begin van de stoornis werd bereikt (of indien het begin in de kinderleeftijd of adolescentie ligt, is het niet gelukt het niveau te bereiken dat op het gebied van relaties, school of beroep verwacht kon worden).

c. *Duur*
Symptomen van de stoornis zijn gedurende ten minste zes maanden ononderbroken aanwezig. In deze periode van zes maanden moeten er ten minste één maand symptomen zijn die voldoen aan criterium A (dat wil zeggen: symptomen uit de actieve fase) en kunnen er periodes voorkomen met prodromale (vroege) symptomen of restsymptomen. Gedurende deze prodromale periode of restperiodes kunnen de verschijnselen van de stoornis zich beperken tot negatieve symptomen of tot twee of meer symptomen van criterium A in een lichte vorm (bijv. vreemde overtuigingen, ongewone zintuiglijke ervaringen).

d. Tijdens de actieve psychotische fase (criterium A) zijn er geen of hoogstens kortdurende depressieve of manische periodes.

e. De stoornis is niet het gevolg van de directe fysiologische effecten van een middel (bijvoorbeeld drug, geneesmiddel) of een somatische aandoening.

Schizofreniforme stoornis (DSM-IV-TR)
a. Aan de criteria A, D en E van schizofrenie wordt voldaan.
b. Een episode van de stoornis (met inbegrip van prodromale, actieve en restverschijnselen) duurt ten minste één maand, maar korter dan zes maanden. (Als de diagnose gesteld moet worden zonder dat gewacht kan worden op herstel, moet deze als 'voorlopig' worden aangegeven.)

Bron: Beknopte handleiding bij de diagnostische criteria van de DSM-IV-TR. Amsterdam: Pearson, 2010.

Subtypen van schizofrenie volgens de DSM-IV-TR
Paranoïde type
Een vorm van schizofrenie waarbij aan de volgende criteria wordt voldaan:
a. preoccupatie met een of meer wanen of frequente gehoorshallucinaties;

b. geen van de volgende is opvallend aanwezig: onsamenhangende spraak, chaotisch of katatoon gedrag, of vlak of inadequaat affect.

Gedesorganiseerde type
Een vorm van schizofrenie waarbij aan de volgende criteria wordt voldaan:
a. alle volgende symptomen zijn opvallend aanwezig:
   - onsamenhangende spraak;
   - chaotisch gedrag;
   - vlak of inadequaat affect;
b. voldoet niet aan de criteria van het katatone type.

Katatone type
Een vorm van schizofrenie waarbij het beeld wordt overheerst door ten minste twee van de volgende criteria:
a. motorische onbeweeglijkheid zich uitend in katalepsie (met inbegrip van wasachtige buigzaamheid) of stupor (bewegingloosheid);
b. overmatige motorische activiteit (die ogenschijnlijk doelloos is en niet beïnvloed wordt door externe prikkels);
c. extreem negativisme (een ogenschijnlijk zinloze weerstand tegen alle opdrachten of het handhaven van een rigide houding ondanks pogingen om in beweging gebracht te worden) of mutisme;
d. vreemde willekeurige bewegingen zich uitend in een katatone houding (willekeurig aannemen van inadequate of bizarre houdingen), stereotiepe bewegingen, opvallende maniërismen (houdingen, bewegingen doen gekunsteld aan) of opvallend grimasseren (lijkt of patiënt continu vreemde gezichten trekt);
e. echolalie of echopraxie.

Ongedifferentieerde type
Een vorm van schizofrenie waarbij symptomen die voldoen aan criterium A, aanwezig zijn, maar waarbij niet voldaan wordt aan de criteria van het paranoïde, katatone of gedesorganiseerde type.

Resttype
Een vorm van schizofrenie waarbij aan de volgende criteria wordt voldaan:
a. afwezigheid van opvallende wanen, hallucinaties, onsamenhangende spraak en uitgesproken chaotisch of katatoon gedrag;
b. er zijn voortdurende symptomen van de stoornis in een lichte vorm aanwezig, zoals blijkt uit de aanwezigheid van negatieve symptomen of van twee of meer symptomen vermeld bij criterium A voor schizofrenie (bijvoorbeeld vreemde overtuigingen, ongewone zintuiglijke ervaringen).

Bron: Beknopte handleiding bij de diagnostische criteria van de DSM-IV-TR. Amsterdam: Pearson, 2010.

In het geval van Jasper is het duidelijk dat hij aan de criteria van schizofrenie voldoet. Hij had drie kenmerken van het A-criterium: hallucinaties (de stemmen), wanen (overtuiging dat vader een rol speelde in de oorlog in Irak en complotgedachten) en negatieve symptomen (apathie). Ook aan het B-criterium, sociaal/beroepsmatig disfunctioneren, werd voldaan. Hij had zijn school niet afgemaakt en had de meeste vrienden verloren. De symptomen bestonden al enige jaren voordat behandeling – in dit geval onder dwang – werd begonnen. Dit wordt wel de *duur van de behandelde psychose* genoemd. Daarmee is het duidelijk dat ook aan het C-criterium omtrent de duur is voldaan (minimaal zes maanden symptomen, waarvan minimaal één maand symptomen die voldoen aan het A-criterium).

Vroegpsychoseprogramma's zijn eropuit om deze duur van de onbehandelde psychose terug te brengen en daarmee de sociale schade die de ziekte teweegbrengt, te beperken (zie ▶ par. 5.2.8 'Vroegpsychosezorg').

Er zijn afhankelijk van de symptomen die op de voorgrond staan, verschillende subtypen, zoals het paranoïde, gedesorganiseerde, katatone, ongedifferentieerde en resttype (DSM-criteria).

Twee sterk verwante stoornissen zijn de *schizofreniforme stoornis* en de *schizoaffectieve stoornis*. In beide gevallen moet aan het A-criterium van schizofrenie (symptomen) zijn voldaan. Het enige wat deze aandoeningen onderscheidt van schizofrenie, is de kortere duur (schizofreniforme stoornis) en het meer prominent aanwezig zijn van stemmingsepisodes (schizoaffectieve stoornis).

5.2.3 Oorzaken

Zowel erfelijke factoren als omgevingsfactoren spelen een rol bij het ontstaan van schizofrenie.

Erfelijke factoren

Bij de algemene bevolking komt schizofrenie bij ongeveer 1% voor (zie ◘ figuur 5.1). Bij familieleden van patiënten is dit percentage beduidend hoger. Een broer of zus van een patiënt met schizofrenie heeft een risico van circa 7%. Als beide ouders schizofrenie hebben of als men de andere helft is van een eeneiige tweeling, is het risico rond de 50%. Hieruit blijkt dat het risico op het ontwikkelen van schizofrenie sterk erfelijk bepaald is, maar eveneens dat omgevingsfactoren een rol spelen. Immers, de twee personen van een eeneiige tweeling zijn genetisch identiek. Meerdere genen worden in verband gebracht met een kwetsbaarheid voor het ontwikkelen van schizofrenie. Of het dragen van deze genen uiteindelijk tot schizofrenie leidt, hangt af van het aantal kwetsbaarheidsgenen dat iemand heeft. Het hangt tevens af van de aan- of afwezigheid van omgevingsfactoren die het risico verhogen of juist bescherming bieden. Bij vrouwen begint schizofrenie gemiddeld op hogere leeftijd en is het beloop milder. Familieleden die niet ziek zijn, delen uiteraard wel een deel van de genen. Bij onderzoek blijken zij vaak nauwelijks waarneembare neurologische en psychologische afwijkingen te hebben, die overigens geen enkele belemmering hoeven te geven in het dagelijks leven.

Er zijn interacties bekend tussen specifieke genen en omgevingsfactoren. Een voorbeeld hiervan is een bepaald ongunstig gen (COMT). Wanneer dit aanwezig is, is de kans op het ontwikkelen van schizofrenie driemaal verhoogd. Het gebruik van cannabis op

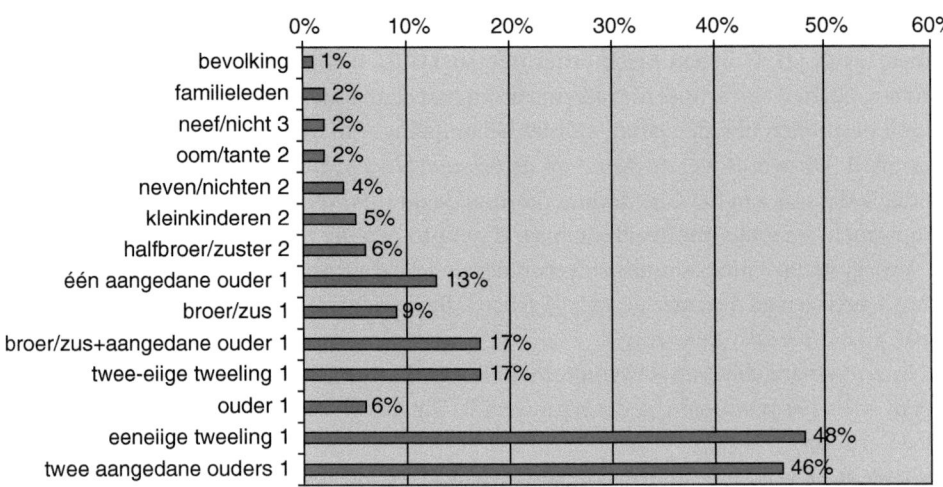

◘ **Figuur 5.1** Het percentage mensen dat ooit in zijn leven een schizofrene of verwante psychotische stoornis ontwikkelt. Bron: Gottesman, I. (1991). *Schizophrenia genesis. The origins of madness.* New York: Freeman & Co.

jonge leeftijd brengt een vergelijkbaar risico met zich mee. Echter, de combinatie van deze twee factoren, dus het ongunstige gen én het gebruik van cannabis, geeft een maar liefst elfvoudig risico op het ontwikkelen van schizofrenie.

Met beeldvormende technieken (MRI, SPECT) hebben onderzoekers kunnen vaststellen dat bepaalde delen van de hersenen (o.a. basale kernen) aangedaan zijn. De totale hoeveelheid grijze stof van de hersenen neemt af, waardoor de ventrikels, de holtes in de hersenen gevuld met de hersenvloeistof (liquor), juist groter zijn.

De neurotransmitter dopamine speelt een sleutelrol bij het ontstaan van schizofrenie. Bij patiënten met schizofrenie komt dopamine in verhoogde mate voor in de basale kernen, het gebied dat met emoties te maken heeft. Onder normale omstandigheden komt dopamine in die hersendelen alleen vrij als er iets belangrijks gebeurt, iets wat opvallend of bedreigend is en daarom je onmiddellijke aandacht vereist. Bij patiënten met schizofrenie komt deze stof in verhoogde mate vrij onder neutrale omstandigheden. Dit is vermoedelijk de kern van psychose. Alledaagse gebeurtenissen worden als belangrijk of bedreigend ervaren en de waan is een poging om dit te verklaren. In andere delen van de hersenen, met name frontaal, is er juist een relatief tekort aan dopamine.

Bij patiënten met *akoestische (gehoors)hallucinaties* werd gevonden dat in de hersenen niet alleen de gehoor-, maar ook de spraakgebieden spontaan en autonoom actief zijn. Dit komt ongeveer bij 1% van alle mensen voor en hoeft niet pathologisch te zijn. Een patiënt met schizofrenie is vaak geneigd de stemmen te verklaren als iets van buiten hemzelf en van groot belang. Hierdoor wordt het stemmen horen wel een psychiatrisch symptoom.

Omgevingsfactoren
Omgevingsfactoren die het risico op het ontwikkelen van schizofrenie bepalen, vallen uiteen in biologische en psychosociale factoren.

Het risico op schizofrenie is verhoogd bij gebeurtenissen voor en rondom de geboorte, zoals infectieziekten van de moeder (griep, rode hond), ondervoeding, diabetes mellitus en roken tijdens de zwangerschap. Dit geldt eveneens voor complicaties bij de bevalling, met name als deze leiden tot een tekort aan zuurstof bij het ongeboren kind.

De omgeving waarin een kind opgroeit, bepaalt ook het risico op schizofrenie. Armoede, een lagere klasse en het opgroeien in de stad zijn verbonden met een groter risico op schizofrenie. Het behoren tot bepaalde etnische minderheden is ook een belangrijke risicofactor. In Nederland hebben mannen van Marokkaanse afkomst een vier- tot vijfmaal verhoogd risico op het ontwikkelen van schizofrenie. Er zijn aanwijzingen dat dit direct het gevolg is van ervaren vijandigheid en vernedering.

5.2.4 Beloop

Het risico dat iemand ooit in zijn leven schizofrenie zal ontwikkelen, ligt rond de 1%. De kans dat een nieuw geval van schizofrenie ontstaat, is rond de twee per 10.000 personen per jaar.

Er zijn echter grote regionale verschillen: van minder dan één tot meer dan zeven per 10.000 personen per jaar. Omgevingsfactoren blijken mede te bepalen of iemand schizofrenie ontwikkelt en hoe ernstig deze verloopt.

De diagnose schizofrenie heeft een slechte prognose. Er zijn duidelijke sekseverschillen. Bij vrouwen begint schizofrenie in het algemeen later in het leven en het beloop is gemiddeld milder.

Uit onderzoek blijkt dat bij 70% van de patiënten met schizofrenie sprake is van een chronische ziekte. Dat is een slechte prognose. Vreemd genoeg echter denken patiënt en behandelaar vaak dat de uitkomst nog slechter is en dat schizofrenie synoniem is met een gebrek aan enig uitzicht op herstel. Dit is niet juist. De ziekte gaat bij 30% dus wel over. Bij de helft van die groep zelfs al na één episode. Bij de 70% bij wie het niet overgaat, is wel *remissie* van de symptomen mogelijk. Remissie is een toestand waarbij patiënten een langdurige verbetering van symptomen vertonen. Eventuele overblijvende symptomen belemmeren niet langer het gedrag en het dagelijks functioneren. Gedurende een halfjaar moet de patiënt aanzienlijk minder last hebben van wanen/hallucinaties, onsamenhangende spraak, chaotisch gedrag, vreemde bewegingen (katatoon gedrag) of negatieve symptomen (gebrek aan initiatief). Intensieve ambulante behandeling volgens het FACT-model kan de kans op remissie al met een factor twee doen toenemen. Dit zal verder worden besproken in ▶ par. 5.2.7 'Organisatie van de zorg ACT en FACT'.

Een probleem kan wel zijn dat mensen door de doorgemaakte ziekte, die vaak op jongvolwassen leeftijd is begonnen, sociaal flink zijn achteropgeraakt. Een opleiding of studie kon niet worden afgemaakt, partnerrelaties zijn verbroken, vrienden zijn afgehaakt. Het is daarom van belang om naast herstel van de symptomen ook aan sociaal herstel te werken. Dit is daarom een toenemend punt van aandacht bij de behandeling.

Schizofrenie ontstaat in het algemeen tijdens de adolescentie of op jongvolwassen leeftijd. Dit betekent overigens niet dat het later in het leven niet meer kan beginnen. De ziekte kan namelijk ook op veel latere leeftijd ontstaan. In tegenstelling tot wat wel eens wordt

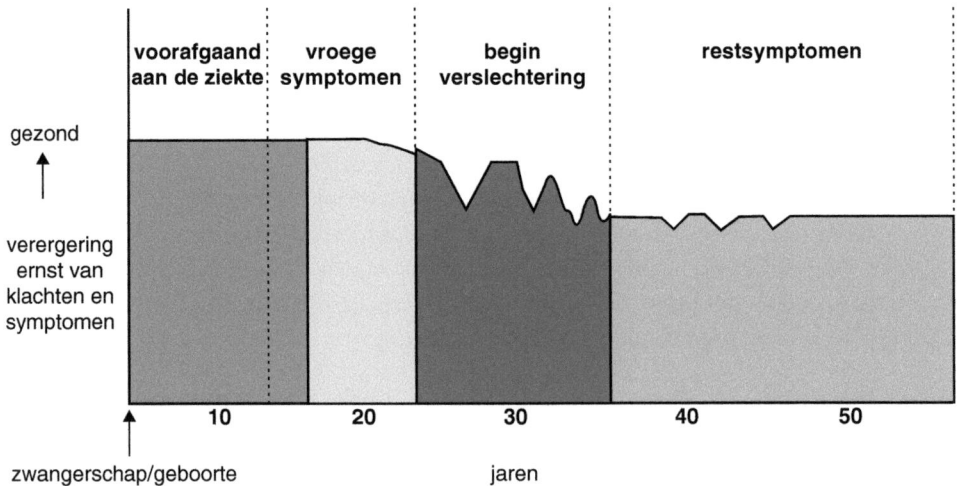

Figuur 5.2 Grafische weergave van het beloop van schizofrenie.

gedacht, is er geen enkele leeftijd waarop men met zekerheid kan vaststellen dat schizofrenie niet meer kan optreden. Na het veertigste levensjaar spreekt men van *late onset schizofrenie* en na het zestigste levensjaar van *very late onset schizofrenie*. Het is wel zo dat deze varianten veel zeldzamer zijn dan een aanvang tijdens adolescentie of op jongvolwassen leeftijd. In totaal ontwikkelt omstreeks 1% van de mensen op een gegeven moment schizofrenie.

Bij het meest voorkomende beloop, met aanvang tijdens de adolescentie (zie figuur 5.2), is het vaak in het begin moeilijk onderscheid te maken tussen ziekteverschijnselen en normale uitingen van de puberteit: dagdromen, zich terugtrekken op de kamer, vreemde belangstellingen en overtuigingen, inadequate emotionele reacties en apathie. Vaak is de omgeving bij een sluipend begin even verwonderd als de patiënt zelf. Als er een overgang plaatsvindt naar het uiten van duidelijk waarneembare wanen, onbegrepen agressie of een niet te volgen gedachtegang, wordt de diagnose wel duidelijk. In deze periode is er een snelle toename van klachten en symptomen. Het is ook deze periode waarin een sterke cognitieve achteruitgang plaatsvindt. In veel gevallen herstellen de cognitieve functies zich niet meer tot het niveau van daarvoor. Aangezien het een periode in het leven is waarin normaal gesproken juist een sterke ontwikkeling plaatsvindt op het gebied van leren, werken en relaties, spreekt men bij schizofrenie wel van een 'knik in de levenslijn'. Dat wil zeggen dat de ontwikkeling achterblijft bij wat de patiënt én omgeving hadden verwacht. De eerste tien tot twintig jaar worden vaak gekenmerkt door episodes van forse terugval (decompensaties) en gedeeltelijk herstel. Op latere leeftijd worden de wisselingen minder uitgesproken en behouden patiënten een aantal restsymptomen.

5.2.5 Symptomen

Veelal wordt een onderscheid gemaakt tussen symptoomgroepen: de positieve en negatieve cognitieve symptomen. *Positieve* of *psychotische* symptomen duiden op verschijnselen die door de ziekte erbij zijn gekomen maar er niet zouden moeten zijn. Vrijwel altijd lijdt zowel patiënt als omgeving hieronder. Het gaat om wanen, hallucinaties en desorganisatie van het denken en handelen (verwardheid in denken en doen). Er is sprake van verlies van contact met de realiteit. Wanen zijn vreemde, onjuiste overtuigingen en hallucinaties zintuiglijke ervaringen die niet met anderen worden gedeeld.

Voor *negatieve symptomen* geldt dat er juist iets ontbreekt. Kenmerken van gezond functioneren zijn door de ziekte weggevallen. Het gaat om tekorten in basale emotionele en gedragsprocessen. Hierbij kan men denken aan affectieve vervlakking (weinig gelaatsexpressie, monotone stem), anhedonie (geen plezier kunnen beleven), sociaal terugtrekken en apathie, een verminderd vermogen om plannen te maken en uit te voeren. Voor deze symptomen geldt dat de omgeving hier soms meer onder lijdt dan de patiënt zelf. De lijdensdruk bij de patiënt kan wel ontstaan door de negatieve beoordeling door de omgeving, waarbij de negatieve symptomen als luiheid en karakterzwakte worden beoordeeld, soms ook door de eigen behandelaar. Dan hoort men opmerkingen als 'hij is niet gemotiveerd' of zelfs 'hij moet een schop onder zijn kont hebben'.

In de praktijk is het zinvol gebleken meer *symptoomgroepen* te onderscheiden dan deze twee groepen. Op grond van de literatuur kan men de volgende groepen onderscheiden: denken, waarnemen, voelen, aandacht, bewegen, handelen.

Denken
- **Inhoud**

De inhoudelijke denkstoornissen kan men wel beschouwen als de kern van schizofrenie. De meest uitgesproken vorm hiervan zijn wanen. Een waan is een zeer persoonlijke overtuiging die niet overeenkomt met de werkelijkheid. Er wordt hieraan hardnekkig vastgehouden zonder voldoende grond en ondanks bewijzen van onjuistheid. Een waan wordt niet gedeeld met medemensen met dezelfde etnisch-culturele achtergrond.

Belangrijk is dus dat het niet voldoende is vast te stellen dat een overtuiging onjuist is om een waan te diagnosticeren. We hebben allemaal wel eens een overtuiging die niet blijkt te kloppen en grote groepen mensen geloven in minder waarschijnlijke zaken, zoals astrologie, vliegende schotels of contact met overleden personen. In theorie is het zelfs mogelijk dat een waan in feite juist is, bijvoorbeeld bij vermeende ontrouw van de partner. Dit kan waar zijn terwijl de wijze waarop de overtuiging tot stand is gekomen, toch waanachtig is, zoals blijkt uit het volgende voorbeeld.

> **Voorbeeld**
>
> 'Het televisiejournaal besteedde aandacht aan ontrouw en het ging vandaag onverwacht regenen. Ik weet zeker dat hij mij niet trouw is.'

Er worden drie aspecten bij een waan onderscheiden:
- overtuiging: de mate waarin iemand ervan overtuigd is dat de overtuiging ook juist is;
- preoccupatie: de mate waarin iemand ermee bezig is;
- angst: de mate waarin de overtuiging iemand angstig maakt.

Alleen als er op alle drie aspecten een hoge score is, kan men spreken van een duidelijk waarneembare (manifeste) waan. De overtuiging dat je met overledenen kunt praten, hebben veel mensen. Dit kan overgaan naar een waan als deze overtuiging je dag en nacht bezighoudt, je bang maakt en vergezeld wordt door de overtuiging dat de overledenen zich rechtstreeks met je leven bemoeien. Dit kan je zo angstig maken dat je het af en toe uitschreeuwt van de angst. Het gaat er dus niet zozeer om wat iemand denkt, maar vooral hoe iemand denkt en wat de impact is op zijn leven.

Er zijn een aantal typische thema's die veel voorkomen bij wanen, zoals controleverlies, gedachte-uitzending, beïnvloeding en betrekking op zichzelf.

Bij *controleverlies* is men ervan overtuigd de controle over de gedachten kwijt te zijn. Dit kan leiden tot wanen over gedachte-inbrenging en -onttrekking. Bij *gedachte-inbrenging* is er de overtuiging dat de gedachten die men heeft, van buiten komen zonder dat men daar controle over heeft. Bij *gedachteonttrekking* is er juist de overtuiging dat de gedachten uit het hoofd worden gehaald. Dit laatste zou een waanachtige verklaring kunnen zijn van de gedachtearmoede of de gedachtestops.

Bij *gedachte-uitzending* bestaat de overtuiging dat anderen je gedachten kunnen opvangen en daardoor weten wat je denkt. Omgekeerd kan iemand er ook met zekerheid van overtuigd zijn te weten wat de ander denkt.

Bij het thema *beïnvloeding* bestaat er de overtuiging dat eigen gedachten, gevoelens en handelingen worden gestuurd door krachten of machten buiten de eigen persoon. De omgekeerde overtuiging kan ook bestaan, dat men gebeurtenissen in de buitenwereld kan beïnvloeden. Dit kan variëren van het bepalen van de uitkomst van een voetbalwedstrijd tot het ontstaan van oorlogen in de wereld. Dit soort overtuigingen kunnen tot grote wanhoop en schuldgevoelens leiden.

Bij het thema *betrekking* krijgen gebeurtenissen in de buitenwereld een sterk persoonlijke betekenis. Een voorbeeld is de overtuiging dat radio en tv speciale boodschappen voor iemand uitzenden.

Ten slotte worden sommige wanen ook nog eens als *bizar* omschreven. De DSM-IV-TR geeft hier zelfs extra gewicht aan. Met een bizarre waan die meer dan een maand bestaat, is er al geen tweede criterium meer nodig om te voldoen aan het A-criterium van de diagnose schizofrenie. Bizar wil zeggen dat de overtuigingen zo onwaarschijnlijk zijn dat ze naar algemeen geaccepteerde opvattingen ook niet waar kunnen zijn. Hedendaagse voorbeelden zijn de beïnvloedingswaan dat de gedachten worden gestuurd door een geïmplanteerde chip of door satellieten.

- **Vorm**

Stoornissen in de vorm van het denken worden ook wel *formele denkstoornissen* genoemd.

De meest uitgesproken formele denkstoornis is *incoherentie*. De patiënt springt van de hak op de tak, is niet te volgen. In het ergste geval wordt wel van *Wortsalat* gesproken. De gesproken tekst lijkt een willekeurig door elkaar gehusselde groep woorden. Indien dit in een lichte vorm aanwezig is, noemt men het denken wel *associatiezwak*. Een variant hierop is het *persevereren*, het zinloos herhalen van woorden of handelingen.

Ook het vermogen tot abstract denken kan aangetast zijn. Abstracte begrippen worden concreet uitgelegd (concretisme). Bijvoorbeeld: hartstocht betekent dat het tocht in je hart. Soms worden nieuwe woorden gecreëerd; die heten neologismen. Bijvoorbeeld een patiënt die denkt de wereldvrede te kunnen bewerkstellingen, en zegt: 'Ik kan de wereld vervredigen.'

Ook het *tempo* van het denken kan veranderd zijn. Dit kan, met name bij een manische psychose, versneld zijn. Vaker ziet men bij schizofrenie juist een vertraging, met lange pauzes, gedachtearmoede en soms ook het tijdelijk geheel stoppen van het denken (gedachteblokkade). Dat is dus een denkstoornis die onder de negatieve symptomen valt.

Waarnemen

Hallucinaties zijn waarnemingservaringen met werkelijkheidskarakter zonder dat er een externe bron is. Voor alle vijf zintuigen komen hallucinaties voor: horen, zien, voelen, ruiken, proeven. Echter, de frequentie waarmee deze voorkomen, verschilt sterk. Bij schizofrenie gaat het in de overgrote meerderheid om *akoestische* hallucinaties. Zeldzamer zijn *visuele* hallucinaties (15%) en *gevoels*hallucinaties, ook wel *tactiele* hallucinaties genoemd (5%). Hallucinaties op het gebied van ruiken en proeven zijn zeldzaam.

Lang niet alle hallucinaties zijn uitingen van een psychose. Naar schatting 10% van de algemene bevolking maakt wel eens een hallucinatoire ervaring door. Een deel daarvan zijn de 'niet-psychiatrische stemmenhoorders'. Hierbij is het fenomeen van waarnemingservaringen zonder externe bron wel aanwezig. Net als bij wanen is het hierbij dus niet voldoende om van een psychotisch fenomeen te spreken. Hiervan is pas sprake als er een waanachtige interpretatie plaatsvindt en dit gepaard gaat met een grote bezorgdheid en angst.

De meeste kenmerkende hallucinaties bij schizofrenie zijn *stemmen*. Deze stemmen houden zich vaak intensief bezig met betrokkene. Ze kunnen de persoon bijvoorbeeld doorlopend becommentariëren door almaar te beschrijven wat hij doet. Dit kan ook overgaan in diskwalificeren, uitschelden of opdrachten geven (imperatieve hallucinaties). Dit laatste kan bij gehoorzamen aan die opdrachten leiden tot (levens)gevaarlijk gedrag.

Voelen

Stoornissen in het gevoelsleven kunnen in twee groepen worden onderscheiden: de *emotionele reacties* op wanen en hallucinaties en *primaire stoornissen* in het gevoelsleven. Bij de emotionele reacties op wanen en hallucinaties kan men zich afvragen of hier wel sprake is van een stoornis. De waanachtige overtuiging dat er een complot gaande is waarbij iemands leven in gevaar is, zal logischerwijze leiden tot emoties zoals angst, boosheid en verdriet. Hierbij is er dus eigenlijk geen sprake van een stoornis. Primaire stoornissen in het gevoelsleven bij schizofrenie zijn emotionele reacties die niet passen bij de situatie (inadequaat affect). Patiënten zitten dan bijvoorbeeld zonder aanleiding te lachen. Dit wordt ook wel 'oninvoelbaar' genoemd. Overigens moet men er hierbij wel rekening mee houden dat dit de emotionele reactie kan zijn op een hallucinatie. Stemmen kunnen ook opbeurend of grappig zijn.

De meest karakteristieke stoornis in het gevoelsleven bij schizofrenie is de *affectieve vervlakking*, een van de negatieve symptomen. Er lijkt minder leven in de patiënt te zitten, de gezichtsmimiek is verminderd. Emotionele reacties zijn beperkt of geheel afwezig. De patiënt wordt daardoor een vlakke verschijning, zeker als het denken ook vertraagd is. Ook de spraak kan worden beïnvloed. De patiënt spreekt met een vlakke, monotone stem.

Cognitie

Bij schizofrenie zijn er vaak problemen met het verwerken van informatie. Dit worden wel *cognitieve stoornissen* genoemd. Het meest voorkomend, is een verminderde *aandachtsconcentratie*. De aandacht is verminderd, dwaalt makkelijk af en kan niet lang op een onderwerp gericht worden. Problemen ontstaan vooral bij ingewikkelde en snel op elkaar volgende indrukken. De geest lijkt minder flexibel. Er wordt wel een parallel gezien met katatonie, waarbij complexe en snel op elkaar volgende bewegingen minder goed worden uitgevoerd.

Bewegen

De meeste bewegingsstoornissen bij schizofrenie zijn het gevolg van antipsychotische medicatie (zie verder ▶ par. 5.2.6 'Behandeling'). Toch is dit niet het hele verhaal. Bewegingsstoornissen zijn een onderdeel van de ziekte zelf en de medicatie kan deze deels verergeren. Een acute psychose gaat vaak gepaard met bewegingsonrust. In de latere fasen van de ziekte en bij patiënten bij wie de negatieve symptomen op de voorgrond staan, ziet men juist apathie.

Bij schizofrenie zijn de controle en soepelheid van het bewegen vaak verminderd. Bij de meer uitgesproken gevallen spreekt men hierbij wel van *katatonie*. Voorbeelden zijn *katalepsie*: het lang volhouden van een onnatuurlijke houding, en *stereotypieën*: regelmatige zinloze herhaalde bewegingen. Ten slotte is er ook nog *ambitendentie*: het niet kunnen besluiten of een bepaalde beweging wel of niet gemaakt zal worden. Er is overlap met de stoornissen in het denken, waarbij ook soepelheid en controle verminderd zijn. Bij beide speelt de neurotransmitter dopamine een rol.

5.2.6 Behandeling

Uit het voorafgaande is duidelijk geworden dat schizofrenie een veelal levenslange aandoening is met biologische, psychologische en sociale oorzaken.

De belangrijkste vorm van biologische behandeling is antipsychotische medicatie. Dit is de hoeksteen van de behandeling van schizofrenie.

In aanvulling op medicatie zijn er psychologische interventies, met name cognitieve gedragstherapie en gezinsinterventies.

Schizofrenie verstoort de sociale en beroepsmatige ontwikkeling. Het aanleren van sociale vaardigheden en het actief begeleiden naar (betaald) werk zijn daarom ook een onmisbaar deel van een goede behandeling.

Patiënten met schizofrenie hebben vrijwel nooit uitsluitend de symptomen zoals beschreven in de DSM-IV-TR. Ook andere stoornissen komen veel voor: angst- en stemmingsstoornissen, alcohol- en drugsgebruik. Tot voor kort was dit een verwaarloosd terrein in de behandeling. Verslavingsproblemen werden niet behandeld of waren redenen voor een verwijzing naar een verslavingsinstelling, waar behandeling vaak niet goed tot stand kwam door de symptomen van schizofrenie. Geïntegreerde behandeling is aangewezen. Dit vereist dus deskundigheid op het gebied van verslaving bij het behandelen van schizofrenie.

De lichamelijke gezondheid van patiënten met schizofrenie is beduidend slechter dan die van de rest van de bevolking en de levensverwachting is gemiddeld 25 jaar korter. Daarom hoort het bewaken van de lichamelijke gezondheid eveneens bij de behandeling.

Ten slotte is het bij het behandelen van psychiatrische aandoeningen van toenemend belang de resultaten goed vast te leggen, de zogenoemde *routine outcome monitoring*. Dit is zowel van belang voor de individuele behandeling als voor de toenemende noodzaak verantwoording af te leggen aan financiers over de effecten van behandeling.

Dit alles maakt schizofreniezorg tot complexe zorg, die al deze interventies in een goed geïntegreerd geheel moet aanbieden. Dit is de reden om in deze paragraaf ook apart aandacht aan de zorgorganisatie te besteden. Een effectief model hiervoor is (Functie) Assertive Community Treatment, meer bekend als de afkorting (F)ACT. Er zijn ook specifieke programma's ontwikkeld, gericht op het vroegtijdig aanvangen met behandeling om zo de duur van de onbehandelde psychose te verkorten, de zogenoemde vroegpsychosezorg.

Antipsychotica

Farmacotherapie is de hoeksteen van de behandeling van schizofrenie en noodzakelijk voor het slagen van andere soorten behandelingen. Antipsychotica hebben een groot effect op de afname van positieve symptomen en de preventie van terugval. Daar staat slechts een bescheiden effect op negatieve en cognitieve symptomen tegenover. De eerste antipsychotica werden in de jaren vijftig van de vorige eeuw ontwikkeld.

Het belangrijkste werkingsmechanisme van alle antipsychotica is het remmen van de effecten van dopamine, het zogenoemde *dopamine-antagonisme*. Hierdoor wordt de biologische basis van de psychose weggenomen, het eerder beschreven toekennen van overdreven belang aan alledaagse gebeurtenissen.

De medicijnen die vóór de jaren negentig van de vorige eeuw werden ontwikkeld, worden wel klassieke middelen of eerstegeneratiemiddelen genoemd. Voorbeelden hiervan zijn haloperidol (Haldol), chloorpromazine (Largactil), pimozide (Orap), flufenazine (Anatensol) en zuclopentixol (Cisordinol), sulpride (Dogmatil) en perfenazine (Trilafon). Deze antipsychotica gaven veel bewegingsstoornissen, ook wel *extrapiramidale symptomen* genoemd. Deze omvatten spierstijfheid, bewegingsonrust (acathisie) en tremoren. Het beeld lijkt op de ziekte van Parkinson. Daarom wordt wel gesproken van *parkinsonisme*. Anticholinerge medicijnen, zoals biperideen (Akineton), kunnen deze klachten deels wegnemen. Een betere strategie is om de dosis van het antipsychoticum te verlagen, mits het antipsychotische effect daarbij behouden blijft. Voor verpleegkundigen bestaat er een handleiding op het gebied van de bewegingsstoornissen (Van Harten, 2004).

De middelen die vanaf de jaren negentig van de vorige eeuw op de markt kwamen, de *atypische* of tweedegeneratie-antipsychotica, werden aanvankelijk als een doorbraak beschouwd, omdat de kans op bewegingsstoornissen hierbij veel kleiner leek. Het gaat hierbij om middelen als risperidon (Risperdal), olanzapine (Zyprexa), quetiapine (Seroquel) en abilify (Aripiprazol). Een deel van dit effect lag echter aan het feit dat deze middelen naar verhouding lager werden gedoseerd. Onderzoek laat zien dat de kans op bewegingsstoornissen bij de eerstegeneratie-antipsychotica iets groter is. Een uitzondering op deze regel zijn echter de eerstegeneratie-antipsychotica die *low potency antipsychotica* worden genoemd. Men moet van deze middelen namelijk naar verhouding meer milligrammen geven. Een voorbeeld is sulpride (Dogmatil). Deze middelen vertonen niet meer bewegingsstoornissen dan tweedegeneratie-antipsychotica.

Daar staat tegenover dat een aantal van de tweedegeneratie-antipsychotica zich weer juist ongunstig onderscheiden door een vergrote kans op vetzucht, verhoogd cholesterol en diabetes mellitus type II, de zogenoemde metabole bijwerkingen. Daarmee kunnen deze middelen de lichamelijke gezondheid, die toch al minder goed is, verder ondermijnen. Daarnaast geven verschillende antipsychotica seksuele functiestoornissen.

Wat betreft de werkzaamheid zijn er slechts geringe verschillen tussen eerste- en tweedegeneratie-antipsychotica. De keus voor een individuele patiënt zal dus, naast het al dan niet optreden van een gunstige respons, afhangen van de gevoeligheid voor bijwerkingen. Bij een grote gevoeligheid voor bewegingsstoornissen ligt een tweedegeneratie-antipsychoticum voor de hand. Bij een grote gevoeligheid voor metabole bijwerkingen valt een aantal tweedegeneratie-antipsychotica juist af.

Het enige middel dat zich wezenlijk onderscheidt wat betreft werkzaamheid, is clozapine, met een unieke invloed op aanhoudende positieve symptomen, negatieve symptomen en suïcidaliteit. Men kan daarom niet van therapieresistentie spreken als clozapine niet is geprobeerd. Een belangrijk nadeel van clozapine is dat 1% van de gebruikers een ernstige agranulocytose (vermindering van het aantal witte bloedlichaampjes) ontwikkelt. Het risico is daarop is het grootst in de eerste vier maanden. Vandaar dat wekelijkse bepaling van het aantal witte bloedlichaampjes noodzakelijk is. Daarna is maandelijkse controle voorgeschreven. Minstens zo belangrijk is uitleg aan de patiënt dat bij tekenen van een infectie, zoals keelpijn en koorts, snel bloedonderzoek noodzakelijk is.

De rol van de verpleging bij de farmacotherapie is doorslaggevend voor het slagen ervan. Een van de belangrijkste oorzaken van het niet werken van farmacotherapie is de *therapieontrouw*. Deze kan verschillende oorzaken hebben, zoals gebrek aan ziekte-inzicht, bijwerkingen of onvermogen de medicatie-inname te organiseren door cognitieve functiestoornissen. De verpleegkundige heeft een belangrijke taak in het signaleren van deze oorzaken. Bijwerkingen dienen bekend te zijn. Er bestaan aparte trainingen in bewegingsstoornissen voor verpleegkundigen en verpleegkundig specialisten kunnen de screening organiseren van metabole bijwerkingen. Verpleegkundigen kunnen de therapietrouw bevorderen met middelen zoals een weekcassette, baxter of door het motiveren van de patiënt voor depotmedicatie. Kennis van en ervaring met de toepassing van motiverende gespreksvoering zijn hierbij een aanwinst voor de praktijk van de verpleegkundige.

Psychologische behandeling
- **Cognitieve gedragstherapie**

Cognitieve therapie bij schizofrenie heeft zich vanaf de tweede helft van de jaren negentig van de vorige eeuw een plaats verworven onder de behandelmethodes. In Nederland is deze behandeling toegankelijk gemaakt in de methode *Gedachten uitpluizen*. Wanen worden in deze methode begrijpelijk gemaakt en vervolgens niet als keiharde politieagent uitgedaagd, maar in een 'geleide ontdekkingstocht' besproken. De patiënt met wanen wordt met oprechte verwondering bevraagd in de hoop dat daarmee twijfel wordt gezaaid. Dit blijkt veel beter te werken dan het confronteren met de onmogelijkheid van zijn wanen. Het is ook een goed alternatief voor de oude leerstelling dat je wanen niet moet tegenspreken en evenmin in de waan mee moet gaan.

Casus schizofrenie (vervolg)

Met Jasper is het jarenlang goed gegaan. Hij hoorde nog wel eens stemmen en had nog wel eens nare gedachten over zijn vader, maar hij had er weinig last van. Na het voltooien van de havo werd hij voor vervolgbehandeling verwezen naar een FACT-team in zijn regio. Een medewerker van dat team begeleidde hem volgens de methode van Individual Placement and Support (IPS) naar een betaalde baan bij een bank. Eind 2008 vielen er echter veel ontslagen bij deze bank door de kredietcrisis en verloor ook Jasper zijn baan. In de maanden daarna had Jasper een forse terugval, ondanks dat hij de medicatie goed gebruikte. Hij had weer last van stemmen, die hem vertelden dat hij een waardeloos mens was en dat zijn vader een rol speelde bij de kredietcrisis. Het maakte hem wanhopig. Hij had agressieve gedachten over zijn vader en stemde in met een vrijwillige opname. Tijdens deze opname startte een psycholoog bij hem cognitieve gedragstherapie.

Ze begon met een uitgebreide anamnese van zijn gedachten en de inhoud van de stemmen. Dit was een verademing voor Jasper, die nog nooit zo uitgebreid zijn verhaal had kunnen doen. Het bleek dat Jasper vier verschillende stemmen hoorde, die ook nog eens met elkaar praatten.

De psycholoog leerde hem te werken met het zogenoemde *4G-schema*: gebeurtenis, gedachte, gevoel en gedrag. De stemmen plaatste de psycholoog bij de eerste G. De stemmen hoorde hij, dus dat was een gebeurtenis. Jasper waardeerde dit, omdat hem door anderen altijd was verteld dat de stemmen 'niet echt' waren, terwijl hij ze toch hoorde. Hij was ervan overtuigd dat de stemmen van belangrijke mensen waren uit de politiek, die hem boodschappen doorgaven. Hoe het kwam dat hij deze hoorde en anderen niet, had hij nooit goed begrepen. De psycholoog legde hem uit dat bij stemmenhoorders delen van de hersenen spontaan actief zijn die dat normaal alleen zijn wanneer iemand spreekt.

De gedachten omtrent zijn vader werden door de psycholoog serieus genomen en uitgeplozen. Dit nam vele sessies in beslag. Jasper ging zich toenemend afvragen hoe zijn vader toch zo machtig kon zijn in de wereld dat hij oorlogen en een kredietcrisis kon veroorzaken. Hij ging toenemend twijfelen aan deze overtuigingen en voelde zich minder angstig en boos. Aan het eind van de therapie gaf hij aan dat de stemmen niet weg waren, maar wel minder vaak optraden. Ook kwamen nog steeds gedachten bij hem op over de rol van zijn vader in de wereld, maar hij merkte dat hij deze gedachten niet meer serieus nam. Hij zei dat hij had leren accepteren dat hij weliswaar geen volledige controle had over de stemmen en gedachten, maar dat deze hem niet meer zo raakten en ze een goede verstandhouding met zijn vader niet meer in de weg zaten.

Verpleegkundigen en sociaalpedagogische hulpverleners dienen bekend te zijn met de beginselen van deze vorm van cognitieve therapie en deze ook in te zetten. Deskundigheid op dit terrein leidt tot een verbetering van de gesprekstechnieken in de omgang met psychotische patiënten. Verdieping hierin kan bereikt worden door zich te scholen tot gedragstherapeutisch medewerker.

Blijvende positieve symptomen zijn een indicatie voor behandeling met cognitieve gedragstherapie.

- **Gezinsinterventies**

Er zijn goede redenen het gezin bij de behandeling te betrekken. Het heeft gunstige effecten op terugval, het aantal heropnames, medicatietrouw, alcohol- en drugsgebruik en het algehele sociaal functioneren. Wat dit laatste betreft: de tijden liggen gelukkig ver achter ons dat aan een overmatig kritische of overbetrokken opstelling van ouders een oorzakelijke rol werd toebedacht bij het ontstaan van schizofrenie. Het zijn echter wel frequent voorkomende interactiepatronen die worden verklaard door de pathologie van de patiënt en de juist te waarderen betrokkenheid van familie. Familieleden en patiënten kunnen lijden onder een ongunstige communicatie over en weer. Het is daarom van belang om een meer soepele interactie tussen patiënt en familie te stimuleren. In de praktijk van de verpleegkundige of sociaalpedagogisch hulpverlener betekent dit zorg dragen voor het bestaan van psycho-educatie- en lotgenotengroepen. Een uitgewerkte methodiek en bijbehorend trainingscircuit bestaan in Nederland onder de naam *Interactievaardigheden*.

Onderzoek in Nederland heeft ook aangetoond dat ouders getraind kunnen worden in de basisvaardigheden van motiverende gespreksvoering.

Het is belangrijk dat de verpleegkundige en sociaalpedagogisch hulpverlener openstaan voor contacten met familie, met of zonder de patiënt. Doel van gesprek kan zijn wederzijdse kennismaking, nadere psycho-educatie, uitleg en zo nodig ook overleg over het behandelplan. Bij belangrijke dilemma's in de behandeling zal altijd het streven zijn de familie in de besluitvorming te betrekken. Een dilemma kan zich voordoen indien de patiënt het verstrekken van informatie over zijn aandoening niet toestaat. Het is dan aan de verpleegkundige of sociaalpedagogisch hulpverlener om hier een creatieve oplossing voor te bedenken. Dit kan bijvoorbeeld door aan te geven dat de familie hem telefonisch informatie mag verstrekken en hij wel psycho-educatie in algemene termen kan geven.

Sociale interventies

- **Vaardigheidstrainingen**

Schizofrenie wordt in verband gebracht met sociaal disfunctioneren, weinig vrienden en een tekort aan sociale wederkerigheid. Socialevaardigheidstrainingen kunnen hier een positieve bijdrage leveren, door patiënten te leren een gesprek te beginnen, gevoelens uit te drukken en te letten op wat de ander ervaart.

Daarnaast zijn er trainingen ontwikkeld die de patiënt leren hoe met de verschillende aspecten van de ziekte om te gaan. Het bekendste voorbeeld zijn de *Liberman-modules*. Deze bieden patiënten met een ernstige psychiatrische stoornis de mogelijkheid om op een systematische manier vaardigheden op uiteenlopende levensterreinen te leren. Hierdoor wordt de basis gelegd voor sociale re-integratie. Er bestaan onder andere modules voor het omgaan met medicatie, symptomen, verslaving en werk. De modules zijn voor verpleegkundigen en sociaalpedagogische hulpverleners na enige training goed te gebruiken en voor de patiënt doorgaans gemakkelijk te volgen.

- **Begeleiden naar werk**

Schizofrenie is geassocieerd met een zeer hoog percentage werkloosheid. Een betaalde baan komt slechts bij 10-20% van de patiënten voor, terwijl de meesten dit wel wensen. Het bieden van trajectbegeleiding richting betaalde arbeid is daarom een belangrijke interventie die bijdraagt aan het herstel van patiënten met schizofrenie. Er zijn verschillende methodieken ontwikkeld. De succesvolste is de *Individual Placement and Support* (IPS). Hierbij wordt snel betaald werk gezocht en wordt vervolgens gezocht naar wegen om het behouden van dit werk te ondersteunen. In het Engels wordt dit wel bondig samengevat met 'first place then train'. Een andere interventie is het beter benutten van het *maatschappelijk steunsysteem* (MSS). Hierin spreken een aantal personen en instellingen met elkaar af dat zij met elkaar en met hun patiënten zullen samenwerken om de nodige sociale steun te verschaffen.

Behandeling verslaving en psychose: dubbele diagnose

Schizofrenie komt vaak samen voor met afhankelijkheid en gebruik van alcohol en drugs. Dit wordt wel *dubbelediagnoseproblematiek* genoemd. Doordat de zorg van verslaving zich apart heeft ontwikkeld van de andere psychiatrische aandoeningen, wordt dit vaak als een apart domein beschouwd. Ook werden in het verleden verslavingsproblemen meer als persoonlijke verantwoordelijkheid beschouwd dan de andere symptomen. Dit leidde onder andere tot een meer terughoudende opstelling in de toepassing van dwang, zelfs in levensbedreigende situaties. Patiënten werden met de Wet BOPZ (Wet bijzondere opnemingen in psychiatrische ziekenhuizen) beschermd tegen de gevolgen van psychose, maar hadden wel 'het recht zich dood te drinken'. Ook tegenwoordig wordt deze mening nog wel verkondigd. Onderzoek van het afgelopen decennium heeft juist tot het inzicht geleid dat verslaving, net als andere psychiatrische aandoeningen, mede bepaald wordt door een erfelijke bepaalde kwetsbaarheid en leidt tot veranderingen in structuur en functioneren van de hersenen.

Dubbele diagnose wordt gedefinieerd als het tegelijkertijd aanwezig zijn van een stoornis als gevolg van het gebruik van een psychoactieve stof én een andere psychiatrische stoornis bij een en dezelfde patiënt. Bij schizofrenie is bij 40-70% sprake van een dubbele diagnose. Het is dus eerder regel dan uitzondering.

Een geïntegreerde aanpak levert de beste benadering op. Bij het Trimbos Instituut is een handzame methode ontwikkeld voor de geïntegreerde dubbelediagnosebehandeling. Verpleegkundigen en sociaalpedagogische hulpverleners die patiënten met schizofrenie behandelen, hebben dus ook deskundigheid nodig op het gebied van verslaving. Ten aanzien van de bejegening is het zaak dat de verslaving behandeld wordt als een chronische psychische ziekte. De patiënt wordt behandeld en niet veroordeeld, maar er wordt wel opgetreden (begrenzen van gedrag). Bekwaamheid in de motiverende gespreksvoering is gewenst.

- **Lichamelijke aandoeningen**

Patiënten met schizofrenie hebben een beduidend slechtere lichamelijke gezondheid dan de rest van de bevolking. De levensverwachting is 25 jaar korter. Goede behandeling van patiënten met schizofrenie houdt daarom ook goede lichamelijke zorg in. Allereerst gaat het daarbij om het monitoren van de bijwerkingen van antipsychotica. Hiervoor genoemde aandoeningen, vooral diabetes mellitus type II en bewegingsstoornissen, komen in verhoogde mate voor bij schizofrenie. Dit hangt samen met de combinatie van een ongezonde levensstijl en een erfelijke kwetsbaarheid. Metabole screening, het structureel meten van glucose en vetten in het bloed, lichaamsgewicht en bloeddruk, is daarom een onmisbaar deel van de behandeling van schizofrenie. Een verpleegkundig specialist kan deze metingen uitstekend uitvoeren.

Daarnaast is bij schizofrenie de lichamelijke zorg voor aandoeningen die niet met de ziekte of medicatie samenhangen, ook minder effectief. Dit wordt veroorzaakt door minder adequaat hulpzoekgedrag van de patiënt, maar ook door minder effectieve diagnostiek en behandeling door somatisch specialisten, onder andere door vooroordelen.

Het risico op overlijden onder patiënten met schizofrenie is driemaal groter geworden dan dat bij de algemene bevolking. Deze kloof kan door genoemde bijwerkingen van de tweedegeneratie-antipsychotica (metaboolsyndroom) helaas nog verder toenemen. Het is daarom belangrijk dat de verpleegkundige hier actief op let en samenwerkt met de huisarts en/of somatisch specialist. Hij vergezelt de patiënt bij consulten en zo nodig ook bij nader diagnostisch onderzoek (zoals bloedonderzoek, röntgenonderzoek). Tevens onderhoudt de verpleegkundige contact met de praktijkondersteuner van de huisarts of met de afdelingsverpleegkundigen bij opname in het algemeen ziekenhuis.

5.2.7 Organisatie van de zorg: ACT en FACT

Schizofrenie is een ernstige psychiatrische aandoening, die een intensieve behandeling vereist. Het is gebleken dat de organisatie van de zorg daaraan aangepast moet worden om meer succesvol te zijn. Hiertoe is Assertive Community Treatment, beter bekend als de afkorting ACT, ontwikkeld en een Nederlandse variant hierop, de Functie-ACT, beter bekend als FACT.

ACT is ontwikkeld in de Verenigde Staten in de jaren zeventig van de vorige eeuw. ACT onderscheidt zich van casemanagement op twee belangrijke punten: ten eerste de *shared caseload* en ten tweede de multidisciplinaire aanpak. Door de *shared caseload* hebben alle teamleden contact met alle patiënten. Dagelijks wordt bij het ochtendrapport bekeken welke medewerkers naar welke patiënten gaan. ACT-zorg is 7 × 24 uur beschikbaar en is daardoor veel intensiever dan regulier casemanagement. Daarnaast is het ACT-team breed multidisciplinair samengesteld met casemanagers, psychiater, psycholoog, verslavingsdeskundige, trajectbegeleider voor arbeidsrehabilitatie en de ervaringsdeskundige. Er zijn nog meer verschillen met casemanagement. ACT werkt sterk outreachend, dat wil zeggen: via huisbezoek of op het dagcentrum of desnoods een gesprek op de straat. Het woord *assertive* in ACT toont zich in het afstappen op potentiële patiënten (*casefinding*) en in de vasthoudendheid in contact (*casebinding*), waarbij drang niet wordt geschuwd. ACT hanteert een klein aantal patiënten per hulpverlener (*caseload*), rond de tien patiënten per professional. Bij casemanagement is dit vaak een verhouding van 1:25-35. Sociaalpsychiatrisch verpleegkundigen in de langdurende psychiatrie hebben soms caseloads van meer dan zestig patiënten. ACT biedt continuïteit van zorg en het team is de poortwachter bij indicatie tot opname én daarna weer bij ontslag. ACT leidt tot een aanzienlijke afname van de ziekenhuiskosten en een verbetering van de woonsituatie. Patiënten blijven beter in zorg en ACT verhoogt de kans op werk en geeft een hogere tevredenheid van de patiënt over de zorg. Inmiddels is ook in Nederland aangetoond dat modelgetrouw werken daadwerkelijk bijdraagt aan een betere behandeling.

Als men in een regio een programma voor alle patiënten met *ernstige psychiatrische aandoeningen* (EPA) wil organiseren en ACT wil invoeren voor de moeilijkste 20%, stuit men dus op de vraag wat men wil organiseren voor het restant van 80% van de EPA-patiënten, die meer stabiel functioneren. Bij FACT worden alle patiënten met ernstige psychiatrische aandoeningen (dus de 20%- en 80%-groep samen) begeleid door een regionaal multidisciplinair team. Dit biedt enerzijds de individuele begeleiding vanuit een multidisciplinair team voor stabiele patiënten en anderzijds, zo nodig, de *shared caseload-*aanpak met volwaardige ACT-zorg. FACT-wijkteams zorgen in een omschreven regio of wijk van ongeveer 50.000 inwoners voor de zorg en behandeling van alle patiënten met ernstige psychiatrische aandoeningen. Binnen FACT-teams kan ACT als teamaanpak worden aangeboden aan patiënten die meer intensieve zorg nodig hebben. Binnen het multidisciplinaire FACT-team kan op die wijze individueel casemanagement worden opgeschaald naar ACT, waarbij een patiënt dagelijks door het team wordt besproken en het gehele team verantwoordelijk wordt voor de behandeling. Dit kan bij een FACT-team tijdelijk worden aangeboden, bijvoorbeeld bij een (dreigende) crisis, maar zo nodig ook langdurend. De kracht van dit model ligt erin dat bij overgang naar ACT de continuïteit van zorg behouden blijft.

In ◘ tabel 5.2 wordt een aantal verschillen tussen ACT en FACT beschreven.

5.2.8 Vroegpsychosezorg

Sinds de jaren negentig is er toenemend belangstelling voor het vroeg identificeren en zo vroeg mogelijk behandelen van schizofrenie. Het enthousiasme hiervoor is gebaseerd op drie bevindingen. Allereerst is vastgesteld dat patiënten bij een langere duur van de onbehandelde psychose er langer over doen om te herstellen. Ten tweede worden de symptomen, en dan met name de negatieve symptomen, erger in de eerste jaren. Ten derde leidt een onbehandelde psychose tot een stagnering van de sociale ontwikkeling. Dit heeft nationaal en internationaal geleid tot diverse initiatieven om de behandeling vroeg op te zetten. In Nederland zijn er inmiddels zestien projecten, waarvan sommige het eerder besproken ACT-model hanteren. Onderzoeksresultaten op de korte termijn zijn veelbelovend.

◘ Tabel 5.2 Verschillen tussen ACT en FACT

	ACT	FACT
doelgroep	20% moeilijkste EPA-patiënten, veelal draaideur, zorgmijders	de hele EPA-groep in een bepaalde wijk of regio
aantal patiënten per team	100	220–250
regiogrootte	>> 250.000 inwoners	+ 50.000 inwoners
teamsamenstelling	breed multidisciplinair = FACT	= ACT + psycholoog en soms met meer inbreng woonbegeleiding, soms met meer rehabilitatiedeskundigen
caseload	1:10	1:20
psychiater	1:100	0,8:200
psycholoog	niet vereist	0,6:200
teamleider levert directe hulpverlening aan cliënten	verplicht	wenselijk
op ACT/FACT-bord voor de dagelijkse bespreking	alle 100 patiënten	slechts 20–30 patiënten die op dat moment dagelijkse zorg en/of aandacht nodig hebben, inclusief zorgmijders en BOPZ
contactfrequentie	> 3–4 x per week	zo nodig > 4 x per week mogelijk
aandacht voor EBM (Evidence Based Medicine)-interventies	vaak moeilijk door instabiliteit patiënten	met name aangeboden aan stabiele patiënten
uitstroom	in principe mogelijk naar andere ambulante teams, indien langere tijd stabiel	in principe niet mogelijk, wel verwijzing naar huisarts, of 'slapend' (1 x per jaar)

Bron: Veldhuizen, R. van, Bähler, M., Polhuis, D., Os, J. van (red.) (2008), *Handboek FACT*. Utrecht: De Tijdstroom.

5.3 Stemmingsstoornissen

P.F.J. Schulte

5.3.1 Kenmerken

Met het begrip *stemmingsstoornis* worden psychiatrische stoornissen aangeduid waarbij het centrale kenmerk een ziekelijke verandering van de stemming is. Ziekelijk duidt erop dat het langer duurt dan je normaal mag verwachten. De stemming kan somber zijn (depressie) of overdreven goed en uitgelaten (manie). De overgang van normale stemmingsschommelingen naar depressie en manie verloopt geleidelijk. Normale stemmingsveranderingen zijn bijvoorbeeld somberheid na het overlijden van de partner of stemmingsverhoging bij verliefdheid. Om meer eenheid bij de diagnostiek te waarborgen, zijn de syndromen (het gelijktijdig voorkomen van bepaalde symptomen) in het DSM-IV-TR gedefinieerd. Deze syndromen worden bij de stemmingsstoornissen *episode* genoemd, omdat een depressie of manie bijna altijd voorbijgaat.

Depressieve episode

DSM-IV-TR-criteria voor de depressieve episode

a. Vijf (of meer) van de volgende symptomen zijn binnen dezelfde periode van twee weken aanwezig geweest en wijzen op een verandering ten opzichte van het eerdere functioneren; ten minste een van de symptomen is ofwel (1) depressieve stemming ofwel (2) verlies van interesse of plezier.
   1. Depressieve stemming gedurende het grootste deel van de dag, bijna elke dag, zoals blijkt uit ofwel subjectieve mededelingen (bijv. voelt zich verdrietig of leeg) ofwel observatie door anderen (bijv. lijkt betraand).
   2. Duidelijke vermindering van interesse of plezier in alle of bijna alle activiteiten gedurende het grootste deel van de dag, bijna elke dag (zoals blijkt uit subjectieve mededelingen of uit observatie door anderen).
   3. Duidelijke gewichtsvermindering zonder dat dieet gehouden wordt of gewichtstoename (bijv. meer dan 5% van het lichaamsgewicht in een maand), of bijna elke dag afgenomen of toegenomen eetlust.
   4. Insomnia (slapeloosheid) of hypersomnia (te veel slapen), bijna elke dag.
   5. Psychomotorische agitatie of remming (waarneembaar door anderen, en niet alleen maar een subjectief gevoel van rusteloosheid of vertraagdheid), bijna elke dag.
   6. Moeheid of verlies van energie, bijna elke dag.
   7. Gevoelens (die waanachtig kunnen zijn) van waardeloosheid of buitensporige of onterechte schuldgevoelens (niet alleen maar zelfverwijten of schuldgevoel over het ziek zijn), bijna elke dag.
   8. Verminderd vermogen tot nadenken of concentratie of besluiteloosheid (ofwel subjectief vermeld ofwel geobserveerd door anderen), bijna elke dag.
   9. Terugkerende gedachten aan de dood (niet alleen de vrees dood te gaan), terugkerende suïcidegedachten, zonder dat er specifieke plannen gemaakt zijn, of een suïcidepoging of een specifiek plan om suïcide te plegen.
b. De symptomen voldoen niet aan de criteria voor een 'gemengde episode'.
c. De symptomen veroorzaken in significante mate lijden of beperkingen in het sociaal en beroepsmatig functioneren of het functioneren op andere belangrijke terreinen.
d. De symptomen zijn niet het gevolg van de directe fysiologische effecten van een middel (bijv. drug, geneesmiddel) of een somatische aandoening (bijv. hyperthyreoïdie).
e. De symptomen zijn niet eerder toe te schrijven aan een rouwproces, dat wil zeggen: na het verlies van een dierbaar persoon zijn de symptomen langer dan

> twee maanden aanwezig of zijn gekarakteriseerd door duidelijke functionele beperkingen, ziekelijke preoccupatie met gevoelens van waardeloosheid, suïcidegedachten, psychotische symptomen of psychomotorische remming.
>
> *Bron: Beknopte handleiding bij de diagnostische criteria van de DSM-IV-TR. Amsterdam: Pearson, 2010.*

De kernsymptomen van een depressieve episode zijn de sombere, gedaalde stemming en het verlies van plezier (anhedonie). Er zijn patiënten bij wie de *anhedonie* op de voorgrond staat en die geen somberheid bij zichzelf herkennen. Meestal zullen zij overigens wel aangeven dat zij minder goed in hun vel steken dan voorheen. De somberheid kan voor de patiënt voelen als verdriet, maar vaak geeft de patiënt aan dat dit gevoel anders is dan verdriet. Bij zeer ernstige depressies komt absolute gevoelloosheid voor. De somberheid kan gepaard gaan met irritatie. Angst treedt veelvuldig op bij depressie. Er is ook een geleidelijke overgang tussen depressieve stoornissen en angststoornissen. Angst behoort niet tot de kernsymptomen, maar is vaak de eerste aankondiging van een depressie. Bij een angstige patiënt moet steeds aan een depressie als oorzaak worden gedacht. Wel kenmerkend voor een depressieve episode zijn psychische veranderingen richting het negatieve. Slechter kunnen nadenken en concentreren uit zich in moeite met lezen en tv-kijken, maar ook in besluiteloosheid. Een slechter gevoel van eigenwaarde leidt tot uitspraken als 'ik ben niets waard' of 'ik heb in alles gefaald'. Schuldgevoelens zijn overdreven als je kijkt naar de aanleiding ervan. Het gevoel van eigenwaarde is lager ten opzichte van de normale toestand. De interesse in de omgeving is verminderd. Dingen die voorheen de belangstelling trokken (bijv. hobby's), lijken nu onbelangrijk. De zin in het leven is verdwenen en suïcidegedachten spelen op. Moeheid en futloosheid komen bijna standaard bij een depressie voor. In het contact met anderen is een depressieve persoon teruggetrokken en stil.

Casus

Meneer Mulder (44 jaar, metselaar) brengt zijn echtgenote (41 jaar, huisvrouw) naar de huisarts. Zij hebben twee thuiswonende dochters van 22 en 20 jaar. Hij vertelt dat zijn vrouw nauwelijks nog iets doet en overdag veel op de bank ligt. Mevrouw Mulder ziet er slecht uit. Haar gezicht is als versteend en tegelijk oogt zij zeer aangespannen. Zij beweegt nauwelijks en langzaam. Alleen als haar iets gevraagd wordt, praat zij. Het duurt enkele seconden voordat zij met een zachte, monotone stem langzaam en kort antwoordt. Zij voelt zich 'hopeloos', kan niet eens meer verdriet voelen of liefde voor haar kinderen. Zij piekert eindeloos en voelt zich overbodig. 'Mijn man en kinderen zijn beter af zonder mij.' Zij kan het huishouden niet meer aan. Zij heeft vaak sterke buikpijn en denkt kanker te hebben. Zij heeft geen trek meer in eten en is in drie weken tien kilo afgevallen. Ondanks dat zij naar de dood als verlossing van haar lijden verlangt, is zij er ook bang voor. Zij wordt 's morgens veel te vroeg wakker, zodat zij nog maar drie of vier uur per nacht slaapt. Zij voelt zich dodelijk vermoeid en uitgeput.

De negatieve gedachten kunnen zo buitensporig en irreëel worden dat ze een psychotische omvang aannemen (er is dan sprake van wanen). Als die buitensporige gedachten passen bij de stemming, spreekt men van een depressieve episode *met stemmingscongruente psychotische kenmerken*. We zien dat bijvoorbeeld bij armoedewaan, ziektewaan, schuldwaan of nihilistische waan ('niets bestaat meer, ik ben al dood').

Naast de psychische veranderingen treden ook *lichamelijke veranderingen* op. Geen trek in eten kan leiden tot ernstig gewichtsverlies. Bij het slapen kunnen problemen optreden bij het inslapen (bijv. door piekeren), doorslapen (hazenslaapjes). Ook kan men te vroeg wakker worden in de ochtend en dan niet verder kunnen slapen. Er zijn echter ook depressieve patiënten die juist meer eten dan anders (snoepen of eetbuien) of die veel meer slapen dan gewoonlijk. De zin in seks is afgenomen. De depressieve patiënt praat en beweegt vaak verlangzaamd (psychomotorische remming). Soms echter is hij ook zo onrustig dat hij constant moet bewegen en niet eens meer op een stoel kan zitten (psychomotorische agitatie). Verder is er een veelheid van lichamelijke klachten die bij een depressie kunnen voorkomen: hartkloppingen, benauwdheid, obstipatie, transpireren, droge mond, enzovoort. Lichamelijke pijn kan zozeer op de voorgrond staan, dat een depressieve patiënt geruime tijd onderzocht wordt voor lichamelijke oorzaken en niet aan een depressie wordt gedacht. Partners herkennen een depressieve terugval vaak al aan het uiterlijk: 'Ik zie het aan haar ogen.' Kenmerkend voor sommige depressieve patiënten is een dagschommeling, waarbij de ochtend het ergste is, terwijl 's avonds de toestand verbetert.

We spreken van een depressieve episode met *atypische kenmerken* als de stemming (iets) beter is bij een plezierige gebeurtenis (stemmingsreactiviteit). Meestal is dit in combinatie met te veel eten of slapen, dodelijke moeheid (vooral ook in de spieren) of overgevoeligheid voor afwijzing. Deze kenmerken komen vooral voor bij winterdepressies (depressies die steeds in de winter optreden en goed met lichttherapie kunnen worden behandeld).

Katatone kenmerken zijn stoornissen in de psychomotoriek. Deze kan extreem geremd zijn tot onbeweeglijkheid (katalepsie of stupor) inclusief duurzaam zwijgen (mutisme), extreme ontremming (doelloze motoriek) of bizar veranderde motoriek (vreemde houdingen of bewegingen, grimasseren).

Van *melancholische kenmerken* wordt gesproken als de somberheid anders is dan verdriet, de depressie 's ochtends het ergst is, de patiënt te vroeg wakker wordt en veel minder trek in eten heeft.

De manische en hypomane episode

DSM-IV-TR-criteria voor de manische en hypomane episode
Manische episode
a. Een duidelijk herkenbare episode met een abnormale en voortdurend verhoogde, expansieve of prikkelbare stemming gedurende ten minste een week (of elke duur indien opneming in een ziekenhuis noodzakelijk is).

b. Tijdens de stemmingsstoornis zijn drie (of meer) van de volgende symptomen (vier indien de stemming alleen geprikkeld is) voortdurend en in belangrijke mate aanwezig:
   1. opgeblazen gevoel van eigenwaarde of grootheidsideeën;
   2. afgenomen behoefte aan slaap (bijv. voelt zicht uitgerust na slechts drie uur slaap);
   3. spraakzamer dan gebruikelijk of spreekdrang;
   4. gedachtevlucht of subjectieve beleving dat de gedachten jagen;
   5. verhoogde afleidbaarheid (dat wil zeggen: de aandacht wordt te gemakkelijk getrokken door onbelangrijke of niet ter zake doende van buiten komende prikkels);
   6. toeneming van doelgerichte activiteit (ofwel sociaal, op het werk of op school ofwel seksueel) of psychomotore agitatie;
   7. zich overmatig bezighouden met aangename activiteiten waarbij een grote kans bestaat op pijnlijke gevolgen (bijv. ongeremde koopwoede, seksuele indiscreties of zakelijk onverstandige investeringen).
c. De symptomen voldoen niet aan de criteria van een 'gemengde episode'.
d. De stemmingsstoornis is voldoende ernstig om duidelijke beperkingen in werk of normale sociale activiteiten of relaties met anderen te veroorzaken, of opneming in een ziekenhuis noodzakelijk te maken om schade voor zichzelf of anderen te voorkomen, of er zijn psychotische kenmerken.
e. De symptomen zijn niet het gevolg van het directe fysiologische effect van een middel (bijv. drug, geneesmiddel of andere behandeling) of een somatische aandoening (bijv. hyperthyreoïdie (te snelle werking van de schildklier)).

Hypomane episode
a. Een duidelijk herkenbare episode met voortdurend verhoogde, expansieve of prikkelbare stemming, die ten minste vier dagen duurt en die duidelijk verschilt van de gebruikelijke niet-depressieve stemming.
b. Tijdens de periode van de stemmingsstoornis zijn drie (of meer) van de volgende symptomen (vier als de stemming alleen prikkelbaar is) voortdurend en in belangrijke mate aanwezig:
   1. opgeblazen gevoel van eigenwaarde of grootheidsideeën;
   2. afgenomen behoefte aan slaap (bijv. voelt zicht uitgerust na slechts drie uur slaap);
   3. spraakzamer dan gebruikelijk of spreekdrang;
   4. gedachtevlucht of subjectieve beleving dat de gedachten jagen;
   5. verhoogde afleidbaarheid (dat wil zeggen: de aandacht wordt te gemakkelijk getrokken door onbelangrijke of niet ter zake doende van buiten komende prikkels);
   6. toeneming van doelgerichte activiteit (ofwel sociaal, op het werk of op school ofwel seksueel) of psychomotore agitatie;
   7. zich overmatig bezighouden met aangename activiteiten waarbij een grote kans bestaat op pijnlijke gevolgen (bijv. betrokkene wordt gepreoccupeerd

> door een ongeremde koopwoede, seksuele indiscreties of zakelijk onverstandige investeringen).
> c. De episode gaat gepaard met een onmiskenbare verandering in het functioneren die niet karakteristiek is voor betrokkene wanneer deze symptoomvrij is.
> d. De stemmingsstoornis en de veranderingen in functioneren kunnen door anderen worden waargenomen.
> e. De episode is niet ernstig genoeg om duidelijke beperkingen in het sociaal of beroepsmatig functioneren te veroorzaken of een opneming in een ziekenhuis noodzakelijk te maken, en er zijn geen psychotische verschijnselen.
> f. De symptomen zijn niet het directe gevolg van het fysiologische effect van een middel (bijv. drug, geneesmiddel of andere behandeling) of een somatische aandoening (bijv. hyperthyreoïdie).
>
> *Bron: Beknopte handleiding bij de diagnostische criteria van de DSM-IV-TR. Amsterdam: Pearson, 2010.*

De manie is in veel opzichten de tegenpool van de depressie. De stemming is euforisch, de patiënt geniet met volle teugen en de eigenwaarde is verhoogd. Veel patiënten verlangen later naar het geluksgevoel van de (hypo)manie terug. Het denken is versneld ('de gedachten jagen'). Ook is de patiënt verhoogd afleidbaar ('van de hak op de tak'). Sommige patiënten krijgen plotseling een bijzondere belangstelling voor geloof en spiritualiteit. De patiënt is overactief en kan vaak niet meer stilzitten. Drukte is vaak het symptoom dat patiënt en omgeving zich het beste herinneren van een eerdere manie. Patiënten vertellen dat zij zich onrustig en gedreven voelen. Zij veroorzaken door de verhoogde afleidbaarheid bij het doen een grote chaos om zich heen (zij beginnen van alles, maar maken niets af). Ondanks veel minder slaap dan anders voelt de manische patiënt zich meestal uitgerust. Minder slapen is vaak het eerste symptoom van een beginnende manie. Er bestaat een drang om contact te hebben en te praten (logorroe = spreekdrang). De ander komt daarbij nauwelijks nog aan het woord. Gevaren worden onderschat. Het leven lijkt alleen uit kansen te bestaan. Geregeld leidt dit ertoe dat de manische patiënt dingen doet waarvan hij later spijt heeft of waarvoor hij zich schaamt. Voorbeelden zijn te veel geld uitgeven, te hard rijden in het verkeer of seksuele activiteit die niet past bij de normen die de patiënt gewoonlijk heeft. De verhoogde, eufore stemming kan, zolang de patiënt nog niet ernstig ziek is, de omgeving eveneens in een betere stemming brengen. Zodra de omgeving echter probeert de manische patiënt bij te sturen, is hij eigenwijs en wordt hij veelal prikkelbaar. Meestal ontbreekt bij een manie het ziektegevoel ('Ik ben niet ziek'). Er bestaan ook manieën met uitsluitend prikkelbare stemming (zonder euforie). Deze toestand kan ook tot agressie leiden. Soms is de stemming niet constant verhoogd, maar juist labiel. De patiënt is snel in tranen, dan weer lachend, dan weer zeer angstig. Een manie kan gepaard gaan met psychotische klachten (wanen en hallucinaties). Bij de verhoogde stemming passen bijvoorbeeld wanen als: 'Ik ben de verlosser', 'Ik heb een belangrijke missie te vervullen', of: 'Ik ben uitzonderlijk rijk.'

> **Casus manie**
>
> Mark (23 jaar) wordt de afgelopen drie weken steeds drukker. Hij slaapt inmiddels helemaal niet meer. Hij is constant bezig met talrijke plannen, maar is te chaotisch om ze uit te voeren. Hij heeft zeer veel geld 'erdoorheen gejaagd', maar zit daar verder niet mee. Hij voorziet een gouden toekomst, dankzij een uitvinding die hij gedaan heeft (op een gebied waarop hij geen deskundigheid bezit). 's Nachts draait hij zeer harde muziek. Als zijn buren hem hierop aanspreken, reageert hij agressief en valt hij hen fysiek aan. De politie arresteert hem en hij wordt met een inbewaringstelling en de diagnose 'psychotische manie' opgenomen. Op de opnameafdeling is hij dusdanig prikkelbaar en dreigend dat hij gesepareerd moet worden. Hij weigert medicatie.

Lichte ontremmingstoestanden die minstens vier dagen duren, maar die geen slechter functioneren veroorzaken (soms is er zelfs sprake van beter functioneren dan normaal), worden *hypomanie* genoemd.

Gemengde episode

Bij een gemengde episode voldoen de klachten zowel aan de criteria van een manische als aan die van een depressieve episode. Een patiënt kan bijvoorbeeld prikkelbaar, praterig en overactief zijn. Hij kan echter tevens somber zijn, geen plezier hebben, een laag gevoel van eigenwaarde hebben en aan de dood denken. Klachten zoals slecht slapen en agitatie, passen bij beide syndromen. Het komt vaak voor dat door de drukte van de manische patiënt de depressieve klachten over het hoofd gezien worden, omdat hiernaar niet wordt geïnformeerd. Behalve dat de klachten tegelijkertijd kunnen optreden, is het ook mogelijk dat deze elkaar zeer snel afwisselen, bijvoorbeeld 's morgens depressief en 's avonds manisch.

5.3.2 Diagnostiek

Traditioneel worden de stemmingsstoornissen onderscheiden in *unipolair* en *bipolair*. Met unipolair wordt bedoeld dat bij de patiënt uitsluitend depressies optreden. Er is dus sprake van slechts één pool van de stemmingsverandering. Met bipolair wordt bedoeld dat bij de patiënt minstens eenmaal een (hypo)manie of gemengde episode is opgetreden. De meeste van deze patiënten hebben ook depressies. Zij kennen dus beide polen van de stemmingsverandering. Vandaar dat er gesproken wordt van bipolair.

Suïcide is een belangrijke complicatie bij depressie en de gemengde episode. Het is daarom belangrijk actief naar suïcidegedachten te informeren. Uitgebreide informatie helpt bij de risico-inschatting (zie kader 'Gestructureerd onderzoek naar gevaar voor suïcide').

De verpleegkundige/GGZ-agoog schakelt voor de beoordeling van suïcidegevaar een arts in. Een procedure tot dwangopname in het kader van de Wet BOPZ kan alleen na onderzoek door een psychiater worden gestart.

Gestructureerd onderzoek naar gevaar voor suïcide

Huidige presentatie van suïcidaliteit
- Met toenemend risico: suïcidegedachten, suïcidebesluit, suïcideplan, beschikbaarheid van middelen, een suïcidepoging.
- De aard van de suïcidepoging: suïcidepogingen met hoog risico en geringe reddingskans, voorbereidende acties en potentieel letale (dodelijke), 'harde' methodes (verstikking, verdrinking, vergassing), de verwachting van de patiënt over letaliteit en de beschikbaarheid van letale middelen.
- Redenen om verder te leven, toekomstplannen (afwezigheid risicoverhogend).
- Alcohol- en drugsgebruik samenhangend met actuele presentatie (risicoverhogend).
- Intenties en plannen aangaande geweld ten opzichte van derden (risicoverhogend).

Psychiatrische stoornissen en voorgeschiedenis
- Huidige functiestoornissen en klachten van psychiatrische stoornissen, met speciale aandacht voor stemmingsstoornissen, schizofrenie, verslaving, angststoornissen, borderline- en antisociale persoonlijkheidsstoornis en aanwijzingen voor wanhoop, impulsiviteit, anhedonie en angst.
- Eerdere suïcidepogingen, afgebroken suïcidepogingen of zelfbeschadigend gedrag.
- Eerdere psychiatrische diagnosen – inclusief verslaving – en behandeling, inclusief ontstaan, beloop, hospitalisatie.
- Somatische diagnosen en behandeling, inclusief operaties of opnames.
- Familieanamnese betreffende psychiatrische stoornissen, inclusief verslaving, suïcide en suïcidepogingen.

Psychosociale situatie, veerkracht en kwetsbaarheid
- Acute psychosociale crises en chronische psychosociale stressoren, inclusief feitelijk of ervaren interpersoonlijk verlies, verhuizing, complicaties door alcoholisme, somatische ziekte, terminale ziekte, financiële problemen of verandering in sociaaleconomische status, conflicten in gezin of familie, huiselijk geweld, en huidig of eerder seksueel of lichamelijk misbruik.
- Vaker mannen en ouderen, en vooral indien in een psychologisch isolement door scheiding, overlijden partner, pensionering of werkeloosheid, recente verhuizing of scheiding van geliefden.
- Werk- en leefsituatie, gezinssamenstelling, kwaliteit van relaties en beschikbaarheid van ondersteuning.
- Culturele of religieuze opvattingen over dood en suïcide.
- Copingvaardigheden, eerdere reacties op stress, het vermogen om psychologische pijn te tolereren en psychologische behoeften te bevredigen.
- Capaciteit voor realiteitstoetsing.

Bron: Richtlijn besluitvorming dwang: opname en behandeling. NVvP, 2008.

Bij het eerste optreden van een stemmingsstoornis moet een lichamelijke oorzaak, bijvoorbeeld een schildklierstoornis of een hersenziekte, of een middel zoals alcohol, drugs of medicijnen, worden uitgesloten. In dat geval spreekt het DSM-IV-TR van een *stemmingsstoornis door een lichamelijke oorzaak of door een middel*.

5.3.3 Vóórkomen en beloop

Onderzoek in Nederland wijst op een kans van 15,4% om minstens eenmaal in het leven een depressieve stoornis door te maken. Depressies komen bij vrouwen ongeveer dubbel zo vaak voor als bij mannen. De gemiddelde leeftijd voor het begin van de stoornis is 30 jaar. Hoe jonger de leeftijd bij het begin, des te ongunstiger het beloop. Ongeveer 50% van de mensen met een depressieve episode herstelt binnen drie maanden, 80% binnen een jaar. Daarna neemt de kans op herstel af (chronische depressie). De depressieve stoornis is voor de volksgezondheid belangrijk. Zij komt vaak voor en heeft grote gevolgen voor het individu op bijna alle levensterreinen. In Nederland staat depressie op de derde plaats van stoornissen die verlies van kwaliteit van leven veroorzaken.

De bipolaire stoornis komt bij 1,8% van de Nederlandse bevolking voor. In tegenstelling tot de depressieve stoornis is hier de verdeling tussen mannen en vrouwen gelijk.

De gemiddelde leeftijd voor het begin van de bipolaire stoornis is 22 jaar. Onbehandeld duurt een manie ongeveer twee maanden, een depressieve episode twee tot vijf maanden en een gemengde episode vijf tot twaalf maanden. Langere en kortere episodes komen echter voor. De episodes kunnen los van elkaar optreden, maar ook direct op elkaar aansluiten (switch). Bij meer dan 80% van de patiënten treden recidieven op.

5.3.4 Oorzaken en wijze van ontstaan

Het ontstaan van stemmingsstoornissen wordt door meerdere factoren bepaald. *Biologisch-erfelijke factoren* (wat is er in aanleg aanwezig?) werken daarbij op omgevingsfactoren in en andersom.

Tot de *omgevingsfactoren*, worden gerekend acute levensgebeurtenissen, zoals overlijden of ontslag, maar ook chronische belastingen, zoals een slechte partnerrelatie of werkeloosheid. Het is bekend dat ook omgevingsfactoren uit het verleden, zoals mishandeling of seksueel misbruik op kinderleeftijd, tot het ontstaan van een stemmingsstoornis bijdragen. Omgevingsfactoren kunnen zich ook opstapelen en op die manier tot een stemmingsstoornis leiden.

Ook *lichamelijke factoren,* zoals ziekten (neurologische, hormonale, infectieuze, immunologische of maligne ziekten), kunnen aan het ontstaan van een stemmingsstoornis bijdragen. Dit geldt ook voor middelen (alcohol, drugs (vooral cannabis bij bipolaire stoornis) en geneesmiddelen).

5.3.5 Behandeling

Zoals we zagen, worden stemmingsstoornissen veroorzaakt door een samenspel van biologisch-erfelijke, psychische en sociale factoren. De behandeling kan daarom op alle drie de domeinen gericht zijn. Er wordt gebruikgemaakt van biologische behandelingen, zoals medicatie, lichttherapie of ECT, psychologische behandelingen of maatschappelijke interventies. Zowel voor de unipolaire depressies als ook voor de bipolaire stoornissen bestaan Nederlandse behandelrichtlijnen. Beide richtlijnen kennen een *stepped care*-opbouw: intensieve behandeling waar nodig en minder intensief waar mogelijk. Bij onvoldoende resultaat wordt overgegaan op een meer intensieve behandeling.

Unipolaire depressies

Meestal zal een patiënt die voor het eerst depressieve klachten krijgt, zich bij de huisarts en soms een eerstelijnspsycholoog melden of door andere instanties, zoals (bedrijfs)maatschappelijk werk, naar hen verwezen worden. Sommige huisartsenpraktijken hanteren tegenwoordig voor de behandeling van patiënten met psychische klachten een model waarbij samengewerkt wordt met een sociaalpsychiatrisch verpleegkundige in de praktijk. Bij een depressieve stoornis met psychotische kenmerken, grote ernst of ernstige suïcidaliteit is verwijzing naar een psychiater/GGZ nodig.

Als een patiënt zich voor het eerst met een depressieve episode meldt, zal de behandelaar een functionele werkrelatie met de depressieve patiënt opbouwen. Hij onderzoekt de aard van de emotionele klachten en de ideeën die de patiënt heeft over de achtergronden of de betekenis ervan. De behandelaar benoemt de klachten als depressief vanuit een ziektemodel. Hij verstrekt ook schriftelijke informatie over depressie met het verzoek deze informatie thuis te bespreken. Hiermee is een begin gemaakt met psycho-educatie, namelijk het verstrekken van informatie over de aandoening aan de patiënt en diens naastbetrokkenen, de prognose en de verschillende behandelmogelijkheden. Een bekend voorbeeld van psycho-educatie zijn de cursussen 'In de put – uit de put' of 'Omgaan met depressie'. Als de patiënt de diagnose depressieve stoornis niet accepteert, zullen de vervolggesprekken erop gericht moeten zijn om overeenstemming over de probleemdefinitie te krijgen. Als de patiënt het wel eens is met de diagnose en bij het controlegesprek de klachten nog niet verbeterd zijn, volgt een concreet behandelaanbod. Is er ook sprake van een angststoornis, dan volgt behandeling volgens de desbetreffende richtlijn (zie ▶ par. 5.4 'Angststoornissen').

Alle patiënten krijgen de *basisinterventies* psycho-educatie, dagstructurering en actief volgen, onafhankelijk van de ernst en duur van de aandoening of eventueel aanwezige andere aandoeningen. Actief volgen is de monitoring van het beloop van de depressieve episode. Bij het in kaart brengen en de monitoring van de depressieve klachten kan een depressieschaal goede diensten bewijzen. Veel (eerste) lichte depressies verbeteren met deze aanpak binnen drie maanden. Behandeling met antidepressiva of psychotherapie is daarom niet meteen nodig. Als herstel ondanks een adequate duur en intensiteit van de behandeling uitblijft of onvolledig is, wordt overgegaan op intensievere behandelstappen. Zodra de patiënt hersteld is, moet, afhankelijk van de duur en ernst van de depressie, individuele re-integratie worden overwogen.

In geval van winterdepressies is lichttherapie de voorkeursbehandeling vanwege het snelle effect en de weinige bijwerkingen: 10.000 lux gedurende dertig minuten, liefst 's morgens, gedurende vijf tot zeven dagen aan het begin van of tijdens het winterseizoen.

Bij een eerste, lichte depressieve episode worden aan de basisinterventies in overleg met de patiënt (een van) de volgende eerstestap-interventies toegevoegd:

- *Bibliotherapie/zelfhulp/zelfmanagement*: een vorm van een gestandaardiseerde behandeling waarbij geen of slechts minimale begeleiding wordt gegeven door een professional. De behandeling staat op schrift, op geluidsband/videoband of is op internet toegankelijk (e-health) en de patiënt werkt deze zelfstandig door.
- *Activerende begeleiding*: de patiënt leert zijn stemming en activiteiten bij te houden, met het doel het algemene activiteitsniveau, het aantal plezierige activiteiten en positieve interacties met de omgeving te verhogen.
- *Fysieke inspanning/lichamelijke activiteit*: 'running' (duurloop, joggen) is een werkzame behandelvorm voor depressie bij ambulante patiënten. Maar ook andere vormen van fysieke training, zoals wandelen of krachttraining, blijken effectief. Deze behandeling kan individueel of groepsgewijs worden uitgevoerd, vaak onder leiding van een verpleegkundige/GGZ-agoog of psychomotore therapeut.
- *Counseling*: een niet eenduidig omschreven interventie, die soms meer een steunende gespreksvorm en soms meer een kortdurende doelgerichte psychotherapie lijkt te zijn.
- *Psychosociale interventie*.

Wanneer de lichte depressie niet binnen drie maanden is hersteld of het een recidief lichte depressie betreft, wordt een keuze gemaakt uit:

- *Probleemoplossende therapie*: een op cognitieve gedragstherapeutische principes gebaseerde interventie die patiënten in vijf gesprekken leert problemen zelfstandig op te lossen.
- *Kortdurende behandeling*: een interventie van minder dan twintig, soms maar vijf sessies, bestaande uit een inventarisatiefase en een veranderingsfase.

Na zes weken vindt er een behandelevaluatie plaats en wordt de behandeling bij voldoende herstel nog eens zes weken voortgezet.

Als er onvoldoende herstel is opgetreden, kan een van de volgende psychotherapieën worden toegevoegd:

- cognitieve gedragstherapie (CGT);
- gedragstherapie (GT);
- interpersoonlijke therapie (IPT);
- kortdurende psychodynamische therapie.

Na uiterlijk vier maanden vindt er een behandelevaluatie plaats. Als er niet voldoende herstel is, wordt met de patiënt een keuze gemaakt uit de nog niet geprobeerde genoemde psychotherapieën of farmacotherapie met ondersteunende gesprekken.

Als ook bij deze stap na vier maanden nog geen herstel is opgetreden, wordt de behandeling geïntensiveerd of psychotherapie met farmacotherapie gecombineerd. Uiteindelijk blijft nog ECT als optie over en tot slot behandelen volgens het handicapmodel. Overigens zullen bij een lichte depressie niet alle stappen gezet worden.

- **Farmacotherapie**

Farmacotherapie vindt steeds plaats in combinatie met ondersteunende gesprekken. Gedurende de eerste vier tot zes weken kan de toevoeging van een benzodiazepine aan een antidepressivum nuttig zijn. Alle in Nederland geregistreerde antidepressiva (AD) zijn werkzaam bij de depressieve stoornis. Globaal leiden antidepressiva bij 50-55% van alle patiënten met een depressieve stoornis tot respons (een vermindering van de ernst van de depressie van ten minste 50%, gemeten met een depressieschaal, en binnen vier tot zes weken).

Bij ambulant behandelde patiënten met een depressieve stoornis komen als middelen van eerste keus de *tricyclische antidepressiva* (TCA's), de selectieve serotonineheropnameremmers (SSRI's), venlafaxine en mirtazapine in aanmerking.

Voorbeelden van TCA's zijn imipramine, amitriptyline, clomipramine en nortriptyline. Zij hebben als bijwerking vooral duizeligheid, obstipatie, droge mond, wazig zien en transpireren. De beste werking van een TCA wordt bereikt bij dosering op geleide van de plasmaspiegel. Tot de SSRI's behoren citalopram, fluoxetine, fluvoxamine, paroxetine en sertraline. De meest voorkomende bijwerkingen bij de SSRI 's zijn misselijkheid, diarree, angst, agitatie of nervositeit, slapeloosheid, hoofdpijn en verhoogde bloedingsneiging.

Vanwege de wat lagere kans op bijwerkingen en staken van de behandeling hebben de SSRI's een lichte voorkeur als middel van eerste keuze. Ook bij een tegelijkertijd voorkomende angststoornis of boulimia nervosa valt de keuze op een SSRI.

Sint-janskruidextracten kunnen in een adequate dosering als alternatief overwogen worden voor patiënten met een lichte tot matig ernstige depressieve stoornis die terughoudend zijn om reguliere antidepressiva te gebruiken en/of om aan psychotherapie te beginnen. De bijwerkingen van sint-janskruid zijn op placeboniveau, maar interacties met andere medicijnen komen voor.

Bij klinisch opgenomen patiënten met een depressieve stoornis zijn de TCA's middelen van eerste keus. De SSRI 's zijn minder effectief dan de TCA's, en daarom geen middelen van eerste keus.

Als farmacotherapie niet binnen vier maanden tot een respons leidt, kunnen (meer) farmacotherapeutische vervolgstappen worden ingezet of cognitieve gedragstherapie (CGT).

- **Psychotherapie**

Het is aangetoond dat psychologische behandelmethodes, in het bijzonder cognitieve gedragstherapie (CGT), gedragstherapie en interpersoonlijke therapie, bij de depressieve stoornis effectief zijn.

De algemene optimale therapieduur van psychologische en psychotherapeutische interventies bij de depressieve stoornis is onduidelijk. Men streeft naar een zo kort mogelijke therapieduur.

Bipolaire stoornissen

Voor de behandeling van een bipolaire stoornis wordt een *collaborative care*-model aanbevolen. Hierbij wordt de patiënt (en zijn naasten) bij de beoordeling van de psychische toestand en beslissingen over de te volgen behandelstrategie zo veel mogelijk betrokken. Daarbij zijn de levensdoelen van de patiënt het vertrekpunt van de behandeling. De behandeling van bipolaire stoornissen bestaat in het algemeen uit drie standaardonderdelen: psycho-educatie, zelfmanagement en farmacotherapie. Hieraan kan op indicatie worden toegevoegd: psychotherapie en maatschappelijke interventies. De behandeling wordt uitgevoerd door een psychiater, meestal in samenwerking met een gespecialiseerde verpleegkundige. De behandeling is, ook bij psychische stabiliteit, zeer langdurig, vaak levenslang, vanwege het recidiverende karakter van een bipolaire stoornis. Patiënten worden actief benaderd wanneer zij uit zorg dreigen te raken. Partners of andere naasten worden bij de behandeling zo mogelijk betrokken. Dit is nodig omdat de omgeving vaak eerder dan de patiënt de eerste signalen van psychische ontregeling opmerkt, maar ook omdat een bipolaire stoornis meestal relaties belast. Goede samenwerking tussen behandelaars, patiënt en betrokkenen kan stressfactoren tijdig verminderen, vroege symptomen signaleren en snel tot passende maatregelen leiden. Hierdoor kunnen vooral manieën en opnames voorkomen worden. Alle genoemde behandelingen, behalve farmacotherapie en psychotherapie, kunnen door gespecialiseerde verpleegkundigen worden uitgevoerd. Bij farmacotherapie kan monitoring van werking en bijwerking ook tot de taken van de verpleegkundige horen.

- **Psycho-educatie**

Psycho-educatie omvat een systematisch uitgevoerd voorlichtingsprogramma. Hierin wordt aandacht besteed aan de symptomen, het beloop, vroege herkenning en preventie en het omgaan met en het behandelen van de bipolaire stoornis. In een dergelijk voorlichtingsprogramma dient sprake te zijn van een interactief proces tussen ten minste de hulpverlener en de patiënt, maar bij voorkeur ook met familieleden, verwanten of andere betrokkenen. Psycho-educatie kan zowel individueel, gezinsgericht als ook in een groepsgewijze cursus worden gegeven. Het belangrijkste effect van de cursus lijkt de bevordering van de acceptatie. Ontkenning wordt verminderd en herkenning bevorderd, waardoor het beter omgaan met (coping) de stoornis toeneemt.

- **Zelfmanagement**

Zelfmanagement is het individuele vermogen om om te gaan met symptomen, behandeling, lichamelijke en psychosociale consequenties en leefstijlveranderingen, die samenhangen met het leven met een chronisch gezondheidsprobleem. Effectief zelfmanagement houdt in dat iemand in staat is de eigen gezondheid te beoordelen en de cognitieve, gedragsmatige en emotionele reacties te beïnvloeden die nodig zijn om een bevredigende kwaliteit van leven te behouden. Het aanleren van zelfmanagementtechnieken vindt bij voorkeur plaats tijdens een periode met stabiele stemming. Attitude en vaardigheden met betrekking tot de behandeling worden ook *therapietrouw* genoemd. Deze heeft een belangrijke invloed op het beloop van een bipolaire stoornis.

Met de *Life Chart Methode* (zie ▶ bijlage 5.1 achteraan dit hoofdstuk) wordt gekeken naar welke situaties een ontregeling kunnen uitlokken en welke specifieke voorboden aangeduid kunnen worden als eerste tekenen van instabiliteit. De behandelaar krijgt hierdoor tevens een overzicht van het beloop van de stoornis tot nu toe. Met de *zorgbehoeftelijst* kunnen ook onbekende, onvervulde zorgbehoeften in kaart worden gebracht. In een *noodplan* (ook wel genoemd signaleringsplan of crisispreventieplan) worden de omstandigheden en symptomen beschreven die aan eerdere episodes vooraf zijn gegaan, en wat kan worden ondernomen door de patiënt, door de behandelaar of door betrokkenen om een terugval/recidief te voorkomen. Een laagdrempelige toegankelijkheid van de behandelaar is belangrijk. Het noodplan moet regelmatig worden geactualiseerd. De patiënt leert om contragedrag bij beginnende stemmingsontregeling toe te passen. Bij depressieve klachten 'doet' hij juist drukker (bijv. toch afspraken maken en actief worden), en bij ontremming 'doet' hij depressief (bijv. terugtrekken en saai leven). Een *stabiel dag-en-nachtritme* met vaste tijdstippen voor slapen, sociale contacten, werken/inspanning en maaltijden, is bij veel patiënten gunstig voor een stabiele stemming.

- **Farmacotherapie**

Farmacotherapie geldt als een hoeksteen van de behandeling van een bipolaire stoornis. Medicatie wordt ingezet om een stemmingsepisode (depressie, manie of gemengde episode) te behandelen, maar ook om na een remissie recidieven te voorkomen.

5.4 Angststoornissen

Ch. van Boeijen

5.4.1 Inleiding

Angst is een normale, gezonde reactie die mensen helpt om te gaan met allerlei moeilijke en gevaarlijke situaties. Angstreacties zijn nodig om te overleven. Voorbeelden hiervan zijn het zonder te kijken de straat oplopen en dan schrikken van een auto die plotseling aan komt rijden. Daarbij helpt de angstreactie om op tijd weg te springen. Een andere belangrijke angstreactie is vechten bij het in contact komen met een vijand. Bij angst maakt het lichaam zich klaar voor actie om weg te vluchten of te vechten (*flight or fight*). Hierbij treden allerlei lichamelijke verschijnselen op, zoals sneller ademen, druk op de borst, duizeligheid, tintelingen, hartkloppingen en spierpijn.

Deze verschijnselen kunnen zowel bij een normale als bij een abnormale angstreactie aanwezig zijn. Dus als men echt moet kunnen wegrennen, maar ook als er zomaar uit het niets angst ontstaat. In het laatste geval wordt gesproken van een abnormale angstreactie en kan er sprake zijn van een angststoornis. Angst wordt een probleem als het optreedt zonder echt gevaar of als het langer doorgaat dan de spanning duurt. Als actie niet nodig is, veroorzaakt angst een onplezierig gevoel. Het zijn dan alleen de lichamelijke verschijnselen die opvallen en als onplezierig ervaren worden. Deze verschijnselen zijn echter niet gevaarlijk. Wanneer angst het dagelijks leven gaat beïnvloeden, wordt gesproken van een angststoornis. Het is dan nodig hulp te zoeken om te leren omgaan met deze angst. Een op de tien mensen raadpleegt in zijn leven een dokter wegens angstklachten. Het is dan de bedoeling om de angst op die momenten te kunnen plaatsten, ermee te leren omgaan en er weer meer controle over te krijgen. Op de verschillende angststoornissen wordt hierna verder ingegaan.

5.4.2 Specifieke fobie

DSM-IV-TR-criteria voor de specifieke fobie

Specifieke fobie
Duidelijke en aanhoudende angst die overdreven of onredelijk is, uitgelokt door de aanwezigheid van of het anticiperen op een specifiek voorwerp of specifieke situatie (bijv. vliegen, hoogten, dieren, een injectie krijgen of bloed zien).
a. Blootstelling aan de angstwekkende prikkel veroorzaakt bijna zonder uitzondering een onmiddellijke angstreactie, die de vorm kan aannemen van een situatiegebonden angst of situationeel gepredisponeerde paniekaanval.
b. Betrokkene is zich ervan bewust dat de angst overdreven of onredelijk is.
c. De fobische situatie wordt vermeden of doorstaan met intense angst of lijden.
d. De vermijding, de angstige verwachting of het lijden in de gevreesde situatie belemmeren in significante mate de normale routine, het beroepsmatig functioneren (of studie of school), sociale activiteiten of relaties met anderen, of er is een duidelijk lijden door het hebben van de fobie.
e. Bij personen onder de 18 jaar is de duur ten minste zes maanden.
f. De angst, paniekaanvallen of fobische vermijding die samengaat met een specifiek voorwerp of specifieke situatie, is niet eerder toe te schrijven aan een andere psychische stoornis, zoals obsessieve compulsieve stoornis (bijv. vrees voor vuil bij iemand met smetvrees), posttraumatische stressstoornis (bijv. het vermijden van prikkels die samengaan met een ernstige stressfactor), separatieangststoornis (bijv. vermijden van school), sociale fobie (bijv. vermijden van gezelschap in verband met angst in verlegenheid gebracht te worden), paniekstoornis met agorafobie, of agorafobie zonder paniekstoornis in de voorgeschiedenis.

Typen specifieke fobie
Op grond van de aard van de angstwekkende voorwerpen of situaties onderscheidt de DSM-IV-TR vijf subtypen specifieke fobie.
– Diertype: indien de angst wordt uitgelokt door dieren of insecten. Dit subtype begint meestal op de kinderleeftijd.
– Natuurtype: indien de angst wordt uitgelokt door een object in de natuur, zoals storm, hoogten of water. Dit subtype begint meestal op de kinderleeftijd.
– Bloed-, injectie- en verwondingstype: indien de angst wordt uitgelokt door het zien van bloed of een wond of door het krijgen van een injectie of andere invasieve

medische technieken. Dit subtype is in hoge mate familiair bepaald en wordt vaak gekarakteriseerd door een sterke vasovagale reactie.
- Situationeel type: indien de angst wordt uitgelokt door een specifieke situatie, zoals openbaar vervoer, tunnels en bruggen, liften, vliegen, autorijden of afgesloten ruimten. Dit subtype heeft een tweetoppige verdeling in de aanvangsleeftijd, met een piek op de kinderleeftijd en een tweede piek rond het 25^e jaar.
- Overig type: indien de angst wordt uitgelokt door andere prikkels. Tot deze prikkels kunnen de angst of vermijding van situaties horen die zouden kunnen leiden tot benauwdheid, overgeven of een ziekte oplopen; ruimtefobie (dat wil zeggen: iemand is bang om neer te vallen indien men niet meer in de buurt is van muren of andere fysieke steungevende middelen).

Bron: Beknopte handleiding bij de diagnostische criteria van de DSM-IV-TR. Amsterdam: Pearson, 2010.

De *specifieke fobie* werd vroeger ook wel enkelvoudige fobie genoemd.

Casus

Katja (36 jaar) is drie weken terug van haar vakantie naar Thailand. Zij meldt zich met spoed bij de huisarts, want zij durft niet meer in haar eigen huis te zijn. Zij verblijft momenteel bij haar moeder. Na haar terugkeer van vakantie heeft zij in haar eigen huis een enorme spin gezien, waar zij heel angstig door werd. Zij haalde de stofzuiger en zoog de spin erin. Toen zakte de angst wel weer, want ze wist dat deze spin dood was. Maar toen zij de volgende dag weer een spin zag, heel onverwacht in de hoek van de kamer, raakte zij in paniek. Zij haalde haar moeder erbij, die de spin verwijderde. Direct erna heeft zij haar huis zo dicht mogelijk gemaakt voor deze spinnen, dacht ze. Ze barricadeerde alle luchtroosters, plakte deze af. Tevens legde zij handdoeken voor de drempels, zodat de spinnen niet in haar slaapkamer konden komen. Ze sliep niet meer, uit angst dat de spinnen in haar bed zouden komen en over haar heen zouden kruipen. Ze had om haar bed een klamboe gehangen. Die had zij nog van haar vakantie. Ze sliep ook steeds slechter en ging niet meer naar haar werk. Dat lukte niet meer, omdat ze doodmoe was. Ze durfde op het moment dat ze bij de psycholoog kwam, niet meer in haar eigen huis te komen zonder dat iemand eerst het hele huis geïnspecteerd had of er spinnen zaten en deze, als ze er waren, had verwijderd. In de opbouwende blootstelling aan spinnen tijdens de therapiesessies kwam ze erachter dat ze bang was dat als er een spin was, deze andere spinnen zou halen als hij haar zag en dat ze haar zouden aanvallen, waarbij zij dan niets zou kunnen doen. Zij had in haar vakantie meegemaakt dat kakkerlakken in haar bed zaten en over haar heen liepen. Dat had zij toen vies gevonden en ze had meteen een andere kamer gevraagd, waarna dat niet meer was gebeurd. Deze ervaring leek de spinfobie te verergeren. Zij leerde in therapie dat de spinnen niet op anderen letten en niet de neiging hebben om naar je toe te lopen. Dat gaf haar voldoende rust om weer terug te keren naar haar eigen huis. Haar werk pakte ze ook weer op in de loop van de behandeling.

Oorzaken

De specifieke fobie openbaart zich meestal op jonge leeftijd. In Nederland gemiddeld op de leeftijd van 17 jaar bij mannen en 16 jaar bij vrouwen. Van de Nederlandse volwassenen tot 65 jaar voldoet 10% ooit in het leven en 7% in het afgelopen jaar aan de criteria van een specifieke fobie. Ook onder Nederlandse jongeren komt specifieke fobie voor: van de 13- tot 18-jarigen heeft bijna 5% volgens eigen zeggen en ruim 9% volgens hun ouders in het afgelopen halfjaar een specifieke fobie gehad. Dit cijfer lijkt in grote lijnen overeen te komen met dat voor volwassenen. Er wordt geschat dat 4% van de 65-plussers in de afgelopen één tot zes maanden leed aan specifieke fobie. De specifieke fobie komt ruim twee keer zo veel voor bij vrouwen als bij mannen. Het krijgen van een specifieke fobie wordt voor een beperkt deel bepaald door erfelijke factoren. Omgevingsfactoren die onderzocht zijn en mede verband houden met het ontstaan, zijn een laag opleidingsniveau, een laag inkomen, ontbreken van betaald werk en eenouderschap. Beangstigende ervaringen en ongunstige opvoedingsomstandigheden in de kinderjaren en adolescentie en een stressvolle gebeurtenis in het afgelopen jaar, lijken een belangrijke rol te spelen bij het ontstaan van een specifieke fobie.

Specifieke fobie en andere psychische stoornissen

Mensen met een specifieke fobie hebben tevens vaak andere psychische stoornissen of lichamelijke ziekten. Uit onderzoek blijkt dat 83% van de volwassenen met een specifieke fobie, ooit in het leven aan een andere psychische stoornis leed. Daarbij ging de specifieke fobie meestal aan de andere psychische stoornis vooraf. Specifieke fobieën komen vooral samen voor met stemmingsstoornissen en angststoornissen. Van de mensen die ooit in hun leven zowel een specifieke fobie als een depressie in engere zin hadden, ging bij ruim 70% de fobie vooraf. Andere angststoornissen, zoals sociale fobie (25%) en een paniekstoornis (12%), komen ook vaak voor bij mensen met een specifieke fobie. Mensen met een specifieke fobie lopen minder kans op middelenmisbruik dan mensen zonder specifieke fobie.

Specifieke fobie en lichamelijke ziekten

Volwassenen met een specifieke fobie hebben een bijna twee keer zo grote kans op een chronische lichamelijke aandoening. Ze staan daarvoor ook vaker onder behandeling van een arts. Hierin lijken zij niet af te wijken van volwassenen met andere angststoornissen.

Beloop

Over het beloop van de specifieke fobie is weinig bekend. Doordat deze fobie vaak op jonge leeftijd begint, kent de stoornis een langduriger beloop dan de andere angststoornissen. Uit onderzoek blijkt dat slechts één op de zes mensen met een specifieke fobie na zeven jaar volledig was hersteld.

Behandeling

Bij de behandeling wordt een keuze gemaakt tussen psychotherapeutische behandeling (door middel van gesprekken) of medicatie. Medicatie wordt over het algemeen niet gezien als standaardbehandeling voor de specifieke fobie. Dat komt doordat veel patiënten weinig last ervaren van de fobie bij hun dagelijkse bezigheden. Gedragstherapie, in de vorm van blootstelling aan de gevreesde situatie in het echte leven (*exposure in vivo*), is uitgebreid onderzocht op effectiviteit en lijkt een eerstekeuzebehandeling. Waar dat passend is, moet voorafgaand aan de blootstelling geruststellende informatie worden gegeven met betrekking tot de fobische situatie. Hoe om te gaan met de gevreesde situatie (*coping*) moet worden overwogen als hulpinterventie. Voorbeelden hiervan zijn: aanspannen van de spieren om flauwvallen te voorkomen bij bloed-, letsel- en injectiefobie en passende omgangsvormen bij diverse dierfobieën.

Als blootstelling aan de gevreesde situatie in het echte leven te moeilijk is, wordt meestal eerst gestart met een variant hiervan, namelijk het inbeelden van de echte blootstelling (*imaginaire exposure*). Er kan gekozen worden voor een individuele behandeling of behandeling in een kleine groep met patiënten die dezelfde enkelvoudige fobie hebben.

Het blootstellen aan de gevreesde situatie wordt gecombineerd met coping. Ook laten de hulpverlener en/of andere patiënten zien hoe om te gaan in de gevreesde situatie (*modeling*). De voorkeur gaat uit naar een korte, intensieve behandeling (eensessiebehandeling). Indien dit niet mogelijk is, wordt een serie van vier tot acht sessies afgesproken (eenmaal per week een uur). De patiënt moet thuis zelf exposuretaken uitvoeren. Er is een risico van terugval na de behandeling. Dit kan voorkomen worden door geregeld exposure in vivo te blijven toepassen.

Cognitieve therapie is mogelijk ook een belangrijke interventie bij een specifieke fobie. Hierbij worden de gevreesde gedachten onderzocht om plaats te maken voor meer acceptabele en minder angstmakende en meer reële gedachten. De psychologische behandeling van specifieke fobie zal altijd in eerste instantie moeten bestaan uit exposure in vivo. Daarnaast kan men dan het gebruik van cognitieve elementen overwegen om de kans op succesvolle blootstelling te verhogen. Bijvoorbeeld wanneer de patiënt de blootstelling aan de gevreesde situatie nog niet aandurft of wanneer exposure alleen te weinig effect blijkt te hebben. Terugval kan voorkomen worden als de patiënt zijn irreële denkbeelden blijft uitdagen en corrigeren.

Wanneer een patiënt met een specifieke fobie geen baat heeft bij een gedragstherapeutische behandeling en dagelijks lijdt onder de angsten, kunnen antidepressiva worden overwogen. Op basis van onderzoek en ervaring bij andere angststoornissen komen de SSRI's en de TCA's imipramine en clomipramine in aanmerking (zie ▶ par. 5.4.3 'Paniekstoornis met of zonder agorafobie'). Na vier weken kan het effect worden geëvalueerd. Wanneer antidepressiva effectief zijn, worden die een jaar voortgezet, en dan stapsgewijs afgebouwd, na uitleg over het optreden van eventuele onthoudingsverschijnselen. Benzodiazepinen moeten gereserveerd worden voor patiënten die zeer onregelmatig met de fobische stimulus worden geconfronteerd. Dit geldt ook voor patiënten die niet gemotiveerd zijn voor gedragstherapie en de desbetreffende situatie niet kunnen ontwijken. In deze gevallen kan gedurende de periode van blootstelling aan de angstwekkende situatie een benzodiazepine worden voorgeschreven in een lage dosering. Men moet de patiënt deze medicatie ten minste eenmaal voor proef laten gebruiken, zodat deze de eventuele bijwerkingen kent. Daarnaast past een advies om gelijktijdig geen alcohol te gebruiken, zoals gedurende de vlucht bij een vliegfobie.

5.4.3 Paniekstoornis met of zonder agorafobie

DSM-IV-TR-criteria voor de paniekaanval en paniekstoornis

Paniekaanval

Een paniekaanval is een begrensde periode van intense angst of gevoel van onbehagen, waarbij vier (of meer) van de volgende symptomen plotseling ontstaan:
1. hartkloppingen, bonzend hart of versnelde hartactie;
2. transpireren;
3. trillen of beven;
4. gevoel van ademnood of verstikking;
5. naar adem snakken;
6. pijn of onaangenaam gevoel op de borst;
7. misselijkheid of buikklachten;
8. gevoel van duizeligheid, onvastheid, licht in het hoofd of flauwte;
9. derealisatie (gevoel van onwerkelijkheid) of depersonalisatie (gevoel los van zichzelf te staan);
10. angst de zelfbeheersing te verliezen of gek te worden;
11. angst dood te gaan;
12. paresthesieën (verdoofde of tintelende gevoelens);
13. opvliegers of koude rillingen.

Agorafobie
a. Angst op een plaats of in een situatie te zijn van waaruit ontsnappen moeilijk (of gênant) kan zijn of waar geen hulp beschikbaar zou kunnen zijn in het geval dat men een onverwachte of situationeel gepredisponeerde paniekaanval of paniekachtige verschijnselen krijgt. Tot de agorafobische angstgevoelens behoren de karakteristieke situaties zoals alleen buitenshuis zijn, zich midden in een massa bevinden of in een rij wachtenden, op een brug staan, en reizen met de bus, trein of auto.
b. De situaties worden vermeden (bijv. reizen wordt beperkt) of worden alleen doorstaan met duidelijk lijden of de angst een paniekaanval of paniekachtige symptomen te krijgen, of de aanwezigheid van een begeleider is noodzakelijk.
c. De angst of fobische vermijding is niet eerder toe te schrijven aan een andere psychische stoornis, zoals sociale fobie (bijv. vermijding is beperkt tot sociale situaties uit angst in verlegenheid te raken), specifieke fobie (bijv. vermijding is beperkt tot een enkele situatie, zoals liften), obsessieve compulsieve stoornis (bijv. vermijding van vuil bij iemand met smetvrees), posttraumatische stressstoornis (bijv. vermijding van prikkels die samenhangen met een ernstige stressfactor) of separatieangststoornis (bijv. vermijding om huis of verwanten te verlaten).

Paniekstoornis zonder agorafobie
a. Zowel (1) als (2):
   1. recidiverende onverwachte paniekaanvallen;
   2. na ten minste een van de aanvallen was er een maand (of langer) een (of meer) van de volgende symptomen:

    a. voortdurende ongerustheid over het krijgen van een volgende aanval;
    b. bezorgdheid over de verwikkelingen of de consequenties van de aanval (bijv. het verliezen van de zelfbeheersing, een hartaanval krijgen, 'gek worden');
    c. een belangrijke gedragsverandering in samenhang met de aanvallen.
b. Afwezigheid van agorafobie.
c. De paniekaanvallen zijn niet het gevolg van de directe fysiologische effecten van een middel (bijv. drug, geneesmiddel) of een somatische aandoening (bijv. hyperthyreoïdie).
d. De paniekaanvallen zijn niet eerder toe te schrijven aan een andere psychische stoornis, zoals sociale fobie (bijv. voorkomend bij blootstelling aan gevreesde sociale situaties), specifieke fobie (bijv. bij blootstelling aan een specifieke fobische situatie), obsessieve compulsieve stoornis (bijv. bij blootstelling aan vuil bij iemand met smetvrees), posttraumatische stressstoornis (bijv. in reactie op prikkels die samenhangen met een ernstige stressfactor) of separatieangststoornis (bijv. vermijding om huis of verwanten te verlaten).

Paniekstoornis met agorafobie
a. Zowel (1) als (2):
  1. recidiverende onverwachte paniekaanvallen;
  2. na ten minste een van de aanvallen was er een maand (of langer) een (of meer) van de volgende symptomen:
    a. voortdurende ongerustheid over het krijgen van een volgende aanval;
    b. bezorgdheid over de verwikkelingen of de consequenties van de aanval (bijv. het verliezen van de zelfbeheersing, een hartaanval krijgen, 'gek worden');
    c. een belangrijke gedragsverandering in samenhang met de aanvallen.
b. De aanwezigheid van agorafobie.
c. De paniekaanvallen zijn niet het gevolg van de directe fysiologische effecten van een middel (bijv. drug, geneesmiddel) of een somatische aandoening (bijv. hyperthyreoïdie).
d. De paniekaanvallen zijn niet eerder toe te schrijven aan een andere psychische stoornis, zoals sociale fobie (bijv. voorkomend bij blootstelling aan gevreesde sociale situaties), specifieke fobie (bijv. bij blootstelling aan een specifieke fobische situatie), obsessieve compulsieve stoornis (bijv. bij blootstelling aan vuil bij iemand met smetvrees), posttraumatische stressstoornis (bijv. in reactie op prikkels die samenhangen met een ernstige stressfactor) of separatieangststoornis (bijv. vermijding om huis of verwanten te verlaten).

Agorafobie zonder paniekstoornis in de voorgeschiedenis
a. De aanwezigheid van agorafobie in samenhang met de angst dat er paniekachtige symptomen zullen ontstaan (bijv. duizelingen of diarree).
b. Er is nooit voldaan aan de criteria van paniekstoornis.
c. De stoornis is niet het gevolg van de directe fysiologische effecten van een middel (bijv. drug, geneesmiddel) of een somatische aandoening.

d. Indien er sprake is van een bijkomende somatische aandoening, is de angst zoals beschreven in criterium A duidelijk ernstiger dan wat gewoonlijk samengaat met deze aandoening.

Bron: Beknopte handleiding bij de diagnostische criteria van de DSM-IV-TR. Amsterdam: Pearson, 2010.

Bij een *paniekstoornis* treden meerdere paniekaanvallen op zonder duidelijke aanleiding (onverwacht, niet gebonden aan een situatie). Ook is er naar aanleiding van een aanval gedurende ten minste één maand sprake van een van de volgende verschijnselen:
- voortdurende ongerustheid over het krijgen van een volgende aanval;
- bezorgdheid over de gevolgen van de aanval;
- gedragsverandering in samenhang met de aanval(len), bijvoorbeeld het vermijden van bepaalde plaatsen.

De DSM-IV-TR onderscheidt de paniekstoornis met of zonder *agorafobie*. Dit onderscheid is van belang bij de therapiekeuze. Van agorafobie is sprake als mensen plaatsen of situaties vermijden uit vrees er een paniekaanval te krijgen. Vaak worden mensenmenigten, reizen, bruggen en tunnels vermeden. Het onderscheid tussen de paniekstoornis met of zonder agorafobie wordt in veel onderzoek niet gemaakt.

Casus

Peter (23 jaar) meldde zich op de SEH met zijn vriendin. Hij zag er verhit uit. Hij vertelde dat hij net een enorme nare aanval had gehad. Zijn hart klopte in zijn keel, hij snakte naar adem en zijn handen en voeten tintelden. Bij doorvragen bleek dat hij bang was dat hij een hartaanval had en hij wilde dat er een hartfilmpje werd gemaakt. Bij navraag gaf hij aan dat deze aanval zo uit het niets was ontstaan. Hij zat gewoon rustig op de bank tv te kijken en toen gebeurde het zomaar. Hij had dit nog nooit gehad. Er werd een ecg gemaakt, waarop geen afwijkingen werden gezien. Zijn hartslag en bloeddruk waren normaal. Er was niets aan de hand. Hij ging gerustgesteld weer naar huis. Maar na een paar dagen kreeg hij weer zo'n aanval. Dat was toen hij bij de kassa in de supermarkt stond. Hij wilde graag weg, maar dat kon niet en hij voelde zich steeds benauwder worden. Uiteindelijk liep hij zonder zijn boodschappen te betalen de winkel uit. Hij liep zo snel hij kon naar huis en toen zakte de angst en de benauwdheid weg. Toch was hij niet gerust en ging hij naar de huisarts. Hij was bang dat het weer zou gebeuren. De huisarts verwees hem door naar een eerstelijnspsycholoog met de vraag of er sprake kon zijn van angstklachten. Zij bevestigde dit. Peter wilde geen medicatie en was blij met de gesprekken die hij kon hebben over zijn klachten. Hij kwam erachter dat de angstige gedachten die hem overkwamen, overdreven waren voor dat moment, en dat de angst die daardoor werd opgevoerd, hem zo in paniek bracht. Hij merkte ook dat juist het aangaan van situaties waar hij bang voor was, zijn vertrouwen terugbracht. Uiteindelijk kon hij weer rustig tv-kijken.

Oorzaken

De paniekstoornis ontstaat meestal als mensen midden in de 20 zijn. In Nederland zijn vrouwen gemiddeld 25 en mannen 28 jaar. Bij het ontstaan van de paniekstoornis spelen meerdere factoren een rol: erfelijke en lichamelijke factoren, risicofactoren die zich afspelen in de kindertijd, huidige omgevingsfactoren en stressvolle levensgebeurtenissen. Het is nog niet mogelijk te voorspellen wie met zekerheid een paniekstoornis zal krijgen of wanneer. De paniekstoornis met/zonder agorafobie komt vaak voor. In Nederland heeft gemiddeld 3,8% van de algemene volwassen bevolking ooit in het leven een paniekstoornis gehad. Adolescenten lijden even vaak aan de stoornis als volwassenen. De meeste mensen met een paniekstoornis vertonen een of andere vorm van vermijdingsgedrag. De helft voldoet tevens aan de criteria voor agorafobie. De paniekstoornis komt bij vrouwen anderhalf tot driemaal vaker voor dan bij mannen. Ook de paniekstoornis met agorafobie komt vaker bij vrouwen voor. Bij leeftijdsgroepen vanaf 65 jaar komt de paniekstoornis minder vaak voor.

Paniekstoornis en andere psychische stoornissen

De paniekstoornis gaat vaak samen met andere psychische stoornissen. Zo heeft meer dan 60% van de mensen met een paniekstoornis in hetzelfde jaar tevens een andere psychische stoornis. Bijna de helft van de mensen heeft zelfs ten minste drie andere psychische stoornissen in hetzelfde jaar. Naast de paniekstoornis komen vooral stemmingsstoornissen en andere angststoornissen voor.

Paniekstoornis en lichamelijke ziekten

Door de lichamelijke symptomen die bij een paniekaanval optreden, denken mensen vaak dat zij een lichamelijke aandoening hebben. Meestal worden er echter geen lichamelijke oorzaken voor de klachten gevonden. Enkele redenen om wél aan een lichamelijke oorzaak te denken, zijn een atypische anamnese of een eerste paniekaanval na het veertigste levensjaar.

Beloop

Paniekklachten verergeren vaak en verergering kan snel optreden. De meeste mensen met paniekaanvallen hebben binnen een jaar steeds meer klachten. Na de eerste aanval ontwikkelt binnen twee jaar de helft van de mensen een paniekstoornis.

De paniekstoornis heeft een chronisch golvend beloop. Het aantal paniekaanvallen varieert. Uiteindelijk herstelt gemiddeld 30-50% van de mensen. Met herstel wordt bedoeld het niet meer voldoen aan de diagnose in het voorafgaande jaar. Wel laat het herstel vaak zes tot zeven jaar op zich wachten. Van belang is daarbij op te merken dat het verdwijnen van de klachten niet direct gepaard gaat met een volledig herstel van functioneren en kwaliteit van leven.

Behandeling

Bij patiënten met een paniekstoornis is er keuze tussen begeleide zelfhulp gebaseerd op cognitieve gedragstherapie, cognitieve gedragstherapie of medicatie.

Bij een lichte vorm van paniekstoornis kan als eerste stap gekozen worden voor begeleide zelfhulp die kan plaatsvinden in de eerste lijn. Bij ernstigere vormen of in combinatie met agorafobie kan beter gekozen worden voor cognitieve gedragstherapie of medicatie.

Als naast de paniekstoornis hooguit lichte depressieve klachten en/of een lichte vorm van agorafobie aanwezig zijn, zijn beide behandelvormen even effectief. In overleg met de patiënt wordt dan gekozen voor een van deze behandelingen.

Bij een paniekstoornis die gepaard gaat met een ernstige depressie maar niet met veel agorafobische klachten, wordt medicamenteuze behandeling als eerste stap geadviseerd.

Als er een matig ernstige of ernstige agorafobie is gediagnosticeerd, wordt een combinatiebehandeling van medicatie en psychotherapie aanbevolen.

- **Psychologische interventies**
- - **Begeleide zelfhulp**

Begeleide zelfhulp is een effectieve interventie die toepasbaar is in de eerste lijn, en is gebaseerd op de cognitieve gedragstherapie en *applied relaxation* (via stapsgewijze opbouw leren ontspannen). De patiënt werkt onder begeleiding van een hulpverlener een handleiding door in een periode van twaalf weken. Er zijn vijf begeleidingscontacten. De patiënt betrekt een helper (betrokkene uit de eigen omgeving van de patiënt) bij deze interventie. De patiënt dient minimaal drie uur per week te besteden aan het werken met de handleiding.

- - **Exposure in vivo**

Exposure in vivo is een uiterst effectieve interventie bij paniekstoornis met agorafobie. Zeker wanneer vermijding een belangrijk element is in het ziektebeeld, bestaat er geen reden om een andere psychologische interventie toe te passen dan exposure in vivo. Exposure in vivo moet dagelijks worden toegepast gedurende minimaal een uur per keer. De behandeling moet minimaal tien weken worden volgehouden. Het is van belang dat de patiënt uiteindelijk alleen en zelfstandig exposure uitvoert. Het is wel van belang dat de therapeut nauw betrokken is bij het opstellen van het exposureprogramma en bij het monitoren ervan. Wanneer het risico van mislukken hoog wordt ingeschat, kunnen intensiteit en frequentie van de exposurebehandeling naar beneden worden bijgesteld.

- - **Psychologisch paniekmanagement**

Bij paniekstoornis, al dan niet met agorafobie, is paniekmanagement de aangewezen psychologische interventie wanneer angst voor paniek en het regelmatig voorkomen van paniek het klinisch beeld in belangrijke mate bepalen. Anders dan het geval is bij exposure in vivo, bestaat nog geen algemeen geaccepteerde standaardmethode. Vooralsnog wordt geadviseerd methoden te gebruiken die voldoen aan een combinatie van de kenmerken blootstelling aan interne sensaties, coping en herinterpretatie. De effectiviteit is aangetoond van cognitieve therapie, paniekcontroletraining en *applied relaxation*.

Paniekmanagement moet worden toegepast gedurende een periode van een tot drie maanden. Patiënten moeten daarnaast frequent oefenen buiten de therapiezittingen. Voor afsluiting van de therapie lijkt het zinvol om patiënten alert te maken op mogelijke signalen van terugval. Aansluitend kan hun worden geleerd om anders met deze signalen om te gaan dan vóór de start van de behandeling. Het anders omgaan met deze signalen kan bestaan uit het anders duiden en interpreteren ervan en uit andere coping. Nadat een behandeling met goed resultaat is afgesloten, is het verstandig om goede afspraken te maken met de patiënt en de huisarts over mogelijkheden om snel in te grijpen bij eventuele terugval.

- **Farmacotherapie**

De medicamenteuze behandeling bij paniekstoornis is opgebouwd uit een aantal stappen. Op geleide van bijwerkingen wordt een keuze gemaakt. Als eerste stap wordt in de richtlijn aangegeven een SSRI, zoals citalopram, fluoxetine en paroxetine, toe te passen. Bijwerkingen die verwacht kunnen worden, zijn: misselijkheid, hoofdpijn, slaperigheid of slapeloosheid, toename van de angst, seksuele functiestoornissen (voorbijgaand en dosisafhankelijk) en gewichtstoename. Eventueel vindt er in de beginperiode een combinatie plaats met benzodiazepinen tegen de mogelijke toename van de angst en paniek. Er wordt aangeraden in twee weken langzaam de medicatie op te bouwen en te evalueren na vier weken gebruik.

Indien er een goed effect gehaald wordt, wordt aanbevolen om minimaal een jaar door te behandelen en dan in stappen van drie maanden af te bouwen om onttrekkingsverschijnselen en terugval te voorkomen.

Als tweede stap, dus als de eerste stap niet of onvoldoende effectief is, wordt op een andere SSRI overgegaan.

Indien dit onvoldoende effectief is, wordt aangeraden om een tricyclisch antidepressivum (TCA) voor te schrijven (stap 3), zoals clomipramine. De te verwachten bijwerkingen zijn sufheid, droge mond, transpireren, hartkloppingen, obstipatie, urineretentie, angsttoename, reactietijdvertraging, seksuele functiestoornissen (dosisafhankelijk en voorbijgaand) en gewichtstoename. Wederom wordt geadviseerd, gezien de te verwachten bijwerkingen van toename van angst en paniek, om in de beginperiode een benzodiazepine toe te voegen. Tevens wordt in twee weken opgebouwd en na vier weken geëvalueerd. Het doorbehandelen gedurende een jaar en afbouwen in stappen van drie maanden worden bij deze medicatie ook geadviseerd.

Als stap 4 worden de onderzochte benzodiazepinen alprazolam, clonazepam, diazepam en lorazepam aanbevolen. Er wordt gestart met een lage dosering en na enkele dagen tot een week wordt er geëvalueerd. Geadviseerd wordt om dit minimaal een jaar te blijven gebruiken en in stappen van drie maanden af te bouwen. Als bijwerking zijn op korte termijn duizeligheid, sufheid, vergeetachtigheid en slechter concentreren te verwachten. Bij langer gebruik kan men last krijgen van afhankelijkheid, reactietijdvertraging en cognitieve stoornissen. Met name bij ouderen kan een valneiging ontstaan.

Als laatste stap wordt de onderzochte MAO-remmer fenelzine aanbevolen. Dit kan alleen voorgeschreven worden door een psychiater. Er wordt gestart door langzaam in te sluipen, meestal tijdens een klinische opname. Dit heeft te maken met de bijwerkingen van hypotensie. Tevens kunnen slapeloosheid, droge mond en seksuele functiestoornissen optreden. Aandacht moet er zijn voor de interactie met tyramine (zie ▶ par. 4.3.3

'Antidepressiva'). Het effect wordt na vier weken geëvalueerd. Daarna wordt bij effect langdurig doorbehandeld.

5.4.4 Gegeneraliseerde angststoornis (GAS)

Mensen met een *gegeneraliseerde angststoornis* zijn voortdurend angstig en bezorgd over alledaagse dingen. Ze hebben moeite deze zorgen en angsten onder controle te houden.

> **DSM-IV-TR-criteria voor de gegeneraliseerde angststoornis**
> a. Buitensporige angst en bezorgdheid (bange voorgevoelens), gedurende zes maanden vaker wel dan niet voorkomend, over een aantal gebeurtenissen of activiteiten (zoals werk of schoolprestaties).
> b. Betrokkene vindt het moeilijk de bezorgdheid in de hand te houden.
> c. De angst en de bezorgdheid gaan samen met drie (of meer) van de volgende zes symptomen (waarvan ten minste enkele symptomen in de laatste zes maanden vaker wel dan niet aanwezig):
>   1. rusteloosheid, opgewonden of geïrriteerd zijn;
>   2. snel vermoeid zijn;
>   3. zich moeilijk kunnen concentreren of zich niets herinneren;
>   4. prikkelbaarheid;
>   5. spierspanning;
>   6. slaapstoornis (moeite om in slaap te vallen of door te slapen, of rusteloze, niet-verkwikkende slaap).
> d. Het onderwerp van de angst en de bezorgdheid is niet beperkt tot de kenmerken van een as-I-stoornis, bijvoorbeeld de angst of bezorgdheid gaat niet over het hebben van een paniekaanval (zoals bij een paniekstoornis), het in gezelschap voor schut staan (zoals bij een sociale fobie), het besmet worden (zoals bij de obsessieve compulsieve stoornis), het van huis of naaste familie weg zijn (zoals bij de separatieangststoornis), het in gewicht toenemen (zoals bij anorexia nervosa), het hebben van veel verschillende lichamelijke klachten (zoals bij de somatisatiestoornis) of het hebben van een ernstige ziekte (zoals bij de hypochondrie), en de angst en bezorgdheid komen niet uitsluitend voor tijdens een posttraumatische stressstoornis.
> e. De angst, bezorgdheid of de lichamelijke klachten veroorzaken in significante mate lijden of beperkingen in sociaal of beroepsmatig functioneren of het functioneren op andere belangrijke terreinen.
> f. De stoornis is niet het gevolg van de directe fysiologische effecten van een middel (bijv. drug, geneesmiddel) of een somatische aandoening (bijv. hyperthyreoïdie), en komt niet uitsluitend voor tijdens een stemmingsstoornis, psychotische stoornis of een pervasieve ontwikkelingsstoornis.
>
> *Bron: Beknopte handleiding bij de diagnostische criteria van de DSM-IV-TR. Amsterdam: Pearson, 2010.*

Casus

Truus (40 jaar) heeft veel last van haar spieren in de nek. Ze gaat naar de huisarts om een doorverwijzing te vragen voor fysiotherapie. De huisarts hoort ook dat ze al tijden weer niet goed kan slapen. Ze komt maar niet in slaap, want ze ligt te piekeren over wat er die dag allemaal gebeurd is en wat er mogelijk komen gaat. Midden in de nacht wordt ze wakker en luistert ze naar de ademhaling van haar man. Ze is namelijk bang dat haar man doodgaat. Haar hele leven ziet ze altijd al beren op de weg. Ze is steeds bang dat haar zoon van 20 iets overkomt en zij dan niet weet hoe te handelen. Daarom belt ze hem overdag om te weten waar hij is, wat hij doet en is ze even gerustgesteld. Maar als hij niet op de afgesproken tijd thuis is, is ze in alle staten en belt ze zelfs de politie om te vragen of er een ongeluk is gebeurd langs de route die haar zoon rijdt. Pas als hij weer thuis is, voelt ze de spanning zakken. Vaak reageert ze geïrriteerd als ze in gedachten is. En ze voelt zich erg moe. Ze wil graag weer meer energie hebben. De pijn in haar nek helpt haar daar ook niet bij. De huisarts stuurt haar door naar de fysiotherapeut, maar tegelijkertijd start hij met een SSRI. Na verloop van weken geeft ze aan dat ze zich minder gespannen voelt, minder piekert en weer meer van haar leven kan genieten. De spierpijn is ook minder en haar energie komt weer terug. De huisarts heeft haar uitgelegd dat ze lijdt aan een angststoornis en ze is blij dat ze nu medicatie heeft die werkt. Met de oxazepam die ze eerder wel eens gebruikte, is ze gestopt; daar werd ze eigenlijk lomer van.

Oorzaken

Van de Nederlandse bevolking van 18-65 jaar heeft 3% ooit een gegeneraliseerde angststoornis gehad. Per jaar krijgt ongeveer 0,7% van de volwassen Nederlanders een gegeneraliseerde angststoornis. In Nederland hebben vrouwen een bijna twee keer zo grote kans op een gegeneraliseerde angststoornis als mannen. Over de leeftijd waarop de gegeneraliseerde angststoornis zich voor het eerst ontwikkelt, is weinig duidelijkheid te geven. Over het algemeen komt de aandoening het minst voor bij kinderen en adolescenten en neemt het risico toe met de leeftijd. Bij mannen ontstaat de gegeneraliseerde angststoornis vooral in de leeftijd van 45-54 jaar. Voor vrouwen is er geen duidelijke periode aan te wijzen waarin de gegeneraliseerde angststoornis vooral ontstaat. Het ontstaan van een gegeneraliseerde angststoornis hangt vaak samen met een erfelijke component, omgevingsfactoren, zoals een lage economische status en wonen in een stad, en stressvolle levensgebeurtenissen.

Gegeneraliseerde angststoornis en psychische stoornissen

Mensen met een gegeneraliseerde angststoornis hebben vaak tegelijkertijd een andere psychische stoornis. Een op de drie mensen heeft tegelijkertijd last van een specifieke of een sociale fobie. Een op de vier mensen lijdt ook aan een paniekstoornis. De helft van de mensen heeft gelijktijdig een depressie en een op de drie lijdt aan dysthymie (milde depressieve stoornis) (zie ▶ par. 5.3.2 'Diagnostiek').

Gegeneraliseerde angststoornis en lichamelijke ziekten

Mensen met een gegeneraliseerde angststoornis lijden vaak aan lichamelijke klachten of een chronische lichamelijke aandoening. Gegeneraliseerde angststoornis gaat gepaard met overactivering van het sympathische deel van het autonome zenuwstelsel. Dit kan een hele reeks lichamelijke klachten teweegbrengen, zoals een drukkend gevoel op de borst, hartkloppingen en overmatig transpireren. Chronische overactivatie van het sympathische deel van het autonome zenuwstelsel kan uiteindelijk de kans op hart- en vaatziekten vergroten. Gegeneraliseerde angststoornis gaat vaak gepaard met spierspanning, die op den duur spierpijn in rug en schouders, trillingen en spanningshoofdpijn kan veroorzaken. Mensen met gegeneraliseerde angststoornis melden zich meestal niet met klachten van psychische aard bij hun huisarts, maar vooral met onverklaarbare lichamelijke klachten. Het grootste deel (41%) komt met klachten over hartkloppingen en duizeligheid. Een op de drie mensen noemt pijnklachten en een op de tien meldt vermoeidheidsklachten of slaapproblemen.

Beloop

Over de eerste jaren van een gegeneraliseerde angststoornis is uit onderzoek weinig bekend, omdat mensen met een gegeneraliseerde angststoornis zeer laat hulp inroepen. Gemiddeld duurt het maar liefst tien jaar voor hulp wordt ingeschakeld. Slechts een op de drie mensen zoekt hulp in het eerste jaar na het ontstaan van de stoornis. Eenmaal vastgesteld, heeft de gegeneraliseerde angststoornis een chronisch verloop. Slechts 15% heeft in een periode van een jaar gedurende twee of meer maanden geen symptomen. Na twee jaar is een kwart volledig hersteld, en na vijf jaar is dat bijna 40%.

Behandeling

Gegeneraliseerde angststoornis kan door middel van farmacotherapeutische en psychologische interventies behandeld worden. De keuze kan in overleg met de patiënt worden gemaakt. Als er ook een ernstige depressie aanwezig is, gaat de voorkeur ernaar uit om eerst met medicatie te behandelen.

- **Begeleide zelfhulp**

Bij een lichte vorm van gegeneraliseerde angststoornis kan als eerste stap gekozen worden voor een op cognitieve gedragstherapie en *applied relaxation* gebaseerde begeleide zelfhulp. De begeleide zelfhulp is een effectieve interventie, die toepasbaar is in de eerste lijn. De patiënt werkt onder begeleiding van een hulpverlener een handleiding door in een periode van twaalf weken. Er zijn vijf begeleidingscontacten. De patiënt betrekt een helper (betrokkene uit de eigen omgeving van de patiënt) bij deze interventie. De patiënt dient minimaal drie uur per week te besteden aan het werken met de handleiding.

- **Cognitieve therapie**

Wanneer sprake is van een ernstigere gegeneraliseerde angststoornis, is cognitieve therapie de eerste keus bij de behandeling, Vanwege de kosteneffectiviteit wordt in eerste instantie groepsbehandeling overwogen. Deze vindt plaats in de tweede lijn.

- **Exposure**
Na of in combinatie met cognitieve therapie is exposure de meest aangewezen psychologische interventie bij een gegeneraliseerde angststoornis. Ook deze wordt vanwege kosteneffectiviteit in eerste instantie als groepsbehandeling overwogen.

- **Applied relaxation**
Applied relaxation kan worden toegepast bij een gegeneraliseerde angststoornis wanneer cognitieve therapie niet beschikbaar is of wanneer die behandeling om een of andere reden is gecontra-indiceerd.

- **Angstmanagement**
Waar zelfstandige interventies bij een gegeneraliseerde angststoornis niet of onvoldoende werkzaam blijken en/of wanneer meer zorg op maat nodig is, kan angstmanagement een welkome aanvullende of alternatieve behandeling zijn.

- **Farmacotherapie**
De medicamenteuze behandeling bij een gegeneraliseerde angststoornis is opgebouwd uit een aantal stappen. Op geleide van bijwerkingen wordt een keuze gemaakt. De eerste stap is het toepassen van paroxetine. De te verwachten bijwerkingen zijn misselijkheid, hoofdpijn, toename van de angst, slaperigheid of slapeloosheid, seksuele functiestoornissen (voorbijgaand en dosisafhankelijk) en gewichtstoename. In de richtlijn wordt aangegeven gedurende zes weken laag te doseren, waarna evaluatie plaatsvindt en de dosering verhoogd wordt. Daarna minimaal een halfjaar tot een jaar doorbehandelen. Een alternatief is venlafaxine, met als mogelijke bijwerkingen misselijkheid, duizeligheid, transpireren, slaapstoornissen of slaperigheid, diarree en soms bloeddrukstijging. Ook kan buspiron gegeven worden. Bijwerkingen zijn mogelijk duizeligheid, licht gevoel in het hoofd, hoofdpijn, misselijkheid, diarree.

Als al deze middelen niet werken, kan imipramine gestart worden. Bijwerkingen die mogelijk optreden, zijn sufheid, droge mond, transpireren, hartkloppingen, obstipatie, urineretentie en reactietijdvertraging, seksuele functiestoornissen (dosisafhankelijk en voorbijgaand) en gewichtstoename. Als dit onvoldoende helpt, kan een benzodiazepine soms nog uitkomst bieden. Hierbij wordt gedacht aan alprazolam, diazepam, oxazepam en lorazepam, die langzaam worden ingeslopen. Er zal spoedig een effect optreden. Doorbehandelen gedurende een halfjaar tot een jaar wordt aanbevolen. Mogelijke bijwerkingen zijn duizeligheid, sufheid, vergeetachtigheid en slechter concentreren. En bij langer gebruik: afhankelijkheid, reactietijdvertraging en cognitieve stoornissen, en tevens bij ouderen valneiging.

5.4.5 Sociale fobie

Volgens de DSM-IV-TR heeft iemand een *sociale fobie*, ook wel sociale angststoornis genoemd, als de problematiek van de betrokkene voldoet aan de criteria zoals hierna beschreven.

DSM-IV-TR-criteria voor de sociale fobie

a. Een duidelijke en aanhoudende angst voor een of meer situaties waarin men sociaal moet functioneren of iets moet presteren en waarbij men blootgesteld wordt aan onbekenden of een mogelijk kritische beoordeling door anderen. De betrokkene is bang dat hij zich op een manier zal gedragen (of angstverschijnselen zal tonen) die vernederend of beschamend is.
b. Blootstelling aan de gevreesde sociale situatie lokt bijna zonder uitzondering angst uit, die de vorm kan krijgen van een situatiegebonden of situationeel gepredisponeerde paniekaanval.
c. Betrokkene is zich ervan bewust dat zijn angst overdreven of onredelijk is.
d. De gevreesde sociale situaties of de situaties waarin men moet optreden, worden vermeden of doorstaan met intense angst of lijden.
e. De vermijding, de angstige verwachting of het lijden in de gevreesde sociale situatie(s) of situatie(s) waarin men moet optreden, belemmert in significante mate de normale dagelijkse routine, het beroepsmatig functioneren (of studie of school), het functioneren bij sociale activiteiten of in relaties met anderen, of er is een duidelijk lijden door het hebben van de fobie. Bij personen onder de 18 jaar is de duur van de symptomen ten minste zes maanden.
f. De sociale fobie mag niet het gevolg zijn van een lichamelijke aandoening of het gebruik van drugs of een geneesmiddel. Ook mogen de klachten niet toe te schrijven zijn aan een andere psychische stoornis.
g. Indien er sprake is van een lichamelijke aandoening of andere psychische stoornis, dan houdt de sociale angst daar geen verband mee.

Specificeer indien:
- *Gegeneraliseerd*: indien de angst de meeste sociale situaties betreft (bijv. aanknopen of voortzetten van gesprekken, deelnemen aan kleine groepen, met iemand uitgaan, met autoriteitsfiguren spreken, feestjes bijwonen).

Bron: *Beknopte handleiding bij de diagnostische criteria van de DSM-IV-TR*. Amsterdam: Pearson, 2010.

Casus

Eveline (25 jaar) durft eigenlijk al jaren niet meer naar feestjes. Sinds twee jaar heeft ze een relatie en hij heeft haar ten huwelijk gevraagd. Daar is ze heel blij mee, maar tegelijkertijd maakt het haar enorm gespannen. Ze wil deze dag de mooiste van haar leven laten zijn, maar ziet er ook erg tegenop. Ze staat niet graag in het middelpunt van de belangstelling. Naar feestjes gaan, mijdt ze of ze gaat er met angst en beven naar toe. Eenmaal daar, probeert ze zo min mogelijk op te vallen. Als er iemand naar haar toe komt, weet ze niet hoe gauw ze weg moet komen. Ze bloost hevig en heeft het idee dat degene die haar aanspreekt, dit ziet en haar stom vindt. De angst zakt pas weer als ze thuis is. Nu de bruiloft nadert, heeft ze zich voorgenomen iets aan dit probleem te gaan doen. Ze is naar een angstpoli gestapt en heeft uitgelegd dat ze graag van haar

> bruiloft wil kunnen genieten. Omdat haar angsten zo groot zijn en ze veel vermijdt, wordt eerst gestart met medicatie door de psychiater. Tevens maakt ze kennis met een cognitief gedragstherapeut, die haar laat inzien hoe ze zichzelf voorhoudt dat iedereen op haar let. Ze komt erachter dat blozen iets is wat iedereen wel eens doet en bij navraag bij anderen hoort ze dat mensen positief over haar denken en haar graag mogen. Een halfjaar later trouwt ze in bescheiden kring met de belangrijkste mensen om haar heen.

Er zijn twee typen sociale fobieën:
1. specifieke sociale fobie: mensen hebben dan angst voor een specifieke situatie, zoals spreken in het openbaar;
2. gegeneraliseerde sociale fobie: mensen hebben angst voor een groot aantal sociale situaties.

Het merendeel van de mensen behoort tot het tweede type (gegeneraliseerde sociale fobie). Ongeveer 90% van de patiënten met een sociale fobie is bang voor ten minste twee verschillende situaties en 45% voor minimaal drie verschillende situaties.

De voornaamste angst van mensen met een sociale fobie is iets te doen waardoor zij kritiek van anderen uitlokken. Ook kan het zijn dat zij angst hebben zich belachelijk te maken door zich op een bepaalde manier te gedragen of doordat ze zichtbaar last hebben van spanningsverschijnselen, zoals trillen of zweten. Deze mensen zijn bang om af te gaan tijdens een speech of een oninteressante partij te zijn in een gesprek. Iemand die snel bloost, kan vrezen dat iemand zijn emoties 'aan zijn gezicht kan aflezen' en hem als onzeker zal beoordelen. Uiteindelijk kan deze angst leiden tot het vermijden van allerlei sociale interacties of van prestaties die in het bijzijn van anderen moeten worden geleverd. Veelvoorkomende situaties die worden vermeden, zijn spreken in het openbaar, deelnemen aan groepen, op visite gaan, een gesprek aangaan en voor zichzelf opkomen. Als deze situaties niet te vermijden zijn, worden zij doorstaan met intense angst. Vaak wordt dan gebruikgemaakt van subtielere vermijdingsvormen, ook wel *veiligheidsgedrag* genoemd. De betrokkene gedraagt zich bijvoorbeeld op een feestje zo onopvallend mogelijk of verbergt het blozen met een dikke laag make-up. Vooruitlopend op sociale situaties kunnen mensen met sociale fobie erg gespannen zijn en slecht slapen.

Mensen met een sociale fobie vormen geen gelijksoortige groep. Zij kunnen aanzienlijk verschillen wat betreft de omvang van hun vermijdingspatroon, maar ook wat betreft de aard van de situaties die zij vermijden, en de ontwikkeling van sociale vaardigheden. Speciale aandacht verdienen hierbij mensen met een sociale fobie die bang zijn om in gezelschap te blozen, te trillen of te zweten. Zij zijn bang dat deze lichamelijke symptomen hun gespannenheid verraden, waardoor zij in een vicieuze cirkel terechtkomen en de angst steeds verder toeneemt.

Oorzaken
Sociale fobie komt redelijk vaak voor. Ongeveer 8% van de Nederlandse bevolking in de leeftijd van 18-65 jaar heeft ooit in het leven een sociale fobie gehad. Jaarlijks krijgt 1% van

de volwassen Nederlandse bevolking voor het eerst in het leven een sociale fobie. Sociale fobie komt anderhalf keer vaker voor bij vrouwen. Er is geen duidelijke relatie met leeftijd. De stoornis komt even vaak voor onder volwassenen als onder adolescenten. Jongere kinderen hebben er wel beduidend minder last van. Bij een lagere opleiding, werkloos zijn, alleenstaand zijn en minder sociale steun hebben, komt een sociale fobie vaker voor. Of deze factoren de sociale fobie veroorzaken of dat deze factoren juist een gevolg zijn van het hebben van een sociale fobie, is niet duidelijk. Het kan zijn dat mensen met een sociale fobie moeilijker een relatie in stand kunnen houden en dus vaker alleenstaand zijn. Maar ook kan een relatie beschermend werken tegen het (opnieuw) optreden van een sociale fobie. Het is niet mogelijk om te voorspellen wie wel of geen sociale fobie zal ontwikkelen. Er is niet één oorzaak aan te wijzen. Er zijn weliswaar verschillende risicofactoren, maar ieder op zich zijn deze niet voldoende om het ontstaan van deze stoornis te verklaren. Erfelijke factoren en omgevingsfactoren, zoals opvoedingsstijl (combinatie van afwijzing en overbescherming) van ouders, spelen een rol bij het ontstaan van een sociale fobie. Dit geldt ook voor levensgebeurtenissen, psychiatrische voorgeschiedenis van ouders en herhaaldelijke verbale agressie tussen ouders, in de vroege kindertijd. Seksueel geweld door bekenden in de vroege kindertijd kan ook het ontstaan van een sociale fobie in de hand werken.

Differentiatie met andere psychische stoornissen

De symptomen van sociale fobie en agorafobie stemmen deels overeen. Bij beide stoornissen ervaren mensen angstreacties en vermijden zij bepaalde sociale situaties, bijvoorbeeld boodschappen doen. De reden hiervoor verschilt echter. Mensen met agorafobie vermijden situaties omdat zij bang zijn een paniekaanval te krijgen of de controle te verliezen in een situatie waaruit zij moeilijk kunnen ontsnappen. Mensen met een sociale fobie vermijden situaties om andere redenen, bijvoorbeeld omdat zij bang zijn door anderen negatief beoordeeld te worden of omdat zij bang zijn angstverschijnselen te tonen, zoals blozen, trillen en zweten.

Mensen met een sociale fobie kunnen zó angstig zijn dat zij een *paniekaanval* krijgen. Sociale fobie wordt daarom wel eens verward met de paniekstoornis. Bij de paniekstoornis zijn er echter altijd paniekaanvallen geweest die geheel onverwacht optraden. Bij de sociale fobie treden paniekaanvallen alleen op in sociale situaties of bij de gedachte aan een naderende sociale situatie. Mensen met een sociale fobie maken zich voornamelijk voortdurend zorgen over de verschijnselen van een paniekaanval die zichtbaar zijn voor anderen of die hun sociaal functioneren belemmeren. De angst bij mensen met een paniekstoornis en agorafobie richt zich op tekenen van bijvoorbeeld een naderend hartinfarct, doodgaan, gek worden of hulpeloos alleen zijn. Bij beide stoornissen zoeken mensen zo min mogelijk sociale situaties op. De reden ervan verschilt.

Mensen met een *schizoïde persoonlijkheidsstoornis* hebben meestal geen behoefte aan sociaal contact, terwijl mensen met een sociale fobie een geïsoleerd bestaan juist als problematisch ervaren.

Sociale fobie is moeilijk te onderscheiden van de *ontwijkende persoonlijkheidsstoornis*. Mensen met een (gegeneraliseerde) sociale fobie hebben doorgaans minder ernstige symptomen dan personen met een ontwijkende persoonlijkheidsstoornis. Ze zijn sociaal vaardiger en minder sociaal geremd. Beide groepen onderscheiden zich nauwelijks in de aard van hun symptomen. Er zijn twee verschillen: mensen met een ontwijkende persoonlijkheidsstoornis hebben geen paniekaanvallen en ontwijken alléén sociale situaties als er een risico is voor afwijzing of kritiek. Mensen met een sociale fobie daarentegen kennen wel paniekaanvallen en ontwijken om meerdere redenen sociale situaties. Beide definities vertonen in de DSM-IV-TR een grote overlap, zodat veel mensen met een gegeneraliseerde sociale fobie ook voldoen aan de criteria voor de ontwijkende persoonlijkheidsstoornis. Mensen met én een sociale fobie én een ontwijkende persoonlijkheidsstoornis hebben ernstigere klachten en doen het slechter bij behandeling dan mensen met een sociale fobie zonder ontwijkende persoonlijkheidsstoornis.

Mensen met een *stoornis in de lichaamsbeleving* zijn zeer ontevreden over een bepaald lichaamsdeel, dat objectief weinig opvallend is. Hun sterke ontevredenheid over dit lichaamsdeel beheerst hun gedachten. Zij voelen zich vooral in sociale situaties ongemakkelijk en vermijden die daarom. Zij vermijden de gevreesde situaties omdat zij bang zijn door anderen negatief beoordeeld te worden vanwege dat lichaamsdeel, niet vanwege iets anders en ook niet omdat zij bang zijn om angstverschijnselen te tonen. Hierin onderscheiden zij zich van mensen met een sociale fobie.

Sociale fobie wordt soms verward met een ernstige vorm van verlegenheid. Verlegen mensen kennen eveneens sociale angsten. Belangrijk verschil is dat hun angsten een minder grote invloed hebben op hun functioneren en deze in een minder uitgebreid vermijdingspatroon resulteren.

Sociale fobie en andere psychische stoornissen

Psychische stoornissen – zoals stemmingsstoornissen en andere angststoornissen – komen vaak voor. Mensen met sociale fobie hebben meer kans op stemmingsstoornissen en andere angststoornissen dan op verslavingsproblemen.

Mensen met sociale fobie hebben acht keer meer kans op depressie en twaalf keer meer kans op een milde depressie dan iemand zonder sociale fobie. Sociale fobie gaat vaak vooraf aan een stemmingsstoornis. Van de mensen die ooit in hun leven aan de criteria voldeden van zowel sociale fobie als een stemmingsstoornis, trad bij ruim de helft als eerste sociale fobie op. Slechts een kwart (22%) kreeg beide stoornissen gelijktijdig of vlak na elkaar. Mensen met sociale fobie hebben ook vaker andere angststoornissen, zoals een paniekstoornis (vijftien keer grotere kans) of agorafobie (veertien keer grotere kans). Mensen met een sociale fobie hebben twee keer meer kans op een alcoholverslaving dan mensen zonder sociale fobie. Een alcoholstoornis ontwikkelt zich vaak na de sociale fobie. Mogelijk wordt alcohol gebruikt als 'zelfmedicatie' tegen angsten of om contact met anderen te vergemakkelijken. Een recente studie laat zien dat mensen met sociale fobie die geconfronteerd worden met een voor hen sociaal angstige situatie, baat hebben bij het drinken van alcohol. De angst om bijvoorbeeld een speech te houden neemt hierdoor tijdelijk af. Een probleem daarbij is dat alcohol na langdurig, veelvuldig gebruik juist een toename van angst veroorzaakt en het daardoor de sociale fobie verergert.

Beloop

Sociale fobie duurt meestal tientallen jaren. De helft van de mensen met sociale fobie heeft deze langer dan 25 jaar. Wel kan de ernst van de klachten variëren in de loop van de tijd. De klachten van sociale fobie zijn hardnekkiger als iemand:
- op zeer jonge leeftijd sociale angst kreeg;
- angst voelt in meerdere sociale situaties;
- als kind in een grote stad woonde;
- als kind mishandeld werd;
- daarnaast ook andere psychische stoornissen heeft.

Het herstel duurt langer als patiënten die in behandeling zijn (geweest), meer beperkingen in het functioneren ervaren, bijkomende ziekten hebben en eerder een suïcidepoging hebben gedaan. Verder zouden irrationele gedachten een sociale fobie in stand houden. Dit mechanisme werkt als volgt. Mensen met een sociale fobie zouden de kwaliteit van hun functioneren onderschatten ('ik ben niet interessant') en de consequenties van wat hun gedrag bij anderen teweeg kan brengen, overschatten ('als ik…, dan word ik afgewezen'). Bovendien hebben zij last van een negatief zelfbeeld, dat met name in het sociale verkeer opspeelt. Deze irrationele gedachten kunnen niet gemakkelijk veranderd worden. Er is sprake van een diepgewortelde overtuiging. Dit leidt tot selectieve informatieverwerking, een verhoogd zelfbewustzijn en vermijding.

Behandeling

De symptomen van sociale fobie zijn te behandelen met medicijnen en/of cognitieve gedragstherapie.

- **Psychologische interventies**

Exposure in vivo, cognitieve therapie en socialevaardigheidstraining zijn bewezen werkzaam. *Taakconcentratietraining* is een veelbelovende nieuwe behandelmethode, waarvoor eerste bewijzen van werkzaamheid zichtbaar worden. Deze cognitieve gedragstherapieën kunnen worden aangeboden aan een individuele patiënt of aan een groep van patiënten. Aanwijzingen bestaan dat beide vormen even effectief zijn, waardoor uit kostenoogpunt de voorkeur wordt gegeven aan groepsbehandeling. Op basis van bewezen langetermijneffecten wordt bij mensen met gegeneraliseerde en specifieke sociale fobie de voorkeur gegeven aan exposure in vivo of cognitieve therapie. Bij mensen met specifieke sociale fobie zal socialevaardigheidstraining doorgaans geen ondersteunende interventie (hoeven te) zijn.

- **Farmacotherapie**

Selectieve serotonineheropnameremmers (SSRI's), klassieke MAO-remmers (MAOI's), benzodiazepinen en bètablokkers zijn bewezen werkzaam. Aangetekend moet wel worden dat in veel onderzoek naar de werkzaamheid van medicatie niet gecorrigeerd is voor placebo-effecten, waardoor het werkelijke effect mogelijk wat zwakker is. Op basis van bijwerkingen, veiligheid en langetermijneffecten wordt bij mensen met gegeneraliseerde sociale fobie de voorkeur gegeven aan SSRI's. Bij mensen met specifieke sociale fobie zijn bètablokkers de behandeloptie van eerste keuze.

De bewezen werkzaamheid van deze vier geneesmiddelengroepen is hoofdzakelijk aangetoond bij mensen met gegeneraliseerde sociale fobie. Veel minder onderzoek is verricht naar de effectiviteit van deze geneesmiddelen bij mensen met specifieke sociale fobie, bijvoorbeeld mensen met alleen spreekangst.

- **Combinatietherapie**

Aanwijzingen bestaan dat een combinatietherapie slechts een beperkt toegevoegd effect heeft.

Niet alle behandelvormen – inclusief 'de bewezen werkzame behandelingen' – zijn geschikt in iedere situatie. Bij de keuze spelen de aard en ernst van de klachten, andere psychische stoornissen en contra-indicaties bij een patiënt een rol. Dit geldt ook voor de aard van de behandelsetting, de voorkeur van de patiënt, de voorkeur van de hulpverlener en het effect van eerdere behandelingen. Daarnaast worden behandelingen in een bepaalde volgorde gegeven. Bij farmacotherapieën voor een gegeneraliseerde sociale fobie wordt bijvoorbeeld als eerste een SSRI toegepast. Als deze of een andere SSRI niet het gewenste effect heeft, wordt overgestapt op een benzodiazepine of een MAO-remmer.

5.4.6 Obsessieve compulsieve stoornis

Bij dwanggedachten (obsessies) is er sprake van terugkerende en hardnekkige gedachten, impulsen of voorstellingen. Deze worden ervaren als opgedrongen en zinloos, en veroorzaken duidelijke angst of lijden. De gedachten, impulsen of voorstellingen zijn niet eenvoudig een overdreven bezorgdheid over problemen uit het dagelijks leven. De persoon probeert die gedachten, impulsen of voorstellingen te negeren of te onderdrukken, of ze te neutraliseren met andere gedachten of handelingen. De persoon is zich ervan bewust dat die gedachten, impulsen of voorstellingen het product zijn van de eigen geest en niet 'van buitenaf worden binnengebracht'. Inhoudelijk hebben obsessies vaak betrekking op besmetting met ziekte of vuil, fouten maken met rampzalige gevolgen, eigen agressief gedrag, ongewenste seksuele gedachten en godslaster.

Bij dwanghandelingen is er sprake van zich herhalende gedragingen (bijv. handen wassen, controleren) of mentale bezigheden (bijv. bidden, tellen) waartoe men zich gedwongen voelt in reactie op een dwanggedachte. De gedragingen of mentale bezigheden zijn gericht op het voorkómen of verminderen van het lijden, of op het voorkómen van een bepaalde gevreesde gebeurtenis of situatie. De gedragingen of mentale bezigheden tonen echter geen realistische samenhang met hun doel of ze zijn buitensporig. Inhoudelijk zijn compulsies onder andere te onderscheiden in controleren en geruststelling vragen, schoonmaken en wassen, symmetrie handhaven en ordenen (o.a. tellen), overmatig bidden en hamsteren of verzamelen.

De drie typen obsessieve compulsieve stoornissen die worden onderscheiden, zijn:
- obsessieve compulsieve stoornis met dwanggedachten;
- obsessieve compulsieve stoornis met dwanghandelingen;
- obsessieve compulsieve stoornis met zowel dwanggedachten als dwanghandelingen.

In de klinische praktijk worden meestal patiënten van het laatste type gezien. Daarnaast kan er nog onderscheid worden gemaakt naar de inhoud van de verschillende symptomen van de obsessieve compulsieve stoornis. Er kunnen vier belangrijke groepen van obsessies en compulsies worden onderscheiden, namelijk:
- seksuele, religieuze en lichamelijke obsessies, en controleren;
- symmetrie handhaven en ordenen (rangschikken);
- schoonmaken en wassen;
- hamsteren en verzamelen.

Volgens de DSM-IV-TR heeft iemand een obsessieve compulsieve stoornis (dwangstoornis of OCD) als de problematiek van de betrokkene voldoet aan de volgende criteria.

DSM-IV-TR-criteria voor de obsessieve compulsieve stoornis
a. Dwanggedachten zoals gedefinieerd door (1), (2), (3) en (4):
   1. recidiverende en aanhoudende gedachten, impulsen of voorstellingen, die gedurende bepaalde momenten van de stoornis als opgedrongen en misplaatst beleefd worden, en die duidelijke angst of lijden veroorzaken;
   2. de gedachten, impulsen of voorstellingen zijn niet eenvoudig een overdreven bezorgdheid over problemen uit het dagelijks leven;
   3. betrokkene probeert de gedachten, impulsen of voorstellingen te negeren of te onderdrukken, of deze te neutraliseren met een andere gedachte of handeling;
   4. betrokkene is zich ervan bewust dat de dwangmatige gedachten, impulsen of voorstellingen het product zijn van zijn eigen geest (niet van buitenaf opgelegd, zoals bij de gedachte-inbrenging).
b. Op een bepaald moment in het beloop van de stoornis is betrokkene zich ervan bewust dat de dwanggedachten of dwanghandelingen overdreven of onredelijk zijn.
c. De dwanggedachten of dwanghandelingen veroorzaken duidelijk lijden, zij kosten veel tijd (nemen meer dan een uur per dag in beslag) of verstoren in significante mate de normale routine van de betrokkene, het beroepsmatig functioneren (of de studie of school) of de gebruikelijke sociale activiteiten of relaties met anderen.
d. Indien een andere as-I-stoornis aanwezig is, is de inhoud van de dwanggedachte of dwanghandeling daartoe niet beperkt (bijv. preoccupatie met voedsel bij een eetstoornis; haar uittrekken bij trichotillomanie; bezorgdheid over het uiterlijk bij een stoornis in de lichaamsbeleving; preoccupatie met middelen als een stoornis in het gebruik van middelen; preoccupatie met het hebben van een ernstige ziekte bij een hypochondrie; preoccupatie met seksuele behoefte of fantasieën bij een parafilie; of piekeren over schuld bij een depressieve stoornis).
e. De stoornis is niet het gevolg van de directe fysiologische effecten van een middel (bijv. drug, geneesmiddel) of een somatische aandoening.

Bron: Beknopte handleiding bij de diagnostische criteria van de DSM-IV-TR. Amsterdam: Pearson, 2010.

Casus

Herman (22 jaar, boekhouder) komt bij de huisarts met kapotte handen. Ze zijn erg ruw. Hij wil weten of hij last heeft van eczeem. Hij wordt doorverwezen naar de dermatoloog, die hem onderzoekt en deze diagnose verwerpt. Bij navraag blijkt Herman zijn handen meerdere keren per dag te wassen. Hij doet dat uit angst dat hij iets smerigs aangeraakt zou hebben. Hij vindt dat vies. Hij houdt niet van vies. Hij is heel netjes op zichzelf. Tevens is hij bang als hij een hand geeft of een deurklink vastpakt dat hij besmet wordt met een griepvirus. De laatste tijd speelt dat ook. Bij de huisarts was hij ook al om te vragen of hij geen injectie kon krijgen voor de Mexicaanse griep en zijn werkbezoek naar Amerika heeft hij met een smoes geannuleerd. Thuis blijkt hij ook alles goed op orde te hebben. Hij maakt zelf zijn huis schoon, want hij vertrouwt er niet op dat een ander dat doet. Na het werk gaat hij gelijk aan de slag. Hij slaapt vaak pas laat, want hij kan het schoonmaken moeilijk uitstellen tot de volgende dag en maakt het dan nog af. 's Ochtends staat hij moeilijk op en zijn energie is hij al tijden kwijt.

Een behandeling in een tweedelijns-GGZ-instelling beginnende met responspreventie valt hem zwaar. Daar wordt van hem verwacht dat hij minder tijd gaat besteden aan het schoonmaken en het wassen van zijn handen. Dit brengt veel spanning met zich mee. Maar hij wil er minder mee bezig zijn, om zo ook weer contact te hebben met zijn vrienden en het sporten dat hij deed, weer te kunnen oppakken. Langzaamaan lukt het hem om het plan dat hij met zijn behandelaar opgesteld heeft, te volgen en meer tijd voor zichzelf te hebben en voor anderen. Na een jaar sluiten ze de behandeling af met goed resultaat. Hij heeft meer tijd en energie, die hij is gaan invullen met weer te gaan tennissen. En zijn vrienden zijn blij hem weer te zien in de kroeg.

Oorzaken

Van de Nederlandse bevolking van 18-65 jaar heeft 0,9% ooit in het leven en 0,5% in een jaar een obsessieve compulsieve stoornis. Jaarlijks krijgt 0,3% van de volwassen Nederlandse bevolking voor het eerst een obsessieve compulsieve stoornis. De meeste onderzoeken laten zien dat de obsessieve compulsieve stoornis met dwanggedachten het meeste voorkomt, gevolgd door obsessieve compulsieve stoornis met dwanghandelingen, en ten slotte obsessieve compulsieve stoornis met beide vormen. Van de obsessies is smetvrees de meest voorkomende, daarna pathologische twijfel en lichamelijke obsessies (met name angst voor kanker en seksueel overdraagbare aandoeningen). Van de compulsies is het controleren de meest voorkomende, daarna wassen en tellen.

Er is geen verschil tussen mannen en vrouwen in de kans op een obsessieve compulsieve stoornis. Jongeren van 18-24 jaar hebben meer kans op een obsessieve compulsieve stoornis dan oudere leeftijdsgroepen. Factoren die een rol spelen bij het ontstaan van een obsessieve compulsieve stoornis, zijn erfelijke factoren, omgevingsfactoren, zoals lagere sociaaleconomische klasse, gescheiden zijn en zonder werk zijn, en levensgebeurtenissen (zwangerschap of echtscheiding).

Obsessieve compulsieve stoornis en andere psychische stoornissen

De obsessieve compulsieve stoornis komt vooral samen voor met stemmingsstoornissen, zoals depressie. Iemand met een obsessieve compulsieve stoornis loopt een negen keer zo grote kans ooit in het leven aan een depressie te lijden. Voor het tegelijkertijd voorkomen is die kans zelfs 34 keer zo groot. Als een obsessieve compulsieve stoornis samen voorkomt met een stemmingsstoornis, gaat de obsessieve compulsieve stoornis vaak vooraf aan de stemmingsstoornis. Tevens komt een obsessieve compulsieve stoornis samen voor met alle andere angststoornissen, zoals paniekstoornis (een 25 keer zo grote kans in hetzelfde jaar) en sociale fobie (een zeventien keer zo grote kans). Een andere combinatie is alcoholafhankelijkheid; dit geldt vooral voor mannen. Cocaïnegebruik blijkt een belangrijke voorspeller voor het ontstaan van een obsessieve compulsieve stoornis. Cocaïnegebruikers zijn vaak ook gebruikers van marihuana en andere drugs, maar het aparte effect van de laatste middelen kon niet onderzocht worden. Andersom blijkt overigens dat mensen met een obsessieve compulsieve stoornis ook een grotere kans lopen op later drugsgebruik of drugsafhankelijkheid. Tevens komen eetstoornissen samen voor, zoals anorexia en boulimia nervosa. Bij het type obsessieve compulsieve stoornis dat vroeg ontstaat, zien we tegelijkertijd tics (het syndroom van Gilles de la Tourette). Andersom gaat dit syndroom bijna altijd samen met de obsessieve compulsieve stoornis.

Obsessieve compulsieve stoornis en lichamelijke ziekten
Mensen met een obsessieve compulsieve stoornis die bevreesd zijn om een lichamelijke ziekte onder de leden te hebben, komen vaker in contact met hun huisarts of medisch specialisten. Bij deze mensen wordt echter niet vaker een medische aandoening gevonden. In zeer zeldzame gevallen komt de obsessieve compulsieve stoornis voor nadat iemand last heeft gekregen van neurologische aandoeningen, zoals epilepsie, hersenletsel of de chorea van Sydenham (een bewegingsstoornis ten gevolge van een streptokokinfectie). In deze gevallen is de neurologische aandoening al bekend als de dwangklachten ontstaan. Het is dus niet nodig om mensen met een obsessieve compulsieve stoornis op deze ziekten te controleren. Bij mensen met een ernstige wasdwang kan het voorkomen dat de huid uitdroogt door het overmatig wassen en poetsen. Daardoor kunnen huidirritaties ontstaan.

Beloop
De obsessieve compulsieve stoornis is vaak chronisch. De klachten duren meestal tientallen jaren. Bijna de helft van de mensen met obsessieve compulsieve stoornis heeft het langer dan dertig jaar. Er kunnen wel periodes optreden waarin de ernst van de symptomen tijdelijk is verminderd. Bij mensen met een obsessieve compulsieve stoornis kunnen de symptomen in de loop van de tijd veranderen. Zo kan iemand met smetvrees later bang worden om ongelukken te veroorzaken, wat gepaard gaat met het voortdurend controleren van elektrische apparaten. Omdat de obsessieve compulsieve stoornis zo'n chronisch beloop kent, zijn er weinig onderzoeken die de duur ervan konden bepalen. In een studie werd gevonden dat een obsessieve compulsieve stoornis langer duurt als de persoon op jonge leeftijd de obsessieve compulsieve stoornis kreeg en zowel obsessieve als compulsieve symptomen heeft.

Behandeling
Aangezien het uitvalpercentage gedurende en het terugvalpercentage na het staken van een behandeling met antidepressiva groter is dan met cognitieve gedragstherapie, lijkt het

zinvol om eerst te starten met een behandeling met cognitieve gedragstherapie. Dit geldt met name wanneer de voorkeur van de patiënt uitgaat naar een niet-medicamenteuze behandeling. Dit geldt niet voor patiënten die naast de obsessieve compulsieve stoornis ook een depressieve stoornis hebben. Deze kunnen waarschijnlijk beter eerst ingesteld worden op een antidepressivum. Bij patiënten met een obsessieve compulsieve stoornis bestaande uit dwanghandelingen, die tevens licht of matig depressief zijn en weinig of geen overige aandoeningen hebben, wordt een behandeling gestart met cognitieve gedragstherapie. Bij depressieve patiënten met een obsessieve compulsieve stoornis heeft het zin om te starten met een serotonerg antidepressivum. Bij onvoldoende effect kan hieraan een behandeling met exposure in vivo met responspreventie of cognitieve therapie worden toegevoegd. Wanneer men bij patiënten met een obsessieve compulsieve stoornis die met een antidepressivum behandeld worden, denkt aan het staken van de medicatie, wordt exposure in vivo met responspreventie toegevoegd om recidieven te voorkomen.

- **Psychologische interventies**

Er is een aantal algemene aanbevelingen ten aanzien van de psychologische interventies bij de behandeling van de obsessieve compulsieve stoornis.
— Inventariseer de obsessies en compulsies.
— Geef een acceptabele verklaring voor het in stand blijven van de klacht. In dit geval gaat het om de vermindering van de angst door het uitvoeren van de compulsies.
— Start een programma van (bij voorkeur geleidelijke) blootstelling en daaraan gekoppelde volledige responspreventie in een frequentie van een- of tweemaal per week.
— Laat de patiënt tussen de afspraken door thuis zelf oefenen.
— Verhoog de motivatie en verlaag de drempel door toevoeging van cognitieve therapie.
— Behandel in ieder geval tien tot vijftien sessies.
— Ga bij onvoldoende effect door tot maximaal 25 sessies, tenzij er redenen zijn om dat niet te doen.
— Sluit af met een terugvalpreventieprogramma.
— Overweeg andere of aanvullende interventies wanneer na 25 sessies onvoldoende resultaat is geboekt.

- **Exposure in vivo met responspreventie**

Exposure in vivo in combinatie met responspreventie moet standaard de psychotherapeutische behandeling zijn bij obsessieve compulsieve stoornis.

Voor de sessies waarin exposure en responspreventie worden toegepast, moet voldoende tijd genomen worden, zodat de angst van de patiënt tot een aanvaardbaar niveau is gereduceerd. De patiënt moet daarbij geheel afzien van zijn dwangrituelen.

Indien mogelijk, wordt geleidelijke exposure in vivo toegepast, bij voorkeur in groepsverband. Huiswerkopdrachten worden meegegeven betreffende exposure en responspreventie, die door de individuele patiënten zelf thuis uitgevoerd moeten worden.

Bij cognitieve dwang wordt onderscheid gemaakt tussen angstverwekkende en angstreducerende gedachten. De patiënt wordt blootgesteld aan de eerste en de tweede voorkómen. Ook nadat aanvankelijke resultaten beperkt blijven, dient de behandeling met exposure en responspreventie te worden voortgezet. Speciale aandacht moet worden besteed aan het motiveren van patiënten voor de behandeling en een behandeling moet worden afgesloten met een terugvalpreventieprogramma.

- **Cognitieve therapie**

Aangezien de resultaten van cognitieve therapie veelbelovend zijn, verdient het aanbeveling cognitieve therapeutische elementen toe te voegen aan de standaardbehandeling van obsessieve compulsieve stoornis. Interventies gericht op het doen afnemen van de overschatting van risico's en gevaren kunnen de patiënt over de drempel helpen bij de behandeling met exposure en responspreventie en op die manier motiverend werken.

Bij de groep patiënten met uitsluitend obsessies en/of mentale rituelen, betekent de cognitieve therapie een welkome aanvulling op het standaardpakket. De effecten ervan zijn echter nog onvoldoende onderzocht.

Cognitieve therapie bij obsessieve compulsieve stoornis kan worden gegeven in betrekkelijk kortdurende behandelingen van tien tot vijftien zittingen. Overwogen kan worden om de behandeling in groepsverband te geven.

- **Farmacotherapie**

De medicamenteuze behandeling bij obsessieve compulsieve stoornis is opgebouwd uit een aantal stappen, waarbij op geleide van bijwerkingen een keuze wordt gemaakt. In de richtlijn wordt als eerste stap aangegeven het toepassen van een SSRI, zoals citalopram en fluoxetine. Te verwachten bijwerkingen zijn misselijkheid, hoofdpijn, slaperigheid of slapeloosheid, seksuele functiestoornissen (reversibel en dosisafhankelijk) en gewichtstoename. De SSRI's worden gedurende vijf weken laag gedoseerd. Bij onvoldoende effect en goede tolerantie wordt de dosering daarna stapsgewijs verhoogd tot de maximale dosering. Het effect wordt geëvalueerd twaalf weken na het starten met de medicatie.

De laagst werkzame dagdosering wordt bereikt door de dosering stapsgewijs per drie maanden te verlagen. Mogelijk zal zeer langdurig doorbehandelen nodig zijn. Indien het eerste SSRI onvoldoende werkt, wordt een ander uit deze groep gestart. Indien dit onvoldoende werkt, wordt een atypisch antipsychoticum bijgevoegd.

- **Psychochirurgie**

Ondanks de negatieve lading van neurochirurgische (psychochirurgische) interventies bij psychiatrische aandoeningen, zijn moderne neurochirurgische ingrepen reële behandelopties bij obsessieve compulsieve stoornis.

De beoordeling of een patiënt voor een dergelijke behandeling in aanmerking komt, vindt plaats door de Werkgroep Psychochirurgie en de ingreep wordt in een gespecialiseerd centrum uitgevoerd.

5.4.7 Posttraumatische stressstoornis (PTSS)

Volgens de DSM-IV-TR gelden voor *posttraumatische stressstoornis* (PTSS) de volgende criteria.

DSM-IV-TR-criteria voor de posttraumatische stressstoornis
a. De betrokkene is blootgesteld aan een traumatische ervaring, waarbij beide van de volgende ervaringen van toepassing zijn:
   1. betrokkene heeft ondervonden, is getuige geweest van of werd geconfronteerd met een of meer gebeurtenissen die een feitelijke of dreigende dood of een ernstige verwonding met zich meebrachten, of die een bedreiging vormden van de fysieke integriteit van de betrokkene of anderen;
   2. tot de reacties van de betrokkene behoorde intense angst, hulpeloosheid of afschuw.
b. De traumatische gebeurtenis wordt voortdurend herbeleefd op een (of meer) van de volgende manieren:
   1. recidiverende en zich opdringende onaangename herinneringen aan de gebeurtenis, met inbegrip van voorstellingen, gedachten of waarnemingen;
   2. recidiverend akelig dromen over de gebeurtenis;
   3. handelen of voelen alsof de traumatische gebeurtenis opnieuw plaatsvindt (hiertoe behoren ook het gevoel van het opnieuw te beleven, illusies, hallucinaties en dissociatieve episodes met flashback, met inbegrip van die welke voorkomen bij het ontwaken of tijdens intoxicatie);
   4. intens psychisch lijden bij blootstelling aan interne of externe stimuli die een aspect van de traumatische gebeurtenis symboliseren of erop lijken;
   5. fysiologische reacties bij blootstelling aan interne of externe stimuli die een aspect van de traumatische gebeurtenis symboliseren of erop lijken.
c. Aanhoudend vermijden van prikkels die bij het trauma hoorden, of afstomping van de algemene reactiviteit (niet aanwezig voor het trauma) zoals blijkt uit drie (of meer) van de volgende symptomen:
   1. pogingen gedachten, gevoelens of gesprekken horend bij het trauma, te vermijden;
   2. pogingen activiteiten, plaatsen of mensen die herinneringen oproepen aan het trauma, te vermijden;
   3. onvermogen zich een belangrijk aspect van het trauma te herinneren;
   4. duidelijk verminderde belangstelling voor of deelname aan belangrijke activiteiten;
   5. gevoelens van onthechting of vervreemding van anderen;
   6. beperkt uiten van gevoelens (bijv. niet in staat zijn gevoelens van liefde te hebben);
   7. gevoel een beperkte toekomst te hebben (bijv. verwachting geen carrière te zullen maken, geen huwelijk, geen kinderen, of geen normale levensverwachting).
d. Aanhoudende symptomen van verhoogde prikkelbaarheid (niet aanwezig voor het trauma), zoals blijkt uit twee (of meer) van de volgende:
   1. moeite met inslapen of doorslapen;
   2. prikkelbaarheid of woede-uitbarstingen;
   3. moeite met concentreren;

4. overmatige waakzaamheid;
   5. overdreven schrikreacties.
e. Duur van de stoornis (symptomen in B, C en D) langer dan een maand.
f. De stoornis veroorzaakt in significante mate lijden of beperkingen in sociaal of beroepsmatig functioneren of het functioneren op andere belangrijke terreinen.

Bron: Beknopte handleiding bij de diagnostische criteria van de DSM-IV-TR. Amsterdam: Pearson, 2010.

Casus

Op Koninginnedag rijdt een zwarte Suzuki Swift door de menigte. Patricia (18 jaar) ziet het zomaar gebeuren. Net wees zij mensen nog een plekje aan en haar vader stond recht tegenover haar. Nu vliegen er 'poppen' door de lucht en verandert de sfeer van enorme blijdschap, enthousiasme, luid zingend publiek in enorme chaos. Patricia hoort mensen gillen, huilen, schreeuwen. Ze staat aan de grond genageld. Weet even niet wat te doen. Dan snelt ze naar de plek waar haar vader stond. Ze ziet hem niet meteen. Daar is hij, hij helpt een vrouw die gevallen is. Naast deze vrouw ligt een man die dood blijkt te zijn. Overal ligt bloed. Mensen rennen rond.

De eerste weken lukte het haar wel om bezig te blijven en er niet zo veel aan te denken, maar langzaamaan worden de beelden overdag heftiger. Het speelt zich af als een film, alsof ze het weer beleeft, er weer in zit. Ze denkt dat ze mensen niet op die plek had moeten zetten. Het is haar schuld dat er mensen doodgegaan zijn. Haar vader mankeert net als zij niets, dat voelt als niet eerlijk. 's Nachts wordt ze wakker van nachtmerries, waarin ze de situatie herhaalt. Ze wordt zwetend wakker en voelt zich helemaal in paniek. Ze kan niet meer slapen. Op haar werk, ze werkt in een supermarkt, kan ze haar aandacht er niet bijhouden en laatst heeft ze een klant die een klacht had, afgesnauwd. Hoe kan iemand zich nou druk maken om zo iets onbelangrijks. Ze weet wel dat ze dat niet had moeten doen, maar ze voelt zich ook zo naar en erg moe, mede doordat ze zo slecht slaapt. Ze meldt zich bij slachtofferhulp. Ze wordt aangemeld bij een psycholoog voor EMDR. Daar gaat ze mee akkoord. Na een aantal sessies merkt ze een enorm verschil. De beelden overdag en de nachtmerries blijven weg. Ze kan er wel aan denken, maar dat geeft niet meer dat hulpeloze gevoel dat ze eerder wel had. Ook op haar werk kan ze klanten weer vriendelijk te woord staan. Ze sluit de therapie na vijf bijeenkomsten af.

Op grond van de leeftijd van het slachtoffer worden twee soorten trauma's onderscheiden: *vroegkinderlijke* of *chronische* trauma's en *acute* trauma's op volwassen leeftijd.

Er kan daarnaast een onderscheid gemaakt worden op grond van de tijd tussen het trauma en de eerste klachten. Bij PTSS met een verlaat begin, ontstaan de symptomen minstens zes maanden na het trauma. In veruit de meeste gevallen ontstaan de PTSS-symptomen eerder.

Oorzaken

Van de Nederlandse bevolking is onbekend hoeveel mensen lijden aan PTSS.

De kans op PTSS is afhankelijk van twee afzonderlijke factoren, namelijk de kans op het meemaken van een trauma en het risico om na zo'n trauma PTSS te ontwikkelen. Beide factoren hebben hun eigen, en soms zeer verschillende, risicogroepen en -indicatoren, die los van elkaar staan. Bij het ontstaan van PTSS speelt vrouw zijn en jonger zijn een rol. Binnen het individu spelen kwetsbaarheid in de vorm van erfelijke factoren, lager opleidingsniveau en lager inkomen een rol bij het ontstaan van PTSS. Ook neurotische kwetsbaarheid, andere psychische stoornissen die voorafgaande aan het trauma al bestaan, en gedragsproblemen op jongere leeftijd kunnen een rol spelen. Omgevingsfactoren, zoals werkzaam zijn in beroepen waar men eerder trauma's tegenkomt, vluchteling zijn, gescheiden zijn, minder sociale steun hebben en in de stad wonen, spelen tevens een rol bij het ontstaan van PTSS.

Er is per definitie altijd een traumatische gebeurtenis van belang bij het ontstaan van PTSS. Niet iedereen die een trauma meemaakt, ontwikkelt PTSS. Slechts 8% van de mannen en 20% van de vrouwen die een trauma meemaken, ontwikkelt PTSS. Het ontwikkelen van PTSS is mede afhankelijk van het type gebeurtenis. Ernstige trauma's, bijvoorbeeld levensbedreigende situaties, geven de grootste kans. Ernstige ongelukken en natuurrampen de laagste. Fysiek geweld of toeschouwer zijn van fysiek geweld (of moord) zit ertussenin. Ander onderzoek laat zien dat slachtoffers van seksueel misbruik de grootste kans lopen op PTSS. Zo bleek in een studie dat de helft van de slachtoffers van verkrachting PTSS ontwikkelde, terwijl dat gold voor slechts 4% van de slachtoffers van een natuurramp met brand.

De aard van het trauma verschilt tussen mannen en vrouwen met PTSS. Bij de helft van de vrouwen met PTSS bestond het trauma uit verkrachting of aanranding. Ruim de helft van de mannen met PTSS was slachtoffer of getuige van geweld.

Hoe jonger de leeftijd waarop men het trauma meemaakte, hoe groter de kans op PTSS. Een trauma in de kindertijd, zoals vroege scheiding van het kind van de ouders of echtscheiding van de ouders, verhoogt de kans op PTSS. Hoe meer traumatische gebeurtenissen men in het verleden meemaakte, hoe groter de kans op PTSS na een trauma.

Een grotere kans op PTSS geldt ook bij stressvolle levensgebeurtenissen die plaatsvinden na het feitelijke trauma. Directe emotionele en dissociatieve reacties op het trauma zelf blijken sterk het latere optreden van PTSS te kunnen voorspellen.

Differentiatie

Ook bij het ontstaan van andere stoornissen kunnen negatieve levensgebeurtenissen (mede) een belangrijke rol spelen. Bij PTSS is er echter altijd een direct verband met een trauma. PTSS verschilt van andere angststoornissen doordat men bij PTSS niet het trauma zelf, maar een *herinnering* aan het trauma probeert te vermijden.

Naast PTSS bevat de DSM-IV-TR een andere stoornis die direct met een trauma verband houdt: de *acute stressstoornis*. Kenmerkend voor deze stoornis is dat men tijdens het doormaken of onmiddellijk na het doormaken van de gebeurtenis dissociatieve symptomen heeft. Dit kan zijn een subjectief gevoel van verdoving, afwezigheid van emotionele reacties en het zich niet meer kunnen herinneren van belangrijke aspecten van het trauma.

Een belangrijk verschil met PTSS is de tijdsduur. Acute stressstoornis duurt minimaal twee dagen en maximaal vier weken en treedt binnen vier weken na de traumatische gebeurtenis op. Bij PTSS is de duur van de symptomen langer dan een maand en kan de stoornis ook veel later nog ontstaan.

Sommige schokkende gebeurtenissen zijn zo extreem dat bepaalde mensen voorgoed veranderen. Hierbij valt te denken aan oorlogservaringen, zoals het verblijf in een concentratiekamp, of aan langdurige mishandeling, zoals bij incest. Er treden blijvende veranderingen op in de stemming. Er treedt een langdurige depressie op. Men voelt zich verlaten. Het is niet meer goed mogelijk echt te genieten en zich te verdiepen in interesses en sociale contacten. Het lijkt erop dat mensen voorgoed zijn veranderd door de confrontatie met het extreme en langdurige geweld. Ook de relaties met andere personen ondergaan een verandering. Er is geen vertrouwen in anderen meer. Men voelt zich gauw bedreigd en trekt zich snel terug. Men duidt al deze ernstige gevolgen van langdurig geweld bij elkaar wel aan als *complexe posttraumatische stressstoornis*, of als posttraumatische karakterstoornis. Deze begrippen zijn echter nog niet als diagnoses in de DSM-IV-TR opgenomen.

PTSS en andere psychische stoornissen

Mensen met PTSS hebben vaak andere psychische stoornissen of hebben die in het verleden gehad. Mensen die nu lijden aan PTSS hebben een vergrote kans om ooit in hun leven te hebben geleden aan stemmingsstoornissen, zoals depressie in engere zin. Vrouwen met PTSS lopen een vier keer zo grote kans ooit in het leven een depressie te hebben gehad als vrouwen zonder PTSS; mannen een zeven keer zo grote kans. Tevens is de kans groot te hebben geleden aan alle andere angststoornissen, zoals paniekstoornis (een drie keer zo grote kans bij vrouwen; een vier keer zo grote kans bij mannen). Mensen met PTSS hebben een twee keer zo grote kans op alcoholmisbruik of -afhankelijkheid, zowel bij vrouwen als bij mannen. En er is een drie keer zo grote kans op gedragsstoornis, zowel bij vrouwen als bij mannen. Genoemde kansen zijn beduidend hoger als wordt gekeken naar het samen voorkomen in het laatste jaar. De volgorde van optreden verschilt per psychische stoornis. Sommige stoornissen – zoals de depressieve stoornis – kunnen zowel voor als na de PTSS ontstaan. Stemmingsstoornissen en middelengerelateerde stoornissen (en bij vrouwen ook de antisociale persoonlijkheidsstoornis) zijn stoornissen die vooraf kunnen gaan aan PTSS. Depressieve stoornis, agorafobie en middelengerelateerde stoornissen zijn stoornissen die na of tegelijkertijd met het ontstaan van PTSS naar voren kunnen komen.

PTSS en lichamelijke ziekten

Levensbedreigende lichamelijke ziekten of een ingrijpende behandeling daarvan kunnen een trauma zijn dat de aanleiding vormt voor het ontstaan van PTSS. PTSS komt daarom bij mensen met ernstige lichamelijke ziekten vaker voor.

Daarnaast blijkt uit enkele onderzoeken dat PTSS vaker samengaat – zonder dat de ziekte per se de oorzaak van PTSS is – met maagzweer, hypertensie, artritis, bronchitis, migraine en gynaecologische klachten bij vrouwen. Nog onduidelijk is hoe dit verband kan worden verklaard.

Beloop

PTSS heeft vaak een chronisch verloop. Van de mensen die hulp zochten voor PTSS, is na drie jaar de helft hersteld. Zonder hulp was de helft na meer dan vijf jaar hersteld. Ongeveer een op de drie heeft na tien jaar de stoornis nog steeds. Onderzoek naar de late gevolgen van de Tweede Wereldoorlog laat zien dat PTSS heel lang na de traumatische gebeurtenissen (nog) aanwezig kan zijn: 15-25% van de mensen leed na vijftig jaar nog aan een PTSS. Enkele onderzoeken hebben de factoren onderzocht die de duur van PTSS bepalen of die bepalen of de ziekte chronisch wordt. PTSS duurt langer bij:

- vrouwen;
- de afwezigheid van sociale steun;
- de aanwezigheid van andere angst- of stemmingsstoornissen, of somatische ziekten;
- de aanwezigheid van specifieke PTSS-symptomen, zoals hyperreactiviteit op prikkels die het trauma symboliseren, en concentratieproblemen;
- een groter aantal PTSS-symptomen;
- een ernstiger type trauma;
- al eerder aanwezige psychosociale beperkingen.

Behandeling

Aangezien het uitvalpercentage gedurende een behandeling met antidepressiva groter is dan met psychologische behandeling, lijkt het zinvol om eerst te starten met een psychologische behandeling. Dit geldt met name wanneer de voorkeur van de patiënt uitgaat naar een niet-medicamenteuze behandeling. Dit geldt niet voor patiënten met tegelijk een depressieve stoornis. Deze kunnen waarschijnlijk beter eerst ingesteld worden op een antidepressivum.

- **Psychologische interventies**
- **Cognitieve gedragstherapie (CGT)**

Cognitieve gedragstherapie is een van de meest in aanmerking komende psychologische interventies bij PTSS. De imaginaire exposure, waarbij de patiënt in zijn gedachten teruggaat naar de traumatische gebeurtenis, is het meest effectief.

- **Eye Movement Desensitization and Reprocessing (EMDR)**

EMDR is een van de meest in aanmerking komende psychologische interventies bij PTSS. Bij deze interventie wordt de patiënt verzocht aan de gebeurtenis terug te denken inclusief de bijbehorende beelden, gedachten en gevoelens. Dit zal in eerste instantie gebeuren om meer informatie over de traumatische beleving te vergaren. Daarna wordt het verwerkingsproces opgestart. Er wordt opnieuw gevraagd de gebeurtenis voor de geest te halen, maar nu in combinatie met een afleidende stimulus. Dit kunnen bijvoorbeeld geluiden zijn, die per koptelefoon afwisselend rechts en links worden aangeboden, maar ook het volgen van de hand van de therapeut is mogelijk. Na elke set wordt gevraagd wat er in de gedachten naar boven komt. Op den duur zal de emotionele lading van de herinnering afnemen.

De methode is effectief en wordt door haar aard door veel patiënten en therapeuten als relatief weinig emotioneel belastend ervaren. EMDR kan worden toegepast als een op zichzelf staande, kortdurende interventie bij PTSS. Voor afsluiting van de therapie lijkt het zinvol om patiënten alert te maken op mogelijke signalen voor terugval. Aansluitend kan hun worden geleerd om anders met deze signalen om te gaan dan vóór de start van de behandeling. Het anders omgaan met deze signalen kan bestaan uit het anders duiden en interpreteren ervan en uit andere coping. Nadat een behandeling met goed resultaat is afgesloten, is het verstandig om goede afspraken te maken met de patiënt en de huisarts over mogelijkheden om snel in te grijpen bij mogelijke terugval.

- **Farmacotherapie**

De medicamenteuze behandeling bij PTSS is opgebouwd uit een aantal stappen, waarbij op geleide van bijwerkingen een keuze wordt gemaakt. In de richtlijn wordt als eerste stap aangegeven het toepassen van een SSRI, zoals citalopram of paroxetine. Deze middelen worden langzaam ingeslopen in twee weken en het effect wordt geëvalueerd na acht weken. Daarna langdurend doorbehandelen en na minimaal een jaar in stappen van drie maanden afbouwen. In het begin moet met de volgende bijwerkingen rekening gehouden worden: misselijkheid, hoofdpijn, slaperigheid of slapeloosheid, seksuele functiestoornissen (reversibel en dosisafhankelijk) en gewichtstoename.

De tweede stap is een ander SSRI en daarna een TCA, waarbij amitriptyline en imipramine onderzocht zijn. Opbouw, gebruik en afbouw zijn identiek aan de SSRI's. Als bijwerkingen kunnen last van sufheid, droge mond, transpireren, hartkloppingen, obstipatie, urineretentie, reactietijdvertraging, seksuele functiestoornissen (dosisafhankelijk en reversibel) en gewichtstoename voorkomen. In sommige situaties kan gemotiveerd worden afgeweken van deze voorkeur voor SSRI's en kan de behandeling gestart worden met TCA's, gevolgd door SSRI's.

Als derde stap wordt het anticonvulsivum lamotrigine, dat langzaam ingeslopen wordt, geadviseerd. Bijwerkingen die kunnen optreden, zijn duizeligheid, misselijkheid, coördinatiestoornissen en huiduitslag. Indien dit alles onvoldoende werkt, wordt de MAO-remmer fenelzine als alternatief gegeven. Dit wordt langzaam ingeslopen en alleen voorgeschreven door een psychiater tijdens een klinische opname. Het effect wordt na vier weken geëvalueerd en er wordt langdurig doorbehandeld in een dosering van 15-75 mg per dag. Bijwerkingen die kunnen optreden, zijn hypotensie, slapeloosheid, droge mond en seksuele functiestoornissen. Let wel op met de interactie met tyramine (zie ook ▶ par. 4.3.3 'Antidepressiva').

5.5 Dissociatieve stoornissen

R. Vroon

5.5.1 Inleiding

Iedereen kent het verschijnsel dissociatie. Je kunt het vergelijken met dagdromen of een beetje verstrooid zijn. Het is een situatie dat iemand in gedachten 'afwezig' is. Je hebt bijvoorbeeld autogereden, maar herinnert je weinig van de rit. Dit komt doordat je gedachten ergens anders waren. Op zich is dat normaal gedrag. Iedereen heeft daar wel eens last van. Het levert geen problemen op in het dagelijks functioneren. Het wordt pas een probleem als het lang gaat duren en steeds terugkomt. Er ontstaat dan een situatie waarin iemand niet meer normaal kan functioneren. Mensen die dissociëren, denken, voelen en herinneren zich tijdelijk niets meer. Ze komen als het ware los te staan van het eigen bewustzijn en van hun lichaamssignalen. Ze zijn als het ware 'van de wereld'. Zo kan iemand bijvoorbeeld delen van de dag niet bewust meemaken. Hij heeft geen herinneringen aan die middag en was helemaal 'weg'.

Normaal gesproken is er bij de mens een eenheid in denken, waarnemen, voelen en handelen (er is sprake van integratie). Een mens is zich over het algemeen bewust van hoe het met hem gaat en hoe hij de omgeving ervaart (gevoelsmatig). Bij dissociatie zijn de gevoelens, gedachten en waarnemingen geen samenhangend geheel. Zij worden buiten het bewustzijn geplaatst. Zo kan een bekende omgeving onbekend zijn voor je en mensen die je kent, vreemden voor je zijn. Je kunt het gevoel hebben uit verschillende delen te bestaan. Dit proces verloopt onbewust.

Een dissociatieve stoornis kan zich uiten in geheugenproblemen (bijv. geheugenverlies voor een bepaalde periode in het leven), verwarring over de identiteit (iemand heeft verschillende persoonlijkheden zonder dat hij het weet) en problemen in de waarneming van de omgeving.

Door de dissociatie kan iemand de nare gevoelens die opgeroepen worden door een traumatische ervaring, wegdrukken. Het wordt beschouwd als een soort afweermechanisme bij extreme angst of stress, nu of in het verleden. Door ervoor te zorgen dat hij zich niet bewust wordt van de nare gevoelens (afweren, wegdrukken uit het bewustzijn), kan iemand blijven functioneren.

Een dissociatieve stoornis wordt veelal gezien als een stoornis die met een trauma te maken heeft. Ongeveer 90% van de patiënten met een dissociatieve stoornis vermeldt traumatisering en verwaarlozing in de voorgeschiedenis. Het is belangrijk deze constatering *niet* om te draaien: er is traumatisering in de voorgeschiedenis, dus er zal wel sprake zijn van een dissociatieve stoornis. Mensen kunnen op verschillende wijzen reageren op (ernstige) traumatisering. Een deel van hen ontwikkelt een dissociatieve stoornis.

Omdat de klacht dissociatie veel voorkomt (ook bij andere ziektebeelden), is er vaak verwarring tussen de klacht en het ziektebeeld. Men denkt snel aan een dissociatieve stoornis als de patiënt periodes van dissociatie doormaakt (bijv. vergeetachtigheid). Het is echter niet gezegd dat er dan sprake is van een dissociatieve stoornis. Voor het diagnosticeren van een dissociatieve stoornis is een bepaalde samenhang van verschillende dissociatieve symptomen nodig.

In de jaren negentig van de vorige eeuw was er sprake van veel publiciteit rondom de dissociatieve identiteitsstoornis (vroeger meervoudige persoonlijkheidsstoornis genoemd). Het bijzondere van de stoornis werd breed uitgemeten in de krant en op de tv. Aan de andere kant werd het bestaan van het ziektebeeld betwijfeld, gewoon ontkend of gezien als bijproduct van een 'slechte' psychotherapie. Inmiddels is dit alles in rustiger vaarwater gekomen. Er wordt meer gezamenlijk bekeken hoe mensen met dit soort ernstige klachten het best behandeld kunnen worden. In 2006 is het Landelijk Centrum

Vroegkinderlijke Traumatisering (LCVT) opgericht, waarin vijf psychiatrische ziekenhuizen een overeenkomst zijn aangegaan om gezamenlijk richtlijnen voor de diagnose en behandeling van *vroegkinderlijke chronische traumatisering* te ontwikkelen. Het centrum doet onderzoek om tot de beste diagnose en behandelmethodes te komen. De dissociatieve stoornissen vormen een belangrijk onderdeel van het expertisegebied van dit LCVT.

Het is niet zo gemakkelijk een dissociatieve stoornis te herkennen. De meeste mensen met een dissociatieve stoornis lopen er niet mee te koop. Ze weten zelf wel dat ze anders zijn dan anderen, maar meestal proberen ze hun klachten te verbergen en er niet te veel aandacht aan te besteden. Dit leidt vaak, naast het gebrek aan scholing en kennis bij verschillende professionals, tot vertraging in het stellen van de diagnose.

> **Casus**
>
> Mevrouw Aarend meldt zich aan bij een expertisecentrum persoonlijkheidsproblematiek, waarnaar ze verwezen is voor haar 'ingewikkelde gedrag'. Er wordt snel persoonlijkheidsproblematiek gediagnosticeerd, maar daarnaast blijven er steeds twijfels over de diagnostiek spelen. Een behandeling is moeilijk in te stellen. Uitgebreid onderzoek wordt gedaan. Er wordt nog even gedacht aan autistiforme stoornis, gezien haar moeilijkheden in het contact. Wanneer zij toevallig aangeeft dat ze abonnementen bezit (tijdschriften) waarvan ze niet begrijpt hoe ze eraan komt, denkt de behandelaar aan amnesie en dissociatie en wordt in deze richting diagnostiek gedaan. Er blijkt sprake van een dissociatieve identiteitsstoornis naast de persoonlijkheidsproblematiek.

Het vóórkomen van dissociatieve stoornissen wordt geschat op 8% van de opgenomen patiënten in de GGZ.

Mensen met een dissociatieve stoornis worden meestal ambulant behandeld. In de meeste gevallen is er sprake van een psychotherapeutische behandeling, met daaraan toegevoegd groepen voor stabilisatie, het verkrijgen van meer controle en afname van het crisisgedrag. Sociaalpsychiatrisch verpleegkundigen hebben een rol in de ambulante begeleiding, gericht op oriëntatie in het hier en nu, zelfzorg, dagstructuur, enzovoort.

Verpleegkundigen en agogisch medewerkers die klinisch werken, komen patiënten met dissociatieve problematiek tegen als er sprake is van een grote crisisgevoeligheid (crisisregelingen, bed-op-receptregelingen, e.d.) of als begeleiding geïndiceerd is in plaats van psychotherapie.

5.5.2 Classificatie dissociatieve stoornissen

In de DSM-IV-TR worden vijf dissociatieve stoornissen beschreven: dissociatieve amnesie, dissociatieve fugue, depersonalisatiestoornis, dissociatieve identiteitsstoornis en dissociatieve stoornis niet anderszins omschreven (NAO).

5.5 · Dissociatieve stoornissen

DSM-IV-TR-criteria voor dissociatieve amnesie
a. De belangrijkste stoornis bestaat uit een of meer episodes van onvermogen zich belangrijke persoonlijke gegevens te herinneren, meestal veroorzaakt door een trauma of stress. Het geheugenverlies is te uitgebreid om aan gewone vergeetachtigheid te kunnen worden toegeschreven.
b. De stoornis is niet uitsluitend onderdeel van een dissociatieve identiteitsstoornis, dissociatieve fugue, posttraumatische stressstoornis, acute stressstoornis of somatisatiestoornis. Ook is de aandoening geen gevolg van directe fysiologische bijwerkingen van een middel (bijv. een drug of geneesmiddel) of een neurologische of andere somatische aandoening (bijv. amnestische stoornis als gevolg van een schedeltrauma).
c. De symptomen veroorzaken in significante mate lijden of beperkingen in het sociaal en beroepsmatig functioneren of het functioneren op andere belangrijke terreinen.

Bron: Beknopte handleiding bij de diagnostische criteria van de DSM-IV-TR. Amsterdam: Pearson, 2010.

Het vóórkomen van deze stoornis is omstreden. De stoornis wordt weinig tot niet teruggevonden in de klinische praktijk. Als symptoom van een dissociatieve identiteitsstoornis komt het regelmatig voor.

Casus

Mevrouw Bartels is in intensieve behandeling voor een dissociatieve identiteitsstoornis en persoonlijkheidsproblematiek. Op zeker moment komt ze zonder bericht niet op de afgesproken sessie en is ze telefonisch en per mail niet bereikbaar. Na tien dagen neemt ze contact op en weet ze zelf ook niet zo goed wat er gebeurd is. In therapie blijkt dat ze in deze periode op zoek is geweest naar 'nieuwe vrienden' om zo alles achter zich te kunnen laten. De stress van de therapie en wat ze van zichzelf serieus moet nemen, is zo groot dat een stuk van haar als het ware op de vlucht slaat. Een zeer schaamtevolle gebeurtenis voor haar.

DSM-IV-TR-criteria voor dissociatieve fugue
a. De belangrijkste stoornis bestaat uit het plotseling, onverwacht op reis gaan, weg van huis of de gebruikelijke werkplek, met het onvermogen zich het eigen verleden te herinneren.
b. Verwarring over de eigen identiteit of het aannemen van een nieuwe identiteit (gedeeltelijk of geheel).
c. De stoornis komt niet uitsluitend voor in het beloop van een dissociatieve identiteitsstoornis en is niet het gevolg van de directe fysiologische effecten van een middel (bijv. een drug of geneesmiddel) of een somatische aandoening (bijv. temporaalkwabepilepsie).

> d. De symptomen veroorzaken in significante mate lijden of beperkingen in het sociaal of beroepsmatig functioneren of het functioneren op andere belangrijke levensgebieden.
>
> *Bron: Beknopte handleiding bij de diagnostische criteria van de DSM-IV-TR. Amsterdam: Pearson, 2010.*

Ross et al. (1990) hebben een uitgebreid onderzoek gedaan naar het vóórkomen van dissociatieve stoornissen. Bij geen enkele patiënt werd de diagnose dissociatieve fugue gesteld. Voor de klinische praktijk heeft de diagnose een geringe relevantie.

> **DSM-IV-TR-criteria voor depersonalisatiestoornis**
> a. Aanhoudende of recidiverende belevingen van het gevoel los te staan en externe waarnemer te zijn van de eigen geestelijke processen of het eigen lichaam (bijv. het gevoel alsof alles in een droom gebeurt).
> b. Tijdens de beleving van depersonalisatie blijft de 'reality testing' (realiteitstoetsing) intact.
> c. De depersonalisatie veroorzaakt in significante mate lijden of beperkingen in het sociaal of beroepsmatig functioneren of het functioneren op andere belangrijke terreinen.
> d. De beleving van de depersonalisatie komt niet uitsluitend voor in het beloop van een andere psychische stoornis, zoals schizofrenie, paniekstoornis, acute stressstoornis of een andere dissociatieve stoornis, en is niet het gevolg van de directe fysiologische effecten van een middel (bijv. een drug of geneesmiddel) of een somatische aandoening (bijv. temporaalkwabepilepsie).
>
> *Bron: Beknopte handleiding bij de diagnostische criteria van de DSM-IV-TR. Amsterdam: Pearson, 2010.*

Depersonalisatie als symptoom komt bij 80% van de opgenomen psychiatrische populatie voor. Het is een symptoom van diverse stoornissen (paniekstoornis, PTSS, psychotische stoornissen en stemmingsstoornissen). Daarnaast hebben de meeste mensen met een depersonalisatiestoornis last van nog andere stoornissen (vaak angst- en/of stemmingsstoornis). Het is lastig vast te stellen of de depersonalisatie primair of secundair is. Dat wil zeggen: gaat het om een symptoom van een andere stoornis of moet er een depersonalisatiestoornis gesteld worden?

> **DSM-IV-TR-criteria voor de dissociatieve identiteitsstoornis**
> a. De aanwezigheid van twee of meer van elkaar te onderscheiden identiteiten of persoonlijkheidstoestanden (elk met een eigen betrekkelijk langdurig patroon van het waarnemen van, het omgaan met en het denken over de omgeving en zichzelf).

b. Ten minste twee van deze identiteiten of persoonlijkheidstoestanden bepalen geregeld het gedrag van betrokkene.
c. Het onvermogen zich belangrijke persoonlijke gegevens te herinneren, dat te uitgebreid is om verklaard te kunnen worden door gewone vergeetachtigheid.
d. De stoornis is niet het gevolg van de directe fysiologische effecten van een middel (bijv. black-outs of chaotisch gedrag tijdens een alcoholintoxicatie) of een somatische aandoening (bijv. complexe partiële insulten).

Bron: Beknopte handleiding bij de diagnostische criteria van de DSM-IV-TR. Amsterdam: Pearson, 2010.

Een patiënt met een dissociatieve identiteitsstoornis beleeft zichzelf niet als een geheel. Er is een duidelijk verschil in de realiteit die de buitenwereld ziet, en de wijze waarop de persoon zichzelf beziet. Er is sprake van een belevingswereld waarbij de patiënt zichzelf ervaart als met meerderen. Deze delen van de persoonlijkheid (*alters*) hebben een meer of minder duidelijk uitgewerkte identiteit. Hij ervaart alsof een of meer delen (identiteiten) van zichzelf de volwassen taken uitvoeren. Andere delen, die meer emotioneel getint zijn, gedragen zich bijvoorbeeld jonger of juist ouder. Deze delen kunnen soms het gedrag en de gedachten van de persoon bepalen. In de verschillende toestanden is er een wisselend bewustzijn (besef) van de andere identiteiten. De levensgeschiedenis van de persoon is ook niet in elke bewustzijnstoestand toegankelijk. Meerdere delen kunnen (gedeeltelijk of geheel) geheugenverlies rapporteren.

Casus

Mevrouw Caarlsen meldt zich aan. Ze is al jaren in behandeling geweest voor een traumatisch verleden. Ze heeft de wens geen ingewikkelde therapie meer te doen. Ze heeft last van controleverlies: destructief gedrag in de vorm van drugs- en alcoholgebruik om niet te hoeven voelen, en ze zoekt mannen op en heeft seks terwijl ze zegt dit niet te willen. Het controleverlies en destructieve gedrag kunnen worden gezien in het licht van een dissociatieve stoornis. Delen van de persoonlijkheid zijn afwisselend gedesoriënteerd en houden zich bezig met het herhalen van het oude misbruik. Andere delen houden zich bezig met het ontkennen en niet willen voelen van de realiteit. Er is sprake van veel vermijding. Behandeling gericht op de dissociatieve stoornis wordt ingezet en geeft haar relatief snel meer inzicht in en controle over haar leven. Het destructieve gedrag vermindert aanzienlijk.

DSM-IV-TR-criteria voor de dissociatieve stoornis NAO
a. Beelden die lijken op de dissociatieve identiteitsstoornis, maar niet voldoen aan alle criteria voor deze stoornis. Tot de voorbeelden behoren beelden waarbij:

1. er geen twee of meer scherp van elkaar te onderscheiden identiteiten of persoonlijkheidstoestanden zijn; of
2. amnesie voor belangrijke persoonlijke gegevens niet voorkomt.
b. Derealisatie niet vergezeld door depersonalisatie bij volwassenen.
c. Dissociatieve toestanden die voorkomen bij personen die langdurig en intensief onderworpen waren aan gedwongen intense beïnvloeding (bijv. hersenspoeling, heropvoeding of indoctrinatie als gevangene).
d. Dissociatieve trancestoornis: eenmalige of episodische stoornissen in bewustzijn, identiteit of geheugen die op bepaalde plaatsen en in bepaalde culturen inheems zijn. Bij *dissociatieve trance* is er sprake van een vernauwing van het besef van de directe omgeving of stereotiepe gedragingen of bewegingen die beleefd worden als buiten de eigen controle te liggen. Bij *bezetenheidstrance* is er sprake van de vervanging van het normale besef van de eigen identiteit door een nieuwe identiteit, die toegeschreven wordt aan de invloed van een geest, macht, godheid of andere persoon en die samengaat met stereotiepe 'onwillekeurige' bewegingen of amnesie. Tot de voorbeelden behoren amok (Indonesië), bebainan (Indonesië), latah (Maleisië), pibloktoq (noordelijke poolstreken), ataque de nervios (Latijns-Amerika) en bezetenheid (India). De dissociatieve stoornis of trancestoornis is niet een normaal fenomeen van een breed geaccepteerd collectief cultureel of religieus gebruik.
e. Verlies van bewustzijn, stupor of coma, niet toe te schrijven aan een somatische aandoening.
f. Ganser-syndroom: het geven van 'er-net-naast-antwoorden' (bijv. 2 + 2 = 5) voor zover het niet samengaat met dissociatieve amnesie of dissociatieve fugue.

Bron: *Beknopte handleiding bij de diagnostische criteria van de DSM-IV-TR.* Amsterdam: Pearson, 2010.

Binnen de klinische praktijk wordt de diagnose dissociatieve stoornis NAO veelal gebruikt als 'wachtkamerdiagnose'. De symptomen zijn minder ernstig dan bij een dissociatieve identiteitsstoornis. Het is niet altijd mogelijk direct een dissociatieve stoornis vast te stellen. In de loop van een behandeling kan er meer zicht komen op bijvoorbeeld overname van gedrag door andere persoonlijkheidstoestanden.

5.5.3 Diagnostiek

Om een dissociatieve stoornis te kunnen vaststellen, is een afname van de SCID-D (Structural Clinical Interview for the Diagnosis of Dissociative Disorder) noodzakelijk.

De SCID-D is een semigestructureerd interview dat vraagt naar de primaire dissociatieve symptomen. Er wordt rekening gehouden met de ernst en frequentie van voorkomen. Er zijn vijf primaire dissociatieve symptomen.
– Amnesie: geheugenverlies, zowel in het verleden als in het heden. Een specifieke periode van tijd die voorbijgegaan is zonder dat het geheugen daar een verklaring voor heeft.

- Depersonalisatie: het zich vervreemd voelen van zichzelf, het gevoel zichzelf te zien van een afstandje of het eigen lichaam als 'vreemd' te ervaren.
- Derealisatie: het gevoel dat de omgeving onwerkelijk, vreemd of onbekend is. Het zien van zaken die in de realiteit niet aanwezig zijn (herbelevingen).
- Identiteitsverwarring: een subjectief gevoel van onzekerheid, verwarring of conflicten over de eigen identiteit.
- Identiteitswijziging: objectief gedrag dat wijst op het aannemen van een andere identiteit.

Voorbeelden

Amnesie
De heer Daalder vertelt dat hij gisteren geconfronteerd werd met een vriend die vertelde over de vorige avond en het leuke feest waar ze zijn geweest. Hij heeft geen enkele herinnering aan het feest en is verbaasd; hij praat er een beetje omheen om niet te laten merken dat hij het niet weet. Hij realiseert zich later ook geen herinneringen aan de vorige avond te hebben.

Depersonalisatie
Mevrouw Ellebeek heeft het gevoel los te staan van haar lichaam. Ze ervaart zich alleen als hoofd. Ze weet natuurlijk wel dat er een lichaam is, maar ze ervaart het niet als van zichzelf.

Derealisatie
Mevrouw Frensen komt binnen in de therapiekamer en gedraagt zich alsof ze de kamer voor het eerst ziet. Ze is dan al een aantal maanden in therapie en het lijkt alsof ze voor de eerste keer binnenkomt. Ook de therapeut bekijkt zij met een blik alsof zij haar nog niet vaak gezien heeft.

Identiteitsverwarring
Mevrouw Griffen reageert op de vraag of ze wel eens in de spiegel kijkt met het antwoord dat ze dat nooit doet. Ze schrikt als het per ongeluk gebeurt. Regelmatig herkent ze haar spiegelbeeld niet. Ze heeft een heel aantal stemmen 'in haar hoofd' en ze vraagt zich af welke stem ze werkelijk is.

Identiteitswijziging
Mevrouw Haalbers heeft soms het gevoel dat ze krimpt, dat haar lichaam kleiner wordt (depersonalisatie). Ze voelt zich dan een klein meisje. Haar echtgenoot vertelt dat ze zich dan ook gedraagt als een meisje van 6 jaar.

Een nadeel van de SCID-D is dat er niet naar somatoforme dissociatie wordt gevraagd, dat wil zeggen: naar lichamelijke uitdrukkingsvormen van dissociatie. We bedoelen hiermee lichamelijke uitdrukkingsvormen van dissociatie. Bijvoorbeeld uitvalsverschijnselen van lichamelijke functies, zoals niet kunnen bewegen of spreken, zien, horen of voelen en op epilepsie gelijkende aanvallen. Een ander nadeel is dat het tegelijkertijd voorkomen van andere stoornissen niet wordt nagevraagd. Dissociatieve stoornissen komen namelijk veelvuldig voor in combinatie met andere stoornissen. Vaak is er ook sprake van persoonlijkheidsproblematiek. De terminologie die gebruikt wordt in de SCID-D, is soms wat vaag, bijvoorbeeld 'tijd kwijt zijn'.

Om een SCID-D af te nemen, moet de onderzoeker getraind zijn en ervaring hebben met deze populatie.

De specifieke veelheid van symptomen bepaalt of er sprake is van een dissociatieve stoornis en welke.

5.5.4 Behandeling

Bij de behandeling van dissociatieve stoornissen wordt meestal uitgegaan van een driefasenmodel:
- fase 1: stabilisatie/symptoomreductie;
- fase 2: traumaverwerking;
- fase 3: integratie/rouw/rehabilitatie.

Fase 1: stabilisatie/symptoomreductie
In deze fase ligt de nadruk op het opbouwen van een werkrelatie en het werken aan het meer controle krijgen over het leven, zowel door de beleving als door de realiteit serieus te nemen. Het is belangrijk de belevingswereld van de patiënt te volgen, maar nooit de realiteit van één lichaam en één persoon te vergeten. Hiermee wordt direct de eigen verantwoordelijkheid voor alle eigen gedragingen benadrukt.

Voor rust en meer stabiliteit in de belevingswereld is het van belang te werken met het installeren van een denkbeeldige 'veilige plek'. Ook het bevorderen van interne communicatie en het verklaren van verschillende gevoelens die vaak uitbesteed zijn bij verschillende afgesplitste delen, is van belang.

> **Voorbeeld**
>
> Even terug naar de heer Daalder en het geheugenverlies van de vorige avond. Door met hem intern te onderzoeken welk deel van hem dan wel de vorige avond het feest had bezocht en zo 'onderling' de ervaringen te delen, kon de amnesie snel worden opgelost en is hij zich bewust van de gebeurtenissen van de vorige avond.

Het werken met de realiteit krijgt zijn vorm in het structuur aanbrengen in het dagelijks leven en oefeningen voor oriëntatie in het hier en nu door middel van waarnemingsoefeningen. Ook het leren stellen van grenzen en het zichzelf leren beschermen, het stoppen van destructief gedrag en het bevorderen van zelfzorg zijn van belang. Belangrijk is een plan op te stellen wat te doen (patiënt en hulpverlener) bij een crisissituatie.

Er zal aandacht moeten zijn om de onbewuste herhalingsdrang zowel intern als extern te doorbreken. De interne belevingswereld is vaak een afspiegeling van de sociale situatie waarin de patiënt is groot geworden. De interne communicatie is daarop gebaseerd en zal bestaan uit verwaarlozing en geweld. Daarnaast wordt in de buitenwereld vaak het oude geweld herhaald door de wijze waarop het contact met anderen vorm krijgt.

Het hele systeem is gebaseerd op ontkenning en vermijding. In fase 1 is het van belang dit te doorbreken. Is de stabiliteit toegenomen en zijn de symptomen minder heftig geworden, dan kan worden overgegaan tot fase 2.

Fase 2: traumaverwerking

In deze fase wordt gewerkt aan het traumatisch materiaal. Door EMDR of imaginaire exposure wordt de spanning verlaagd en wordt het mogelijk alle beleefde situaties aan de eigen geschiedenis te koppelen en achter zich te laten. De verschillende delen bezitten verschillende aspecten van de traumageschiedenis. Door het bij elkaar brengen van deze belevingen, wordt het verhaal compleet en kan het volledig gerealiseerd worden. Tevens wordt in deze fase gewerkt aan het beter leren verdragen van gevoelens. Ze behoeven niet meer te worden weggezet. Ze kunnen nu, in tegenstelling tot in het verleden, worden verdragen.

Alles uit fase 1 blijft ook van belang en in deze fase wordt regelmatig teruggegrepen naar spanningsafvloeiende oefeningen uit de vorige fase.

Fase 3: integratie/rouw en rehabilitatie

Deze fase kenmerkt zich voornamelijk door het toewerken naar acceptatie van de eigen levensgeschiedenis als een samenhangend geheel. Ook wordt er ruimte gemaakt voor boosheid en verdriet. Ook de traumatische herinneringen krijgen een juiste plaats in het zelfbeeld en het wereldbeeld. Er wordt besproken hoe het beste teruggekeken kan worden op de geschiedenis en welke betekenis daaraan gegeven moet worden.

Niet voor de gehele populatie is het mogelijk dit hele traject te doorlopen. Er wordt onderscheid gemaakt in drie subgroepen:
- De hoog functionerende groep, die gekenmerkt wordt door weinig andere tegelijk voorkomende aandoeningen, relatief veel vaardigheden, goede egosterkte en motivatie. Deze groep heeft een goede prognose. Personen in deze groep kunnen binnen twee tot zeven jaar komen tot volledige integratie en hebben verder geen hulpverlening meer nodig.
- de groep die gekenmerkt wordt door veel andere aandoeningen, middelenafhankelijkheid, afhankelijkheids- en hechtingsproblematiek. Een gedeelte daarvan bereikt integratie, maar de meesten zullen chronische begeleiding nodig hebben (fase-1-begeleiding).
- de laatste groep heeft extreme problemen, doorgaand misbruik, frequent zelfdestructief gedrag, veel crisisgedrag, veel weerstand en weinig motivatie. Deze groep heeft chronisch veel ondersteuning nodig (fase-1-begeleiding, crisisregelingen, onder andere bed-op-recept).

De behandeling van een patiënt met een dissociatieve stoornis is ingewikkeld en intensief. Het vraagt veelal een groot aantal jaren. Slechts een gedeelte van de populatie bereikt volledig herstel. Het andere gedeelte behoeft langdurige begeleiding.

5.5.5 Medicatie

Er bestaat geen specifieke medicamenteuze behandeling voor dissociatieve stoornissen. Veelvuldig echter wordt een symptomatische ondersteuning gegeven. De angst is vrijwel altijd erg hoog. Anxiolytica worden veel voorgeschreven. Slaapstoornissen zijn meer regel dan uitzondering. Men ontkomt er meestal niet aan daarvoor slaapmedicatie voor te schrijven. Regelmatig worden antidepressiva voorgeschreven ter ondersteuning van de stemming. Als de desintegratie en desoriëntatie erg groot zijn, worden lichte doseringen van antipsychotica gegeven om meer grip op de realiteit te houden.

5.6 Somatoforme stoornissen

T.A. Kuut en T. de Man

5.6.1 Inleiding

Tot in de zeventiende eeuw werd weinig onderscheid gemaakt tussen lichaam en geest. Zowel lichamelijke als psychische klachten werden toegeschreven aan lichamelijke oorzaken. Descartes maakte als eerste het onderscheid tussen de ziel en het stoffelijk lichaam. Hierdoor werden geestelijke processen belangrijker. Dit leidde echter tegelijkertijd tot een scheiding van lichaam en geest.

De gezondheidszorg is grotendeels gebaseerd op deze scheiding van lichaam en geest. De huisarts is van oudsher het eerste aanspreekpunt voor mensen met lichamelijke klachten en hij kan patiënten verwijzen naar verschillende medisch specialisten. Mensen met geestelijke of psychologische problemen komen in behandeling bij een psychiater of een psycholoog.

Tegenwoordig vervagen echter de grenzen tussen lichaam en geest. Bij vrijwel alle lichamelijke aandoeningen spelen psychologische en sociale processen een rol. Bij psychische stoornissen spelen biologische aspecten mee.

Somatoforme stoornissen bevinden zich op het grensvlak tussen lichaam en geest. Het algemene kenmerk van een patiënt met een somatoforme stoornis is dat er sprake is van lichamelijke klachten. Een eenduidige somatische verklaring ontbreekt echter. Deze lichamelijke klachten kunnen echter niet volledig verklaard worden door een lichamelijke aandoening, een fysiologisch proces of het gebruik van middelen. Het is mogelijk dat er door de arts wel een lichamelijke afwijking of ziekte gevonden wordt, maar dat de ernst of het disfunctioneren door de klacht groter is dan op basis van de lichamelijke ziekte verwacht zou worden.

Patiënten met een somatoforme stoornis kunnen klachten hebben zoals vermoeidheid, pijn, duizeligheid of uitvalsverschijnselen. Voor een aantal clusters van klachten zijn er syndroomnamen, zoals spanningshoofdpijn, chronisch vermoeidheidssyndroom, fibromyalgie en prikkelbaredarmsyndroom. Bij patiënten blijkt vaak sprake te zijn van meerdere syndromen tegelijkertijd. Ook is er overlap tussen de verschillende syndromen.

Er is een grote variatie in de ernst van somatoforme klachten. Patiënten kunnen één enkele klacht hebben en hiermee eenmaal naar de huisarts gaan. De klacht kan binnen enkele dagen tot weken weer herstellen en heeft weinig invloed op het leven van de patiënt. Maar er kan ook sprake zijn van een zeer chronisch beloop met bezoek aan vele medisch specialisten. Patiënten hebben dan een slechte kwaliteit van leven en zijn zeer beperkt in hun functioneren.

Wanneer somatoforme klachten langdurig zijn en er sprake is van aanzienlijk lijden en/of beperkingen in het sociaal en maatschappelijk functioneren, is er in de DSM-IV-TR sprake van een somatoforme stoornis.

De DSM-IV-TR beschrijft zeven somatoforme stoornissen:
1. somatisatiestoornis;
2. ongedifferentieerde somatoforme stoornis;
3. conversiestoornis;
4. pijnstoornis;
5. hypochondrie;
6. stoornis in de lichaamsbeleving;
7. somatoforme stoornis niet anderszins omschreven (NAO).

Aantal mensen met een somatoforme stoornis

Lichamelijke klachten zijn zeer veelvoorkomend. Wanneer aan Nederlanders wordt gevraagd of ze de afgelopen twee weken last hebben gehad van lichamelijke klachten zoals hoofdpijn, vermoeidheid, pijn in rug, spieren of gewrichten, geeft bijna driekwart van de mensen aan ten minste één klacht te hebben gehad in de afgelopen twee weken.

Lichamelijk onvoldoende verklaarde klachten en somatoforme stoornissen komen veelvuldig voor in de huisartsenpraktijk. Onderzoek geeft aan dat het bij 30-50% van de bezoekers van de huisarts gaat om medisch onverklaarde klachten. Het aantal personen met een somatoforme stoornis in een huisartsenpraktijk wordt geschat op 16%. Het gaat bij het grootste deel hiervan om een ongedifferentieerde somatoforme stoornis.

Ook in een algemeen ziekenhuis komen veel lichamelijk onverklaarde klachten voor. Onderzoek op verschillende poliklinieken in algemene ziekenhuizen laat zien dat er bij zo'n 50% van de patiënten gesproken kon worden van medisch onverklaarde klachten.

Oorzaken

Er is geen eenduidige oorzaak voor het ontstaan van somatoforme stoornissen. Er zijn wel risicofactoren bekend. Dit zijn bijvoorbeeld belastende ervaringen in de voorgeschiedenis, zoals misbruik en mishandeling. Daarnaast kan er ook in de kindertijd sprake zijn geweest van lichamelijk onverklaarde klachten, ziekte van ouders, overmatige aandacht van ouders voor lichamelijke ziekten of een slechte hechting.

Somatoforme stoornis en andere psychiatrische aandoeningen

Lichamelijk onverklaarde klachten en somatoforme stoornissen komen vaak samen voor met andere psychiatrische ziekten.

Zowel in de huisartspraktijk als in het algemeen ziekenhuis blijkt bij een derde van de patiënten met een somatoforme stoornis ook sprake te zijn van een angst- of stemmingsstoornis. Ook een combinatie met persoonlijkheidsstoornissen komt veel voor.

Beloop

Veel onverklaarde lichamelijke klachten gaan weer over. Bij 50-75% van de patiënten die in een algemeen ziekenhuis zijn onderzocht, nemen de klachten na een periode van zes tot vijftien maanden af. Er is echter een kleine groep waarbij de klachten niet overgaan en deze chronisch worden. Patiënten met een psychiatrische ziekte blijken langer en meer last te hebben van klachten en meer beperkingen te houden.

Algemene principes voor behandeling

Omdat angst- en stemmingsstoornissen vaak in combinatie met een somatoforme stoornis voorkomen, moet in eerste instantie nagegaan worden of hiervan sprake is. Vervolgens moet de angst- of stemmingsstoornis behandeld worden.

Bij acute lichamelijke klachten kan er nagegaan worden of deze klachten gezien kunnen worden als een fysieke uiting van de emotionele reactie op een stressvolle situatie. Behandeling bestaat dan uit het wijzigen van de ideeën die een patiënt heeft over de klacht, namelijk deze meer te koppelen aan de stressvolle situatie. Behandeling kan dan verder bestaan uit het anders leren omgaan met deze spanningen.

Een deel van de patiënten met onverklaarde klachten zal deze insteek niet accepteren. Dit betreft vooral de patiënten met chronische klachten. Ze gaan uit van een medische oorzaak en hebben al zo vaak gehoord dat het wel 'tussen de oren' zal zitten. Ze staan afwijzend tegenover een verwijzing naar een psycholoog/psychiater. In de medische wereld worden deze patiënten als moeilijk ervaren. Het somatisch dossier is vaak uitgebreid en bevat vele onderzoeken, 'second opinions', somatische behandelingen of operaties. Toch is de patiënt nog niet gerustgesteld.

Om dit te doorbreken, is een goede communicatie tussen de patiënt en de hulpverlener van groot belang. Wanneer in medisch onderzoek geen onderliggende somatische oorzaak wordt gevonden, is voorlichting over onverklaarde klachten van groot belang. Het geruststellen van de patiënt dat er niets ernstigs is en deze dan naar huis sturen, is onvoldoende.

Wanneer patiënten niet gerustgesteld zijn, is het van belang om niet te veel de discussie op te zoeken. Doorvragen naar hoe het komt dat de patiënt niet gerustgesteld is en doorvragen naar wat de patiënt wel zou geruststellen, kan hierbij nuttig zijn. Ook kan het van belang zijn om de patiënt nog wel enkele malen te volgen op de polikliniek. Een aantal aanbevelingen ten aanzien van de bejegening van deze patiënten kan hier worden gedaan. Het is van groot belang dat patiënten zich serieus genomen voelen. Erkenning voor hun klachten is belangrijk voor deze groep. Ze hebben immers al vaak gehoord of zelf gedacht dat ze zich aanstellen of het zich inbeelden. Er moet benadrukt worden dat het om echte lichamelijke klachten gaat. Wanneer de patiënt geen relatie ervaart met spanning, life-events of trauma's, wordt hij hierin erkend. De klacht is op geen enkele manier te verklaren.

Bij chronische onverklaarde lichamelijke klachten is de kans groot dat ze worden onderhouden door in stand houdende factoren. Elke patiënt met chronische lichamelijke klachten zal veel gevolgen van de klachten ervaren. Zo kunnen patiënten zich angstig of somber gaan voelen als gevolg van de klachten of kunnen ze veel piekeren en slecht slapen. Ook raken patiënten vaak veel sociale contacten kwijt, omdat ze het niet meer lichamelijk kunnen opbrengen of omdat ze prikkelbaar zijn tegenover anderen. Er kan sprake zijn van achteruitgang van de conditie. Ook kunnen er conflicten rondom arbeidsongeschiktheid spelen. Door het in kaart brengen van de emotionele, gedragsmatige, lichamelijke en sociale gevolgen van de klachten kan er een werkrelatie ontstaan en gewerkt worden aan motivering voor verdere behandeling. Door het verminderen van de factoren die de klachten in stand houden, kan herstel optreden van lichamelijk onverklaarde klachten.

Wanneer een patiënt bereid is om het zoeken naar een medische verklaring los te laten en in behandeling te gaan om zelf te werken aan herstel van de klachten, worden veelal interventies uit de cognitieve gedragstherapie en fysiotherapie aanbevolen. Deze behandelingen zijn gericht op het verminderen van de in stand houdende factoren en het bevorderen van herstel. Behandelingen waar de patiënt een actief aandeel in heeft, blijken effectiever dan behandelvormen waarin de patiënt passief blijft.

Psychofarmaca zijn te overwegen indien er sprake is van bijkomende angstklachten en/of depressieve klachten.

Hierna zal verder worden ingegaan op de afzonderlijke somatoforme stoornissen. Omdat de somatoforme stoornis NAO een restcategorie betreft, wordt hier niet verder op ingegaan.

5.6.2 Somatisatiestoornis

Een somatisatiestoornis is een chronische en ernstige aandoening die begint vóór het dertigste levensjaar. Deze aandoening is de meest ernstige somatoforme stoornis. Patiënten dienen vier pijnklachten, twee klachten van het maag-darmstelsel, één seksuele klacht en één pseudoneurologische klacht te hebben. Ze hebben een uitgebreid medisch dossier.

Het percentage vrouwen dat tijdens het leven een somatisatiestoornis krijgt, wordt geschat op 0,2-2%, bij mannen is dit lager dan 0,2%. Bij de huisarts en in een algemeen ziekenhuis komen mensen met een somatisatiestoornis vele malen meer voor, daar deze patiënten een hoge medische consumptie hebben.

> **DSM-IV-TR-criteria voor de somatisatiestoornis**
> a. Een voorgeschiedenis van vele lichamelijke klachten, beginnend voor het dertigste jaar, een aantal jaren aanwezig, die geleid hebben tot het zoeken van behandeling of tot significante beperkingen in het sociale of beroepsmatige functioneren of het functioneren op andere belangrijke terreinen.
> b. Aan elk van de volgende criteria moet zijn voldaan, waarbij de afzonderlijke symptomen op elk moment in het beloop van de stoornis kunnen voorkomen:

1. vier pijnklachten: een voorgeschiedenis van pijn die verband houdt met ten minste vier verschillende lokalisaties of functies (bijv. hoofd, buik, rug, gewrichten, extremiteiten, borst, rectum, tijdens de menstruatie, tijdens de geslachtsgemeenschap of tijdens de mictie);
2. twee gastro-intestinale klachten: een voorgeschiedenis van ten minste twee gastro-intestinale klachten en anders dan pijn (bijv. misselijkheid, opgeblazen gevoel, braken buiten de zwangerschap, diarree of intolerantie voor een aantal voedingsmiddelen);
3. één seksuele klacht: een voorgeschiedenis van ten minste één klacht op het gebied van de seksualiteit of voortplanting en anders dan pijn (bijv. seksuele onverschilligheid, dysfunctie bij erectie of ejaculatie, onregelmatige menses, overvloedige menstruele bloedingen, braken tijdens de gehele duur van de zwangerschap);
4. één pseudoneurologisch symptoom: een voorgeschiedenis met ten minste één symptoom of uitvalsverschijnsel dat doet denken aan een neurologische aandoening en niet beperkt is tot pijn (conversiesymptomen zoals stoornissen in de coördinatie of evenwicht, paralyse of gelokaliseerde spierzwakte, slikproblemen of brok in de keel, afonie, urineretentie, hallucinaties, verlies van de tast of pijnzin, dubbelzien, blindheid, doofheid, toevallen; dissociatieve verschijnselen zoals amnesie; of bewustzijnsverlies anders dan flauwvallen).

c. Ofwel (1) of (2):
1. na adequaat medisch onderzoek is geen van de symptomen van criterium B eerder toe te schrijven aan een bekende somatische aandoening of het directe effect van een middel (bijv. drug, geneesmiddel);
2. indien er een somatische aandoening is die hiermee verband houdt, zijn de lichamelijke klachten of de hieruit volgende sociale of beroepsmatige beperkingen ernstiger dan verwacht zou worden op grond van anamnese, lichamelijk onderzoek of laboratoriumuitslagen.

d. De symptomen worden niet met opzet veroorzaakt of voorgewend (zoals bij de nagebootste stoornis of simulatie).

Bron: Beknopte handleiding bij de diagnostische criteria van de DSM-IV-TR. Amsterdam: Pearson, 2010.

Casus

Mevrouw De Graaf (43 jaar), samenwonend en werkzaam als fysiotherapeut in een gezondheidscentrum, is onder behandeling van de maag-darmarts. Zij bezoekt al jaren de polikliniek in verband met buikpijnklachten en diarree. Zij heeft al veelvuldige invasieve onderzoeken en opnames in het ziekenhuis gehad en er is tot nog toe geen afdoende verklaring gevonden voor haar klachten. Bij navraag is zij ook onder behandeling van een gynaecoloog in verband met hevig bloedverlies tijdens de menstruatie en ernstige hoofdpijnklachten. Zij heeft de menstruatieklachten al vanaf haar zeventiende jaar. Zij vraagt bij herhaling aan de gynaecoloog haar baarmoeder en eierstokken te verwijderen, zodat zij van deze hevige klachten, zoals pijn en inmiddels flauwtes bij de vermeende bloedarmoede verlost zal zijn. De gynaecoloog ziet geen indicatie voor operatief ingrijpen, omdat patiënte bij onderzoek geen grove afwijkingen heeft. Mevrouw De Graaf heeft inmiddels bij een collega-gynaecoloog een afspraak gemaakt. Daarnaast heeft zij ook lage rugpijn, waarvoor zij een collega-fysiotherapeut bezoekt, onder behandeling is van de reumatoloog en geopereerd is door een orthopedisch chirurg die zij regelmatig bezoekt. Zij heeft een moeizame relatie met haar huisarts; mede door verhuizingen en conflicten heeft het gezin al verschillende huisartsen gehad in de afgelopen jaren. Haar huidige huisarts ziet haar weinig, maar ontvangt veelvuldige correspondentie van specialisten uit het ziekenhuis. Zij wordt door de maag-darmarts verwezen naar de psychiater in verband met onverklaarde lichamelijke klachten. Ze weigert echter een afspraak te maken, omdat zij zich niet serieus genomen voelt.

Behandeling

In de behandeling van patiënten met deze chronische lichamelijke klachten is het belangrijk dat de regie over deze patiënt bij één arts, bij voorkeur de huisarts, ligt. Deze arts biedt met een vaste frequentie een ondersteunend contact rondom het somatische klachtenpatroon. In deze periodieke controles kan lichamelijk onderzoek worden verricht naar de klacht van de patiënt op dat moment. De klachten van de patiënt moeten niet in twijfel worden getrokken, maar de patiënt moet hierin worden bevestigd en ondersteund. Laboratoriumonderzoek, ziekenhuisopnames, diagnostische onderzoeken en ingrepen moeten zo veel mogelijk worden voorkomen. Deze onderzoeken zijn onnodig, stellen de patiënt niet gerust en kunnen schade door medisch handelen veroorzaken.

Wanneer de huisarts geïnformeerd wordt door een consultatieve psychiater, die de huisarts informeert over de aanpak, kan dit leiden tot beter lichamelijk functioneren van de patiënt. Ook kan het zinvol zijn wanneer de huisarts samenwerkt met een gespecialiseerd verpleegkundige of een psychotherapeut. De patiënt dient daarnaast aangespoord te worden tot het verrichten van (niet al te inspannende) lichamelijke activiteiten en kan gebaat zijn bij cognitieve gedragstherapie.

5.6.3 Ongedifferentieerde somatoforme stoornis

Bij de *ongedifferentieerde* somatoforme stoornis is er sprake van een of meer lichamelijke klachten. De klachten mogen niet verklaard worden vanuit een andere psychiatrische stoornis, zoals een angststoornis.

Verschillende syndromen, zoals het chronisch vermoeidheidssyndroom, het prikkelbaredarmsyndroom (PDS), burn-out, vallen in de groep ongedifferentieerde somatoforme stoornis. Daarom gaat het om een brede groep met verschillende klachten.

DSM-IV-TR-criteria voor de ongedifferentieerde somatoforme stoornis
a. Een of meer lichamelijke klachten (bijv. moeheid, verlies van eetlust, gastro-intestinale of mictieklachten).
b. Ofwel (1) of (2):
   1. na adequaat medisch onderzoek zijn de symptomen niet eerder toe te schrijven aan een bekende somatische aandoening of het directe effect van een middel (bijv. een drug of geneesmiddel);
   2. indien er een somatische aandoening is die hiermee verband houdt, zijn de lichamelijke klachten of de hieruit volgende sociale of beroepsmatige beperkingen ernstiger dan verwacht zou worden op grond van anamnese, lichamelijk onderzoek of laboratoriumuitslagen.
c. De symptomen veroorzaken in significante mate lijden of beperkingen in het sociale of beroepsmatige functioneren of het functioneren op andere belangrijke terreinen.
d. De duur van de stoornis is ten minste zes maanden.
e. De stoornis is niet eerder toe te schrijven aan een andere psychische stoornis (bijv. een andere somatoforme stoornis, seksuele disfunctie, stemmingsstoornis, angststoornis, slaapstoornis of psychotische stoornis).
f. Het symptoom wordt niet met opzet veroorzaakt of voorgewend (zoals bij de nagebootste stoornis of simulatie).

Bron: Beknopte handleiding bij de diagnostische criteria van de DSM-IV-TR. Amsterdam: Pearson, 2010.

Casus

Paulien is getrouwd en heeft twee dochters. Sinds twee jaar heeft ze toenemende klachten van duizeligheid en vermoeidheid. Deze klachten zijn begonnen na een flinke griep. Toen ze hiervan herstelde, bleef Paulien zich steeds uitgeput voelen. Ook voelt ze zich op momenten duizelig en kan ze haar evenwicht verliezen. Als gevolg van haar klachten is Paulien gestopt met sporten, wat ze altijd heel graag deed. Ze werkt nog drie dagen per week, wat haar veel energie kost. Hierdoor moet ze veel andere activiteiten, zoals sociale contacten, vaak afzeggen. Ze ziet haar vriendinnen steeds minder. Ook vindt ze het moeilijk dat ze geen leuke dingen meer met haar dochters kan doen. Paulien kent zichzelf niet meer terug. Ze was altijd erg actief en ondernemend en zat nooit stil. Nu moet ze zelfs midden op de dag slapen, anders houdt ze het niet vol. Als gevolg van de klachten en wat ze allemaal heeft moeten inleveren, voelt Paulien zich steeds vaker somber en verdrietig. Ze is meerdere malen naar de huisarts gegaan. Die heeft haar naar de internist verwezen, die haar heeft meegedeeld dat ze helemaal gezond is. Ondertussen blijft het achteruitgaan met Paulien.

Behandeling

De behandeling bestaat uit cognitieve gedragstherapie. De interventies die gebruikt worden bij de behandeling van lichamelijk onverklaarde klachten, komen voort uit de cognitieve, emotionele, gedragsmatige, lichamelijke en sociale gevolgen die de lichamelijke klachten hebben voor de patiënt. Er wordt hierbij gekeken welke van de gevolgen de klachten kunnen onderhouden. Voor elke patiënt wordt een individuele probleemanalyse gemaakt, waaruit interventies worden opgesteld.

Uit de individuele probleemanalyse kan naar voren komen dat patiënten kunnen profiteren van de behandeling in de geestelijke gezondheidszorg. Wanneer patiënten problemen in interpersoonlijke relaties, stressmanagement of gebrek aan copingvaardigheden ervaren, kunnen ze profiteren van een training in sociale vaardigheden, stressmanagement of behandeling gericht op versteviging van de copingvaardigheden.

Voor een aantal specifieke patiëntengroepen zijn behandelprogramma's samengesteld. Dit zijn veelal cognitieve gedragstherapeutische programma's die ofwel individueel ofwel in een groep worden aangeboden.

Zo is er een effectief gebleken cognitieve gedragstherapeutische behandeling voor het chronisch vermoeidheidssyndroom. Hierin wordt onderscheid gemaakt tussen patiënten met een actief en patiënten met een passief activiteitenpatroon. Bij een *overactief activiteitenpatroon* worden dagen waarop de patiënt veel doet, afgewisseld met dagen waarop de patiënt nauwelijks wat kan doen. De patiënt accepteert de klachten niet en gaat door ondanks de klachten. Bij het *onderactieve* type patiënten, die relatief weinig doen, is er vaak angst voor inspanning en vermijding van beweging. De behandeling bestaat uit het realiseren van een basisniveau aan activiteiten, dat vervolgens geleidelijk wordt uitgebreid. Cognitieve interventies gericht op angstige gedachten of rampgedachten zijn een belangrijk onderdeel van de behandeling. Ook een geleidelijke opbouw van activiteiten is effectief gebleken voor patiënten met het chronisch vermoeidheidssyndroom.

Bij het prikkelbaredarmsyndroom, dat zich kenmerkt door problemen met de stoelgang, zoals diarree of verstopping en buikpijn, kunnen oplosbare vezels en probiotica (middelen die de darmflora herstellen) de klachten verlichten. Psychologische behandelingen die effectief blijken, zijn cognitieve gedragstherapie en hypnotherapie. Toegepaste relaxatie is veelal een onderdeel van deze behandelingen. Hierbij wordt geleerd stapsgewijs te ontspannen.

5.6.4 Conversiestoornis

Het kernsymptoom bij de conversie zijn de uitvalsverschijnselen. Deze verschijnselen lijken op neurologische stoornissen. Er kan bijvoorbeeld sprake zijn van niet meer kunnen spreken of zien, door de benen zakken of een algehele verlamming. De uitvalsverschijnselen worden niet bewust nagebootst, maar betreffen een onbewust proces. Een conversiestoornis ontstaat veelal acuut in de puberteit en adolescentie en komt veel vaker voor bij vrouwen dan bij mannen. Een schijnbare onverschilligheid, ofwel *belle indifférence*, is veelvuldig beschreven bij deze aandoening.

De aandoening komt weinig voor. In de huisartsenpraktijk rond de 0,2%. In het ziekenhuis worden op de afdeling Neurologie de meeste patiënten met conversie gezien. Een conversiestoornis wordt in verband gebracht met langdurige stress of traumatische ervaringen.

> **DSM-IV-TR-criteria voor de conversiestoornis**
> a. Een of meer symptomen of uitvalsverschijnselen die de willekeurige motorische of sensorische functies treffen, die doen denken aan een neurologische of andere somatische aandoening.
> b. Psychische factoren worden verondersteld met het symptoom of uitvalsverschijnsel samen te hangen, omdat het begin of het verergeren van het symptoom of uitvalsverschijnsel voorafgegaan wordt door conflicten of andere stressveroorzakende factoren.
> c. Het symptoom of uitvalsverschijnsel wordt niet met opzet veroorzaakt of voorgewend (zoals bij de nagebootste stoornis of simulatie).
> d. Het symptoom of uitvalsverschijnsel is, na adequaat medisch onderzoek, niet eerder toe te schrijven aan een bekende somatische aandoening of het directe effect van een middel of een cultureel aanvaarde vorm van gedrag of ervaring.
> e. Het symptoom of uitvalsverschijnsel veroorzaakt in significante mate lijden of beperkingen in het sociaal of beroepsmatig functioneren of het functioneren op andere belangrijke terreinen, of rechtvaardigt medisch onderzoek.
> f. Het symptoom of uitvalsverschijnsel is niet beperkt tot pijn of seksuele dysfunctie, komt niet uitsluitend voor in het beloop van een somatisatiestoornis en is niet eerder toe te schrijven aan een andere psychische stoornis.
>
> *Bron: Beknopte handleiding bij de diagnostische criteria van de DSM-IV-TR. Amsterdam: Pearson, 2010.*

Casus

Paula (24 jaar) wordt opgenomen op de afdeling Neurologie van het ziekenhuis nadat zij acuut door haar benen is gezakt en verlamd is aan beide benen. Bij neurologisch onderzoek en een MRI-scan zijn geen duidelijke afwijkingen te vinden die de verlamming kunnen verklaren. Paula beweegt zich best nog goed gestemd in een rolstoel door het ziekenhuis. Omdat de neuroloog geen verklaring kan vinden voor de acuut ontstane verlamming, wordt de ziekenhuispsychiater in consult gevraagd.

Paula zit in het laatste jaar van het hbo. Op school gaat het goed. Paula heeft sinds twee jaar een vaste relatie en wil met hem gaan samenwonen. Paula is hier eigenlijk nog niet aan toe en dit geeft veel spanningen binnen de relatie. Beiden zijn erg introvert en ze praten hier niet echt met elkaar over. Paula heeft één negatieve seksuele ervaring met haar buurjongen toen zij 16 jaar was. Hij heeft haar aangerand. Zij heeft hierover, behalve met haar moeder, nooit gesproken. Haar moeder, met wie zij een sterke band heeft, wordt behandeld voor borstkanker. Paula maakt zich weinig zorgen. Ze heeft een positieve instelling en staat graag voor anderen klaar.

> In een gesprek met de psychiater geeft zij aan dat zij een conflict had met haar partner over het wel of niet gaan samenwonen. Zij wil hem eigenlijk niet teleurstellen. 's Avonds bleek zij geen gevoel meer te hebben in haar benen en niet meer te kunnen lopen. Zij geeft aan altijd te weinig voor zichzelf op te komen en zichzelf snel weg te cijferen, al kan ze zich moeilijk voorstellen dat ze hierdoor door haar benen is gezakt. Zij zal poliklinisch verder gezien worden door de psychiater om dit te onderzoeken en te kijken hoe zij met spanningen en assertiviteit kan omgaan. Na een week opname is het gevoel weer teruggekomen en kan zij weer op haar benen staan. Zij krijgt fysiotherapie om het lopen weer op te bouwen. Paula verlaat lopend en in goede conditie na acht dagen opname het ziekenhuis. De neuroloog heeft ook nog een poliklinische vervolgafspraak gemaakt.

Behandeling

In veel gevallen kan een conversiestoornis na korte tijd vanzelf weer herstellen. De klachten komen dan echter vaak weer terug. Behandeling dient zowel somatisch als psychisch te zijn, het zogenoemde 'tweesporenbeleid'. Dit betekent dat de patiënt door de somatische arts, veelal de neuroloog, onderzocht en vervolgd wordt. Daarnaast heeft de patiënt gesprekken met een psychiater of psycholoog, waarin aandacht is voor stressoren of trauma's. De patiënt moet de tijd krijgen om zonder gezichtsverlies te herstellen.

Er is weinig onderzoek gedaan naar de behandeling van een conversiestoornis. Er zijn aanwijzingen voor de effectiviteit van hypnose. Voor meer ernstige en langdurige vormen van de conversiestoornis is een multidisciplinaire klinische behandeling effectief. Voor herstel van lichamelijk functioneren is aanvullende fysiotherapie of revalidatie belangrijk.

5.6.5 Pijnstoornis

Pijnklachten komen zeer veel voor. In de algemene bevolking heeft 20-40% van de mensen de afgelopen twee weken last gehad van hoofdpijn, pijn in de rug en/of pijn in de spieren en gewrichten. Slechts een heel klein deel daarvan voldoet aan de criteria voor een pijnstoornis.

De patiënt kan pijn ervaren in een specifiek deel van het lichaam, zoals lage rugpijn, hoofdpijn of buikpijn bij vrouwen. Daarnaast kan er sprake zijn van pijn verspreid over het hele lichaam, zoals bij *fibromyalgie*, waarbij elf van de achttien specifieke plaatsen op het lichaam volgens een voorspelbaar patroon pijngevoelig zijn bij onderzoek. Hoewel het beloop van een pijnstoornis wisselend kan zijn, zijn vele pijnklachten vaak jarenlang aanwezig.

> **DSM-IV-TR-criteria voor de pijnstoornis**
> a. Pijn in een of meer anatomische lokalisaties vormt de belangrijkste presentatie en is van voldoende ernst om medische zorg te rechtvaardigen.
> b. De pijn veroorzaakt in significante mate lijden of beperkingen in het sociaal of beroepsmatig functioneren of het functioneren op andere belangrijke terreinen.

c. Psychische factoren worden verondersteld een belangrijke rol te spelen bij het begin, de ernst, de verergering of het voortduren van de pijn.
d. De pijn wordt niet met opzet veroorzaakt of voorgewend (zoals bij de nagebootste stoornis of simulatie).
e. De pijn is niet eerder toe te schrijven aan een stemmingsstoornis, angststoornis of psychotische stoornis en voldoet niet aan de criteria voor een dyspareunie (pijn bij vrijen).

Codeer als volgt:
— *Pijnstoornis gebonden aan psychische factoren*: psychische factoren worden verondersteld de hoofdrol te spelen bij het begin, de ernst, de verergering of het voortduren van de pijn. (Indien een somatische aandoening aanwezig is, speelt deze geen hoofdrol bij het begin, de ernst, de verergering of het voortduren van de pijn.) Dit type pijnstoornis wordt niet gediagnosticeerd als ook wordt voldaan aan de criteria voor een somatisatiestoornis.
Specificeer indien:
  – *acuut*: duur korter dan zes maanden;
  – *chronisch*: duur van zes maanden of langer;
— *pijnstoornis gebonden aan zowel psychische factoren als een somatische aandoening*: zowel psychische factoren als een somatische aandoening worden verondersteld een belangrijke rol te spelen bij het begin, de ernst, de verergering of het voortduren van de pijn; de bijkomende somatische aandoening of anatomische lokalisatie van de pijn (zie hierna de casus over Willem) wordt gecodeerd op as III.
Specificeer indien:
  – *acuut*: duur korter dan zes maanden;
  – *chronisch*: duur van zes maanden of langer.

Bron: Beknopte handleiding bij de diagnostische criteria van de DSM-IV-TR. Amsterdam: Pearson, 2010.

Casus

Willem (54 jaar) wordt door de revalidatiearts naar de ziekenhuispsychiater verwezen omdat hij geïnvalideerd is door de pijn in zijn linkerarm. Hierdoor kan hij zijn werk als heftruckchauffeur niet meer uitoefenen en is hij recentelijk afgekeurd. Hij volgt een uitgebreid revalidatieprogramma, maar de klachten blijven bestaan. Hij gebruikt inmiddels zijn arm niet meer en ondersteunt deze steeds met zijn rechterhand. Er is geen duidelijke lichamelijke oorzaak gevonden voor de pijn door huisarts, neuroloog, chirurg en orthopeed. Hij gaat voor een second opinion naar een academisch ziekenhuis in de buurt. Hij gebruikt pijnstillers via de pijnpoli in het ziekenhuis. Hij wordt somber van deze continue pijn, maar dit voldoet niet aan een depressieve stoornis in engere zin. Zijn echtgenote is overbelast geraakt, omdat alles nu op haar neerkomt en

> zij samen meerdere malen per week het ziekenhuis moeten bezoeken. Dit geeft spanningen binnen de relatie. Willem is in eerste instantie wat afwerend, maar staat uiteindelijk open voor een contact met de psycholoog van de afdeling Ziekenhuispsychiatrie om te kijken hoe hij anders kan omgaan met zijn pijnklachten.

Behandeling

Voor behandeling van pijn bestaan verschillende mogelijkheden. Een eerste stap in de behandeling is vaak toegepaste relaxatie, eventueel aangevuld met hypnotische suggestie.

Voor de verschillende typen pijnklachten zijn cognitieve gedragstherapeutische behandelprogramma's opgericht, die individueel, maar veelal ook in een groep worden aangeboden. Voorbeelden hiervan zijn cognitieve gedragstherapeutische behandelprogramma's voor vrouwen met chronische buikpijn, patiënten met lage rugpijn of fibromyalgie. Deze groepsbehandelingen bestaan vaak uit een combinatie van cognitieve interventies en gedragstherapie door een psycholoog, in combinatie met lichaamsgerichte oefeningen, zoals ontspanningsoefeningen en bewegen onder begeleiding van een fysiotherapeut. Deze behandelingen zijn effectief gebleken.

Verder zijn er uitgebreide multidisciplinaire programma's voor chronische pijn, die bestaan uit een combinatie van psychologische interventies, medische interventies, fysiotherapie en verschillende soorten activiteitentherapie. Deze programma's zijn effectief gebleken en blijken effectiever dan behandelingen door één discipline, bijvoorbeeld alleen een fysiotherapeut.

Er zijn aanwijzingen dat bij een pijnstoornis antidepressiva een gunstig effect op de pijn kunnen hebben.

5.6.6 Hypochondrie

Het kernsymptoom voor hypochondrie is de angst een ernstige ziekte te hebben. Er is sprake van een onjuiste interpretatie van lichaamssensaties.

Het percentage van voorkoming in de bevolking wordt geschat op 0,4-1,8%. In het algemeen ziekenhuis wordt het meer gezien. Het komt even vaak voor bij mannen als bij vrouwen.

Mensen met hypochondere angsten dringen vaak aan op verder medisch onderzoek. Ze hebben vaak in hun jeugd geleerd bang te zijn voor onschuldige lichamelijke symptomen. Dit komt mogelijk omdat hun ouders angstig reageerden als ze ergens last van hadden. Er kan sprake zijn van een ernstig ziek familielid of een sterfgeval in de familie aan een bepaalde ziekte.

> **DSM-IV-TR-criteria voor hypochondrie**
> a. Preoccupatie met de vrees of opvatting een ernstige ziekte te hebben, gebaseerd op een verkeerde interpretatie van lichamelijke symptomen.
> b. De preoccupatie houdt aan ondanks adequaat medisch onderzoek en geruststelling.

c. De overtuiging in criterium A heeft niet de intensiteit van een waan (zoals bij een waanstoornis, somatisch type) en is niet beperkt tot een omschreven bezorgdheid over het uiterlijk (zoals bij de stoornis in de lichaamsbeleving).
d. De preoccupatie veroorzaakt in significante mate lijden of beperkingen in het sociaal of beroepsmatig functioneren of het functioneren op andere belangrijke terreinen.
e. De duur van de stoornis is ten minste zes maanden.
f. De preoccupatie is niet eerder toe te schrijven aan een gegeneraliseerde angststoornis, obsessieve compulsieve stoornis, paniekstoornis, depressie-episode, separatieangststoornis of een andere somatoforme stoornis.

Specificeer indien:
- *Met gering inzicht*: indien betrokkene voor het grootste deel van de tijd in de huidige episode niet beseft dat de bezorgdheid over het hebben van een ernstige ziekte overdreven of onredelijk is.

Bron: Beknopte handleiding bij de diagnostische criteria van de DSM-IV-TR. Amsterdam: Pearson, 2010.

Casus

Mevrouw Van Voorn (47 jaar, huisvrouw en gelukkig getrouwd) bezoekt veelvuldig het spreekuur van de huisarts in verband met hoofdpijn. Zij is bang dat er iets ernstigs aan de hand is en wil graag een CT-scan van haar hoofd en een verwijzing naar de neuroloog. Zij heeft gisteravond in het tv-programma Radar gezien dat hersentumoren veelvuldig worden gemist en zij wil graag dat dit bij haar nu eens goed wordt onderzocht. Zij zegt: 'Er moet toch iets aan de hand zijn, daar ik al vijftien jaar last van hoofdpijnen heb?' De huisarts geeft aan dat hij na lichamelijk onderzoek geen aanwijzingen heeft voor een ernstige lichamelijke aandoening zoals een hersentumor, en verwijst haar niet door. Zij is niet echt gerustgesteld door het onderzoek van de huisarts en verlaat nog steeds angstig het spreekuur.

Behandeling

Cognitieve gedragstherapie is de meest onderzochte en effectief gebleken behandeling voor hypochondrie. In deze behandeling wordt vooral gewerkt aan het verminderen van de angst. Deze behandeling kan individueel en in een groep worden aangeboden.

Ook kan bij de behandeling van hypochondrie farmacotherapie worden overwogen.

5.6.7 Stoornis in de lichaamsbeleving

Bij een stoornis in de lichaamsbeleving is er een preoccupatie (in gedachten de hele tijd ermee bezig zijn) met een vermeende afwijking in het uiterlijk. Deze afwijking is of alleen in de verbeelding aanwezig of van zeer ondergeschikte betekenis.

5.6 · Somatoforme stoornissen

Er zijn geen gegevens bekend over het vóórkomen van deze aandoening. Maar op een polikliniek dermatologie en plastische chirurgie zal dit ziektebeeld regelmatig langskomen. Het beloop is in het algemeen chronisch.

DSM-IV-TR-criteria voor stoornis in de lichaamsbeleving

a. Preoccupatie met een vermeende onvolkomenheid van het uiterlijk. Indien er een geringe lichamelijke afwijking aanwezig is, dan is de ongerustheid van betrokkene duidelijk overdreven.
b. De preoccupatie veroorzaakt in significante mate lijden of beperkingen in het sociaal of beroepsmatig functioneren of het functioneren op andere belangrijke terreinen.
c. De preoccupatie is niet eerder toe te schrijven aan een andere psychische stoornis (bijv. ontevredenheid over de lichaamsvorm en omvang bij anorexia nervosa).

Bron: Beknopte handleiding bij de diagnostische criteria van de DSM-IV-TR. Amsterdam: Pearson, 2010.

Casus

Patrick (23 jaar) bezoekt het spreekuur van een plastisch chirurg in verband met moedervlekken in het aangezicht. Hij geeft aan dat deze grote bruine vlekken hem heel erg onzeker maken. Hij weet dat iedereen ernaar kijkt maar dat men zijn hoofd snel afwendt als hij oogcontact maakt. Hij is ervan overtuigd dat iedereen het een afzichtelijk gezicht vindt en er misselijk van wordt. Dit gevoel heeft hij zelf ook steeds. Zijn ouders zeggen dat het meevalt en dat de vlekjes nauwelijks zichtbaar zijn en dat het niemand opvalt. Hij begrijpt wel dat ze dit zeggen omdat hij hun zoon is en ze hem willen geruststellen. Hij denkt dat ze liever een zoon zouden hebben die er minder mismaakt uitziet. Hij weet wel dat zijn ouders niet van hem walgen en van hem houden zoals hij is. Reden dat hij nu met deze klacht bij de chirurg komt, is omdat hij verliefd geworden is en bang is dat deze pukkels een eventuele relatie in de weg staan. Hij verzoekt de chirurg de pukkels weg te snijden. Patrick volgt een mbo-opleiding met goed resultaat en is op zich een vrolijke jongen met veel vrienden, hij woont bij zijn ouders. De chirurg ziet twee kleine moedervlekken in het aangezicht met een doorsnede van nog geen vijf millimeter. Hij vindt dat de klachten duidelijk overdreven zijn gezien de geringe afmeting. Hij bespreekt dit niet in verband met het drukke spreekuur en besluit de vlekjes operatief weg te halen in de veronderstelling Patrick gerust te stellen. Patrick is in eerste instantie zeer tevreden over dit besluit van de chirurg.

Behandeling

Een belangrijk doel in de behandeling van deze aandoening is het beschermen van de patiënt voor schade door medisch handelen wegens hun hulpvraag en soms grote medische consumptie.

De stoornis in de lichaamsbeleving kan behandeld worden met cognitieve gedragstherapie; dit is in onderzoek effectief gebleken. Interventies hierin zijn het uitdagen van denkbeelden, gedragsexperimenten en exposure met responspreventie. Er zijn aanwijzingen dat medicamenteuze behandeling met een antidepressivum wel effectief is, maar wanneer deze gestaakt wordt, keert de stoornis weer terug.

5.7 Eetstoornissen

A. van der Laan

5.7.1 Inleiding

Ieder mens heeft specifieke eetgewoonten. Die gewoonten worden deels bepaald door biologische factoren en deels door opvoeding, omstandigheden en socialisatie. Dit laatste wil zeggen het proces waarbij iemand de waarden, normen en andere cultuurkenmerken krijgt aangeleerd. Hoewel het eetpatroon varieert van dag tot dag, moet het wel voldoen aan een aantal eisen om gezondheidsproblemen te voorkomen. Zo zijn hoeveelheid en variatie belangrijke eisen. Afwijkend eetgedrag, met tekorten, zowel wat betreft hoeveelheid als kwaliteit, of juist overmaat aan voedsel, kan aanleiding geven tot dergelijke problemen, zoals een afwijkend lichaamsgewicht. Bij volwassenen wordt gezond gewicht beoordeeld aan de hand van de *Body Mass Index* (BMI), ook wel *Quetelet Index* genoemd. Deze wordt berekend aan de hand van het lichaamsgewicht (in kilogram) gedeeld door het kwadraat van de lichaamslengte (in meter). Ondergewicht is een gewicht onder een BMI van 18,5 kg/m^2 bij westerse volwassenen. Boven de 25 kg/m^2 is er overgewicht, boven de 30 obesitas volgens de definitie van de Wereldgezondheidsorganisatie (WHO, 2003).

Afwijkend eetgedrag kan bestaan uit te veel eten, de hele dag door eten of het hebben van eetbuien. Karakteristiek voor eetbuien is het eten van grote hoeveelheden voedsel in korte tijd. Tevens is er een gevoel van controleverlies over het eten. Eten is niet langer een normale levensbehoefte, maar wordt ervaren als drang, verslaving of impulsief gedrag. Er kan ook sprake zijn van compensatiegedrag (gedrag dat iets verbloemt): *purgeren* (opwekken van overgeven, misbruik van laxeermiddelen of diuretica) of *overmatig bewegen*. Dit kan tot doel hebben om invloed uit te oefenen op het gewicht, maar het wordt ook wel beschouwd als een uiting van problemen met het hanteren van impulsen of emoties.

Het andere uiterste van gestoord eetgedrag is tekort aan voedsel- en vochtinname. Dit kan voortkomen uit anorexie, gebrek aan eetlust, zoals bij lichamelijke ziekten of depressie. Bij *anorexia nervosa* hoeft er geen verlies van eetlust te zijn. Het beperken van eten heeft te maken met angst om te zwaar te worden. Hierbij kan er nog wel sprake zijn van hongergevoel. Sommige mensen hebben een heel streng, eenzijdig eetpatroon. Dit wordt bijvoorbeeld gezien bij *orthorexia*, waarbij er extreem 'gezond' gegeten wordt. Eten kan dan beperkt worden tot groene groenten en fruit, waarbij een tekort aan essentiële voedingsstoffen ontstaat.

Een deel van de mensen met gestoord eetgedrag zal lijden aan een eetstoornis. Het is belangrijk deze patiënten adequaat te diagnosticeren, aangezien een specifieke benadering en behandeling nodig zijn. Een groot probleem is dat het ziektebesef vaak beperkt is. Vaak ontstaat een gestoord eetpatroon geleidelijk en is de patiënt zich er helemaal niet van bewust. Regelmatig trekt de omgeving als eerste aan de bel. Zelfs al komt de patiënt in beeld bij professionals, zoals huisarts of jeugdgezondheidszorg, dan nog kan het jaren duren voor de diagnose gesteld wordt. Het kan zijn dat de patiënt zich uitsluitend met een lichamelijk probleem aanmeldt, door een beperkt ziektebesef of uit schaamte voor het gestoorde gedrag. Schaamte is vaak groot bij mensen met eetproblemen. Zowel over- als ondergewicht kan aanleiding geven tot heftige reacties van anderen. Ook rond gedrag als braken of laxeren, bestaat een taboe. De motivatie tot verandering kan beperkt zijn, aangezien het afwijkende eetgedrag een functie heeft. Door dat afwijkende gedrag probeert iemand grip te krijgen op ervaren spanning. Het kan ook de functie hebben van controle krijgen over een chaotische wereld die zich niet laat sturen.

> **Casus**
>
> Karin (14 jaar) wordt gezien door de jeugdarts voor screening. Ze is een succesvolle, hardwerkende vwo-leerlinge. Zoals vele pubers kan ze onzeker zijn over zichzelf en piekeren over impopulariteit. Ze heeft wel vriendinnetjes en houdt van turnen, waar ze goed in is. De arts signaleert een afwijkende groeicurve. Haar gewichtstoename blijft opvallend achter. Na een aantal eerste menstruele cycli is haar menstruatie uitgebleven. Karin heeft zelf wel gemerkt dat ze magerder was geworden, maar maakt zich niet ongerust. Evenals vriendinnetjes was ze bezig met lijnen. Ze is gestopt met snoepen en probeert 'zo gezond mogelijk te eten'. Ook haar ouders en leerkrachten zien geen reden tot ongerustheid.

Karin loopt het risico op het ontwikkelen van een eetstoornis, zoals anorexia nervosa. Eerst moeten natuurlijk lichamelijke oorzaken van gewichtsafname worden overwogen, zoals diabetes mellitus, schildklierproblemen of een verstoorde opname van voedingsstoffen in de darm (malabsorptie). Verder doorvragen op eetgedrag, beleving van gewicht en lichaam, onzekerheid, of eventuele psychosociale probleemgebieden kan aanwijzingen geven voor het bestaan van eetproblemen. Verder zal het belangrijk zijn de gewichtsontwikkeling te vervolgen.

Verpleegkundigen en agogisch medewerkers hebben een taak bij het signaleren van eetproblemen. Door observatie, bijvoorbeeld gedurende een opname, en het gericht stellen van vragen kan dergelijke problematiek aan het licht komen. Welk gedrag kan geobserveerd worden bij eetstoornissen zoals anorexia? We kunnen dwangmatig, obsessief gedrag rondom het eten waarnemen. Dit uit zich bijvoorbeeld in een laag tempo van eten, eindeloze twijfel over wat wel of niet te eten, of het in heel kleine stukjes snijden en heen en weer schuiven van voedsel. Het hele leven staat in het teken van eten en niet-eten. Op allerlei manieren kan het samen eten met anderen worden vermeden. Bepaald voedsel is volledig van het menu verdwenen, bijvoorbeeld boter of andere vette voedingsmiddelen. Sommige patiënten lopen de gehele dag onrustig heen en weer en vermijden te gaan zitten. Het op neutrale wijze inventariseren en registreren van de voedsel- en vochtinname en het bespreekbaar maken van het eetgedrag door de hulpverlener, kan een belangrijke stap zijn in de toename van het ziektebesef en de motivatie tot veranderen door de patiënt.

5.7.2 Classificatie eetstoornissen

In de DSM-IV-TR worden twee specifieke eetstoornissen beschreven: anorexia nervosa (AN) en boulimia nervosa (BN) en een restcategorie eetstoornis niet anderszins omschreven (NAO), een gemengde groep met zowel karakteristieken van boulimia als anorexia.

DSM-IV-TR-criteria voor anorexia nervosa
a. Weigering het lichaamsgewicht te handhaven op of boven een voor de leeftijd en lengte minimaal normaal gewicht (bijv. gewichtsverlies dat leidt tot het handhaven van het lichaamsgewicht op minder dan 85% van het te verwachten gewicht; of het in de periode van groei niet bereiken van het te verwachten gewicht, hetgeen leidt tot een lichaamsgewicht van minder dan 85% van het te verwachten gewicht).
b. Intense angst in gewicht toe te nemen of dik te worden, terwijl er juist sprake is van ondergewicht.
c. Stoornis in de manier waarop iemand zijn lichaamsgewicht of lichaamsvorm beleeft, onevenredig grote invloed van het lichaamsgewicht of de lichaamsvorm op het oordeel over zichzelf, of ontkenning van de ernst van het huidige lage lichaamsgewicht.
d. Bij meisjes, na de menarche (eerste menstruatie), amenorroe, dat wil zeggen: de afwezigheid van ten minste drie achtereenvolgende menstruele cycli. (Een vrouw wordt geacht amenorroe te hebben als de menstruatie alleen volgt na toediening van hormonen (bijv. oestrogenen).)

Specifeer het type:
- *Beperkende type*: tijdens de huidige episode van anorexia nervosa is betrokkene niet geregeld bezig met vreetbuien of laxeren (dat wil zeggen: zelfopgewekt braken of het misbruik van laxantia, diuretica of klysma's).
- *Vreetbuien/purgerende type*: tijdens de huidige episode van anorexia nervosa is betrokkene geregeld bezig met vreetbuien of purgerende maatregelen (dat wil zeggen: zelfopgewekt braken of het misbruik van laxantia, diuretica of klysma's).

Bron: Beknopte handleiding bij de diagnostische criteria van de DSM-IV-TR. Amsterdam: Pearson, 2010.

DSM-IV-TR-criteria voor boulimia nervosa
a. Recidiverende episodes van vreetbuien. Een episode wordt gekarakteriseerd door de volgende punten:

1. het binnen een beperkte tijd (bijv. twee uur) eten van een hoeveelheid voedsel die beslist groter is dan wat de meeste mensen in eenzelfde periode en onder dezelfde omstandigheden zouden eten;
2. een gevoel de beheersing over het eten tijdens de episode kwijt te zijn (bijv. het gevoel dat men niet kan stoppen met eten of zelf kan bepalen wat of hoeveel men eet).

b. Recidiverend inadequaat compensatoir gedrag om gewichtstoename te voorkomen, zoals zelfopgewekt braken, misbruik van laxantia, diuretica of klysma's of andere geneesmiddelen, vasten of overmatige lichaamsbeweging.
c. De vreetbuien en de inadequate compensatoire gedragingen komen beide gemiddeld ten minste tweemaal per week gedurende drie maanden voor.
d. Het oordeel over zichzelf wordt in onevenredige mate beïnvloed door de lichaamsvorm en het lichaamsgewicht.
e. De stoornis komt niet uitsluitend voor tijdens episodes van anorexia nervosa.

Specifeer het type:
- *Purgerende type*: tijdens de huidige episode van boulimia nervosa is betrokkene geregeld bezig met zelfopgewekt braken of het misbruik van laxantia, diuretica of klysma's.
- *Niet-purgerende type*: tijdens de huidige episode van boulimia nervosa heeft betrokkene andere inadequate compensatoire gedragingen getoond, zoals vasten of overmatige lichaamsbeweging, maar is niet geregeld bezig met zelfopgewekt braken of het misbruik van laxantia, diuretica of klysma's.

Bron: Beknopte handleiding bij de diagnostische criteria van de DSM-IV-TR. Amsterdam: Pearson, 2010.

In de categorie eetstoornis NAO wordt ook de eetbuistoornis of *binge eating disorder* (BED) geplaatst, waarbij er weliswaar eetbuien zijn, maar compensatiegedrag ontbreekt. Bij BED is de persoon veel met zijn gewicht bezig, maar niet door te braken. Hij volgt bijvoorbeeld steeds diëten, waardoor zijn gewicht erg kan gaan schommelen, soms wel meer dan tien kilo. Bij een eetbuistoornis bestaat een groot risico op *overgewicht*. Dit kan grote gevolgen hebben voor de gezondheid.

5.7.3 Vóórkomen en oorzaken

Naar schatting zijn er 5.500 vrouwen van 15-29 jaar met anorexia nervosa per jaar in Nederland. Hoewel anorexia vooral bij (jonge) vrouwen voorkomt, zijn er ook mannen die aan de ziekte lijden. Het sterftecijfer is hoog. Het is bijna zes keer hoger dan voor de leeftijd te verwachten valt. Deels wordt de verhoogde kans op overlijden veroorzaakt door complicaties van de eetstoornis, deels door suïcide. De oorzaak van anorexia nervosa is niet opgehelderd. Er wordt uitgegaan van een multifactorieel model, dat wil zeggen dat er vele factoren van invloed zijn. Zo spelen zowel erfelijke, neurobiologische, psychologische als omgevingsfactoren een rol. Een deel van deze groep patiënten heeft een traumatische ervaring meegemaakt. Dit is echter geen voorwaarde voor het krijgen van een eetstoornis. Ook het in de westerse maatschappij heersende slankheidsideaal kan bijdragen aan het starten met diëten, maar het is geen oorzaak voor het krijgen van een eetstoornis. Bij veel patiënten komt ook een as-I- of as-II-aandoening voor. Vaak wordt dwang gezien, in de vorm van een obsessieve compulsieve stoornis, maar ook ondergewicht kan dwangmatig gedrag veroorzaken. Ongeveer 50% van de patiënten herstelt van de ziekte. De andere 50% kent een chronisch beloop met deels of geheel geen vermindering van de klachten. Dit is vergelijkbaar met het beloop van boulimia nervosa. Boulimia nervosa komt in Nederland voor bij ongeveer 22.300 jonge vrouwen per jaar. Ook bij boulimia nervosa zijn er meer vrouwen dan mannen aangedaan. Net als bij anorexia nervosa wordt er een multifactoriële oorzaak verondersteld. Daarbij komen eveneens frequent andere stoornissen voor, zoals verslaving, ADHD of persoonlijkheidsproblematiek.

Binge eating disorder komt naar schatting bij 1% van de bevolking voor. Het komt ongeveer even vaak voor bij mannen als bij vrouwen.

5.7.4 Lichamelijke problemen

Lichamelijk onderzoek is van belang bij alle eetstoornissen. Een lichamelijke oorzaak voor over- of ondergewicht moet worden uitgesloten. Eetstoornissen kunnen ook belangrijke lichamelijke problemen veroorzaken. Bij anorexia nervosa kunnen er complicaties optreden ten gevolge van de deficiënte voedingstoestand (essentiële tekorten van bepaalde voedingsstoffen) en het ondergewicht. Het basaalmetabolisme (stofwisseling in rust), de hartslag en bloeddruk zijn verlaagd. Afwijkingen bij bloedonderzoek kunnen het gevolg zijn van ondergewicht. Vaak wordt bij ernstig ondergewicht een verlaagd aantal bloedcellen gevonden. Ook kunnen er afwijkingen zijn in schildklierwaarden, leverfunctie of eiwitten. Deze afwijkingen hoeven vaak niet behandeld te worden. Zij zullen herstellen wanneer het juiste voedsel wordt gegeten en het gewicht toeneemt.

Gevaar bestaat voor uitputting, met het risico op vallen of andere ongelukken. Een te laag glucosegehalte in het bloed (hypoglykemie) is betrekkelijk zeldzaam, maar wel levensgevaarlijk. Tevens is er een verhoogde kans op (ventriculaire) hartritmestoornissen.

Amenorroe, het stoppen van de menstruatie, is een uiting van hormonale veranderingen bij ondergewicht. Er is een ontregeling van de hormonen die vanuit het centrale zenuwstelsel de aanmaak van de geslachtshormonen stimuleren. Op langere termijn kan hierbij osteoporose gevonden worden.

Braken of laxeren kan ernstige consequenties hebben. Door het kaliumverlies kan een levensbedreigende hypokaliëmie ontstaan, met hartritmestoornissen tot gevolg. Het kaliumgehalte moet daarom regelmatig worden gecontroleerd door bloedonderzoek. Het moet zo nodig aangevuld worden met tabletten of infuus indien het purgeren niet direct gestopt kan worden.

Purgeren veroorzaakt vooral het verlies van vocht. Als reactie hierop stelt het lichaam zich in op het vasthouden van vocht. Bij het staken van dit gedrag kan daarbij ernstig oedeem ontstaan, wat zich ook meestal herstelt zonder lichamelijke behandeling.

Bij het uitbreiden van voedsel- en vochtinname bij ondergewicht, vooral door sondevoeding, kan het *refeedingsyndroom* optreden. Hierbij treedt een snelle verschuiving van vocht en elektrolyten op, met verlaagde fosfaatwaarden. Dit kan hartfalen en insulten geven en geeft een verhoogd risico op overlijden. Frequent monitoren in een somatische omgeving is dan ook van belang. Langzaam hervoeden met geleidelijke toename van calorieën wordt aangeraden.

Bij *obesitas*, zoals bij een eetbuistoornis frequent voorkomt, dient rekening te worden gehouden met verhoogde kans op diabetes mellitus type II, hoge bloeddruk, vetstofwisselingsproblemen en op langere termijn hart- en vaatziekten. Er is tevens een verhoogde kans op diverse kwaadaardige tumoren: bij mannen prostraat- en darmkanker, bij vrouwen kanker van de voortplantingsorganen, borsten en galblaas. Er kunnen problemen van het bewegingsapparaat optreden. De kans op slaapapneu is vergroot. Symptomen hiervan zijn onder andere slaapproblemen en energieverlies. Obesitas heeft een negatief effect op de vruchtbaarheid. Ter behandeling van obesitas kan *bariatrische chirurgie* met als doel gewichtsafname (maagband, maagverkleiningsoperatie) worden overwogen. Deze ingreep kan overwogen worden als de eetstoornis afgenomen is, lifestyle-interventies onvoldoende effect hebben en het gezondheidsrisico groot is (bij BMI >40, lichamelijke complicaties).

5.7.5 Behandeling

Motiverende interventies

Patiënten zijn vaak tegenstrijdig over verandering. In veel gevallen wordt men door anderen aangespoord om hulp te zoeken. Een belangrijk probleem is het beperkte ziektebesef dat als onderdeel kan worden gezien van de eetstoornis. Bij anorexia nervosa is onderschatting van het ondergewicht een kernsymptoom.

Een tussenstap naar professionele hulpverlening kan contact zijn met zelfhulpgroepen door ervaringsdeskundigen. Een voorbeeld in Nederland is de Stichting Ziezo. Ook een patiëntenvereniging, zoals de Stichting Anorexia en Boulimia Nervosa (SABN), kan door voorlichting en advies mensen motiveren hulp te zoeken.

Bij de behandeling is de eigen motivatie van cruciaal belang. Daarom worden in de professionele hulpverlening regelmatig motiverende interventies gebruikt. De veelgebruikte methode gebaseerd op het model van Prochaska en DiClemente, kent vijf fasen in de ontwikkeling van de motivatie tot gedragsverandering:
1. precontemplatie: er is geen ziektebesef en geen veranderwens;
2. contemplatie: er is enig besef en overwegen van nieuw gedrag;
3. preparatie: voorbereiden op veranderen bij voldoende ziektebesef;
4. actie: de gedragsverandering komt op gang;
5. handhaving: het volhouden van nieuw gedrag.

Het is eerder regel dan uitzondering dat de diverse fasen verschillende keren worden doorlopen. Door steeds aan te sluiten bij de meest actuele fase, kan de patiënt gemotiveerd worden om een volgende stap te zetten.

> **Casus**
>
> Robin is een 19-jarige man met ondergewicht (BMI 16) en een grote bewegingsdrang ten gevolge van anorexia nervosa. Hij rent dagelijks minstens twee uur hard en doet veel fitnessoefeningen. Regelmatig heeft hij daarbij eetbuien, waarna hij braken opwekt, gepaard gaand met gevoelens van leegheid en zelfhaat. Door zijn eetstoornis is hij gestopt met zijn studie en hij ziet zijn gezin en vrienden zelden. Pas sinds enige maanden beseft hij dat hij een eetprobleem heeft. Hij heeft last van energieverlies en duizeligheid. Recentelijk constateerde zijn huisarts een verlaagd kaliumgehalte. Schoorvoetend heeft hij zich aangemeld bij een gespecialiseerd behandelcentrum.
>
> In een motiverende groepsbehandeling krijgt Robin voorlichting over eetstoornissen en de gevolgen ervan. Hij gaat zijn eetpatroon registreren in een eetdagboek om beter zicht te krijgen op patronen in en de functie van zijn gedrag. Hij onderzoekt zijn houding ten aanzien van zijn probleem. Hij is tegenstrijdig over het aanpakken ervan (contemplatiefase). Hij inventariseert de nadelen, zoals lichamelijke complicaties en toenemende isolatie, maar ook de voordelen van het hebben van een eetstoornis. Hij ontdekt dat niet eten een gevoel van kracht geeft, dat hij zichzelf eigenlijk als slappeling beschouwt. Eetbuien en braken hebben een zelfbestraffende functie; hij voelt zich vaak falen op school en in sociale contacten. Robin overdenkt hoe zijn leven eruit zal zien als hij op deze manier doorgaat. Na vijf sessies maakt hij de balans op en komt hij tot de conclusie dat hij angstig is om de eetstoornis los te laten, maar ook niet op deze manier invulling wil geven aan zijn leven. Hij maakt zich zorgen over de schadelijke gevolgen voor zijn gezondheid. Hij bereidt zich met steun van de groep en behandelaar voor om verandering in zijn gedrag te gaan aanbrengen (preparatiefase), waarna hij start met een op verandering gerichte therapie.

Psychotherapie

De voornaamste methode van behandeling van eetstoornissen is cognitieve gedragstherapie. Bij boulimia nervosa is dit de meest effectieve behandeling met goede resultaten. De resultaten voor anorexia nervosa zijn minder duidelijk. Psychotherapie wordt bij anorexia nervosa wel regelmatig als eerste behandeling gekozen, zowel individueel als in groepsverband. Bij een ernstige vorm van anorexia of andere eetstoornis is een intensieve behandeling (deeltijd of kliniek) te overwegen. Vooral in de meer intensieve behandeling is een belangrijke rol weggelegd voor de sociotherapeutische discipline. Sociotherapeuten geven vorm aan het therapeutisch behandelklimaat, waarbij gebruik wordt gemaakt van de therapeutische factoren van een groep, zoals lotgenotencontact, onderlinge steun en voorbeeldgedrag. Sociotherapeuten eten en leven met de patiënten. Ze geven psycho-educatie en gebruiken veelal op cognitieve gedragstherapeutische principes gebaseerde interventies.

Een belangrijke leidraad bij de behandeling is de gewichtslijn, waarbij afspraken worden gemaakt met de patiënt over de snelheid van de gewichtstoename. Geen herstel van gewicht betekent geen herstel van de anorexia. Gewichtsherstel en normaliseren van het eetpatroon zijn echter zeker niet het enige doel. Bij normaal gewicht kunnen er nog sterke eetgestoorde gedachten zijn. Hieraan zal in de therapie aandacht besteed moeten worden.

5.7 · Eetstoornissen

> **Casus**
>
> Mevrouw De Wit (35 jaar) meldt zich op verwijzing van de internist, waar zij bekend is vanwege obesitas. Haar gewicht is 118 kg, bij een lengte van 1,68 m. De BMI is 41,8. Ze wil afvallen, meer beheersing over het eten krijgen en haar lichaam leren accepteren. Ze was op jonge leeftijd al zwaarder dan andere kinderen. Ze werd daarmee op de lagere school gepest en had er moeite mee om zich te verweren. Thuis was men niet gewend om te praten over emoties. Haar ouders hadden vaak ruzie en scheidden uiteindelijk toen ze 12 jaar was. Ze heeft elke avond eetbuien. Ze begint met een paar koekjes, waarna ze de controle kwijtraakt, eet dan chips, drop, brood, tot ze misselijk is en pijn in haar buik heeft. Ze ervaart dit als een drang, waar ze geen grip op heeft. Ze oordeelt hard over zichzelf: 'Ik ben een dik, vies en waardeloos iemand.' Ze heeft veel gewrichtspijnen en kan zich moeilijk bewegen. Er zijn sombere dagen, waarbij ze het liefst in bed blijft liggen en ze met moeite voor haar drie kinderen kan zorgen en het huishouden kan doen. Eerdere individuele behandeling heeft weinig effect gehad. Pogingen om gewicht te verliezen, hebben uitsluitend geleid tot een jojo-effect.

Mevrouw De Wit heeft *binge eating disorder*, met ernstige obesitas en de daarbij behorende gezondheidsrisico's. Ze wordt geïndiceerd voor een eendaagse groepsbehandeling, bestaand uit cognitieve gedragstherapie, het bijhouden van een eetdagboek aan de hand waarvan het eetpatroon wordt besproken, *psychomotorische therapie* (PMT) en fitness onder leiding van een fysiotherapeut. Er wordt onder begeleiding van een sociotherapeut gezamenlijk gegeten. De eerste doelstelling is normaliseren van het eten. Er wordt gestart met een dagstructuur met zes eetmomenten. Ook moeten de eetbuien stoppen. Afvallen is in eerste instantie niet de focus van de behandeling, aangezien strikt lijnen juist aanleiding kan geven tot gestoord eetgedrag. De functie van de eetproblemen wordt geïnventariseerd. Ook wordt de patiënt geconfronteerd met disfunctionele denkpatronen rondom eten en gewicht. Bij PMT is er aandacht voor veranderen van de lichaamsbeleving. Daarnaast blijkt er een depressieve stoornis te zijn, die met antidepressieve medicatie wordt behandeld.

Systeemtherapie
Systeemtherapie wordt vaak ingezet bij eetstoornissen. Vooral bij jeugdigen kunnen gezinsinterventies heel krachtig en ondersteunend werken en staat systeemtherapie vaak centraal in de behandeling. Veel aandacht wordt besteed aan psycho-educatie van het systeem, aangezien het leven met iemand met een eetstoornis een groot appel kan doen op de gezinsleden.

Psychomotorische therapie
De verstoorde lichaamsbeleving is een belangrijk aspect van alle eetstoornissen. Onvrede over het lichaam en een gestoorde lichaamsbeleving zijn belangrijke voorspellers voor terugval na een op het oog geslaagde behandeling. Psychomotorische therapie (PMT) is een non-verbale therapie waarbij lichaam en beweging centraal staan. Het heeft een algemeen geaccepteerde, belangrijke plaats in de behandeling van eetstoornissen. Doelstelling

hierbij is veelal het meer realistisch leren beoordelen van het lichaam, acceptatie en verminderen van hyperactiviteit of juist aanleren van een gezond bewegingspatroon.

Medicatie
Voor de behandeling van boulimia nervosa wordt het antidepressivum fluoxetine (Prozac) in een dosis van eenmaal daags 60 mg gegeven. Het geeft een afname van de frequentie van eetbuien en vermindering van de obsessie met eten en gewicht. Vaak tegelijk voorkomende problemen, zoals stemmings- of angststoornissen, moeten ook worden behandeld met medicatie.

Voor de overige eetstoornissen is er nog weinig duidelijkheid over de medicamenteuze behandeling.

Opname in algemeen ziekenhuis
Bij ernstige complicaties door een eetstoornis, zoals levensbedreigend ondergewicht, uitdroging of elektrolytstoornissen, kan opname op een somatische afdeling van een algemeen ziekenhuis de enige optie zijn om overlijden te voorkomen. Dit is geen behandeling van de eetstoornis op zich, maar het kan ondersteunend werken voor de start van de behandeling.

Attitude
De kunst voor de hulpverlener is om op een juiste wijze om te gaan met de eigen gevoelens van onmacht of angst die worden opgeroepen door een patiënt met eetproblemen. Allereerst moet je je realiseren dat het gedrag van de patiënt ten dele wordt gestuurd door de ziekte en niet door de persoon. Hij zelf immers is 'in de greep' van de stoornis. Respect en begrip zijn belangrijk. Het kan ook nodig zijn duidelijke grenzen te stellen en indien nodig de verantwoordelijkheid voor het eten over te nemen. Zo snel mogelijk moet echter weer de verantwoordelijkheid aan de patiënt worden teruggegeven.

5.8 Slaapstoornissen

G.A. Kerkhof

5.8.1 Inleiding

Een chronische slaapstoornis draagt bij aan het ontstaan of voortbestaan van vele ziekten, zoals stemmings- en angststoornissen, hart- en vaatziekten en aandoeningen van het immuunsysteem. Bijvoorbeeld chronische slapeloosheid (insomnia) op jonge leeftijd leidt tot een verhoogd risico op depressie en andere psychiatrische ziekten. Voorafgaande aan een hartinfarct blijkt er vaak sprake te zijn van het 'vitale uitputtingssyndroom', waaraan stress en slaaptekort in belangrijke mate bijdragen. Bovendien leidt chronisch slaaptekort tot kostbare persoonlijke en materiële verliezen, zoals verkeersongevallen, ziekteverzuim en economische schade (verlies van productiviteit).

In deze paragraaf worden in het kort beschreven de diagnostiek van slaapstoornissen, de kenmerken, de mogelijke oorzaken en het vóórkomen van de verschillende typen slaapstoornissen en ten slotte de behandelmogelijkheden.

5.8.2 Diagnostiek

Een uitvoerige slaapanamnese kan het beste worden afgenomen aan de hand van een gestructureerde vragenlijst. Deze kan zo nodig aangevuld worden met meerdere vragenlijsten en/of een- of meerdaagse registraties van het slaappatroon. Een eventuele bedpartner kan ook belangrijke aanvullende informatie geven over onder meer de daadwerkelijke slaapduur, ademstops, beenbewegingen of slaapwandelen. Hierna volgt een korte samenvatting van de onderwerpen die tijdens de anamnese aan de orde komen.

Slaapklacht: inslapen, slaaponderbrekingen, te vroeg ontwaken

Welke klachten heeft de patiënt en hoelang reeds? Betreft het moeite met inslapen, slaaponderbrekingen, te vroeg ontwaken of betreft het meerdere aspecten? Heeft hij die klacht zélf ervaren, of heeft zijn bedpartner hem erop gewezen dat hij ademstops heeft, dat hij in zijn slaap schoppende beenbewegingen maakt of slaapwandelt? Hoe vaak heeft hij deze klacht, hoeveel nachten per week slaapt hij slecht en hoeveel goed? Hoeveel zorgen maakt hij zich over zijn slaapstoornis? Welke gevolgen ervaart hij overdag: hoe vermoeid, slaperig (dutjes?), angstig en/of emotioneel is hij eronder?

Slaap-waakschema: bedtijden en slaapduur in werkweek, weekend, vakantie

Welke bedtijden houdt de patiënt aan tijdens de werkweek, in het weekend en tijdens de vakantie? Variëren deze tijden sterk? Hoelang slaapt hij dan? Hoeveel slaap vindt hij voor zichzelf noodzakelijk?

Voorgeschiedenis: duur van slaapproblemen, mogelijke oorzaak of invloeden, eerdere (zelf)behandeling

Kan de patiënt zeggen wanneer en onder welke omstandigheden zijn slaapproblemen zijn ontstaan? Heeft hij een vermoeden van de mogelijke oorzaak? Zijn er invloeden die de ernst van zijn slaapklacht veranderen (bijv. vakantie)? Wat heeft hij eerder ondernomen? Heeft hij eerder behandeling gezocht? Heeft hij zélf getracht zijn slaapgedrag te veranderen?

Slaapcondities: bedpartner, slaapkamer, gedrag rond bedtijd

Wat doet de patiënt 's avonds enige uren voor het naar bed gaan? Werkt hij tot laat door of ontspant hij zich? Heeft hij 'bedtijdrituelen' (hond uitlaten, schuur afsluiten, e.d.)? Ziet hij op tegen het naar bed gaan? Op grond waarvan kiest hij zijn bedtijd: gewoonte, slaperigheid, bedpartner, plannen voor de volgende dag, enzovoort? Is er een speciale slaapkamer? Hoe ziet die eruit: staat er een televisie, radio en/of klok? Dringt er omgevingsgeluid door? Welke temperatuur heerst er? Is er voldoende afscherming van daglicht? Is het bed comfortabel?

Levensstijl: werktijden, maaltijden, sport, alcoholgebruik, roken

Verricht de patiënt overdag werkzaamheden binnens- of buitenshuis? Wat is de aard van deze werkzaamheden? Hoe groot zijn de fysieke en de mentale belasting? Werkt de patiënt uitsluitend overdag, op regelmatige tijden, of werkt hij in ploegendienst? Indien dit laatste het geval is, wat is het ploegendienstrooster en hoelang volgt hij dit al? Gebruikt hij koffie, alcohol en/of nicotine, hoeveel en op welke tijden?

Medische status: ziekte, ziekenhuisopname, pijn, gewicht en lengte, medicatie

Hoe is de gezondheid van de patiënt? Welke ziekten heeft hij doorgemaakt? Welke (slaap)medicatie gebruikt de patiënt, en hoe afhankelijk is hij van dagelijkse inname?

Psychologische status: persoonlijkheid, psychotherapie

Is de patiënt eerder onder behandeling geweest van een psycholoog of psychiater? Heeft de patiënt verschijnselen van depressie of angst? Piekert hij veel?

5.8.3 Slaapstoornissen: kenmerken, mogelijke oorzaken, vóórkomen en behandeling

In de paragraaf Primaire Slaapstoornissen bespreekt de DSM-IV-TR vijf hoofdcategorieën slaapstoornissen.

DSM-IV-TR-categorieën van slaapstoornis
1. Primaire insomnia (slapeloosheid).
2. Primaire hypersomnia (overmatige slaperigheid overdag).
3. Slaapgebonden ademhalingsstoornissen.
4. Slaapstoornissen gebonden aan de circadiane ritmiek (ontregeling van het slaap-waakritme).
5. Parasomnia (afwijkend gedrag of afwijkende gewaarwordingen tijdens de slaap).

De International Classification of Sleep Disorders (ICSD-2), gepubliceerd door de American Academy of Sleep Medicine (2005), voegt hieraan een zesde categorie toe, namelijk:

6. Slaapgebonden bewegingsstoornissen.

Hierna zullen deze zes groepen slaapproblemen worden besproken.

Primaire insomnia
- Kenmerken

De diagnose slapeloosheid (insomnia) wordt overwegend gesteld op grond van klachten over een slechte kwaliteit van de slaap, ondanks dat de patiënt voldoende tijd en gelegenheid heeft om te slapen. De klachten hebben betrekking op moeite met inslapen, meerdere langdurige slaaponderbrekingen en/of te vroeg in de ochtend ontwaken. In de internationale classificatie van slaapstoornissen (ICSD-2) wordt benadrukt dat de patiënt ook een uitgesproken klacht moet hebben over zijn functioneren overdag. Heeft hij last van toegenomen vermoeidheid, hoofdpijn, maag-darmstoornis, verminderde alertheid en/of verslechterd cognitief en emotioneel functioneren? De mate waarin er sprake is van disfunctioneren, wordt ook wel gezien als graadmeter voor de ernst van de insomnia.

- **Oorzaak**

Er zijn vele factoren die de aanleiding kunnen zijn voor slecht slapen. Zo kan er sprake zijn van chronische pijnklachten en het gebruik van stimulerende middelen, zoals cafeïne, nicotine of bepaalde medicijnen. Ook een periode nachtdienst doen, stress veroorzaakt door bijvoorbeeld een naderend examen of het overlijden van een familielid, en omgevingsfactoren zoals warmte of geluidsoverlast, kunnen oorzaken zijn van slecht slapen. Meestal blijft het slechte slapen beperkt tot hoogstens een paar nachten. Daarna herstelt de slaap zich vanwege het slaaptekort. Maar dit geldt niet voor iedereen. Sommigen raken niet van hun slaapprobleem af, omdat ze een zekere erfelijke aanleg voor slapeloosheid hebben, relatief sterk reageren op stress en/of 'slaapslordig' gedrag vertonen (onregelmatige bedtijden, in bed tv-kijken, e.d.).

- **Het vóórkomen van slapeloosheid**

Ongeveer een derde van de volwassenen heeft wel eens last van voorbijgaande slapeloosheid. Bij een op de tien is er sprake van een chronische vorm. Dat wil zeggen: ernstige slaapklachten gedurende ten minste drie dagen per week, voor een periode langer dan drie maanden. Slapeloosheid komt bij vrouwen ongeveer anderhalf keer vaker voor dan bij mannen, vooral na het begin van de overgang. Ook 65-plussers klagen relatief vaak over slapeloosheid. Ruim 30% van deze ouderen heeft een vorm van chronische slapeloosheid. Hierin speelt de leeftijd waarschijnlijk slechts een ondergeschikte rol. De oorzaak moet eerder worden gezocht in medische en psychosociale risicofactoren, zoals chronische pijn, hart-, vaat- en longaandoeningen. Ook dementie, een verhoogde kans op depressie- en angstproblematiek en traumatische ervaringen, zoals het overlijden van de levenspartner, horen bij die risicofactoren. Voor kinderen (van 6 maanden tot 18 jaar) ten slotte, wordt het vóórkomen van slapeloosheid geschat op 10-30%. Dit is afhankelijk van de definitie die wordt aangehouden. Gewoonlijk wordt niet door het kind zelf maar door zijn ouders hulp gezocht. Het is daarom van groot belang om bij het beoordelen van het slaap-waakgedrag van het kind ook het slaap-waakgedrag van het gehele gezin te betrekken.

- **Behandeling**

Het eerste aangrijpingspunt voor de behandeling van een slaapstoornis is de levensstijl en de slaapomgeving van de patiënt. Het reguleren en stabiliseren (herstellen) van het slaap-waakgedrag, adviezen over gezonde leefregels en uitleg over de regeling en de ontregeling van de slaap en het slaap-waakritme bevorderen de slaaphygiëne (een goede slaap).

Slapeloosheid is vaak een acute reactie op een stressor. Na een eerste alarmfase treedt meestal een aanpassingsfase in waarin het slaapprobleem zich geleidelijk oplost. Voor personen met een zekere kwetsbaarheid is er echter geen of slechts een onvolledige aanpassing en handhaaft het slaapprobleem zich. Verkeerde opvattingen en denkfouten spelen daarbij een beslissende rol. Zij houden het slaapprobleem in stand en/of verergeren het zelfs. Cognitieve gedragstherapie kan ingezet worden om de vicieuze cirkel van slapeloosheid, liggen piekeren over de mogelijke gevolgen daarvan en de daarop aansluitende verergering van de slapeloosheid te doorbreken.

Voor de behandeling van acute slapeloosheid of voor een tijdelijke verlichting van chronische slapeloosheid kunnen slaapmiddelen worden voorgeschreven. Slaapmiddelen (hypnotica) zijn, evenals angstremmers (anxiolytica), in Nederland meestal benzodiazepinen. Het zijn de geneesmiddelen die door de huisarts het meest worden voorgeschreven. Het totaal aantal gebruikers in Nederland is voor 2005 geschat op 1,9 miljoen. In een derde van de gevallen gaat het om langdurig gebruik (meer dan drie maanden). Andere middelen die worden gebruikt bij de behandeling van insomnia, zijn onder andere melatonine, antihistaminica, antidepressiva en valeriaan.

Primaire hypersomnia

- **Kenmerken**

Te vaak of te lang slapen (hypersomnia) kan het gevolg zijn van een verstoorde nachtslaap. Het kan veroorzaakt worden door *slaapapneu* (zie verderop), een verstoorde biologische klok (zie verderop) of een andere factor. Het kan echter ook een centrale oorzaak hebben. Er is dan sprake van een erfelijke of neurologische stoornis. Het meest bestudeerde voorbeeld van hypersomnia is *narcolepsie*. Narcolepsie wordt gekenmerkt door haast onbedwingbare slaapaanvallen overdag, ook al krijgt de patiënt voldoende nachtrust. Patiënten kunnen overal spontaan in slaap vallen. Een dutje is meestal kort en verfrissend. De aandoening kan gepaard gaan met *kataplexie*. Hierbij treedt een plotselinge verslapping van de spieren op wanneer patiënten worden blootgesteld aan een sterke emotionele prikkel, zoals lachen. Daarnaast hebben patiënten veelal last van *slaapparalyse* (het tijdelijk niet kunnen bewegen vlak voor het inslapen of direct bij ontwaken), hypnagoge hallucinaties (zeer levendige droombelevingen) en verstoorde slaap tijdens de nacht.

- **Oorzaak**

Bijna alle patiënten met narcolepsie hebben een tekort aan de hersenstof hypocretine (orexine). Dit wordt hoogstwaarschijnlijk veroorzaakt door een auto-immuunziekte. Hypocretine speelt onder andere een rol bij de regulering van de slaap.

- **Vóórkomen**

Ongeveer 1 op de 2000 mensen lijdt aan deze chronische neurologische aandoening.

- **Behandeling**

Bij de behandeling van narcolepsie is het van het grootste belang om levensbedreigende situaties ten gevolge van concentratieverlies, bijvoorbeeld bij het autorijden of het bedienen van gevaarlijke machines, te voorkomen. De behandeling bestaat enerzijds uit een niet-specifieke gedragsbehandeling ter bevordering van de slaaphygiëne en anderzijds uit het voorschrijven van stimulerende middelen, zoals methylfenidaat (Ritalin) of modafinil (Modiodal). De kataplexie kan worden bestreden met antidepressiva. De werking richt zich op het onderdrukken van de REM-slaap. Dit is een slaapfase die onder andere gekenmerkt wordt door spierverslapping.

Slaapgebonden ademhalingsstoornissen

- **Kenmerken**

Ademhalingsproblemen tijdens de slaap komen vooral voor in de vorm van het *obstructieve slaapapneusyndroom* (OSAS). Dit is een aandoening die leidt tot slaperigheid en slaapaanvallen overdag. Tijdens de slaap treden veelvuldig ademstops (apneus) op. Een apneu is een pauze van de ademhaling van meer dan tien seconden. Men spreekt van een slaapapneusyndroom wanneer apneus meer dan vijftien maal per uur slaap optreden. Duurt een ademstop enige tijd, dan zal een wekreflex optreden, gevolgd door aanspanning van de spieren en opening van de luchtweg. Prompt valt de persoon daarna weer in slaap. Doordat de slaap echter telkens verstoord wordt, ervaren patiënten overdag vermoeidheids- en slaperigheidsklachten, prikkelbaarheid, concentratieproblemen en geheugenproblemen. Andere veelvoorkomende klachten zijn heftig snurken, wakker worden met stikgevoelens, ochtendhoofdpijn en een droge mond in de ochtend. De ademstops kunnen in ernstige gevallen bovendien hart- en vaatziekten veroorzaken.

- **Oorzaak**

Door een combinatie van factoren (overgewicht, anatomische bouw van de kaak en/of keelholte, rugligging, verslapping van spieren) komt het tot een gehele of gedeeltelijke afsluiting van de ademweg.

- **Vóórkomen van OSAS**

OSAS komt het meest voor in de leeftijdsgroep 40-65 jaar en wel in deze leeftijdscategorie bij 4% bij mannen en 2% bij vrouwen.

- **Behandeling**

Mogelijke behandelingen van OSAS zijn gedragsmatig, medisch en/of chirurgisch van aard. De gedragsmatige aanpak bestaat uit trainen van gedrag ter bevordering van de slaaphygiëne en adviezen ter vermindering van het lichaamsgewicht. In bijna alle gevallen is dit te hoog en leidt vermagering tot een afname van de klachten. Slapen in rugligging dient zo veel mogelijk vermeden te worden. Een hoge alcoholinname 's avonds en roken kunnen het beeld verergeren. Ook hiervoor moeten leefregels gegeven worden. Het gebruik van spierverslappende middelen, zoals alle typen benzodiazepinen, wordt sterk afgeraden, omdat dit de klachten doet toenemen.

    Een veel toegepaste methode om het optreden van slaapapneus te voorkomen, is het aanbrengen van een lichte overdruk in de keelholte. Dit gebeurt met CPAP-apparatuur (continuous positive airway pressure). Via een slang en neuskapje wordt de druk in de neus-keelholte verhoogd. Chirurgische ingrepen ter verruiming van de doorgankelijkheid van neus- en/of keelholte worden alleen overwogen als CPAP-behandeling niet mogelijk of effectief is.

Slaapstoornissen gebonden aan de circadiane ritmiek
- **Kenmerken**

De beste tijd om te slapen wordt bepaald door de *biologische klok*. Deze bevindt zich in de hersenen en coördineert de 24-uursritmen (ook wel circadiane ritmen genoemd) van de vele lichaamsfuncties. Deze interne klok zorgt ervoor dat we in de loop van de avond slaperig worden, zodat we 'op tijd' naar het bed verlangen. De klok zorgt er ook voor dat het lichaam 's morgens vóór het wakker worden 'op temperatuur' is en over de energie kan beschikken die nodig is voor de verschillende activiteiten overdag. Kortom, de verschillende levensfuncties worden door de biologische klok optimaal op elkaar afgestemd. Signalen uit de omgeving, met name de afwisseling van licht (dag) en donker (nacht), zorgen bovendien voor een goede en stabiele afstemming van onze biologische klok op de dag-nachtafwisseling. Als de biologische klok niet in de pas loopt met de dag-nachtcyclus, uit zich dat in insomnia of hypersomnia.

- **Oorzaak**

Er worden twee soorten oorzaken van deze slaapstoornissen onderscheiden: extrinsieke (uitwendige) en intrinsieke (inwendige). Extrinsieke circadiane slaapstoornissen zijn het *jetlagsyndroom* en het *ploegendienstsyndroom*. In beide gevallen is er sprake van een onvolledige aanpassing van de biologische klok aan verschoven tijdsignalen. Die tijdsignalen kunnen van tijdelijke (jetlag) of van semipermanente aard zijn.

Ook een stoornis in het biologische klokmechanisme zélf (intrinsieke stoornis) kan de oorzaak zijn van een verkeerde timing van de slaap. Twee intrinsieke stoornissen zijn de volgende.
1. Het *verlaat slaapfasesyndroom*. Wanneer de biologische klok later loopt dan de gebruikelijke of sociaal geaccepteerde tijd (iemand is een extreem avondmenstype), dan kan dit ertoe leiden dat het niet lukt om op de gewenste tijd in slaap te vallen of op te staan. Mensen voelen zich vaak heel alert in de avond en 'slaapdronken' in de ochtend.
2. Het *vervroegd slaapfasesyndroom*. Wanneer de biologische klok voorloopt op de gebruikelijke of sociaal geaccepteerde tijd (iemand is een extreem ochtendmenstype), dan kan dit ertoe leiden dat het niet lukt om je aan de gangbare slaaptijden aan te passen. Mensen met dit syndroom hebben vaak moeite om 's avonds wakker te blijven en om 's ochtends tot de gewenste tijd van opstaan door te slapen. Ze worden meestal veel te vroeg wakker.

- **Vóórkomen**

Onder adolescenten en jongvolwassenen wordt het vóórkomen van het verlaat slaapfasesyndroom geschat op 7-16%. Onder patiënten met chronische slapeloosheid komt dit syndroom in 10% van de gevallen voor. Het vervroegd slaapfasesyndroom komt veel minder voor, namelijk bij ongeveer 1% van de mensen van middelbare of hogere leeftijd. Het ploegendienstsyndroom komt bij ongeveer 5% van de ploegendienstwerkers voor.

Behandeling

Bij de behandeling van zowel extrinsieke als intrinsieke circadiane ritmestoornissen wordt in de eerste plaats de verlichting afgestemd op de biologische klok (het synchroniserend effect van lichtblootstelling). Mocht dit niet uitvoerbaar zijn, dan kan toediening van melatonine (het hormoon dat wordt geproduceerd door de pijnappelklier) overwogen worden.

Parasomnia

Kenmerken

Parasomnia's zijn aandoeningen die gekenmerkt worden door onwenselijke verschijnselen tijdens de slaap. Zij treden op in de loop van de overgang van waken naar slapen, tijdens de slaap of tijdens het nachtelijk ontwaken uit de slaap. Het slaapproces zelf is echter niet afwijkend. Een voorbeeld van een parasomnia is *slaapwandelen*. Parasomnieën kunnen tot gevaarlijk en soms zelfs tot agressief gedrag leiden. Zo kan het gebeuren dat mensen bij het slaapwandelen bijvoorbeeld uit het raam klimmen. Veel patiënten klagen de volgende dag over vermoeidheid. Daarnaast kan met name bij agressieve vormen van parasomnieën de aandoening tevens tot relatieproblematiek leiden.

De belangrijkste parasomnieën zijn de volgende drie.

1. *Confusional arousals*: hiermee wordt een staat van verwarring aangeduid, die ook wel *slaapdronken* wordt genoemd. Iemand is gedesoriënteerd in plaats en tijd. Dit gaat gepaard met langzame, onsamenhangende spraak en trage reacties op vragen. Vaak weet iemand zich achteraf weinig te herinneren. Dit komt het meest voor bij kinderen onder de vijf.
2. *Slaapwandelen* bestaat uit een serie complexe gedragingen die kunnen optreden wanneer iemand plotseling uit een diepe slaap wakker wordt. Het wordt gekenmerkt door rondlopen in een veranderde bewustzijnstoestand en verminderd beoordelingsvermogen. De persoon kan ook plotseling uit bed springen en wegrennen. Slaapwandelen komt vooral bij kinderen voor en verdwijnt meestal rondom het twaalfde levensjaar.
3. *Nachtelijke angstaanvallen* worden ook wel *pavor nocturnus* genoemd. Zij worden gekenmerkt door een plotselinge schreeuw en uitingen van intense angst. De persoon zit meestal rechtop in bed, reageert niet op de omgeving en is vaak verward wanneer hij wordt gewekt. Bij volwassenen komt het tevens regelmatig voor dat iemand uit bed duikt en wegrent. Kinderen worden vaak niet uit zichzelf wakker. Volwassenen kunnen zich daarentegen soms wel een droom herinneren. Nachtelijke angstaanvallen komen vooral voor bij kinderen en verdwijnen meestal rond het twaalfde levensjaar.

Oorzaak

Erfelijk factoren vormen de hoofdoorzaak van parasomnia. Koorts, alcoholgebruik, slaaptekort en stress kunnen de kans op het optreden van parasomnieën vergroten. Ook kan het optreden nauw samenhangen met andere slaapstoornissen, in het bijzonder met obstructieve slaapapneu.

- **Behandeling**

Slaapwandelen en pavor nocturnus bij volwassenen zijn vaak psychotherapeutisch te behandelen (hypnose en technieken gericht op vermindering van de stress).

Zowel voor kinderen als voor volwassenen geldt dat wanneer de klachten zo ernstig zijn dat het gedrag gevaarlijk of (gezins)ontregelend is, een lage dosering van een tricyclisch antidepressivum of benzodiazepine uitkomst kan bieden.

Wanneer nachtmerries het symptoom van een andere psychische aandoening zijn (bijv. angststoornis, PTSS), dient de behandeling eerst daarop gericht te worden. Voorlichting over de aard en de prognose van de nachtmerries en over uitlokkende factoren (stress, medicatie, staken van medicatie) behoort ook gegeven te worden.

Slaapgebonden bewegingsstoornissen

- **Kenmerken**

Slaapgerelateerde bewegingsstoornissen worden gekenmerkt door relatief simpele, karakteristieke bewegingen die de slaap verstoren. Patiënten klagen daarbij over slaperigheids- en vermoeidheidsklachten overdag. De twee hoofdgroepen zijn de volgende.

1. *Onrustigebenensyndroom* (*restless legs syndrome*, RLS). RLS kenmerkt zich door het vóórkomen van een vervelend brandend of jeukend gevoel in de benen en een onbedwingbare drang de benen te bewegen gedurende rust, meestal in de avonduren. Door de benen te bewegen, veranderen deze klachten zo lang als de beweging duurt. RLS gaat vaak gepaard met periodic limp movement disorder (PLMD).
2. *Periodiekebeenbewegingensyndroom* (*periodic limb movement disorder*). PLMD wordt gekenmerkt door regelmatig optredende, zeer kenmerkende bewegingen van de benen tijdens de slaap. De beweging kan zich beperken tot het optrekken van een teen. Het kan zich ook uitbreiden tot het omhoog bewegen van de voet, waarbij soms tevens de knie en de heup meedoen. Deze beweging kan tot een verstoring van de slaap leiden, maar dit is niet altijd het geval.

- **Oorzaak**

Meestal is RLS, evenals PLMD, een erfelijke aandoening. Hierbij spelen de hersencellen die dopamine aanmaken, een rol. Ook kan RLS het gevolg zijn van andere ziekten, zoals reumatoïde artritis, diabetes mellitus, vertraagde schildklierwerking, nierziekten en ijzertekort.

- **Vóórkomen**

Het voorkomen van RLS vooral onder ouderen is hoog (5-15%). RLS wordt anderhalf tot tweemaal vaker gevonden bij vrouwen dan bij mannen. PLMD treedt meestal (80-90%) op in combinatie met RLS.

- **Behandeling**

PLMD en RLS worden bij voorkeur met medicatie behandeld (pramipexol (Sifrol) en ropinirol (Adartrel).

5.9 Stoornissen in de impulsbeheersing

E. Beld

5.9.1 Inleiding

De titel van deze paragraaf is mogelijk misleidend. De stoornissen die hier worden beschreven, worden in de Nederlandse psychiatrische literatuur bij de *drangstoornissen* ingedeeld.

Stoornissen in de impulsbeheersing zijn ernstige stoornissen. Zij nemen de gehele persoon in beslag. 'Eerst doen, dan denken.' We zien dat bijvoorbeeld bij mensen met ADHD en mensen met een verstandelijke beperking. Bij het toegeven aan impulsen gaat het over gedrag waarover niet of onvoldoende is nagedacht. Een innerlijke behoefte wordt als het ware onmiddellijk in handelen omgezet. Een impulshandeling kun je vergelijken met een 'kortsluitingreactie'. Er is dan geen sprake meer van enige impulsbeheersing.

Bij drangstoornissen kan de dranghandeling wel impulsief verlopen, maar de handeling is zeker nog te beheersen. De patiënt kan voorpret beleven aan de gedachte over zijn dranghandeling voordat deze wordt uitgevoerd. De dranghandeling kan worden gepland in tijd (wanneer wil ik die uitvoeren?). Er kan zich zelfs een heel 'scenario' afspelen in de fantasie van de patiënt vóór de dranghandeling wordt uitgevoerd.

Hoe kunnen drangstoornissen van dwangstoornissen worden onderscheiden? Bij *dwangstoornissen* worden de dwanggedachten (obsessies) en de angsten die deze gedachten oproepen, door handelingen 'weggemaakt'. De patiënt heeft last van een steeds terugkerende gedachte. Die gedachte brengt angst of afschuw teweeg. Door een handeling (bijv. handen wassen) te verrichten, wordt de angst of afschuw minder. Zo wordt de patiënt als het ware geconditioneerd. Hij gaat steeds dezelfde handelingen uitvoeren om de angst weer de baas te worden. Patiënten voelen zich gedwongen die handelingen uit te voeren. Ze geven opluchting, maar geen lustgevoelens. Een klassiek voorbeeld van een obsessieve compulsieve stoornis is dat een patiënt steeds de angstige gedachte krijgt dat zijn handen vol met bacteriën zitten en dat hij andere mensen kan besmetten. Die angst wordt verminderd door de handen te wassen. Maar de gedachten komen steeds terug en zijn zo een obsessie voor hem. Door de compulsie, de dwanghandeling, wordt de angst weer beteugeld. Dit kan ver gaan. Patiënten kunnen hun handen kapot wassen of het contact met andere mensen maar geheel gaan vermijden. De lijdensdruk bij patiënten met een dwangstoornis is vaak erg groot.

5.9.2 Diagnostiek

De stoornissen in de impulsbeheersing worden in een soort restcategorie ingedeeld in de DSM-IV-TR. De stoornissen zijn *kleptomanie* (drangmatig stelen), *pyromanie* (drangmatig brandstichten), *pathologisch gokken*, *trichotillomanie* (drangmatig de lichaamsbeharing uittrekken) en de *periodieke explosieve stoornis*. Daarnaast is er een restcategorie van ongespecificeerde impulscontrolestoornissen, zoals *automutilatie* en *pathologisch liegen*.

In de DSM-5 is de indeling veranderd. De trichotillomanie wordt bij de angststoornissen en obsessieve compulsieve stoornissen ingedeeld en pathologisch gokken bij de verslavingen.

De stoornissen die zijn geclassificeerd bij de drangstoornissen, voldoen alle aan de volgende algemene criteria. Let wel, het zijn beschrijvingen en deze zeggen niets over eventuele oorzaken.

> **DSM-IV-TR-criteria voor de drangstoornis**
> 1. Onvermogen weerstand te bieden aan een impuls, drijfveer of verleiding om een handeling uit te voeren die schadelijk is voor betrokkene zelf of voor anderen.
> 2. Voor het uitvoeren van de handeling bestaat er een toenemend gevoel van spanning of prikkelbaarheid.
> 3. Gevoelens van voldoening, opluchting en plezier treden op na uitvoeren van de handeling.
> 4. De handeling kan in strijd zijn met de wet of de goede zeden, waardoor de patiënt ernaar streeft deze te verbergen.

Hierna worden de verschillende stoornissen in de impulsbeheersing afzonderlijk besproken. Er wordt aandacht besteed aan het vóórkomen, eventuele oorzakelijke factoren, diagnose en differentiaaldiagnose, beloop en prognose. Waar nodig, worden alvast enige opmerkingen over de behandeling gemaakt. De behandeling van impulscontrolestoornissen wordt apart beschreven.

Kleptomanie

Het drangmatig stelen van spullen die niet voor eigen gebruik nodig zijn, is al in 1838 voor het eerst beschreven door de Franse arts Esquirol. Hij beschreef het gedrag van enkele koningen die waardeloze spullen stalen. Sinds die studie zijn er eigenlijk geen diepgaande studies meer geweest naar kleptomanie. Minder dan 5% van de winkeldieven is kleptomaan. Het gedrag kan jaren duren voor iemand in zorg komt. Dit heeft vaak te maken met schaamte. Patiënten zijn zich meestal goed bewust van hun vreemde gedrag. Vrouwen presenteren zich eerder. Dit kan komen doordat vrouwelijke winkeldieven mogelijk eerder door een psychiater worden onderzocht, terwijl mannen naar de gevangenis moeten.

De meningen en theorieën over de oorzaken zijn zeer uiteenlopend. De meeste patiënten beschrijven een problematische jeugd. In de loop van het leven zijn zij extra kwetsbaar voor stemmings- en angststoornissen, voor eetstoornissen en seksuele problemen.

Patiënten komen onder de aandacht van de geestelijke gezondheidszorg wanneer hun een verplichte behandeling wordt opgelegd door de rechter of wanneer ze zorg vragen voor een ander psychisch probleem. Voor sommigen is het stelen een impulsieve daad. Anderen kunnen intens genieten van de diefstal. Zij weten dat het gedrag ongeoorloofd is en schamen zich er meestal voor. Het wordt verborgen gehouden voor vrienden en familie. Meestal is vermijding van het winkelen een tijdelijke oplossing, wat weer tot sociale isolatie kan leiden. Wat betreft de differentiaaldiagnose is op casusniveau beschreven dat patiënten met dementie, epilepsie, hersentumoren of bijwerkingen van medicijnen eveneens impulsief kunnen stelen.

Kleptomanie begint in de adolescentie en heeft een chronisch beloop. Over de langetermijnprognose en spontane genezing is niets bekend.

Pathologisch gokken

Pathologisch gokken is het onvermogen om de impuls of drang te weerstaan een gokje te wagen. Het gevolg is ernstige persoonlijke, relationele of beroepsmatige problemen. Deze problemen worden meestal veroorzaakt door grote financiële schulden. Denk bij gokken niet alleen aan de roulette of kaartspellen in het casino, maar ook aan de bekende gokkast, krasloten, loterijen of majongen en ook aan bingo of kienen. De gokkers hebben met pokeren op internet weer nieuwe mogelijkheden op een 'grote klapper', maar meestal ook op grote schulden. Langdurig gamen, al dan niet online, kost mogelijk minder geld, maar de tijd die eraan wordt besteed, kan enorm oplopen.

Ongeveer 3% van de volwassen bevolking zou problemen hebben met gokken. Het gokken gaat vaak gepaard met verslaving aan alcohol of andere middelen, depressies, bipolaire stoornissen, angststoornissen, ADHD, narcistische en antisociale persoonlijkheidsstoornissen.

Het gokgedrag wordt gedurende het beloop steeds ernstiger en is op een gegeven moment niet meer onder controle te krijgen. Net als verslaafden willen pathologische gokkers telkens in een opgewonden en euforische roes geraken. Zij ontwikkelen ook tolerantie. Steeds meer gokken is nodig. We zien ontwenningsverschijnselen, zoals irritatie, rusteloosheid, gedeprimeerde stemming en slechte concentratie.

Er lijken twee mogelijke vormen van pathologisch gokken te zijn: de sensatiezoekers en ontsnappingzoekers.

De stoornis verloopt in vier fasen:
- in de 'winfase' denkt de gokker aan de grote klapper en heeft hij gevoelens van almacht: ik kan alles!;
- als hij meer gaat verliezen, tracht hij zijn verliezen terug te winnen en komt zo in de 'verliesfase';
- in de derde fase, de 'wanhoopsfase', doet de gokker er alles aan om aan voldoende geld te komen om te gokken: verduistering, leningen afsluiten, enzovoort;
- in de vierde fase, de 'hopeloosheidsfase', accepteert de gokker dat hij zijn verliezen nooit meer goed kan maken; het gokken gaat desondanks gewoon door.

Gokkers zullen pas hulp zoeken in de latere fasen van de stoornis. Meestal worden zij dan gemotiveerd door de druk van anderen. Pathologische gokkers zijn moeilijk behandelbaar, omdat er vaak sprake is van bijkomende stoornissen in het verslavingsdomein.

Trichotillomanie

Trichotillomanie is een chronische aandoening die reeds op de kinderleeftijd begint. De aandoening heeft als kenmerk de onweerstaanbare drang om de eigen haren uit te trekken. Dat kan de hoofdhuid zijn, waardoor er over het hoofd patronen van korte en lange gebroken haren ontstaan, al dan niet met kale plekken. Ook de andere lichaamsbeharing kan drangmatig worden uitgetrokken: oogharen, wenkbrauwen, schaamhaar en haar op de rest van het lichaam. Soms worden de haren gekauwd en opgegeten, waardoor er verstoppingen van het darmkanaal kunnen ontstaan.

Men dacht dat de stoornis zeldzaam was, maar de cijfers lopen nogal uiteen: van 'zelden' tot wel 4% van de bevolking. De meeste patiënten zullen naar de dermatoloog gaan en niet naar de psychiater, omdat het gedrag meestal op de kinderleeftijd begint en het 'onbewust' gebeurt. Een dermatoloog ziet zo'n drie tot zeven patiënten met trichotillomanie per jaar. De oorzaak van dit haren uittrekken is niet bekend. Het is waarschijnlijk dat de oorzaak bepaald wordt door vele factoren. Wel vertoont de aandoening grote overeenkomsten met de obsessieve compulsieve stoornissen.

De patiënten beleven de trichotillomanie als verstorend en trachten de gevolgen te verbergen door het dragen van pruiken, hoeden, make-up of petjes. Een biopsie is soms nodig om de juiste diagnose te krijgen. Trichotillomanie moet worden onderscheiden van een aandoening waarbij de hoofdharen gedeeltelijk uitvallen, inclusief het verlies van het haarzakje (*alopecia areata*). Ook een infectie met een hoofdschimmel geeft focaal haarverlies (*tinea capitis*).

Bij een vroeg begin (voor het zesde levensjaar) zijn uitleg en ondersteuning van de patiënt en de familie meestal genoeg om het gedrag te verminderen. Bij een laat begin (vanaf 13 jaar) en een ernstigere vorm kan het gedrag tientallen jaren voortduren. Depressies, angsten en een laag zelfbeeld kunnen het gevolg zijn.

Pyromanie
Al meer dan een eeuw wordt de diagnose van pyromanie als een aparte stoornis beschouwd. Het herhaaldelijk en opzettelijk brandstichten gaat samen met een fascinatie voor vuur en sensatie. Er is sprake van spanning en opwinding voor de brandstichting. De patiënt staat vaak vooraan te kijken, helpt met bluswerkzaamheden of belt het alarmnummer. De brandstichting wordt niet gedaan voor verzekeringsgelden of andere motieven, zoals het uitdragen van een politieke ideologie, wraak en woede of het verbergen van een ander crimineel delict. De brandstichting vloeit bij pyromanie niet voort uit wanen of hallucinaties of een andere psychische stoornis die het denken, voelen en handelen ernstig beïnvloeden. Soms wordt 'intoxicatie door een middel (alcohol)' bij de diagnose uitgesloten. Dat is niet terecht. De pyromaan kan zich moed indrinken voor hij tot brandstichting overgaat. Dat alcoholgebruik doet de diagnose dan niet zomaar verdwijnen!

De oorzaak van pyromanie is, net als bij andere impulscontrolestoornissen, niet bekend. De meeste brandstichtingen worden niet door pyromanen gepleegd. Pyromanie is een relatief zeldzame stoornis, waarbij patiënten reeds op jonge leeftijd gefascineerd zijn door vuur en brand blussen. Vaak hebben zij in hun jeugdjaren al meerdere brandjes gesticht. Wanneer de brandstichter wordt aangehouden, is de reactie vaak ontkenning. Een uitvoerige voorbereiding van de brandstichting, zoals het kiezen van een verlaten huis of een plek waar de dader de weg goed kent, is mogelijk. Zoals hiervoor beschreven, gaat de voorbereiding gepaard met een toename van plezierige spanning en voorpret. Van een impulsieve daad kan dan niet meer worden gesproken. Het is veel meer een drang waaraan geen weerstand meer wordt geboden. Deze drang gaat echter gepaard met een volkomen normaal rationeel redeneren.

Om de diagnose pyromanie te stellen, dienen andere motieven van brandstichting uitgesloten te worden. Andere psychische stoornissen sluiten de diagnose ook vrijwel uit.

Pyromanen blijken meestal jonge mannen met een benedengemiddelde intelligentie. Alcoholgebruik kan de laatste remmingen doen wegnemen om een brand te stichten.

De prognose van pyromanie is, voor zover bekend, chronisch en episodisch. Dat wil zeggen dat het drangmatige gedrag gedurende het leven steeds aanwezig is, maar dat daar pas onder bepaalde omstandigheden aan wordt toegegeven.

Impulscontrolestoornis niet anderszins omschreven (NAO)

Deze diagnose stelt men wanneer patiënten toch niet geheel voldoen aan de criteria van een van de omschreven stoornissen, maar wel een stoornis hebben in de impulsbeheersing. Bij de stoornissen in de impulsbeheersing zijn apart het vermelden waard: automutilatie, pseudologia fantastica en pathologisch liegen.

- **Automutilatie**

Terugkerende automutilatie ziet men in de opnamekliniek vaak bij patiënten met een borderlinepersoonlijkheidsstoornis. En hoe tegenstrijdig ook, in een opnamesetting verergert dit gedrag meestal door de oplopende spanningen tussen patiënt en staf in een kliniek.

Men denkt dat opzettelijke zelfverwonding meer bij vrouwen dan bij mannen voorkomt. Twee derde van de patiënten is in zijn jeugd mishandeld of seksueel misbruikt. Het is een bekend verschijnsel in gevangenissen dat automutilatie als een soort epidemie kan optreden. De oorzaken van automutilatie zijn niet opgehelderd.

Net als andere stoornissen in de impulsbeheersing brengt de automutilatie snel een tijdelijke vermindering van de spanning teweeg. Ritueel gedrag kan erbij vóórkomen en patiënten voelen meestal geen pijn. Zij omschrijven hun gedrag als een vorm van verslaving. De automutilatie is meestal een reactie op stress van buitenaf. Vaak is er een gevoel van verlating of verlies. De spanning bouwt zich op en de patiënten kunnen daarbij gaan depersonaliseren. De automutilatie kan gebeuren door snijden, branden (bijv. met sigaretten), hoofd bonken, vingers kauwen of slaan met vuisten tegen de muren of anderszins. Patiënten voelen zich vaak voldaan na deze zelfbeschadiging.

Automutilatie komt meestal voor bij andere psychische stoornissen, zoals psychotische stoornissen en bepaalde typen persoonlijkheidsstoornissen (antisociale, borderline- en theatrale persoonlijkheidsstoornissen).

Automutilerend gedrag bij patiënten met een verstandelijke beperking vormt een aparte categorie. Analyse en uitzoeken wat de uitlokkende factoren zijn, zijn bij deze doelgroep net zo belangrijk.

Het beloop en de prognose zijn chronisch. Er zijn goede en slechtere perioden. Meer dan 50% doet een suïcidepoging, mogelijk door de moedeloosheid. Bij een belangrijk deel van de patiënten komt de combinatie automutilatie, alcoholafhankelijkheid en boulimia nervosa voor. Deze patiënten vormen een hoge risicogroep voor suïcide.

Behandelaren, verpleegkundigen en agogisch medewerkers op een afdeling waar patiënten die zich automutileren, zijn opgenomen, kunnen zich het beste coöperatief en uitnodigend opstellen. Het voorkómen van excessen en het verzorgen van de wonden zonder negatief commentaar is de houding die aanbevolen wordt. Geuite ergernis en frustratie bij de staf kunnen nog meer gevoel van afwijzing bij de patiënt losmaken. Hij kan hierdoor weer meer gaan automutileren, omdat hij niet met dit gevoel kan omgaan. Op een rustig moment over het gedrag een gesprek aangaan, kan natuurlijk wel. De patiënten kunnen bijvoorbeeld minder schadelijke alternatieven aangeboden krijgen wanneer zij zich willen snijden, bijvoorbeeld een koude douche nemen, of de handen in ijswater houden, of slaan tegen een kussen. Zo kan grotere schade wat beperkt worden. In de tussentijd kan samen met de patiënt onderzocht worden wat de achtergronden zijn van de automutilatie. Met die kennis kan de behandeling een nieuwe impuls krijgen.

- **Pseudologia fantastica**

Bij de weinig voorkomende aandoening van pseudologia fantastica liegen de patiënten een hele identiteit en meestal dramatische levensgeschiedenis bij elkaar. Deze vorm van liegen is een manier van leven geworden. Men ontleent zijn eigen identiteit daadwerkelijk aan deze leugens. De leugens worden niet verteld om er financieel of materieel beter op te worden. Zij worden gecreëerd om het gevoel van eigenwaarde op te houden.

- **Pathologisch liegen**

Er is enige spraakverwarring of pseudologia fantastica nu een vorm van *pathologisch liegen* is. In de onderzoeksliteratuur naar mensen met psychopathie wordt pathologisch liegen echter omschreven als 'liegen om het liegen'. De pathologische leugenaar beleeft er plezier aan om mensen voor te liegen en een rad voor ogen te draaien. Deze leugens zijn dus niet bedoeld om een vorm van identiteit op te houden, maar om anderen bewust te manipuleren en zo te kleineren.

5.9.3 Beloop en behandeling

Beloop

De stoornissen in de impulsbeheersing ontstaan meestal in de vroege adolescentie en hebben over het algemeen een chronisch beloop. Een echte genezing wordt nooit bereikt. Patiënten worden mogelijk na meerdere jaren in toom gehouden door de maatschappelijke problemen die zijn veroorzaakt door hun gedrag. De kans op herhaling blijft echter onverminderd hoog. Patiënten worden meestal pas in psychiatrische zorg gezien als ze bijkomende problemen hebben, zoals verslaving of stemmingsstoornissen. In de praktijk worden combinaties van impulscontrolestoornissen eigenlijk niet gezien.

Een door de rechter verplicht opgelegde behandeling is de gebruikelijke wijze waarop patiënten in zorg komen. Dat kan op een polikliniek, maar als de zaken ernstig zijn, bijvoorbeeld brandstichting met dodelijke afloop, is het zelfs mogelijk dat patiënten door de rechtbank de maatregel van terbeschikkingstelling wordt opgelegd.

Behandeling

De gebruikelijke wijze om patiënten voor impulscontrolestoornissen te behandelen, is een combinatie van cognitieve gedragstherapie en impulsremmende medicijnen. In de therapie kan het gedrag worden geanalyseerd, waarbij de patiënt zich bewust moet worden welke negatieve gevolgen zijn gedrag voor hemzelf en anderen heeft. Alternatief gedrag kan worden aangeleerd om het delictgedrag te vervangen. De persoonlijke en verstandelijke vermogens van de patiënt zijn hierin natuurlijk voor een belangrijk deel bepalend. Aan motivatie voor verandering zal steeds aandacht moeten worden besteed. De behandelrelatie verdient aandacht. In periodes van stress en tegenslag is het van belang dat patiënten vlot terechtkunnen bij een vertrouwde behandelaar. In de samenwerking kan worden bepaald hoe de kans op herhaling van het impulsieve gedrag is te verkleinen.

Impulsremmende medicatie kan de behandeling ondersteunen. De effecten van medicijnen zijn echter klein en dienen dus gecombineerd te worden met psychotherapeutische behandeling.

5.10 Aanpassingsstoornissen

C. van der Heiden

5.10.1 Inleiding

In onze huidige prestatiemaatschappij ontkomt nagenoeg niemand aan *stress*. Milde vormen van stress vormen geen probleem. Zij leiden niet tot klachten. Zij zijn misschien zelfs wel goed voor mensen, omdat ze een stimulerende en uitdagende werking kunnen hebben. Denk bijvoorbeeld aan de 'gezonde wedstrijdspanning' van een topsporter. Problemen kunnen pas ontstaan:
1. als alledaagse stressvolle omstandigheden zich opstapelen en/of mensen onvoldoende vaardigheden hebben deze omstandigheden het hoofd te bieden (ofwel: men beschikt over onvoldoende copingstrategieën);
2. na ingrijpende stressvolle gebeurtenissen;
3. na emotioneel belastende positieve gebeurtenissen.

> **Voorbeelden**
>
> *Alledaagse stress*
> Een patiënte die in een 'criminele' buurt woont, waarin ze zich geregeld bedreigd voelt, gaat als gevolg van spit door haar rug. Hierdoor kan zij tijdelijk niet sporten en slaapt zij slecht. Haar dochter spijbelt regelmatig van school, waardoor de schoolleiding een gesprek met de patiënte wil aangaan.
>
> *Ingrijpende negatieve gebeurtenis*
> Een ingrijpende stressor is aanhoudende werkloosheid, ontslag of een verbroken relatie met de ouders of partner.
>
> *Ingrijpende positieve gebeurtenis*
> Een positieve gebeurtenis die toch tot stressklachten kan leiden, is het krijgen van een kind. De verantwoordelijkheden die dat met zich meebrengt, en de invloed op het dagelijks leven die daarvan het gevolg is, kunnen tot stressklachten leiden. Soms spelen ook de zorgen die een kind met zich meebrengt, een rol (bijv. als het kind ziekelijk is).

Vrijwel iedereen maakt dit soort stressvolle gebeurtenissen mee, maar lang niet iedereen ontwikkelt psychische klachten als een reactie hierop. Daarom lijken niet de stressoren zelf doorslaggevend voor het ontwikkelen van stressklachten, maar de manier waarop mensen omgaan met de belasting die de stressoren met zich meebrengen, oftewel: de *copingvaardigheden*. Hebben mensen onvoldoende copingvaardigheden om met stressvolle situaties om te gaan, dan kunnen psychische en fysieke klachten het gevolg zijn. Deze hebben een negatieve invloed op de kwaliteit van leven. Ingeval van milde klachten en een milde invloed op de kwaliteit van leven, kan er sprake zijn van een aanpassingsstoornis.

Hoewel aanpassingsstoornissen binnen de DSM-IV-TR nog altijd een restcategorie zijn, komen ze veel voor. Het percentage wordt in de poliklinische populatie in de GGZ geschat op 5-20%. Aangenomen wordt dat het percentage mensen met een aanpassingsstoornis in de algemene bevolking veel hoger geschat moet worden. Dit komt omdat onderzoeken naar het vóórkomen van aanpassingsstoornissen vooral onder patiëntengroepen zijn uitgevoerd. Ook mag aangenomen worden dat veel mensen die voldoen aan de criteria van een aanpassingsstoornis, geen hulp voor hun klachten zoeken.

5.10.2 Diagnostiek

> **Casus**
>
> Gerard (42 jaar) is anderhalf jaar na een voor hem onverwachte scheiding opnieuw verliefd geworden. De eerste maanden ontwikkelt de relatie zich prima. Er zijn wel wat kleine dingetjes, maar, zo denkt Gerard, dat komt in elke relatie wel eens voor. Na enkele maanden gaat het toch mis. Ilse, zijn nieuwe vriendin, bemoeit zich steeds meer met de opvoeding van zijn kinderen en probeert steeds meer haar zin door te drijven. Gesprekken hierover lopen telkens op ruzie uit, en uiteindelijk besluit Gerard een punt achter de relatie te zetten. Ilse is het hier niet mee eens, betuigt spijt en belooft beterschap. Gerard besluit haar een tweede kans te geven, maar al snel gaat het weer mis. De relatie wordt daarop door Gerard definitief beëindigd, waarbij Ilse hem laat weten 'dat hij daar spijt van zal krijgen'. Al snel voegt ze de daad bij het woord. Gerard ontvangt lange e-mails met scheldkanonnades. Ook via sms-jes laat Ilse Gerard in niet mis te verstane woorden weten wat ze van hem, en van zijn kinderen, vindt. Via Hyves zoekt ze contact met zijn twee dochters (12 en 9 jaar) om hun te vertellen dat hun vader een mislukkeling is en niet van hen houdt. Voor Gerard is dat de druppel: hij dient een aanklacht tegen haar in. Helaas heeft dat een averechts effect. Ze laat hem weten dat hij haar nu echt getergd heeft, en dat ze hem niet met rust zal laten. Ze begint hem nu ook op zijn werk telefonisch lastig te vallen. Gerard moet telkens aan collega's uitleggen dat de aantijgingen van Ilse onjuist zijn. Hij wordt ook ter verantwoording geroepen, omdat de aanhoudende telefoontjes nogal storend zijn voor zijn collega's. Gerard voelt zich steeds machtelozer en bozer, en begint slaapproblemen te krijgen. Thuis is hij prikkelbaarder, waardoor de relatie met zijn kinderen ook moeizamer wordt. Dan ontvangt hij een brief van de Raad voor Kinderbescherming, na een

anonieme tip dat hij zijn kinderen zou mishandelen. Hoewel hij een zaak weet te voorkomen, nemen zijn klachten toe. De grens wordt voor Gerard bereikt als Ilse in haar 'hatemails' toespelingen gaat maken op een ongeluk van zijn dochters. Gerard voelt zich voortdurend gestresst en nerveus, durft zijn kinderen niet meer alleen het huis uit te laten gaan en slaapt elke nacht maar een paar uur. Hij wordt door zijn huisarts verwezen voor psychologische hulp.

Classificatie volgens DSM-IV-TR

In de DSM-IV-TR is de aanpassingsstoornis een restcategorie, omdat de diagnose pas gesteld mag worden als niet voldaan wordt aan de criteria van een andere as-I-stoornis. Ook mogen de klachten niet slechts een verergering zijn van een al aanwezige andere psychiatrische stoornis. De aanpassingsstoornis fungeert daardoor min of meer als een 'brug' tussen een normale geestelijke toestand en een ernstige psychiatrische stoornis.

Bij een aanpassingsstoornis ontstaan emotionele en gedragssymptomen als reactie op een duidelijke stressor. De reactie moet binnen drie maanden na de stressor zijn ontstaan en mogen niet langer duren dan zes maanden na de stressor.

In de DSM-IV-TR worden de volgende diagnostische criteria beschreven om van een aanpassingsstoornis te kunnen spreken.

DSM-IV-TR-criteria voor de aanpassingsstoornis

a. Het ontstaan van emotionele en gedragssymptomen in reactie op (een) herkenbare stressveroorzakende factor(en) die zich binnen drie maanden na het begin van de stressveroorzakende factor(en) voordoet/voordoen.
b. Deze symptomen of gedragingen zijn significant, zoals blijkt uit een van de twee volgende symptomen:
   1. ze zijn duidelijk ernstiger dan wat verwacht kon worden bij blootstelling aan de stressveroorzakende factor;
   2. er zijn significante beperkingen in sociaal of beroepsmatig (studie) functioneren.
c. De stressgebonden stoornis voldoet niet aan de criteria voor een andere specifieke as-I-stoornis en is niet slechts een verergering van een reeds bestaande as-I- of as-II-stoornis.
d. De symptomen zijn een uiting van een rouwreactie.
e. Zodra de stressveroorzakende factor (of de gevolgen ervan) is weggevallen, blijven de symptomen niet langer dan zes maanden daarna aanwezig.

Specificeer indien:
- *acuut*: indien de stoornis korter dan zes maanden duurt;
- *chronisch*: indien de stoornis zes maanden of langer duurt.

Bron: *Beknopte handleiding bij de diagnostische criteria van de DSM-IV-TR.* Amsterdam: Pearson, 2010.

Binnen het DSM-classificatiesysteem worden drie subtypen aanpassingsstoornissen onderscheiden, gebaseerd op de meest op de voorgrond staande symptomen.
- Heeft de patiënt vooral klachten zoals somberheid, hopeloosheid en verhoogde emotionaliteit, dan is er sprake van het *depressieve subtype*.
- Als nervositeit, ongerustheid en rusteloosheid in reactie op een duidelijke stressor op de voorgrond staan, dan is er sprake van een *aanpassingsstoornis met angst*.
- Als er vooral klachten zijn als vandalisme, roekeloosheid of middelenmisbruik, dan is er sprake van een *aanpassingsstoornis met gedragssymptomen*.

Is er geen sprake van afgebakende symptomen, dan zijn er ook nog de volgende subtypen mogelijk:
- aanpassingsstoornis met gemengd angstige en depressieve symptomen;
- aanpassingsstoornis met gemengd emotionele en gedragssymptomen;
- niet gespecificeerd.

De laatste toevoeging kan worden gebruikt als er vooral symptomen spelen die niet onder een van de beschreven subtypen vallen, zoals sociale terugtrekking of lichamelijke klachten.

5.10.3 Oorzaken en beloop

In tegenstelling tot de meeste andere stoornissen is de oorzaak bij de aanpassingsstoornis duidelijk en zelfs volledig in de diagnostische criteria opgenomen, namelijk een (of meer) identificeerbare stressor(en).
De enige andere stoornissen waarbij de oorzakelijke component bekend is, zijn:
- psycho-organische stoornissen (bijv. delier, dementie); hier is sprake van een fysieke oorzaak;
- posttraumatische stressstoornis; de oorzaak is stress;
- stoornissen in het gebruik van alcohol en andere psychoactieve middelen; hier is de oorzaak gebruik van middelen.

Ook het beloop is min of meer in de diagnostische criteria vastgelegd. De klachten beginnen binnen drie maanden nadat de stressvolle gebeurtenis zich heeft aangediend. Zij verdwijnen weer binnen zes maanden nadat de stressvolle gebeurtenis afgelopen is. Er is echter nauwelijks onderzoek verricht naar het daadwerkelijke beloop van de aanpassingsstoornis.

5.10.4 Behandeling

Omdat aanpassingsproblematiek veel voorkomt en gezien kan worden als een voorbode (zogenoemde prodromale fase) van ernstigere psychiatrische problematiek, is adequate en tijdige behandeling van groot belang. Helaas is er over de behandeling van aanpassingsstoornissen nog weinig bekend. Over het feit dat de behandeling kortdurend moet zijn, is wel overeenstemming. Nu is een kortdurende behandeling niet hetzelfde als een behandeling die kort duurt. Het is meer een specifieke strategie die een specifieke houding en vaardigheden van de therapeut vereist. Een belangrijke voorwaarde is een *directieve attitude* van de therapeut. Daarmee is de kans vier keer zo groot dat een behandeling kort duurt. Van belang is dat de behandelaar de behandeling en de sessies structureert. Hij moet de nadruk leggen op de actuele problemen en expliciet aandacht besteden aan de sterke kanten van de patiënt. De actuele problemen worden vertaald in concrete gedragingen waaraan gewerkt moet worden. Duidelijke en meetbare doelstellingen moeten gesteld worden. Belangrijk is de doelstellingen bij voorkeur in inhouds- en gedragstermen te formuleren. Bijvoorbeeld: 'Ik wil leren mijn prikkelbaarheid (inhoud) zodanig te beheersen (gedrag), dat ik niet meer schreeuw tegen (gedrag) mijn dochters.' De behandelaar is verantwoordelijk voor het uitvoeren van het overeengekomen behandelplan. Hierbij worden alternatieve of meer aangepaste vaardigheden aangeleerd, die patiënten vervolgens zelf thuis oefenen. De behandeling moet zich vooral richten op het aanpakken van de stressor(en) en het vergroten van de copingvaardigheden om met stressoren om te gaan. Ook het weer opbouwen van een steunsysteem om aanpassing aan de stressor en de klachten te vergroten, is van groot belang. Bovendien dient de betekenis van de stressor voor de patiënt verhelderd en onderzocht te worden.

In het Nederlandse taalgebied bestaan momenteel twee min of meer specifieke behandelprogramma's voor de aanpassingsstoornis. Beide zijn gebaseerd op cognitieve gedragstherapeutische principes. Van het specifiek voor aanpassingsstoornissen ontwikkelde protocol van Van der Heiden en Verbraak (2000) wordt momenteel een aangepaste versie op zijn effectiviteit onderzocht. In deze aangepaste versie worden de eerste twee sessies besteed aan kennismaking en probleeminventarisatie. Na de inventarisatiefase wordt aandacht besteed aan het weer opbouwen van een gezonde leefstijl met behulp van het zogenoemde BOS-principe: Bewegen, Ontspanning, Sociale contacten. Vervolgens leren patiënten met behulp van zelfcontroleprocedures allereerst signalen van spanning eerder te herkennen. Vervolgens leren zij er eerder en op een andere manier op te reageren. Doel is escalatie van stressklachten te voorkomen en het gevoel van zelfcontrole over de klachten te vergroten. In de laatste fase worden gedachten die leiden tot de vervelende gevoelens of ongewenste gedragingen, in kaart gebracht. Deze worden met behulp van cognitieve interventies onderzocht en gewijzigd in meer functionele gedachten.

Het protocol dat door Rijnders (2004) werd ontwikkeld, is niet specifiek voor aanpassingsproblematiek, maar lijkt daarvoor wel uitermate bruikbaar. Rijnders constateerde dat behandelprogramma's voor milde psychische klachten, zoals aanpassingsproblematiek, veel overeenkomsten vertoonden. Psycho-educatie, registratieoefeningen, zelfcontroletechnieken en experimenteren met alternatief gedrag of andere manieren van denken, zijn interventies die in vrijwel alle behandelprogramma's voorkomen. Op basis van deze overeenkomsten ontwikkelde Rijnders een algemeen protocol voor kortdurende behandeling, dat gericht is op:
1. het effectiever met de klachten leren omgaan;
2. het verbeteren van copingstrategieën;
3. het verbeteren van het persoonlijke functioneren.

Deze drie behandeldoelen sluiten naadloos aan bij de hiervoor beschreven algemene doelen waarop de behandeling van aanpassingsstoornissen zich zou moeten richten. Deze doelen worden bewerkstelligd met interventies uit de cognitieve gedragstherapie, die grotendeels vergelijkbaar zijn met de interventies die beschreven zijn in het protocol van Van der Heiden en Verbraak.

Vervolg casus

Na de klachtinventarisatie wordt met Gerard doorgenomen wat hij tot nu toe heeft gedaan om het stalken te stoppen en wat hij nog zou kunnen doen. De mogelijkheden blijken zeer beperkt. Gerard heeft aangifte gedaan en overhandigt periodiek uitdraaien van nieuwe e-mails en sms-berichten van Ilse aan de politie. De politie geeft aan vooralsnog niet veel voor hem te kunnen doen, omdat de dreigementen indirect zijn en er dus geen strafbaar feit gepleegd is. Wel wordt een straatverbod gevraagd en verkregen. Omdat de stressor verder niet beïnvloedbaar is, wordt de aandacht gericht op het leren omgaan met de stressor. Met behulp van het BOS-principe pakt Gerard weer ontspannende activiteiten op, die er de laatste maanden bij ingeschoten waren. Hij gaat weer tennissen en hardlopen, haalt oude contacten weer aan en let beter op gezond eten. Door het registreren van zijn klachten krijgt hij beter zicht op signalen die beginnende stress aanduiden. Met name een zenuwtrek rond zijn oog en lichte hoofdpijn waarschuwen hem dat hij maatregelen moet nemen om een verdere opbouw van spanning te voorkomen. Het lukt hem al snel op dat beginnende niveau de spanning op te vangen door ontspanningsoefeningen toe te passen, een bad te nemen of een stuk te gaan fietsen. Dit soort zelfcontrolemaatregelen worden ook met succes toegepast op zijn prikkelbaarheid. Bij beginnende prikkelbaarheid helpt het hem op een kussen te slaan of te gaan fietsen. In de laatste fase van de behandeling worden negatieve gedachten onderzocht. Gerard heeft vooral last van 'schuldgedachten': hij vindt zichzelf een stommeling dat hij Ilse niet eerder doorzien heeft en vindt het zijn schuld dat het zover gekomen is. Door het opsporen van de argumenten die deze gedachte ondersteunen en de argumenten die juist tegen de juistheid van deze gedachte pleiten, komt hij tot een genuanceerde visie: 'Ik was verliefd en Ilse heeft in het begin haar leuke kanten laten zien. Ik had niet eerder kunnen zien dat ze me zou gaan stalken en ook al had ik dat kunnen voorzien, dan is het niet mijn schuld dat ze me stalkt, maar haar schuld!' Gerard vindt deze nieuwe gedachte erg geloofwaardig en zijn schuldgevoel neemt dan ook af tot nagenoeg 'nul'. Door het toepassen van de nieuw geleerde vaardigheden voelt Gerard zich beter en heeft hij minder last van de stalkingpraktijken. Wel ervaart hij nog klachten als Ilse weer nare e-mails stuurt, maar hij kan zijn emoties sneller en beter hanteren. Daardoor heeft de nog altijd aanhoudende stressor minder invloed op zijn dagelijks leven en functioneren.

5.11 Seksuele stoornissen

E.S.J. Roorda

5.11.1 Inleiding

In Nederland blijkt ongeveer 70% van de mannen en 60% van de vrouwen met een seksuele disfunctie behoefte te hebben aan hulp. Maar slechts 50% van de mannen en 25% van de vrouwen zoekt daadwerkelijk contact met een hulpverlener, meestal de huisarts. Een groot aantal hulpvragers komt (ook) in de tweede lijn terecht, iets vaker in de somatische dan in de geestelijke gezondheidszorg. Kennis van seksualiteit en seksuele disfuncties is dan ook onontbeerlijk in de hulpverlening. Omdat seksualiteit veel aspecten van het functioneren omvat, vergt hulpverlening op dit gebied bij voorkeur een multidisciplinaire aanpak. Voor de seksuologische hulpverlening is het van belang om, naast inzicht in gedrag, kennis te hebben van de werking van de geslachtsdelen. Degenen die hulp zoeken, vermelden namelijk vaak het disfunctioneren van hun geslachtsdelen als aanmeldklacht.

Seksuele moeilijkheden en problemen worden in de literatuur vaak omschreven als verschillen tussen seksuele wens en seksuele werkelijkheid. De laatste jaren wordt er binnen de seksuele hulpverlening vooral gewerkt vanuit het biopsychosociale model. Daarbij wordt ervan uitgegaan dat zowel biologische, psychologische als sociale variabelen van invloed zijn op seksueel beleven.

5.11.2 Indeling seksuele disfuncties en responscyclus

Binnen de psychiatrie en psychologie worden seksuele disfuncties geclassificeerd aan de hand van het DSM-IV-TR-systeem. De DSM verdeelt de seksuele stoornissen en genderstoornissen in drie secties: *seksuele disfuncties, parafilieën* en *genderidentiteitsstoornissen*.

Uitgangspunt van de indeling voor de seksuele disfuncties is de seksuele responscyclus. Deze cyclus bestaat uit een aantal fasen: opwindingsfase (plateau), orgasme en herstelfase. Eerst wordt men opgewonden, dan is er seksuele spanning die een orgasme mogelijk maakt. Dan krijgt men een orgasme en ten slotte verdwijnt de seksuele spanning. Later is daaraan de fase van verlangen toegevoegd, dat wil zeggen: mensen moeten eerst naar elkaar verlangen voordat ze opgewonden raken.

5.11.3 Diagnostiek

Seksuele minianmnese

Het doel van het diagnostisch onderzoek is te verhelderen wat de aard van de problematiek is:
- aard, duur, situatie, ontstaanswijze en ernst van de klacht;
- eigen indruk van de patiënt over de oorzaak;

- problemen in de fasen van de seksuele responscyclus;
- ziekte en medicatie;
- leefstijlfactoren (roken, alcohol, enz.);
- relatieproblemen;
- wat gaat er goed in de seks?;
- verwachtingen van de patiënt.

Op grond van het zorgvuldig uitvragen van de klachten wordt een indruk verkregen van de aard van de problematiek. Bij het uitvragen moet de hulpverlener zich realiseren dat het spreken over seksualiteit bij de hulpzoekende met de nodige voorzichtigheid zal gebeuren. Het is dan ook van belang dat de hulpverlener een veilig klimaat weet te scheppen. Met zijn woordkeuze probeert hij zo veel mogelijk aan te sluiten bij die van de patiënt. Bovendien is het van belang inzicht te krijgen in het referentiekader van waaruit de patiënt zijn klachten formuleert. Welke normen en waarden hanteert de patiënt bij het formuleren van zijn klachten? Wat gaat er wel goed met betrekking tot het seksueel gedrag? Het is dan ook aan te raden de partner bij het uitvragen van de klachten te betrekken, omdat de seksuele stoornissen in het algemeen een belangrijk effect hebben op de partner en op de relatie tussen beide partners.

In het algemeen vinden patiënten het moeilijk om over seksuele problemen te spreken. Dit is vooral het geval als er sprake is van traumatische seksuele ervaringen, mishandeling of misbruik. Het is ook goed dat de hulpverlener zich realiseert dat seksualiteit omgeven is met allerlei normen, waarden en taboes die niet stroken met de werkelijkheid. Hoe de presentatie van de klacht ook is, op grond van de minianamnese zal een eerste indruk ontstaan van de voorgeschiedenis van de klacht. Ook kan nagegaan worden of er sprake is van het gelijktijdig voorkomen van andere problemen die in samenhang bekeken dienen te worden. Bij het uitvragen is het van belang de verschillen tussen seksuele wens en werkelijkheid van de partners in kaart te brengen.

Zowel voor het afnemen van de seksuele anamnese als ook voor het uitvragen van veelvoorkomende seksuele problemen zijn vragenlijsten ontwikkeld. In de intakefase is het handig deze vragenlijsten te gebruiken om meer specifieke informatie over de gepresenteerde klacht uit te vragen.

5.11.4 Classificatie DSM-IV-TR

DSM-IV-TR-indeling van seksuele stoornissen
De indeling van de seksuele stoornissen op as I van de DSM-IV-TR is gebaseerd op verstoringen in de responscyclus.
Er is een onderverdeling gemaakt in:
- stoornissen in het seksueel verlangen;
- seksuele opwindingsstoornissen;
- orgasmestoornissen;

- seksuele pijnstoornissen;
- seksuele disfunctie niet anderszins omschreven (NAO).

Op alle seksuele disfuncties is van toepassing of er sprake is van:
a. type disfunctie:
   - levenslang of verworven type;
   - gegeneraliseerd of situationeel type;
   - door psychische factoren of door gecombineerde factoren;
b. oorzaak duidelijk lijden of relatieproblemen;
c. niet eerder toe te schrijven aan een andere as-I-stoornis (behalve een andere seksuele disfunctie) en niet het gevolg van de directe fysiologische effecten van een middel (drugs, geneesmiddel) of een somatische aandoening.

5.11.5 Seksuele stoornissen: verschijnselen en behandeling

Stoornis in het seksueel verlangen
- **Verminderd seksueel verlangen**

Aanhoudend of recidiverend (terugkerend) gebrek aan seksuele fantasieën en verlangen naar seksuele activiteit. Bij de beoordeling van het gebrek of het ontbreken moet rekening gehouden worden met factoren die van invloed zijn op het seksueel functioneren (leeftijd, sekse, levenswijze).

> **Casus**
>
> Mevrouw A (44 jaar) is eerder gehuwd geweest. In deze relatie werd zij geslagen en tegen haar zin gedwongen seksuele handelingen bij haar partner te verrichten. Na een periode van tien jaar vond zij een nieuwe partner. De relatie verloopt met ups en downs. Vooral de seks vormt een probleem. Mevrouw ervaart seks als iets dierlijks dat niets met liefde te maken heeft. Zij heeft nooit zin in seks. Zij voelt zich echter tegenover haar partner schuldig, omdat zij hem iets essentieels onthoudt. In eerste instantie meldt mevrouw zich alleen bij de hulpverlener. Na twee keer neemt zij haar partner mee. Beiden hopen via therapie de impasse te doorbreken.

De diagnostiek van *verminderd seksueel verlangen* berust meestal op zelfrapportage. Partners onderling kunnen sterk verschillen in hun zin in seks of geen zin hebben in datgene waar de partner zin in heeft. Bij geen zin hebben gaat het om het ontbreken van iets wat op zich wel na te streven is.

Verminderd seksueel verlangen is een van de moeilijkst te behandelen seksuele disfuncties. Er bestaan geen standaardprocedures. De behandeling richt zich vooral op psychologische aspecten. Het bestaat veelal uit een programma dat gebaseerd is op voorlichting, streeloefeningen, en communicatietraining en op interventies gericht op het verminderen van prestatiedruk.

Ook kan gebruikgemaakt worden van de *sensate focus*-oefeningen (aanraak-/streeloefeningen om weer te leren genieten van lichamelijk contact). Deze zorgen ervoor dat er weer stilgestaan wordt bij de eigen lichamelijke sensaties. Door de hiërarchisch opgebouwde huiswerkoefeningen leert het paar weer seksueel actief te zijn zonder dat hierbij enige prestatie verwacht wordt.

Verminderd seksueel verlangen treedt zowel bij vrouwen als bij mannen op. Vaak blijkt er een duidelijke samenhang te bestaan met chronische ziekten, medicatiegebruik of medische ingrepen. Er blijkt bovendien een grote overlap te bestaan met andere seksuele disfuncties.

- **Seksuele aversie**

Seksuele aversie (afkeer) is een aanhoudende of reciderende extreme aversie voor en vermijding van elk (of bijna elk) genitaal contact met een partner.

Vermijding alleen is onvoldoende om de diagnose seksuele aversiestoornis te stellen. Belangrijk is dat als de situatie niet te vermijden valt, er afkeer of extreme angst ervaren wordt. Eigenlijk is seksuele aversie te beschouwen als een specifieke fobie. Het patroon van vermijding kan sterk variëren. Soms breekt de seksuele interactie af bij het genitaal contact. Soms gaat de vermijding zover dat alle situaties die de persoon als seksueel aanmerkt, uit de weg gegaan worden.

Seksuele aversie kan zowel primair als secundair zijn. Bij primaire aversie heeft de aversie altijd al bestaan, maar wordt deze pas duidelijk op het moment dat iemand seksueel actief wordt. Bij secundaire aversie blijkt de aversie verworven te zijn na een periode van probleemloos seksueel functioneren. Seksueel geweld ligt vaak aan de oorsprong van de later ontstane seksuele aversie. Ook andere factoren kunnen bij het tot stand komen van seksuele aversie een rol spelen. Te denken valt hierbij aan stress, alcohol- en drugsgebruik, angst voor zwangerschap, depressie en relatieproblemen.

Seksuele opwindingsstoornissen
- **Stoornissen in de opwindbaarheid bij de vrouw**

Een stoornis in de opwindbaarheid bij de vrouw is een aanhoudend of recidiverend onvermogen om bij seksuele opwinding een vochtige vagina te krijgen of in stand te houden tot het einde van de seksuele activiteit.

> **Casus**
>
> Mevrouw B (50 jaar) is sinds enige maanden in de overgang. Gevoelsmatig leidt zij een kleurloos bestaan. Het vrijen lukt niet meer zo best. Zij kan haar gedachten er maar moeilijk bijhouden. Ook wordt zij minder vochtig dan vroeger het geval was.

Klachten worden zelden gepresenteerd als opwindingsstoornis. In de DSM-IV-TR is de vaginale vochtigheid (lubricatie) het uitgangspunt. Opwinding bestaat echter uit verschillende componenten. Bovendien hangen bij vrouwen subjectieve seksuele opwinding en genot niet noodzakelijk samen met de lichamelijke component. Het is daarom van belang gedetailleerd naar zowel de subjectieve als de fysiologische aspecten van opwinding te vragen. Omdat het voor vrouwen vaak moeilijk is hun eigen mate van respons in te schatten, kan informatie van de partner een zinvolle aanvulling op de klachtenanamnese zijn. Er bestaat een duidelijke samenhang tussen gebrek aan opwinding en medicatiegebruik. Het uitvragen van de somatische factoren in de anamnese is dus belangrijk.

De behandeling is er vooral op gericht dat de vrouw haar positieve seksuele verwachtingen leert aangeven en dat zij eraan durft toe te geven. Zij leert zich daarop te concentreren en, indien aanwezig, de opwindingondermijnende gedachten te stoppen. Het gebruik van een glijmiddel of speeksel lijkt tot op heden de oplossing die door veel vrouwen wordt toegepast.

- **Erectiestoornissen**

Een erectiestoornis is een aanhoudend of recidiverend onvermogen om een adequate erectie te krijgen of in stand te houden tot het einde van de seksuele activiteit.

> **Casus**
>
> De heer C (40 jaar) heeft sinds twee jaar moeite met het krijgen van een erectie bij het vrijen met zijn partner (35 jaar). Tijdens masturbatie wordt zijn penis makkelijk stijf. Hij heeft bovendien goede ochtenderecties. Bij uitvragen van de anamnese blijkt dat hij vijf jaar geleden gescheiden is van een vrouw met wie hij twaalf jaar een relatie gehad heeft. Na zijn scheiding heeft hij fors alcohol misbruikt. Hij verloor daarna zijn baan. Drie jaar geleden is hij definitief gestopt met middelengebruik. Daarna leerde hij zijn nieuwe partner kennen. Bij de start van de relatie ontstonden direct erectieproblemen.

In de DSM-IV-TR zijn verstoring van de zwelling en stijfheid van de penis het uitgangspunt voor de diagnose. Bovendien moet de stoornis merkbaar leed of relationele problemen veroorzaken. Voor veel mannen geldt dat zij vaak al enige jaren kampen met het probleem voordat zij naar de hulpverlening stappen. Vaak bestaat er een sterke neiging tot vermijding van de seks. Sommige mannen zijn alleen nog maar bezig met hun eigen penis en het zichzelf sterk genoeg stimuleren om tot coïtus te kunnen komen. Anderen hebben zich toegelegd op het manueel of oraal bevredigen van hun partner.

Uit onderzoek blijkt dat mannen met erectiestoornissen meer negatieve affectieve reacties hebben die passen bij depressie en angst. Faalangst en denkbeelden van verlies van mannelijkheid worden vaak gezien.

Aandachtspunten in de behandeling zouden dan ook moeten zijn: het anders richten van de aandacht, meer bezig zijn met de ervaren lichamelijke sensatie in de penis als ook in andere delen van het lichaam. Daarnaast kunnen de verkeerde denkbeelden met cognitieve gedragstherapie behandeld worden (anders erover leren denken en vervolgens doen). Vaak bestaat er ook een onderschatting van het eigen erectiele vermogen.

Elementen uit de psychologische behandeling zijn:
- wel vrijen, geen coïtus proberen;
- *sensate focus*-oefeningen door de man;
- *sensate focus*-oefeningen samen met de partner;
- cognitieve gedragstherapie;
- relatietherapie vooral gericht op communicatie.

Orgasmestoornissen

- **Orgasmestoornis bij de vrouw**

Een orgasmestoornis bij de vrouw is een aanhoudende of recidiverende vertraging of het ontbreken van een orgasme volgend op een fase met een normale seksuele opwinding. Vrouwen bezitten een grote variëteit in de vorm of intensiteit van stimulatie die een orgasme teweegbrengt. De diagnose *orgasmestoornis bij de vrouw* mag pas gesteld worden als de mogelijkheden om een orgasme te krijgen minder zijn dan redelijk is voor haar leeftijd, seksuele ervaring en adequaatheid van de seksuele stimulatie die zij ontvangt.

Volgens de definitie van de DSM is er alleen sprake van een orgasmestoornis wanneer de fase van seksuele opwinding goed doorlopen is.

Bij de start van de behandeling moet duidelijk zijn of er sprake is van een verworven orgasmestoornis of een primaire orgasmestoornis (was vanaf het eerste moment al aanwezig). Bij de behandeling van een primaire orgasmestoornis is het van belang vooral aan te sluiten bij de kennis die de vrouw van haar eigen lichaam heeft. Bij de verworven orgasmestoornis is eerder een partnerrelatietherapie aangewezen of, indien de stoornis samenhangt met medicatiegebruik, de beslissing om in overleg met de behandelaar over te gaan tot een medicatieswitch.

- **Orgasmestoornis bij de man**

Een orgasmestoornis bij de man is een aanhoudende of recidiverende vertraging of het ontbreken van een orgasme volgend op een fase met normale seksuele opwinding tijdens de seksuele activiteit die adequaat in aandacht, intensiteit en duur was, waarbij rekening is gehouden met de leeftijd.

> **Casus**
>
> Echtpaar A (beiden 30 jaar) meldt zich bij de huisarts in verband met een verschil in behoefte aan lichamelijk contact. De man geeft aan meer behoefte te hebben aan vrijen dan zijn partner. Hij is meer opgewonden en mist enthousiasme bij haar. Als zij vrijen, krijgt zij geen orgasme en heeft zij daarna altijd pijn. Zij heeft het idee dat het haar schuld is. Hij weet niet of dat zo is, misschien doet hij het wel verkeerd. In ieder geval vindt hij dat hij te snel klaarkomt. Hij kan zijn zaadlozing maar twee minuten ophouden nadat hij met zijn penis in haar schede is gekomen.

Er zijn verschillende vormen van orgasmestoornissen bij de man. Onderscheid moet gemaakt worden tussen klaarkomen en een zaadlozing (ejaculatie). Zij kunnen onderverdeeld worden in problemen met de snelheid van het klaarkomen (te snel, te langzaam, niet) en met het gevoel bij het klaarkomen (onprettig, geen gevoel, pijn). Tijdens het klaarkomen kunnen er allerlei begeleidende fysiologische processen optreden: snellere hartslag en ademhaling, hogere bloeddruk en spiertonus. De emissie en expulsie vormen samen de zaadlozing. De emissie is het toeschieten van zaadvocht en zaadcellen. Er is nu geen weg terug meer. Het naar buiten schieten van het ejaculaat (expulsie) zal onvermijdelijk volgen. Het orgasme is het mentale proces tijdens de zaadlozing.

5.11 · Seksuele stoornissen

- **Voortijdige ejaculatie (VE – ejaculatio praecox)**

Voortijdige ejaculatie is een aanhoudende of recidiverende ejaculatie na minimale stimulatie voor, tijdens of kort na de penetratie en eerder dan betrokkene wil. Rekening moet worden gehouden met factoren die de duur van de opwindingsfase beïnvloeden, zoals leeftijd, onbekendheid met de partner of de situatie en de huidige frequentie van de seksuele contacten.

> **Casus**
>
> De heer D (30 jaar) meldt zich bij de hulpverlening omdat hij bij zijn nieuwe relatie ook weer last heeft van extreem snel klaarkomen. In het algemeen bestaat er een onvermogen om zijn emoties te onderkennen. Het opvoedingsklimaat van zijn gezin van herkomst stond het ingaan op gevoelens niet toe. Behalve aan solo-oefeningen voor de voortijdige ejaculatie wordt tijdens de sessie eveneens aandacht besteed aan zijn individualiteitsontwikkeling.

Het vóórkomen van voortijdige ejaculatie volgens de DSM-IV-TR is subjectief. Het houdt namelijk alleen rekening met het oordeel van de man zelf. Er zijn echter ook mannen die extreem snel klaarkomen, die hun partner daarmee ernstig frustreren en die weigeren het als een probleem te zien.

In 2007 heeft de International Society for Sexual Medicine de definitie voor mannen met een levenslang bestaande problematiek rond de zaadlozing die ook vaginaal penetratiecontact hebben, nader aangescherpt. Deze mannelijke seksuele disfunctie wordt gekenmerkt door:
- ejaculatie die altijd of bijna altijd plaatsvindt voor of binnen ongeveer één minuut na vaginale penetratie;
- het onvermogen om de ejaculatie uit te stellen bij alle of bijna alle keren dat dit plaatsvindt;
- negatieve persoonlijke gevolgen, zoals lijden, last, frustratie en/of vermijding van seksueel intiem contact.

Bij de patiënt die met de klacht vroegtijdige zaadlozing komt, is het in de diagnostische fase handig vragen te stellen zoals de volgende:
- Wat is de gemiddelde tijd tussen het moment van penetreren en de zaadlozing?
- Is de snelle zaadlozing later in het leven ontstaan of is er altijd al sprake geweest van een snelle zaadlozing?
- Is er een samenhang tussen seksuele stimulatie of houding en de zaadlozing?
- Zijn er klachten die wijzen op schildklierdisfuncties, problemen met de prostaat, erectieproblemen, psychosociale problemen of relatieproblemen?
- Is het seksuele contact in het algemeen bevredigend?
- Wat vindt de partner van de snelle zaadlozing van de patiënt?
- Beïnvloedt de snelle zaadlozing het leven van de patiënt en zijn partner?
- Heeft de partner seksuele problemen?
- Heeft de patiënt eerder hulp gezocht?
- Wat verwachten patiënt en partner van een behandeling?

Bij gemotiveerde paren zonder ernstige bijkomende individuele (psychische of lichamelijke) of relatieproblemen, is sekstherapie een voor de hand liggende behandeling. In de therapie worden technieken en oefeningen aangereikt om de zaadlozing te leren beheersen.

Seksuele pijnstoornissen

- **Dyspareunie (niet door somatische aandoening)**

Pijn bij vrijen (dyspareunie) is een recidiverende of aanhoudende genitale pijn samenhangend met geslachtsgemeenschap bij een man of een vrouw. De stoornis wordt niet uitsluitend veroorzaakt door vaginisme of verminderde vochtigheid van de vagina.

Dyspareunie of pijnlijke gemeenschap is een veelvoorkomende klacht bij vrouwen en minder bij mannen. De klacht komt het meest voor bij vrouwen van 25-30 jaar en bij vrouwen rond en na de menopauze. Bij mannen komen pijnklachten zonder lichamelijke oorzaak relatief weinig voor. Wanneer er sprake is van een overactieve bekkenbodem zullen de functie van de bekkenbodemspieren en de behandelmogelijkheden moeten worden uitgelegd.

De behandeling van dyspareunie dient afgestemd te zijn op de oorzaak en zal dus van patiënt tot patiënt verschillen.

Onafhankelijk van de oorzaak is een aantal algemene adviezen voor beide partners van belang:
- Geen coïtus proberen als het pijn doet.
- Enige tijd geen gemeenschap hebben, zodat de lichamelijke problematiek, zoals een geïrriteerd vaginaslijmvlies, kan genezen en een mogelijke vicieuze cirkel doorbroken kan worden.
- Soms kan het helpen een indifferente crème aan de buitenzijde van de ingang aan te brengen.

- **Vaginisme**

Vaginisme is een recidiverend of aanhoudend onwillekeurig spasme van de spieren van het buitenste derde deel van de vagina, waardoor geslachtsgemeenschap belemmerd wordt.

> **Casus**
>
> Mevrouw E (25 jaar) komt met haar man op het spreekuur. Er bestaat beiderzijds een wens om zwanger te worden. Zij vrijen al een aantal jaren zonder te coïteren. Beiden geven aan daar geen probleem mee te hebben, zij vinden hun seksleven bevredigend. Alleen staat het nu de zwangerschap in de weg.

Vrouwen die vaginistisch zijn, spannen onwillekeurig de bekkenbodemspieren aan wanneer iets de vagina nadert of wanneer de vagina wordt aangeraakt. Vaak blijft het niet beperkt tot het aanspannen van de bekkenbodemspieren. Bil-, bovenbeen- en soms ook rug- en nekspieren worden aangespannen. Soms wordt krachtig afgezet met de hielspieren. Het is onjuist om de diagnose vaginisme te stellen uitsluitend op grond van de waarneming dat de vrouw bij vaginaal toucher 'vaginistisch' reageert. Aan haar reactie kunnen namelijk

allerlei andere redenen ten grondslag liggen (spanning voor onderzoek, eerder ervaren pijnklachten, angst voor gemeenschap, denkbeelden over seksualiteit, enz.).
De behandeling is vooral gericht op:
- systematische desensitisatie; hierbij gaat het om het verminderen van de angst bij angst uitlokkende gebeurtenissen, bijvoorbeeld naderen van de penis;
- *sensate focus*-oefeningen;
- seksuele educatie.

Systematisch doorloopt de vrouw de verschillende stappen, waardoor de spierspanningsrespons wordt vervangen door ontspanning. In tweede instantie leert zij deze ontspanning te combineren met seksuele opwinding.

5.11.6 Parafilieën

In de DSM-IV-TR is er sprake van een parafilie als er voldaan is aan de volgende criteria.
a. Gedurende een periode van ten minste zes maanden zijn er recidiverende intense seksuele opwindende fantasieën, seksuele impulsen of gedragingen die betrekking hebben op kinderen of andere niet-instemmende personen, of niet-menselijke objecten, of het lijden of vernederen van zichzelf of de partner.
b. Iemand heeft op basis van deze drang gehandeld, of de seksuele drang of fantasieën veroorzaakten duidelijk lijden of relatieproblemen.

In het algemeen vinden personen met een parafilie niet dat hun voorkeur een probleem of een ziekte is. Zij komen vaak pas in contact met de hulpverlening na conflicten met de partner of omdat de samenleving hun parafiele gedrag negatief beoordeelt of strafbaar stelt. Het vóórkomen van parafilie in de algemene bevolking is onbekend. Een duidelijke verklaring voor het meer voorkomen van parafilie bij mannen dan bij vrouwen is nog niet voorhanden.
Parafilieën openbaren zich meestal vóór het achttiende levensjaar. In de loop der jaren kunnen er veranderingen optreden in de aard van de parafilie en kunnen meerdere parafilieën tegelijkertijd voorkomen.
Tot de parafilieën worden de volgende zaken gerekend.

Exhibitionisme
Exhibitionisme is het seksueel opgewonden raken van het tonen van geslachtsdelen aan een niet-instemmende ander. Exhibitionisme komt vrijwel alleen bij mannen voor. Het masturberen kan vaak tot de veilige thuissituatie uitgesteld worden.

Casus

De heer F (40 jaar) staat meerdere keren per week in de bosjes bij het tennisveld. Tijdens de tennisles van een aantal jonge meisjes haalt hij zijn geslachtsdeel uit zijn broek. Nadat zij hem gezien hebben, gaat hij gauw naar huis en masturbeert hij zodra hij thuisgekomen is. De tennisclub doet aangifte tegen hem, waarna hij door de politie aangehouden wordt. Uiteindelijk wordt hij veroordeeld en krijgt hij een verplicht reclasseringscontact opgelegd. Binnen dit contact wordt hij toegeleid naar een gespecialiseerde instelling met als doel zijn drang tot exhibitioneren meer onder controle te krijgen.

Fetisjisme

Fetisjisme is het seksueel gericht zijn op niet-levende voorwerpen; vrouwenondergoed, nylonkousen, laarzen of voeten leveren seksuele opwinding op. De voorwerpen worden bij het masturberen gebruikt. De diagnose wordt niet gesteld als het gaat om een hulpmiddel bij seksuele stimulatie, zoals een vibrator of dildo.

Casus

Bij een studentenhuis wordt de heer K (25 jaar) betrapt op het wegnemen van vrouwenslipjes en bh's. Hij wordt door de politie aangemeld bij een seksuoloog. Bij de intake vertelt hij dat hij bij verschillende huizen vrouwelijke kledingstukken heeft weggenomen. Bij het masturberen legt hij het slipje om zijn penis en fantaseert hij dat hij met het meisje vrijt. Hij zegt het ondergoed na gebruik weer terug te hangen.

Frotteurisme

Frotteurisme is het seksueel opgewonden raken van het tactiel contact maken in de vorm van aanraken, wrijven tegen of strelen van een niet-instemmende persoon.

Dit moet niet verward worden met frottage, waarbij met wederzijdse instemming tegen elkaar geschuurd wordt. In een discotheek of het openbaar vervoer bijvoorbeeld kan zowel frotteurisme als frottage plaatsvinden.

Casus

De heer J (23 jaar) maakt dagelijks gebruik van de tram. In spitsuren zijn er onvoldoende zitplaatsen. De reizigers staan dicht op elkaar gepakt, waardoor hij ongemerkt tegen een medereizigster aan kan rijden. Hij weet dat hij met zijn gedrag een risico loopt. Hij heeft al een aantal keren ervaren dat een medereizigster hem een klap gaf nadat zij hem betrapt had. Toch kan hij geen weerstand bieden aan zijn gedrag. Van zijn hulpverlener heeft hij het advies gekregen buiten de spitsuren te gaan reizen. Hij heeft dit ook een aantal weken volgehouden, maar sinds kort gaat hij toch weer tijdens de spits met de tram.

Pedofilie

Pedofilie is het seksueel aangetrokken worden tot jongens, meisjes of beide seksen (in het algemeen 13 jaar en jonger). Wanneer het leeftijdsverschil minder dan vijf jaar bedraagt, wordt in de Nederlandse rechtspraak niet van pedoseksueel gedrag gesproken. Ook bij plegers van incest kan de diagnose pedofilie gesteld worden.

Casus

De heer L (35 jaar) is sinds tien jaar getrouwd. Hij omschrijft zijn relatie met zijn vrouw als bevredigend. Hij geeft tijdens de intake wel aan dat het initiatief voor het vrijen bij zijn vrouw vandaan komt. Tijdens het vrijen fantaseert hij dat hij vrijt met een jong meisje, met weinig schaamhaar en kleine borstjes. Zijn vrouw lijkt niet op het meisje in zijn fantasie. Hij heeft zijn vrouw wel eens verteld dat hij dit soort fantasieën heeft. Zij zou aangegeven hebben dat zij daar geen probleem mee heeft. Ook masturbeert hij wel bij foto's van blote kinderen. Dat heeft hij zijn vrouw niet verteld, maar hij is wel bang voor haar reactie als zij te weten komt dat hij zich bezighoudt met het downloaden van deze kinderfoto's.

Seksueel masochisme

Seksueel masochisme is het werkelijk (niet-gesimuleerd) vernederd, gepijnigd of vastgebonden worden of een andere manier van lijden ondergaan, waardoor seksuele opwinding ontstaat. Voor het stellen van de diagnose is vereist dat de persoon lijdt onder zijn parafiele drang. Seksueel masochisme begint reeds in de vroege jeugd en blijft gewoonlijk bestaan. De frequentie en de aard van de handelingen kunnen met de jaren veranderen. Sommige seksueel-masochisten melden bijvoorbeeld een toename van masochistische handelingen in periodes van stress of een neiging om steeds gevaarlijkere handelingen te willen ondergaan.

Seksueel sadisme

Seksueel sadisme: het werkelijk en niet-gesimuleerde handelen waarbij psychologisch of lichamelijk lijden van een andere persoon seksueel opwindend is. Als een persoon op grond van zijn parafiele drang overgaat tot sadistische handelingen met een niet-instemmende ander, is er sprake van verkrachting. Anders dan verkrachters, die gewelddadig gedrag gebruiken om de tegenwerking van het slachtoffer te verminderen, beleven seksueel sadisten opwinding aan het door dwang en geweld veroorzaakte lijden van het slachtoffer. Dwang en geweld zijn voor verkrachters een middel, voor seksueel-sadisten een doel op zich. Ongeveer 10% van de verkrachters is ook seksueel sadist. De sadistische seksuele fantasieën bestaan meestal al in de kindertijd, maar het handelen begint in de regel pas in de vroege volwassenheid. Sommige seksueel-sadisten handelen niet naar hun parafiele drang en houden het bij fantasieën over situaties waarin zij een ander overheersen.

Fetisjistisch transvestitisme

Fetisjistisch transvestitisme is het seksueel opgewonden raken van het dragen van kleding van de andere sekse. Meestal wordt deze parafilie gerapporteerd door heteroseksuele mannen die zich in vrouwenkleding hullen. Bij het masturberen wordt gefantaseerd dat andere mannen zich tot hem als vrouw aangetrokken voelen.

Voyeurisme

Voyeurisme is het seksueel opgewonden raken van het observeren van niet-instemmende personen, terwijl die naakt zijn, vrijen of zich uitkleden en niet weten dat zij daarbij bekeken worden. De voyeur zoekt geen contact met de geobserveerde persoon en masturbeert soms tijdens het gluren. Het kijken naar pornografie of via een webcam met instemming van de geobserveerde individuen leidt niet tot het stellen van de diagnose.

Parafilie niet anderszins omschreven (NAO)

Deze laatste categorie omvat weinig voorkomende parafilieën, zoals necrofilie (bedrijven van seks met een lijk), zoöfilie (seksueel aangetrokken voelen tot dieren; in Nederland wordt deze vorm van parafilie door de wet als dierenmishandeling aangemerkt), coprofilie (seksueel opgewonden raken van ontlasting), klismafilie (seksueel opgewonden raken van het inbrengen van klisma's in de anus) en urofilie (seksueel opgewonden raken van urine, ook wel plasseks genoemd).

Diagnostische vragen bij parafilie

- Wat zijn de verschijnselen van de parafilie?
    - Inhoud, frequentie, intensiteit van het seksuele verlangen?
    - Heeft de betrokkene het gevoel dat de verschijnselen bij hem horen (egosyntoon) of juist niet (egodystoon)?
    - Hoe wordt het in de praktijk gebracht?
    - Wat zijn de gevolgen?
    - Gebeurt het specifiek in een bepaalde situatie?
- Is er biologische pathologie?
    - Zijn er aanwijzingen voor genetische, hormonale of hersenafwijkingen?
    - Is er een andere medische aandoening die relevant is?
- Welke psychopathologie is er?
    - Wat is de ernst van de parafilie?
    - Welke andere aandoening is er in de psychopathologie?
    - Wat is de plaats van de parafilie in de persoonlijkheid?
- Hoe ziet de sociale wereld van de patiënt eruit?
    - Wat is de sociale identiteit (tot welke groep behoort betrokkene)?
    - Welke sociale vaardigheden heeft betrokkene?
    - Hoe ziet het sociaal netwerk eruit?
    - Hoe bejegent de omgeving de persoon met een parafilie en welke consequenties heeft dit voor de parafilie en de tegelijkertijd voorkomende andere aandoeningen?
    - Is er sprake van inbedding in een misdaadbevorderende (sub)cultuur?
- Juridische en strafrechtelijke bemoeienis?
    - Is er sprake van juridische of strafrechtelijke bemoeienis?
    - Zo ja, welke consequenties heeft die voor de behandeling?
- Gevaarinschatting?
    - Wat is de kans op zelfbeschadiging of zelfmoord?
    - Is er gevaar voor anderen?

Behandeling

Uit onderzoek blijkt dat een begrijpende houding met duidelijke grenzen effectiever is dan een bestraffende, waarbij niet slechts het gedrag, maar de persoon die het parafiele gedrag vertoont, afgekeurd wordt. De prognose van personen met een parafilie is ongunstig. Aan de ene kant komt dit door tekortschietende behandelmogelijkheden, aan de andere kant speelt een geringe motivatie van daders om een behandeling te zoeken een rol.

5.11.7 Genderidentiteitsstoornissen

In de DSM-IV-TR wordt onder genderidentiteitsstoornis (GIS) verstaan: de moeilijkheden die een persoon kan ervaren met de tegenstrijdigheid tussen het eigen biologische geslacht en zijn genderidentiteit (het subjectieve gevoel tot een van beide geslachten (genders) te behoren). De onvrede met het biologische geslacht (man of vrouw) wordt wel aangeduid als *genderdysforie*. De genderrol kan worden aangeduid als het observeerbare gedrag dat volgens maatschappelijke normen mannelijk of vrouwelijk genoemd wordt. De seksuele gerichtheid of seksuele oriëntatie wordt gedefinieerd als de seksuele aantrekking tot personen van hetzelfde of het andere geslacht, of beide. Dit wordt beleefd in erotische aantrekkingskracht, in seksuele fantasieën of dromen en in seksuele ervaringen. Het proces van kennisverwerving over man- en vrouw-zijn begint al in de babyfase. Een 7-jarige kan in het algemeen het eigen geslacht benoemen. Dit leidt tot gedragskeuzes, die vervolgens weer van invloed zijn op de genderrolontwikkeling. Bij de ontwikkeling van een genderidentiteitsstoornis lijken zowel biologische als psychosociale factoren een rol te spelen.
a. De stoornis kenmerkt zich door een sterke en aanhoudende genderidentificatie met het andere geslacht (niet slechts een verlangen naar een of ander verondersteld cultureel voordeel om tot de andere sekse te behoren). De stoornis wordt zichtbaar door symptomen zoals de geuite wens om tot de andere sekse te behoren en frequent door te gaan voor iemand van de andere sekse. Dit geldt ook voor het verlangen te leven of behandeld te worden als iemand van de andere sekse of de overtuiging te hebben dat men de typische gevoelens en reacties van de andere sekse heeft.
b. Door de stoornis voelt de betrokkene zich voortdurend niet op zijn gemak met zijn sekse of heeft deze het gevoel dat het niet juist is zich volgens de genderrol van deze sekse te gedragen. De stoornis wordt zichtbaar door symptomen als voordurend in gedachte bezig zijn met het kwijt willen raken van de primaire en secundaire geslachtskenmerken of de overtuiging dat hij met de verkeerde sekse geboren is.
c. De stoornis komt niet gelijktijdig met stoornissen in de geslachtsontwikkeling. Bij deze aandoening vertoont het lichaam zowel mannelijke als vrouwelijke kenmerken.
d. De stoornis veroorzaakt in significante mate lijden of beperkingen in het sociaal of beroepsmatig functioneren of het functioneren op andere belangrijke terreinen.

Genderidentiteitsstoornissen komen zowel bij kinderen als bij volwassenen voor.

5.12 Bijlage 5.1 Life Chart Methode (LCM)

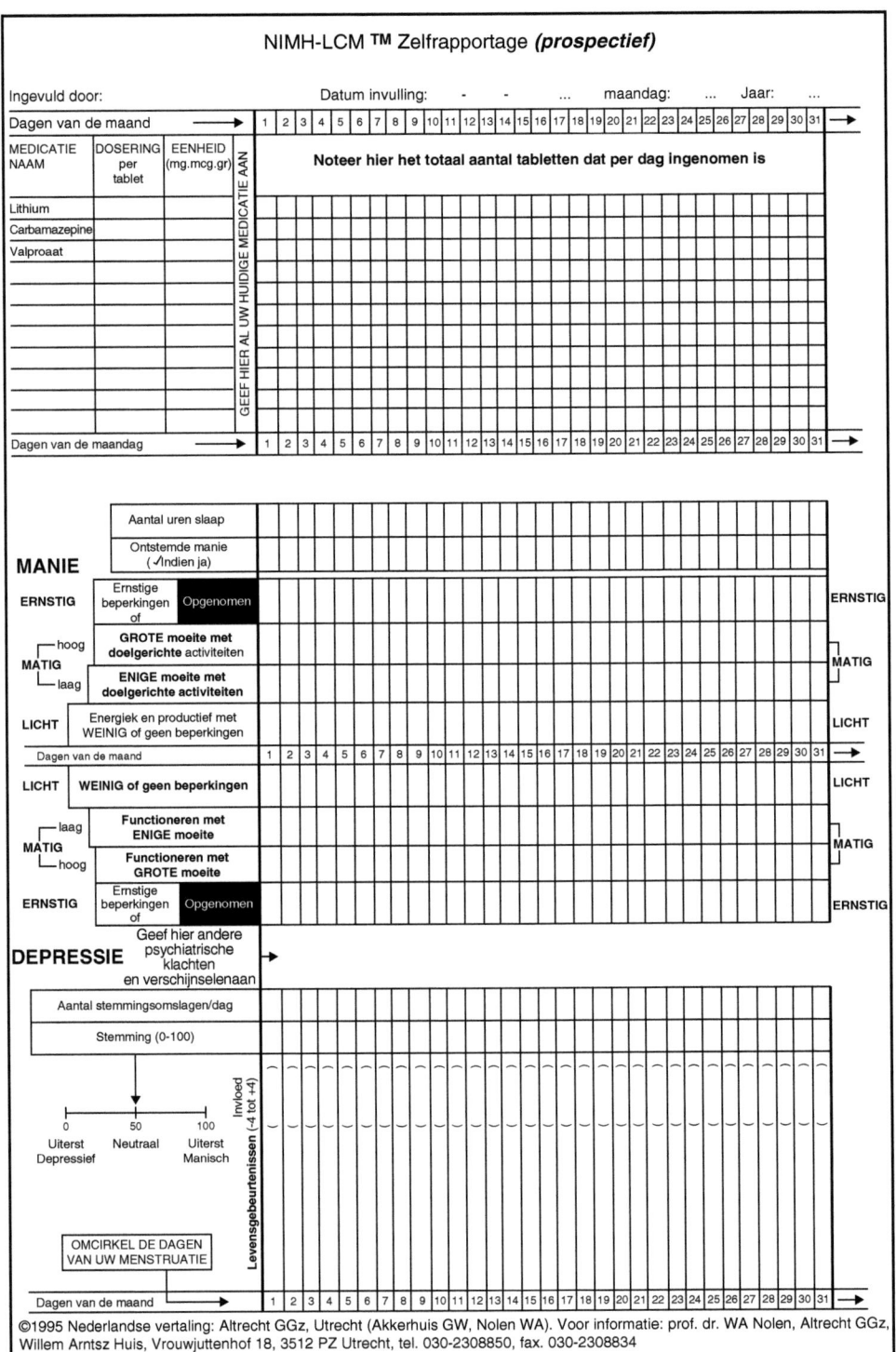

Literatuur en websites

Paragraaf 5.1

Brink, W. van den & Franken, I. (2009). *Handboek verslaving*. Utrecht: De Tijdstroom.
Epen, J.H. van (2002). *Drugsverslaving en alcoholisme*. Houten: Bohn Stafleu van Loghum.
Kerssemakers, R. et al. (2008). *Drugs en alcohol*. Houten: Bohn Stafleu van Loghum.
Nationaalkompas volksgezondheid (► www.nationaalkompas.nl).
Nationale Drug Monitor – Jaarbericht (2010). Utrecht: Trimbos Instituut (► www.trimbos.nl).
Ned Tijdschr Geneeskd. 1998;142:1942–6.
Ned Tijdschr Geneeskd. 2004;148:844–6.
Ned Tijdschr Geneeskd. 2005;149:1468–71.
Richtlijn detox.
Richtlijn dubbele diagnose (► www.ggzrichtlijnen.nl).
Stel, dr. J. van der (2011). *Wat elke professional over verslaving moet weten*. 2^e druk. Houten: Bohn Stafleu van Loghum.
Vandereycken, W., Hoogduin, C.A.L. & Emmelkamp, P.M.G. (red.) (2000). *Handboek psychopathologie – deel 1*. 3^e druk. Houten: Bohn Stafleu van Loghum.
Verslaving: maatschappelijke gevolgen (2012). Utrecht: Trimbos Instituut (► www.trimbos.nl).
► www.jellinek.nl
► www.trimbos.nl/onderwerpen/alcohol-en-drugs

Paragraaf 5.2

Brink, W. van den & Franken, I. (red.) (2009). *Handboek verslaving*. Utrecht: De Tijdstroom.
Gaag, M. van der, Appelo, M.T. & Hoogduin, C.A.L. (2003). *De psychologische behandeling van psychosen: Richtlijnen, valkuilen en omwegen*. Houten: Bohn Stafleu van Loghum.
Gaag, M. van der, Valmaggia, L., Meer, R. van & Sloof, C.J. (2005). *Gedachten uitpluizen. Cognitieve Gedragstherapie bij achterdocht en stemmen*. Stichting Cognitie en Psychose (► www.gedachtenuitpluizen.nl).
Gottesman, I. (1991). *Schizophrenia genesis. The origins of madness*. New York: Freeman & Co.
Haan, L. de (2002). Cognitie, subjectieve ervaring, dopamine en antipsychotica. *Tijdschrift voor Psychiatrie*, 44, 759–766.
Harten, P.N. van (2004). *Bewegingsstoornissen door medicijnen: een handleiding voor psychiatrisch verpleegkundigen*. (Te bestellen via: pnvanharten@gmail.com).
Landelijke Stuurgroep Multidisciplinaire Richtlijnontwikkeling in de GGZ (2005). *Multidisciplinaire richtlijn schizofrenie. Richtlijn voor de diagnostiek, zorgorganisatie en behandeling van volwassen cliënten met schizofrenie*. Utrecht: Trimbos Instituut.
Mulder, N. & Kroon, H. (2009). *Assertive Community Treatment. Bemoeizorg voor patiënten met complexe problemen*. Amsterdam: Boom.
Os, J. van & Kahn, R. (2007). Remissiecriteria voor de diagnose schizofrenie. *Tijdschrift voor Psychiatrie*, 49, 21–26.
Rooijen, S. van (2007). *Implementatie van geïntegreerde dubbele diagnose behandeling*. Utrecht: Trimbos Instituut.
Staring, M., Merkx & Barkhof, E. (2008). Motiverende gespreksvoering om therapietrouw te verbeteren bij patiënten met schizofrenie. *Directieve Therapie*, 28, 97–122.
Veldhuizen, R. van, Bähler, M., Polhuis, D. & Os, J. van (red.) (2008). *Handboek FACT*. Utrecht: De Tijdstroom.
Verkes, R.J. & Bruggeman, R. (red.) (2008). *Keuzecriteria voor antipsychotica*. Alphen aan de Rijn: Van Zuiden Communications.

Paragraaf 5.3

Balkom, T. van, Meeuwissen, J.A.C., Bockting, C.L.H. et al. (2008). *Conceptrichtlijnherzieningen van de multidisciplinaire richtlijn depressie bij volwassenen (in revisie)*. (► www.depressie.org/docs/rl_depr_update_08.pdf).
Balkom, T. van, Meeuwissen, J.A.C., Bockting, C.L.H. et al. (2011). *Richtlijnherziening van de multidisciplinaire richtlijn depressie (tweede revisie). Richtlijn voor de diagnostiek, behandeling en begeleiding van volwassen patiënten met een depressieve stoornis*. Utrecht: Trimbos Instituut (► www.ggzrichtlijnen.nl).
Huyser, J., Schene, A.H. & Spinhoven, Ph. (red.) (2008). *Handboek depressieve stoornissen*. Utrecht: De Tijdstroom.
Kupka, R., Knoppert-van der Klein, E. & Nolen, W. (red.) (2008). *Handboek bipolaire stoornissen*. Utrecht: De Tijdstroom.

McCloskey, J.C. & Bulechek, G.M. (2002). *Verpleegkundige interventies.* 2e editie. Maarsen: Elsevier Gezondheidszorg.

Moleman, P., Bruijn, J.A. & Emmelkamp, P.M.G. (2006). Stemmingsstoornissen. In Vandereycken, W., Hoogduin, C.A.L. & Emmelkamp, P.M.G. (red.). *Handboek psychopathologie – deel 2 Klinische praktijk* (pp. 281–316). 3e druk. Houten: Bohn Stafleu van Loghum.

Nolen, W.A. & Koerselman, G.F. (2004). Stemmingsstoornissen. In Vandereycken, W., Hoogduin, C.A.L. & Emmelkamp, P.M.G. (red.). *Handboek psychopathologie – deel 1 Basisbegrippen* (pp. 175–209). 3e druk. Houten: Bohn Stafleu van Loghum.

Nolen, W.A., Kupka, R.W., Schulte, P.F.J., Knoppert-van der Klein, E.A.M., Honig, A., Reichart, C.G., Goossens, P.J.J., Daemen, P. & Ravelli D.P. (2007). *Richtlijn bipolaire stoornissen.* 2e, herziene versie. Utrecht.

Tilburg, W. van, Veldhuizen, J.R. van, Beijaert, E. W., Ven-Dijkman, M.V. van de, Mulder, C.L., Schulte, P.F.J., Sikkens, E.P.K. & Tholen, A.J. (NVvP-commissie Richtlijn besluitvorming dwang) (2008). *Richtlijn besluitvorming dwang: opname en behandeling.* Utrecht: Nederlandse Vereniging voor Psychiatrie.

Paragraaf 5.4

Boeijen, C.A. van (2005). *RCT begeleide zelfhulp.*

Landelijke Stuurgroep Multidisciplinaire Richtlijnontwikkeling in de GGZ (2003). *Multidisciplinaire richtlijn angststoornissen.* Utrecht: Trimbos Instituut.

Richtlijn farmacotherapie angststoornissen (1998). Nederlandse Vereniging voor Psychiatrie.

Vandereycken, W., Hoogduin, C.A.L. & Emmelkamp, P.M.G. (red.) (2000). *Handboek psychopathologie – deel 1.* 3e druk. Houten: Bohn Stafleu van Loghum.

Paragraaf 5.5

American Psychiatric Association (2000). *Diagnostic and Statistical Manual of Mental Disorders.* 4th edition, text revision (DSM-IV-TR). Washington, DC: APA.

Bernstein Carlsen, E. & Putnam, F.W. (1993). An update on the Dissociative Experience Scale. *Dissociation*, 6(1), 16–27.

Chu, J.A. (2005). Guideline for Treating Dissociative Identity Disorder in Adults. *Journal Trauma and Dissociation*, vol. 4, 69–1490.

Elzinga, B.M., Ardon, A.M., Heijnis, M.K., Ruiter, M.B. de, Dyck, R. van & Veltman, D.J. (2007). Neural correlates of enhanced working-memory performance in dissociative disorder: a functional MRI study. *Psychological Medicine*; 37, 235–245.

Hart, O. van der, Nijenhuis, E. & Steele, K. (2010). *Het belaagde zelf: Structurele dissociatie en de behandeling van chronische traumatisering.* Amsterdam: Boom.

Kluft, R.P. (1999). An overview of the Psychotherapy of Dissociative Identity Disorder. *American Journal of Psychotherapy*, vol. 53, 3, 289–319.

Minnen, A. van, Hagenaars, M.A. & Hendriks, G.J. (2008). Dissociatieve stoornissen (H8). In Vandereycken, W., Hoogduin, C.A.L. & Emmelkamp, P.M.G. (red.). *Handboek psychopathologie – deel 1* (pp. 271–292). 4e druk. Houten: Bohn Stafleu van Loghum.

Nijenhuis, E.R.S., Spinhoven, P., Dyck, R. van, Hart, O. vander & Vanderlinden, J. (1996). The development and psychometric characteristics of the Somatoform Dissociation Questionairre (SDQ-20). *Journal of Nervous and Mental Disease*, 184, 688–694.

Raymaekers, L., Geraerts, E. & Merkelbach, H. (2008). Hervonden herinneringen: de stand van zaken. *Tijdschrift voor Psychotherapie*, 34, 4, 242–259.

Richtlijnen voor instroom, diagnostiek, indicatiestelling en evaluatiediagnostiek (2008). Utrecht: Landelijk Centrum voor Vroegkinderlijke Chronische Traumatisering.

Ross, C.A., Joshi, S. & Currie, R. (1990). Dissociative experiences in the general population. *American Journal of Psychiatry*, 147, 1547–1552.

Steinberg, M. *SCID-D.* Nederlandse vertaling: Boon, S. & Draaijer, N. (1994). Lisse: Swets en Zeitlinger.

Vanderlinden, J., Vandereycken, W., Dyck, R. van, Vertommen, H. & Verks, R.J. (1993). The Dissociative Questionairre. *Clinical Psychology and Psychotherapy*, 1, 21–27.

Paragraaf 5.6

Bouman, T.K. & Visser, S. (1998), Cognitive and behavioural treatments of hypochondriasis. *Psychotherapy and Psychosomatics*, 436, 214–221.

CBS (2007). *Permanent Onderzoek LeefSituatie (POLS).*

Fink, P., Hansen, M.S. & Oxhoj, M.L. (2004). The prevalence of somatoform disorders among internal medical patients. *Journal of psychosomatic research*, 56, 413–418.

Fishbain, D.A., Cutler, R.B., Rosomoff, H.L. & Rosomoff, R.S. (1998). Do Antidepressants Have an Analgesic Effect in Psychogenic Pain and Somatoform Pain Disorder? A Meta-Analysis. *Psychosomatic Medicine*, 60, 503–509.

Flor, H., Fydrich, T. & Turk, D.C. (1992). Efficacy of multidisciplinary pain treatment centers: a meta-analytic review. *Pain*, 49, 221–230.

Henningsen, P., Zipfel, S. & Herzog, W. (2007). Management of functional somatic syndromes. *Lancet*, 369, 946–955.

Hoogduin, C.A.L., Moene, F.C. & Roelofs, K. (2001). Conversiestoornis. In Spinhoven, Ph., Bouman, T.K. & Hoogduin, C.A.L. (red.). *Behandelingsstrategieën bij somatoforme stoornissen* (pp. 98–114). Houten: Bohn Stafleu van Loghum.

Jensen, M. & Patterson, D.R. (2006). Hypnotic Treatment of Chronic Pain. *Journal of Behavioural Medicine*, (1), 95–124.

Khan, A.A., Khan, A., Harezlak, J., Wanzhu, M.S. & Kroeke, K. (2003). Somatic Symptoms in primary care: etiology and outcome. *Psychosomatics*, 44, 471–478.

Lackner, J.M., Mesmer, C., Morley, S., Dowzer, C. & Hamilton, S. (2004). Psychological treatments for irritable bowel syndrome: a systemactic review and meta-analysis. *Journal of Consulting and Clinical Psychology*, 72, 1100–1113.

Looper, K. & Kirmayer, L.J. (2002). Behavioral medicine approaches to somatoform disorders. *Journal of Consulting and Clinical Psychology*, 70(3), 810–827.

Moene, F.C., Spinhoven, P., Hoogduin, K.A. & Van Dyck, R. (2002). A randomised controlled clinical trial on the additional effect of hypnosis in a comprehensive treatment programme for in-patients with conversion disorder of the motor type. *Psychotherapy and Psychosomatics*, 71, 66–76.

Moene, F.C., Spinhoven, P., Hoogduin, K.A. & Van Dyck, R. (2003). A randomized controlled clinical trial of a hypnosis-based treatment for patients with conversion disorder, motor type. *International Journal of Clinical and Experimental Hypnosis*, 51, 29–50.

Morley, S., Eccleston, C. & Williams, A. (1999). Systematic review and meta-analysis of randomized controlled trials of cognitive behaviour therapy and behaviour therapy for chronic pain in adults, excluding headache. *Pain*, 80, 1–13.

Nimnuan, C., Rabe-Hesketh, S., Wessely, S. & Hotopf, M. (2001a). How many functional somatic syndromes? *Journal of Psychosomatic Research*, 51, 549–557.

Nimnuan, C. Hotopf, M. & Wessely, S. (2001b). Medically unexplained symptoms: An Epidemiological Study in Seven Specialities. *Journal of Psychosomatic Research*, 51, 361–367.

Prins, J.B., Bleijenberg, G., Bazelmans, E., Elving, L.D., Boo, T.M. de, Severens, J.L., Wilt, G.J. van der, Spinhoven, P. & Meer, J.W.M. van der (2001). Cognitive behaviour therapy for chronic fatigue syndrome: a multicentre randomised controlled trial, *Lancet*, 357, 841–847.

Powell, P., Bentall, R.P., Nye, F.J. & Edwards, R.H. (2004). Patient education to encourage graded exercise in chronic fatique syndrome, a 2-year follow-up of randomised controlled trial, *The British journal of Psychiatry*, 184, 142–146.

Rood, Y. van & Visser, S. (2008). *Principes van cognitieve gedragstherapie in de GGZ. Handboek somatisatie: Lichamelijk onverklaarde klachten in de eerste en tweede lijn*. Utrecht: De Tijdstoom.

Rosen, J.C., Reiter, J. & Orosan, P. (1995). Cognitive-behavioral body dysmorphic disorder. *Journal of Consulting and Clinical Psychology*, 63, 263–269.

Thomson, A.B. & Page, L.A. (2008). Psychotherapies for hypochondriasis: review. *The Cochrane Library*, 2, 1–32.

Smith, G.R., Rost, K. & Kashner, T.M. (1995). A Trial of the Effect of a Standardized Psychiatric Consultation on Health Outcomes and Costs in Somatizing Patients. *Archives of General Psychiatry*, 52(3), 238–243.

Speckens, A.E.M., Hemert, A.M. van, Bolk, J.H., Rooijmans, H.G.M. & Hengeveld, M.W. (1996). Unexplained Physical Symptoms: Outcome, Utilization of Medical Care and Associated Factors. *Psychological Medicine*, 26, 745–752.

Waal, M.W.M. de, Arnold, I.A., Eekhof, J.A.H. & Hemert, A.M. van (2004). Somatoform disorders in general practice. Prevalence, functional impairment and comorbidity with anxiety and depressive disorders. *The British Journal of Psychiatry*, 184, 470–476.

Wilson, S., Maddison, T., Roberts, L., Greenfield, S. & Singh, S. (2006). Systematic review: the effectiveness of hypnotherapy in the management of irritable bowel syndrome. *Alimentary Pharmacology & Therapeutics*, 24(5), 769–780.

Paragraaf 5.7

American Psychiatric Association (1994). *Diagnostic and statistical manual of mental disorders.* 4th edition. Washington: APA.

Bacaltchuk, J. & Hay, P.P.J. (2003). Antidepressants versus placebo for people with bulimia nervosa. *Cochrane Database of systematic reviews*, Issue 3.

Bissada, H., Tasca, G.A., Barber, A.M. & Bradweijn, J. (2008). Olanzapine in the treatment of low body weight and obsessive thinking in women with anorexia nervosa: A randomized, double-blind, placebo-controlled trial. *American Journal of Psychiatry*, 165(10):1281–1288.

CBO (2008). *Richtlijn diagnostiek en behandeling van obesitas bij volwassenen en kinderen.* Alphen aan de Rijn: Van Zuiden Communications.

Hasler, G., Delsingnore, A., Milos, G., Buddeberg, C. & Schnyder, U. (2004). Application of Prochaska's transtheoretical model of change to patients with eating disorders. *J. Psychosom Res.* 57(1):67–72.

Landelijke Stuurgroep Multidisciplinaire Richtlijnontwikkeling in de GGZ (2006). *Multidisciplinaire richtlijn eetstoornissen. Richtlijn voor diagnostiek en behandeling van eetstoornissen.* Utrecht: Trimbos Instituut.

Reas, D.L. & Grilo, C.M. (2008). Review and meta-analysis of pharmacotherapy for binge-eating disorder. *Obesity*, 16(9):2024–38.

Shapiro, J.R., Berkmann, N.D., Brownley, K.A., Sedway, J.A., Lohr, K.N. & Bulik, C.M. (2007). Bulimia nervosa treatment; a systematic review of randomized controlled trials. *Int J Eat Disord*, 40(4):321–36.

Vocks, S., Tuschen-Caffier, B., Pietrowsky, R., Rustenbach, S.J., Kersting, A. & Herpertz, S. (2009). Meta-analysis of the effectiveness and pharmacological treatments for binge eating disorder. *Int J Eat Disord*, April 28.

Walraven, A.S.G. van & Fietje, E.H. (2007). *Topiramaat bij boulimia nervosa en binge eating disorder.* Utrecht: Wetenschapswinkel Geneesmiddelen.

World Health Organization (2003). Information sheet on obesity and overweight. ▶ www.who.int/dietphysicalactivity/media/en/gsfs_obesity.pdf.

Paragraaf 5.8

American Academy of Sleep Medicine (2005). *ICSD-2 – International classification of sleep disorders.* 2nd edition. *Diagnostic and coding manual.* Westchester, Illinois: American Academy of Sleep Medicine.

Belanger, L., Morin, C.M. & Langlois, F. (2004). Insomnia and generalized anxiety disorder: effects of cognitive behavior therapy for GAD on insomnia symptoms. *J Anxiety Disord*, 18, 561–571.

Chang, P., Ford, D., Mead, L., Cooper-Patrick, L. & Klag, M. (1997). Insomnia in young men and subsequent depression. The John Hopkins Precursors Study. *American Journal of Epidemiology*, 146, 105–114.

Dauvilliers, Y. & Billiard, M. (2006). Chronic hypersomnia. In Guilleminault, C. (red.). *Sleep Medicine Clinics: Excessive sleepiness*, vol. 1(1):79–88. Philadelphia: Elsevier, Inc.

Drake, C.L. & Roth, T. (2006). Predisposition in the evolution of insomnia: evidence, potential mechanisms, and future directions. In Roth, T. (red.), Sleep Medicine Clinics: Insomnia, vol. 1(3):333–349. Philadelphia: Elsevier, Inc.

Ford, D.E. & Kamerow, D.B. (1989). Epidemiologic study of sleep disturbances and psychiatric disorders: an opportunity for prevention? *JAMA*, 262, 1479–1484.

Fossion, P., Staner, L., Dramaix, M., Kempenaers, C., Kerkhofs, M., Hubain, P., Verbanck, P., Mendlewicz, J. & Linkowski, P. (1998). Does sleep eeg data distinguish between up, bpi or bpii major depressions? *Journal of Affective Disorders*, 49, 181–187.

Guilleminault, C. & Fromherz, S. (2005). Narcolepsy: diagnosis and management. In Kryger, M.H., Roth, T. & Dement, W.C. (red.) (2005). *Principles and practice of sleep medicine* (pp. 780–790). Philadelphia, PA: Elsevier Saunders.

Hirshkowitz, M. & Sharafkhaneh, A. (red.) (2006). Sleep-related breathing disorders and positive airway pressure therapy in adults. *Sleep Medicine Clinics*, vol. 1, nr. 4. Philadelphia: Elsevier, Inc.

Jenni, O.G. & Carskadon, M.A. (2007). Sleep behavior and sleep regulation from infancy through adolescence: normative aspects. In Jenni, O.G. & Carskadon, M.A. (red). Sleep in children and adolescents. Sleep Medicine Clinics. vol. 2(3):321–330. Philadelphia: Elsevier, Inc.

Kerkhof, G.A. (2001). Circadiane ritme slaapstoornissen. In Bemmel, A.L. van, Beersma, D.G.M., Groen, J.H.M. de & Hofman, W.F. (red.), *Handboek slaap en slaapstoornissen.* Maarssen: Elsevier gezondheidszorg.

Kerkhof, G.A. (2006). Slaap- en waakstoornissen. In Vandereycken, W., Hoogduin, C.A.L. & Emmelkamp, P.M.G. (red.). *Handboek psychopathologie – deel 2 Klinische praktijk* (pp. 409–430). Houten: Bohn Stafleu van Loghum.

Kerkhof, G.A. (2008). Slaap- en waakstoornissen. In Vandereycken, W., Hoogduin, C.A.L. & Emmelkamp, P.M.G. (red.)., *Handboek psychopathologie – deel 1 Basisbegrippen* (pp. 395–420). Houten: Bohn Stafleu van Loghum.

Kerkhof, G.A. & Coenen, A. (2001). Slaap: gedrag en fysiologie. In Bemmel, A.L. van, Beersma, D.G.M., Groen, J.H.M. de & Hofman, W.F. (red.). *Handboek slaap en slaapstoornissen*. Maarssen: Elsevier Gezondheidszorg.
Kerkhof, G.A., Gier, M. de & Sernee, M. (2010). *Omgaan met slapeloosheid*. Houten: Bohn Stafleu van Loghum.
Krystal, A.D. (2006). Psychiatric comorbidity: The case for treating insomnia. In Roth, T. (red.). Sleep Medicine Clinics: Insomnia, vol. 1(3):359–365. Philadelphia: Elsevier, Inc.
Lichstein, K.L., Stone, K.C., Nau, S.D., McCrae, C.S. & Payne, K.L. (2006). Insomnia in the elderly. In Ancoli-Israel, S. (red.), Sleep Medicine Clinics: Sleep in the older adult, vol. 1(2):221–230. Philadelphia: Elsevier, Inc.
Mahowald, M.W. & Bornemann, M.A. (2005). Parasomnias. In Kryger, M.H., Roth, T. & Dement, W.C. (red.). *Principles and practice of sleep medicine* (pp 889–896). Philadelphia, PA: Elsevier Saunders.
Montplaisir, J., Allen, R.P., Walters, A.S. & Ferini-Strambi, L. (2005). Restless legs syndrome and periodic limb movements during sleep. In Kryger, M.H., Roth, T. & Dement, W.C. (red.). *Principles and practice of sleep medicine* (pp. 839–852). Philadelphia, PA: Elsevier Saunders.
Noorlander, E. (2008). Misbruik van en verslaving aan medicatie. In Kerssemakers, R. et al. (red.). *Drugs en Alcohol: gebruik, misbruik en verslaving*, Houten: Bohn Stafleu van Loghum.
Partinen, M. & Hublin, C. (2005). Epidemiology of sleep disorders. In Kryger, M.H., Roth, T. & Dement, W.C. (red.). *Principles and practice of sleep medicine* (pp. 626–647). Philadelphia, PA: Elsevier Saunders.
Perlis, M.L., Jungquist, C., Smith, M.T. & Posner, D. (2005). *Cognitive behavioral treatment of insomnia*. New York: Springer.
Refinetti, R. (2000). *Circadian Physiology*. Boca Raton: CRC Press.
Reite, M. (1998). Sleep disorders presenting as psychiatric disorders. *Psychiatric Clinics of North America*, 21, 591–607.
Spoormaker, V.I. (2005). *Nightmares*. Proefschrift. Universiteit Utrecht.

Paragraaf 5.9

American Psychiatric Association (2000). *Diagnostic and statistical manual of mental disorders*. 4th edition-revised. (DSM-IV-TR). Washington: American Psychiatric Association.
Hoogduin, C.A.L. & Lange, A. (2000). Stoornissen in de impulscontrole. In Vandereycken, W., Hoogduin, C.A.L. & Emmelkamp, P.M.G. (red.) (2000). *Handboek psychopathologie*. Houten: Bohn Stafleu van Loghum.
Marle, H. van (2005). Drangstoornissen. In Hengeveld, M.W. & Balkom A.J.L.M. van (red.). Leerboek psychiatrie (pp. 415–424).
Matthaei, I. (2008). Pyromanie, kleptomanie en andere stoornissen in de impulsbeheersing. In Blansjaar, B.A. et al. (red.). *Stoornis en delict* (pp. 197–210).
Meijer, M. (1994). Behandeling van borderline adolescent op een gesloten afdeling. In Derksen, J.J.L. & Groen, H. (red.). *Handboek voor de behandeling van borderlinepatiënten* (pp. 224–230). Utrecht: De Tijdstroom.
Tervoort, Martin (2009). *Forensische psychiatrie, tussen dwang en vrijblijvendheid*. Assen: Koninklijke Van Gorcum.
Vivien, K., Burt, M.D., Ph.D. Impulse-control disorders not elsewhere classified. In Kaplan, H.I. & Sadock, B.J. (ed.). *Comprehensive Textbook of Psychiatry* (pp. 1409–1418). 6th edition.
► www.dsm5.org
► www.impulsecontroldisorders.org
► www.who.int

Paragraaf 5.10

American Psychiatric Association (1968). *Diagnostic and Statistical Manual of Mental Disorders*. 2nd edition (DSM-II). Washington, DC: APA.
American Psychiatric Association (2000). *Diagnostic and Statistical Manual of Mental Disorders*. 4th edition, text revision (DSM-IV-TR). Washington, DC: APA.
Broeke, E. ten, Heiden, C. van der, Meijer, S. & Hamelink, H. (2008). *Cognitieve therapie: De basisvaardigheden*. Amsterdam: Boom.
Heiden, C. van der & Verbraak, M.J.P.M. (2000). Een cognitief-gedragstherapeutisch protocol voor aanpassingsstoornissen. In Derksen, J.J.L. & Staak, C.P.F. van der (red.). *Behandelingsstrategieën voor de eerstelijnspsycholoog* (pp. 48–66). Houten: Bohn Stafleu van Loghum.
Hoogduin, C.A.L. (1997). Beslisbomen en richtlijnen. In Methorst, G.J., Hoogduin, C.A.L. & Velden, K. van der (red.), *Richtlijnen bij kortdurende ambulante behandeling in de geestelijke gezondheidszorg* (pp. 83–91). Houten: Bohn Stafleu van Loghum.
Korrelboom, C.W. & Broeke, E. ten (2004). *Geïntegreerde cognitieve gedragstherapie: Handboek voor theorie en praktijk*. Muiderberg: Coutinho.

Portzky, G., Audenart, K. & Heeringen, K. van (2005). Adjustment disorder and the course of the suicidal process in adolescents. *Journal of Affective Disorders*, 87, 265-270.

Rijnders, P. (2004). *Overzicht, inzicht, uitzicht. Een protocol voor kortdurende psychotherapie*. Houten: Bohn Stafleu van Loghum.

Sanderman, R. (1994). Aanpassingsstoornissen en verwante gebieden. In Vandereycken, W., Hoogduin, C.A.L. & Emmelkamp, P.M.G. (red.). *Handboek psychopathologie – deel 1* (pp. 385-394). Houten: Bohn Stafleu van Loghum.

Sanderman, R., Ranchor, A.V. & Schaap, C. (2000). Aanpassingsstoornissen. In Vandereycken, W., Hoogduin, C.A.L. & Emmelkamp, P.M.G. (red.). *Handboek psychopathologie – deel 1 Basisbegrippen* (pp. 451-468). 3[e] druk. Houten: Bohn Stafleu van Loghum.

Schaap, C.P.D.R., Bout, J. van den & Schaufeli, W.B. (1996). Aanpassingsstoornissen. In Vandereycken, W., Hoogduin, C.A.L. & Emmelkamp, P.M.G. (red.). *Handboek psychopathologie – deel 3* (pp. 219-241). Houten: Bohn Stafleu van Loghum.

Strain, J.J. & Diefenbacher, A. (2008). The adjustment disorders: The conundrums of the diagnoses. *Comprehensive Psychiatry*, 49, 121-130.

Paragraaf 5.11

American Psychiatric Association (1994, 2000). *Diagnostic and statistical manual of mental disorders*. 4th edition-text revision. Washington, DC: American Psychiatric Association.

Beknopte handleiding bij de diagnostische criteria van de DSM-IV-TR (2001). Lisse: Swets & Zeitlinger.

Barlow, D.H. (1986). Causes of sexual dysfunction: the role of anxiety and cognitive interference. *J. Consulting clinical psychology*, 54:140-148.

Basson, R. (2001). Human sex response cycles. *J. Sex Marital Ther*, 27, 33-43.

Cuypere, G. de, Cohen-Kettenis, P. & T'Sjoen, G. (2010). Genderproblemen. In *Seksuologie* (pp. 395-418). Houten: Bohn Stafleu van Loghum.

Editorial *American Journal of Psychiatry*, 165(10):1240-1241.

Eisenberg, N., Damon, W., Lerner, R.M. et al. (2006). *Handbook of Childpsychology* (pp. 858-932). Chister, UK: John Wiley & Sons.

Everaerd, W., Laan, E., Both, S. et al. (1999). Female sexuality. In Szuchman L.T., Muscarella F. (eds.). *Psychological perspectives on human sexuality* (pp. 101-146). New York: Wiley.

Gijs, L., Laan, E. & Both, S. (2010). *Seksuologie* (pp. 127-156). Houten: Bohn Stafleu van Loghum.

Gijs, L., Laan, E. & Both S. (2010). *Seksuologie* (pp. 356-390). Houten: Bohn Stafleu van Loghum.

Kafka, M.P. (2010). Hypersexual Disdorder: A Proposed Diagnosis for DSM-V. *Arch Sex Behav*, 39, 377-400.

Kaplan, Helen Singer (1977). Hypoactive sexual desire. *Journal of Sex & Marital Therapy*, 3, 1, 3-9.

Kedde, H., Leusink, P. & Verheij, R. (2010). De incidentie van seksuele, reproductieve en relationele problemen in de huisartsenpraktijk. Resultaten van het landelijk informatie netwerk huisartsenzorg. *Tijdschrift voor de seksuologie*, 34, 67-73.

Kolthof, E. (2004).Taakopvatting psychosociale hulpverlening versmald. *Huisarts en wetenschap*, 47:267-269.

Kuile, M.M. ter, Bulté, I. & Weijenborg, Ph.Th.M. et al. (2009).Therapist-added exposure for women with lifelong vaginismus: a replicated single-case. *J. Consul Clin Psychol*, 77, 149-159.

Lankveld, J.J.D.M. van (1998). *Seksuele disfuncties* (pp. 18-20). Houten: Bohn Stafleu van Loghum.

Lankveld, J. van, Kuile, M.M. ter & Leusink, P. (2010). *Seksuele disfuncties*. Houten: Bohn Stafleu van Loghum.

Lunsen, R. van & Moorst, B. van (2010). *Seksuele disfuncties* (pp. 23-40). Houten: Bohn Stafleu van Loghum.

Lussier, P., McCann, K. & Beauregard, E. (2008). The etiology of sexual deviance. In Rowland, D.L. & Incrossi, L. *Handbook of Sexual and Gender Identity Disorders* (pp. 529-557). New York: Wiley.

Marshall, W.L., Fernandez, Y.M. et al. (2003). Process variables in the treatment of sexual offenders: a review of the relevant literature. *Agg Violent Behav*, 8, 205-234.

Masters, W.H. & Johnson, V.E. (1966). *Human sexual response*. Boston: Little, Brown.

McMahon, C.G. et al. (2008). An evidence-based definition of lifelong premature ejaculation: report of the International Society of Sexual Medice (ISSM) ad hoc committee for the definiton of premature ejaculation. *J. Seks Med*,1590-1606.

Meston, C.M. & Buss, D.M. (2007) Why humans have sex. *Arch Sex Behav*, 36, 477-507.

Seksuele gezondheid in Nederland (2006). Rutgers Nisso Groep Rapport.

Seksuele gezondheid in Nederland (2009). Rutgers Nisso Groep Rapport.

Slob, K., Vink, C.W, Moors J.P.C & Everaerd, W. (1998). *Leerboek seksuologie* (pp. 200-241). Houten: Bohn Stafleu van Loghum.

Slob, K., Vink, C.W, Moors J.P.C & Everaerd, W. (1998). *Leerboek seksuologie* (pp. 242–275). Houten: Bohn Stafleu van Loghum.
Waldinger, M.D. (2002). The neurobiological approach to premature ejaculation. *Journal of Urology*, 168, 2359–2367.
Vandereycken, W., Hoogduin, C.A.L. & Emmelkamp, P.M.G. (2008). *Handboek psychopathologie* (pp. 353–393). 4e druk. Houten: Bohn Stafleu van Loghum.
Vennix, P. (1990). Forum: Een beperkte blik binnen de seksuologie.*Tijdschrift voor Seksuologie*, 14:39–45.
Zucker, K.J. (2010). Reports from the DSM-V Work Group on Sexual and Gender Identity Disorders. *Arch Sex Behav*, 39, 217–220.
► www.medicaat.nl/zin_en_onzin
► www.wpath.org

Persoonlijkheidsstoornissen

E.R. de Groot

6.1	**Inleiding** – 280	
6.2	**Persoonlijkheidsontwikkeling** – 281	
6.3	**Persoonlijkheidsstoornissen** – 282	
6.3.1	Definitie – 282	
6.3.2	DSM-IV-TR-persoonlijkheidsstoornissen – 283	
6.4	**Vóórkomen van persoonlijkheidsstoornissen** – 302	
6.5	**Behandeling van persoonlijkheidsstoornissen** – 304	
6.6	**Persoonlijkheidsstoornissen in de praktijk** – 305	
6.6.1	Overdracht en tegenoverdracht – 306	
6.6.2	Weerstand en 'splitting' – 307	
6.6.3	Omgang met patiënten met een persoonlijkheidsstoornis – 308	
	Literatuur – 316	

6.1 Inleiding

Patiënten in de geestelijke gezondheidszorg melden zich meestal aan met symptomen of klachten die 'nieuw' voor hen zijn. Het zijn klachten die aangeven dat de bestaande situatie veranderd is. Een patiënt is plotseling angstig geworden. Vaak is dat naar aanleiding van een specifieke gebeurtenis. Ook kan het voorkomen dat reeds bestaande klachten in korte tijd verergerd zijn. Iemand kan bijvoorbeeld depressief worden na al geruime tijd boos of geprikkeld (dysfoor) te zijn geweest. Klachten kunnen voor de patiënt nieuw zijn, maar ook al langere tijd aanwezig zijn. Soms worden die niet eens door patiënten als zodanig herkend. Zij zijn eraan 'gewend' geraakt. Zij weten vaak zelfs niet anders. Men kan patiënten uitspraken horen doen als: 'Ach, dat hoort gewoon bij me' of: 'Zo ben ik nu eenmaal.' Dit is doorgaans het geval bij patiënten bij wie sprake is van persoonlijkheidsproblematiek.

Wanneer een patiënt zich meldt met de vraag naar zorg zijn er dus ook redenen om aandacht te schenken aan mogelijke problemen in de persoonlijkheid. Ten eerste kan de persoon natuurlijk niet buiten beschouwing gelaten worden in een behandeling. De patiënt dient tenslotte zijn medewerking aan de behandeling te verlenen. Wanneer er informatie over de persoon beschikbaar is, kan de behandeling zo goed mogelijk afgestemd worden op de specifieke kenmerken van de persoon. Ten tweede kan de eventueel aanwezige problematiek in de persoonlijkheid de symptomen van een ziektebeeld nuanceren of 'kleuren'. Ook kan het van invloed zijn op het behandelbeleid.

> **Voorbeeld kleuring symptomen door persoonlijkheidspathologie**
>
> Een depressie bij patiënten met een borderlinepersoonlijkheidsstoornis gaat vaak gepaard met gevoelens van wanhoop en leegte.

> **Voorbeeld specifieke effecten op ingezette behandelingen**
>
> Bij patiënten met een borderlinepersoonlijkheidsstoornis kan men wel eens impulsdoorbraken zien als reactie op behandeling met benzodiazepinen.

Ten derde kan de persoonlijkheid de aanwezige symptomen ook in stand houden of zelfs veroorzaken. Bepaalde 'ingesleten' patronen van voelen, denken en doen kunnen aanhoudend disfunctioneren en bijbehorend lijden teweegbrengen. Bijvoorbeeld iemand voelt zich steeds verdrietig, angstig, hulpeloos en incompetent in alles wat hij doet. Dit gegeven bepaalt zijn doen en laten in het dagelijks leven. Hij wordt steeds geconfronteerd met deze gevoelens. Hij lijdt erg onder deze beperkingen. In dat geval is er waarschijnlijk sprake van een persoonlijkheidsstoornis.

In dit hoofdstuk wordt allereerst aandacht besteed aan de ontwikkeling van de persoonlijkheid. Daarna wordt de huidige classificatie van persoonlijkheidsstoornissen beschreven. Vervolgens wordt ingegaan op behandelmogelijkheden. Ten slotte wordt een paragraaf besteed aan de omgang met patiënten met persoonlijkheidproblematiek en worden tips meegegeven voor bejegening van deze patiënten.

6.2 Persoonlijkheidsontwikkeling

> **Casus**
>
> Anna 'zit zwaar in de put' en het is niet de eerste keer. Het voelt alsof het geluk haar domweg niet is gegund, zo vaak zit het haar tegen. Haar vriendje, bij wie ze net was ingetrokken, heeft aangegeven dat hij hun relatie niet langer wil voortzetten. Ze zou hem te veel in de nek hijgen, had hij gezegd. Het was inderdaad waar dat Anna hem veel belde als ze niet bij hem was. In haar eentje thuis voelde ze zich leeg en angstig en werd ze overvallen door het idee dat hij niet meer terug zou komen. Bij haar vorige vriendjes was dat precies zo gegaan. In het begin was het steeds leuk, was alles nieuw en de jongens waren altijd erg onder de indruk van Anna's levendige voorkomen. Met Anna hoefde je je nooit te vervelen. Maar als ze zich eenmaal aan een jongen had gebonden, wanneer ze voor haar gevoel haar hart had gegeven, dan ging het steeds weer fout. Bang dat haar hart zou worden gebroken, klampte ze zich aan een vriendje vast. Tegelijk durfde ze hem niet te dicht bij haar te laten komen uit angst dat hij haar zou leren kennen zoals ze werkelijk was: klein, kwetsbaar en slecht. Soms kon ze plotseling vreselijk boos worden en schreeuwde en sloeg ze om zich heen. Soms werd ze overmand door verdriet en kon ze niets anders dan huilen. Ze was dan niet in staat aan te geven wat haar kon helpen. Haar vriendjes wisten zich geen raad met haar. Uiteindelijk gooiden ze allemaal de handdoek in de ring. Voor Anna was dat steeds weer een bevestiging dat anderen uiteindelijk altijd misbruik van haar zullen maken. Maar nu ze voor de zoveelste keer exact hetzelfde heeft meegemaakt, vraagt ze zich af of het misschien niet ook aan haarzelf ligt. Waarom maak ik elke keer opnieuw dezelfde fouten? Wat is er mis met me? En hoe ben ik zo geworden?

Anna stelt zich de vraag hoe zij zo geworden is. Hoe verloopt de ontwikkeling van de persoonlijkheid? De ontwikkeling van voelen, denken en het daarmee samenhangende gedrag kan op verschillende manieren worden begrepen. In deze paragraaf beperken we ons tot een algemene beschrijving van de ontwikkeling van de persoonlijkheid. Voor de beschrijving van specifieke modellen verwijzen we naar de literatuur.

Als iemand geboren wordt, dan is er vanaf dat moment een wisselwerking (interactie) met de omgeving. In eerste instantie zijn de interacties tussen opvoeder(s) en kind erg belangrijk. Later breiden de interacties zich uit met belangrijke andere personen. Door die interacties met de omgeving leert iemand wat hij wil en wat de omgeving wil. Dit is een voortdurend spanningsveld. Enerzijds zijn er de eigen driften, behoeften en gevoelens. Deze zijn zowel biologisch (bijv. honger), psychologisch (bijv. liefde) als sociaal (bijv. ergens bij willen horen) van aard. Anderzijds is er de omgeving (andere mensen, gezin, maatschappij) met verboden, geboden en normen en waarden, die wel of niet aan deze behoeften tegemoetkomt. De wijze waarop de omgeving aan de behoefte van een mens tegemoetkomt (variërend van bevredigen tot frustreren), wekt emoties op. Bijvoorbeeld een kind dat honger heeft, voelt zich tevreden, prettig en voldaan wanneer de honger gestild is (bevredigd in de behoefte). Een ander voorbeeld is dat iemand zich rot en depressief voelt als hij in een relatie afgewezen wordt (gefrustreerd in de behoefte).

Gedurende de ontwikkeling heeft de mens dus te maken met duwende krachten (driften, behoeften) en trekkende krachten (geboden en verboden). Hij moet leren met dit spanningsveld om te gaan. Door de interacties met zijn omgeving krijgt hij voorbeeldgedrag aangereikt, bijvoorbeeld van de ouders en belangrijke anderen, zoals de leraar op de basisschool en de vriendengroep. Zo leert hij hoe hij moet omgaan met gevoelens, met het uitstellen van behoeften, met relaties, enzovoort. Al deze ervaringen (positieve en negatieve) slaat hij op. Uiteindelijk ontstaan min of meer vaste patronen (we spreken ook wel van schema's) van reageren en krijgt de persoonlijkheid min of meer vaste vormen. Zo ontwikkelt zich een zelfbeeld (hoe zie en ervaar ik mij als persoon?) en een beeld van de ander (hoe kijk ik naar andere mensen en hoe voel ik mij in relaties met anderen?).

> **Voorbeeld**
>
> Je denkt bijvoorbeeld dat je niets waard bent en voelt je waardeloos. Omdat je dat al zolang denkt en voelt, geloof je dat het waar is. Nieuwe informatie waaruit blijkt dat je waardevol bent, negeer je. Als iemand aardig tegen je doet, denk je bijvoorbeeld dat hij dat alleen doet omdat hij je zielig vindt en niet omdat hij je de moeite waard vindt. Zo ben je steeds geneigd je eigen schema te bevestigen.

In dit voorbeeld zien we dus een steeds terugkerend patroon van denken, voelen en herinneren dat gekoppeld wordt aan opgeslagen ervaringen.

6.3 Persoonlijkheidsstoornissen

6.3.1 Definitie

Een persoonlijkheidsstoornis is een langdurig bestaand patroon van denken, voelen en gedrag. Dit leidt tot hevige, nare gevoelens en problemen op vele gebieden in het leven.

Mensen met een persoonlijkheidsstoornis zijn geneigd om steeds weer tegen dezelfde of soortgelijke problemen aan te lopen. Zij zijn vaak niet in staat op eigen kracht nieuwe oplossingen te bedenken. Dit komt doordat ze te weinig zicht hebben op hun eigen aandeel in het voortbestaan van de problemen. Die problemen hebben zij al vroeg in de jeugd opgelopen. De manier van denken en voelen over zichzelf is zo vanzelfsprekend dat het lijkt alsof dat niet meer te veranderen is.

Patiënten met een persoonlijkheidsstoornis hebben vaak zelf weinig last van afwijkingen in hun persoonlijkheid. Het is de omgeving die zich eraan ergert. Je zou kunnen zeggen dat dit komt doordat je geen persoonlijkheidsstoornis hebt, maar deze *bent*.

Tabel 6.1	Algemene diagnostische criteria voor een DSM-IV-TR-persoonlijkheidsstoornis
criterium	omschrijving
A	Een duurzaam patroon van innerlijke ervaringen en gedragingen die duidelijk afwijken van de verwachtingen binnen de cultuur van betrokkene.
B	Het duurzame patroon is star en uit zich op een breed terrein van persoonlijke en sociale situaties.
C	Het duurzame patroon leidt in significante mate tot lijden of beperkingen in het sociaal en beroepsmatig functioneren of het functioneren op andere belangrijke terreinen.
D	Het patroon is stabiel en van lange duur en het begin kan worden teruggevoerd op ten minste de adolescentie of de vroege volwassenheid.
E	Het duurzame patroon is niet eerder toe te schrijven aan een uiting of de consequentie van een andere psychische stoornis.
F	Het duurzame patroon is niet het gevolg van de directe fysiologische effecten van een middel (drug, geneesmiddel) of een somatische aandoening (bijv. schedeltrauma).

6.3.2 DSM-IV-TR-persoonlijkheidsstoornissen

In de Nederlandse psychiatrie wordt de DSM-IV-TR momenteel het meest toegepast voor de classificatie en diagnosticering van (kenmerken van) persoonlijkheidsstoornissen. Om die reden wordt in de verdere tekst van dit systeem uitgegaan.

Om een diagnose persoonlijkheidsstoornis te krijgen, dient een persoon zowel te voldoen aan specifieke criteria van een gedefinieerde persoonlijkheidsstoornis, als aan zes algemene criteria (zie ◘ tabel 6.1).

Criterium A geeft aan dat er een duidelijke afwijking van innerlijke ervaringen en gedrag moet bestaan binnen de cultuur van de persoon. Dit betekent dat geobserveerde ervaringen en gedrag geïnterpreteerd moeten worden binnen de context waarin ze plaatsvinden. Bepaalde magische overtuigingen of eigenaardige rituelen wijzen in de westerse cultuur bijvoorbeeld naar schizotypie, maar worden in sommige niet-westerse landen als normaal of zelfs gewenst beschouwd. Eenzelfde regel gaat op voor sekse- en leeftijdspecifiek gedrag. Het gebruik van make-up door mannen heeft een andere betekenis dan hetzelfde gebruik door vrouwen. *Thrill-seeking*-gedrag (verlangen naar spanning en avontuur), zoals bungeejumping bij een jongere, betekent iets anders dan hetzelfde gedrag bij een oudere of bejaarde persoon.

Het duurzame patroon van de persoonlijkheidstrek dient volgens *criterium B* star (rigide) te zijn en zich op een breed terrein van (inter)persoonlijke situaties te uiten. Het is dus van belang vast te stellen of ervaringen en gedragingen rigide zijn. Bovendien moeten ze in meerdere situaties en gedurende langere tijd voorkomen. Wanneer bepaald gedrag slechts in een enkele periode of in een enkele situatie voorkomt, dan kan het niet direct worden uitgelegd als een uiting van een persoonlijkheidstrek. Bij een persoon die ervaart dat hij op zijn huidige werk geen of te weinig waardering krijgt, maar dat op zijn vorige werk, of thuis, niet ervaart, kan niet worden aangenomen dat er bij hem sprake is van een (in dit geval: narcistische) persoonlijkheidstrek.

Criterium C, een van de belangrijkste algemene diagnostische criteria, stelt dat het duurzame patroon in belangrijke mate tot subjectief lijden of beperkingen in het functioneren moet leiden. Wanneer een bepaald persoonlijkheidskenmerk niet tot lijden of disfunctioneren leidt, kan deze dus niet worden opgevat als deel van een persoonlijkheidsstoornis. Hierbij geldt overigens dat wanneer niet zozeer de persoon zelf als wel de omgeving last heeft van diens gedrag (zoals veelal voorkomt bij de antisociale persoonlijkheidsstoornis), toch voldaan is aan dit criterium. Bij het vaststellen van dit criterium dient de diagnosticus overigens in het achterhoofd te houden dat veel kenmerken van de persoonlijkheid egosyntoon (behorend bij de eigen persoonlijkheid) zijn. De persoon in kwestie heeft waarschijnlijk geen inzicht in het disfunctionele karakter ervan. Dit betekent dat hij er geen last van heeft, het hoort bij hem.

Criterium D geeft aan dat het ervarings- en gedragspatroon stabiel en van lange duur moet zijn en teruggevoerd kan worden op ten minste de adolescentie of vroege volwassenheid.

Volgens *criterium E* en *F* ten slotte, mag het genoemde patroon niet terug te voeren zijn op een andere psychische stoornis en/of is het niet het gevolg van een direct fysiologisch effect van een middel (zoals een drug of geneesmiddel) of een somatische aandoening (zoals een schedeltrauma).

Cluster-A-persoonlijkheidsstoornissen

De centrale kenmerken van de cluster-A-persoonlijkheidsstoornissen zijn vervormingen in de waarneming en het denken. Er zijn ook defecten op het gebied van vertrouwen en hechtingsrelaties. Vandaar dat dit cluster ook wel wordt beschreven als het 'vreemde, excentrieke' cluster. Het bevat de paranoïde, schizoïde en schizotypische persoonlijkheidsstoornis.

- **Paranoïde persoonlijkheidsstoornis**

Kenmerkend voor de paranoïde persoonlijkheid is het constante wantrouwen en de achterdocht ten opzichte van anderen. De beweegredenen van anderen worden als kwaadwillig geïnterpreteerd. Er wordt achter de meest onschuldige handelingen iets gezocht en kritiek wordt snel bespeurd. Dit maakt dat de paranoïde persoonlijkheid zich terughoudend opstelt. Hij laat met uiterste voorzichtigheid contact maken (van contact zoeken is zelden sprake). Ook bij de schizotypische en ontwijkende persoonlijkheden is deze terughoudendheid te zien. Laatstgenoemden hebben echter minder duidelijke ideeën over de beweegredenen van anderen. Wanneer de ideeën over anderen bizar en onwerkelijk zijn, zoals bij vergaande complottheorieën, deze ideeën van recente aard zijn en er de indruk is dat iemand het contact met de realiteit heeft verloren, dient men een psychotische stoornis op as I te overwegen.

Het vermogen om anderen te vertrouwen is bij paranoïde personen ernstig beschadigd. Bij hen leeft het idee dat zij altijd op hun hoede moeten zijn. Vanwege het vermeende misbruik door anderen is er sprake van een intense woede, die maakt dat paranoïde personen buitengewone wrok kunnen koesteren. Zij vergeven niet snel en zijn in staat om decennia later nog boos te zijn over beledigingen. Onder de uitwendige boosheid gaat een hoge mate van angst schuil. In de kern zien paranoïde personen zichzelf als onschuldig en kwetsbaar. Zij bijten van zich af om anderen geen misbruik van hen te laten maken.

Het zichzelf als onschuldig en kwetsbaar zien, maakt dat personen met een paranoïde persoonlijkheidsstoornis geen fouten zien in het eigen gedrag. Zij leren niet van gemaakte fouten en passen hun gedrag niet aan. Vanwege de hoge gevoeligheid voor kritiek hebben zij een kort lontje. De eigen onschuld maakt dat mislukkingen of ongeluk worden toegeschreven aan derden. Veel paranoïde personen vervallen in stereotiep denken en koesteren vooroordelen, meestal tegen minderheidsgroepen. De omgeving wordt niet in vertrouwen genomen. Gevolg is dat de omgeving zich beledigd en gekwetst voelt. Dit roept exact die vijandige reacties op die paranoïde personen van anderen verwachten. Hierdoor leven zij vaak in isolement.

> **DSM-IV-TR Specifieke diagnostische criteria voor de paranoïde persoonlijkheidsstoornis**
>
> a. Een diepgaand wantrouwen en achterdocht ten opzichte van anderen waardoor hun beweegredenen worden geïnterpreteerd als kwaadwillig, beginnend in de vroege volwassenheid en tot uiting komend in uiteenlopende situaties, zoals blijkt uit vier (of meer) van de volgende criteria:
>   1. Vermoedt, zonder gegronde redenen, dat anderen hem uitbuiten, schade berokkenen of bedriegen.
>   2. Wordt geheel gepreoccupeerd door ongerechtvaardigde twijfels aan de trouw of betrouwbaarheid van vrienden of collega's.
>   3. Neemt anderen met tegenzin in vertrouwen, op grond van de ongerechtvaardigde vrees dat de informatie op een kwaadaardige manier tegen hem gebruikt zal worden.
>   4. Zoekt achter onschuldige opmerkingen of gebeurtenissen verborgen vernederingen en bedreigingen.
>   5. Is halsstarrig rancuneus, dat wil zeggen: vergeeft geen bedreigingen, aangedaan onrecht of kleineringen.
>   6. Bespeurt kritiek, voor anderen niet duidelijk herkenbaar, op zijn karakter of reputatie en reageert snel met woede of tegenaanval.
>   7. Is terugkerend achterdochtig, zonder rechtvaardiging, betreffende de trouw van de echtgenoot of partner.
> b. Komt niet uitsluitend voor in het beloop van schizofrenie, een stemmingsstoornis met psychotische kenmerken of een andere psychotische stoornis en is niet het gevolg van de directe fysiologische effecten van een somatische aandoening.
>
> NB: Indien aan de criteria voldaan wordt voor het begin van een schizofrenie, voeg dan 'premorbide' toe, bijvoorbeeld 'paranoïde persoonlijkheidsstoornis (premorbide)'.
> *Bron: Eurelings-Bontekoe E.H.M., Verheul, R. en Snellen, W.M. (red.). Handboek persoonlijkheidspathologie. Houten: Bohn Stafleu van Loghum.*

> **Casus**
>
> De heer Schutter (46 jaar) is met een liesbreuk opgenomen in het ziekenhuis om de volgende dag geopereerd te worden. Uit zijn status, die pas na veel overtuigingskracht opgevraagd mocht worden bij de huisarts, valt op te maken dat hij in de afgelopen twintig jaar meerdere malen met burn-outklachten thuis is geweest vanwege problemen op het werk. Hij heeft vele banen gehad, waarbij collega's achter zijn rug om kwaad zouden hebben gesproken over hem en zijn werkgevers erop uit waren hem te betrappen op het maken van fouten. Volgens zijn vrouw, een stille, onopvallende vrouw, zou de heer Schutter ook geregeld drinken, met name in periodes van stress op het werk. Op dergelijke momenten is hij snel geïrriteerd en kan hij niets hebben. Op vragen van de artsen reageert hij terughoudend of met wedervragen. Op zaal is hij zeer kieskeurig door welke verpleegkundigen hij, onder luid protest, geholpen wil worden. Die jongen 'met dat kleurtje' hoeft hij bijvoorbeeld niet bij zich. Hij moppert continu en zelfs op eenvoudige vragen als: 'Hoe gaat het vandaag, mijnheer Schutter?' antwoordt hij met een bits: 'Hoezo? Wat bedoel je?' De zaal slaakt een zucht van verlichting als de heer Schutter na enkele dagen uit het ziekenhuis wordt ontslagen.

- **Schizoïde persoonlijkheidsstoornis**

Van alle extreme persoonlijkheden zijn de schizoïde personen het minst opvallend. Soms wordt zelfs gezegd dat zij 'zonder persoonlijkheid' zijn. Vanwege hun rustige karakter gaan zij gewoonlijk onopgemerkt door het leven. Zij zijn de typische kluizenaars die afstandelijk, koel en vlak overkomen. Zij verkiezen sociaal isolement boven contacten met anderen. Schizoïde personen staan onverschillig tegenover sociale relaties. Zij zien er weinig waarde in en kunnen er vaak niet van genieten. Dit terugtrekken van anderen gaat gepaard met een zeer gering vermogen gevoelens (voor zover aanwezig) in het bijzijn van anderen te uiten. Op commentaar, zowel in positieve als in negatieve zin, wordt nauwelijks reactie gegeven. In hun gedrag kunnen zij daarom sterk overeenkomen met autistische personen. Bij schizoïde personen is echter geen sprake van taalstoornissen.

De sociale vaardigheden van personen met een schizoïde persoonlijkheidsstoornis zijn erg gebrekkig. Eventuele pogingen tot het aangaan van contact (meestal aangestuurd door bezorgde gezinsleden, zoals ouders) zijn gedoemd te mislukken. Dreigende intimiteit levert angst op. Wanneer emotie ervaren wordt, is er overigens vaker sprake van een lichte mate van somberheid. Gewoonlijk roepen zij echter een sfeer van leegte op, die een weerspiegeling is van het gevoelsleven van schizoïde personen.

Schizoïde personen zijn het liefst alleen en gaan als einzelgänger door het leven. Zij zoeken over het algemeen bezigheden waarbij zij zo veel mogelijk hun eigen gang kunnen gaan, zoals het werken met computers of in een archief. Anderen worden ervaren als bemoeizuchtig en opdringerig. Doordat toenadering vaak wordt beantwoord met irritatie door de schizoïde persoon of nauwelijks reactie uitlokt, houden anderen te zijner tijd op nog toenadering te zoeken. Continu nul op het rekest krijgen, maakt dat mensen niet langer hun best doen het, in hun ogen vanzelfsprekende, contact te maken. Hierdoor wordt het sociaal isolement van de schizoïde persoon in stand gehouden. Schizoïde personen zoeken zelden behandeling vanwege hun persoonlijkheid. Wanneer zij zich melden, worden daarbij schizoïde kenmerken vaak over het hoofd gezien, omdat deze als onderdeel van een as-I-stoornis gezien worden (zoals negatieve symptomen van een depressie).

> **DSM-IV-TR Specifieke diagnostische criteria van de schizoïde persoonlijkheidsstoornis**
> a. Een diepgaand patroon van afstandelijkheid in sociale relaties, en beperkingen in het uiten van emoties in intermenselijke situaties, beginnend in de vroege volwassenheid en tot uiting komend in diverse situaties, zoals blijkt uit vier (of meer) van de volgende criteria:
>   1. Heeft noch behoefte aan, noch plezier in hechte relaties, inclusief het tot een gezin of familie behoren.
>   2. Kiest vrijwel altijd activiteiten die alleen gedaan moeten worden.
>   3. Heeft weinig of geen belangstelling voor seksuele ervaringen met een ander.
>   4. Beleeft weinig of geen genoegen aan activiteiten.
>   5. Heeft geen intieme vrienden of vertrouwelingen buiten eerstegraadsfamilieleden.
>   6. Lijkt onverschillig voor lof of kritiek van anderen.
>   7. Het affect is emotioneel kil, afstandelijk of afgevlakt.
> b. Komt niet uitsluitend voor in het beloop van schizofrenie, een stemmingsstoornis met psychotische kenmerken, een andere psychotische stoornis of een pervasieve ontwikkelingsstoornis, en is niet het gevolg van de directe fysiologische effecten van een somatische aandoening.
>
> NB: Indien aan de criteria voldaan wordt vóór het begin van een schizofrenie, voeg dan 'premorbide' toe, bijvoorbeeld 'schizoïde persoonlijkheidsstoornis (premorbide)'.
> *Bron: Eurelings-Bontekoe E.H.M., Verheul, R. en Snellen, W.M. (red.). Handboek persoonlijkheidspathologie. Houten: Bohn Stafleu van Loghum.*

Casus

De heer Van den Berg, een 56-jarige medewerker audiovisuele dienstverlening, heeft sinds enkele jaren last van vermoeidheidsklachten waarvoor geen somatische oorzaak is gevonden. Door de huisarts is hij doorverwezen naar een GGZ-instelling, waar na blijvende onduidelijkheid over (de oorzaak van) zijn klachten besloten wordt tot het afnemen van een psychologisch onderzoek. De heer Van den Berg heeft geen eigen doelen aangaande het onderzoek en ondergaat het gelaten. Opvallend bij de afname van tests is dat hij niet in staat lijkt te zijn over zijn gevoelens en fantasieën te spreken (alexithymie). Hij blijkt weinig gehecht te zijn aan zijn ouders en broer en heeft nooit de behoefte gehad een relatie te beginnen. Vrienden heeft hij niet. Er is sprake van een hoge mate van angst en spanning en hij is erg gereserveerd en geremd in het contact. Hij is weinig geneigd naar verandering en houdt alles het liefst zoals het is. Zijn chronische vermoeidheidsklachten lijken een reactie te zijn op zijn onvermogen sociale interacties aan te gaan en geven hem een excuus deze te vermijden waar mogelijk. Als hem de uitslag van het onderzoek wordt meegedeeld, is hij nauwelijks geïnteresseerd.

- **Schizotypische persoonlijkheidsstoornis**

Op andere mensen komen schizotypische personen buitengewoon eigenaardig over vanwege vreemde, excentrieke gedragingen. De schizotypische persoonlijkheidsstoornis vertoont veel overkomsten met chronische psychotische stoornissen, zoals schizofrenie. Personen met een schizotypische persoonlijkheid vertonen echter geen hallucinaties en/of wanen, wat bij psychotische stoornissen wel het geval is. Tevens kan er een sterke gelijkenis met schizoïde personen worden waargenomen. In tegenstelling tot bij schizoïde personen is bij schizotypische personen meer sprake van gevoel, met name angst en somberheid. Zij uiten overigens weinig van hun emoties of tonen niet-passende emoties (zoals lachen op een begrafenis).

Bovendien is er bij schizotypische personen sprake van een (verborgen) behoefte aan sociaal contact. Niettemin, ten gevolge van sociale angst, die anders dan bij de ontwijkende persoonlijkheidsstoornis níet afneemt na verloop van tijd, en hun vreemde gedrag en vage, wijdlopige taalgebruik, zijn schizotypische personen verminderd in staat tot het aangaan van intieme relaties. Vanwege betrekkingsideeën (iemand denkt dat een bepaalde toevallige gebeurtenis op hem betrekking heeft; hij denkt bijvoorbeeld dat iedereen op hem let), achterdocht en angst voor negatieve gedachten of gevoelens die door anderen of hun omgeving worden opgewekt, verkeren zij vaak in een sociaal isolement. Tevens is er dikwijls sprake van magisch denken. Hieronder wordt verstaan het geloof dat gedachten werkelijkheid kunnen worden, enkel door ze te denken. Doorgaans opgesloten in hun eigen vreemde wereld, hebben zij moeite met het vinden van een plaats in de maatschappij waarin zij zich op hun gemak voelen.

> **DSM-IV-TR Specifieke diagnostische criteria voor de schizotypische persoonlijkheidsstoornis**
> a. Een diepgaand patroon van sociale en intermenselijke beperkingen, gekenmerkt door een acuut gevoel van ongemak bij en een verminderd vermogen tot het aangaan van intieme relaties, en ook door cognitieve en perceptuele vervormingen en eigenaardigheden in het gedrag, beginnend in de vroege volwassenheid en tot uiting komend in diverse situaties, zoals blijkt uit vijf (of meer) van de volgende criteria:
> 1. Betrekkingsideeën (met uitsluiting van betrekkingswanen).
> 2. Eigenaardige overtuigingen of magische denkbeelden, die het gedrag beïnvloeden en die niet in overeenstemming zijn met de eigen subculturele normen (bijv. bijgelovigheid, geloof in helderziendheid, telepathie of 'zesde zintuig'; bij kinderen en adolescenten bizarre fantasieën of preoccupaties).
> 3. Ongewone perceptuele waarnemingen, met inbegrip van lichamelijke illusies.
> 4. Merkwaardige gedachten en spraak (bijv. vaag, wijdlopig, metaforisch, met een overmaat aan details, of stereotiep).
> 5. Achterdocht of paranoïde ideeën.
> 6. Inadequaat of ingeperkt affect.
> 7. Zonderling, excentriek of vreemd gedrag of uiterlijk.
> 8. Heeft geen intieme vrienden of vertrouwelingen buiten eerstegraadsfamilieleden.

9. Buitensporige sociale angst, die niet afneemt in een vertrouwde omgeving en die eerder de neiging heeft samen te gaan met paranoïde angst dan met een negatief oordeel over zichzelf.
b. Komt niet uitsluitend voor in het beloop van schizofrenie, een stemmingsstoornis met psychotische kenmerken, een andere psychotische stoornis of een pervasieve ontwikkelingsstoornis.

NB: Indien aan de criteria voldaan wordt vóór het begin van een schizofrenie, voeg dan 'premorbide' toe, bijvoorbeeld 'schizotypische persoonlijkheidsstoornis (premorbide)'.
Bron: Eurelings-Bontekoe E.H.M., Verheul, R. en Snellen, W.M. (red.). Handboek persoonlijkheidspathologie. Houten: Bohn Stafleu van Loghum.

Casus

De heer Dijkstra, een man van middelbare leeftijd, wordt op de eerste hulp van een regionaal ziekenhuis binnengebracht met vergaande ontstekingen. Hij ruikt naar alcohol en is ongewassen, zijn vingers zijn vergeeld van het veelvuldige roken, op zijn kleren zijn vegen verf en olie te zien. Als hem gevraagd wordt waar hij pijn heeft, roept hij uitgelaten 'overal'. De dienstdoende arts is erg verbaasd over zijn vrolijke stemming. Deze klachten moeten reeds lang bestaan en veel problemen geven. Waarom heeft hij zich niet eerder bij een dokter gemeld? Uitgebreid vertelt hij hoe hij ervan overtuigd is dat zolang hij maar denkt dat zijn klacht overgaat, dit ook gebeurt. Daarbij heeft hij van een huisvriendin die 'één met de natuur is' geneeskrachtige kruiden gekregen waar hij elke dag thee van trekt. Hij huilt plots. Zegt dat hij voelt dat ze naar hem op zoek is, maar glimlacht kort daarop weer wanneer hij de arts vraagt om een kopje heet water. Hij heeft zijn kruiden bij zich. Als de heer Dijkstra vragen worden gesteld over zijn woonsituatie en zijn familie, krimpt hij ineen en is hij weinig genegen nog antwoorden te geven. Hij zegt terug naar huis te willen.

Cluster-B-persoonlijkheidsstoornissen

Kenmerkend voor cluster-B-persoonlijkheidsstoornissen is instabiliteit, die zich op verschillende domeinen kan manifesteren (emotieregulatie, impulscontrole, relatievorming en zelfbeeld). Doorgaans wordt de instabiliteit door middel van dramatisch, emotioneel of grillig, onevenwichtig en onvoorspelbaar gedrag duidelijk. Tot dit cluster behoren de antisociale, de narcistische, de borderline- en de theatrale persoonlijkheidsstoornis.

- **Antisociale persoonlijkheidsstoornis**

De belangrijkste eigenschap van patiënten met een antisociale persoonlijkheidsstoornis is, de naam zegt het al, het antisociale gedrag dat zij laten zien. Antisociaal gedrag is overigens iets anders dan asociaal gedrag. Het laatste is vooral hinderlijk. Bijvoorbeeld wanneer iemand zijn mp3-speler heel hard aan heeft staan in een stiltecoupé van de trein of wanneer iemand voordringt in een rij. Antisociaal gedrag gaat een stap verder. Anderen lopen er, onder andere door diefstal, vernieling of mishandeling, schade bij op. Er is bij antisocialen geen oog voor de gevoelens van hun slachtoffers. Van spijt is zelden tot nooit sprake (wordt soms geveinsd).

Antisociale personen hebben zelf doorgaans weinig last van hun eigen gedrag, met name doordat zij precies krijgen wat zij willen. Zij handelen vooral in hun eigen belang en zijn ervan overtuigd dat zij het bij het rechte eind hebben, zelfs dat zij het recht aan hun zijde hebben. Doordat zij zich vaak slachtoffer van de maatschappij voelen, hebben zij lak aan regels en wetten. Zij tonen geen respect voor gezag. Al vanaf jonge leeftijd komen zij geregeld in contact met justitie. Anderen worden gezien als zwak, slecht en onbetrouwbaar. Het thema van deze personen luidt vaak: 'Ikke, ikke, ikke en de rest kan stikken'. Overigens komen niet alle antisociale personen in contact met justitie of politie. Geregeld komt het voor dat een antisociaal persoon een zeer gunstige positie weet te bekleden. Onder hen zijn de 'gelikte manager' en de 'gladde politicus'. Op hun weg naar de top zijn zij nietsontziend. Zij zullen geen enkele wroeging ervaren wanneer zij anderen passeren. 'Ellebogenwerk' is hun niet vreemd. Bij hen speelt het motto 'niet lijden, maar láten lijden'.

Personen met een antisociale persoonlijkheidsstoornis komen op anderen over als emotieloos en weinig begripvol. Van inleving in de gevoelens van anderen is geen sprake. Emoties worden weinig ervaren of ten minste weinig herkend. Dat zijn lastige zaken die zij 'er niet bij kunnen hebben'. Enkel woede is een emotie die antisocialen goed kennen. Dit maakt dat zij erg impulsief kunnen handelen. Zij denken niet na over de gevolgen. Hierdoor zijn ze roekeloos en onverschillig ten opzichte van hun eigen én andermans veiligheid. Vaak gebeurt dit onder invloed van middelen. In eerste instantie kunnen anderen onder de indruk zijn van de vrijgevochtenheid en zelfverzekerdheid van antisocialen, maar al snel voelen zij zich onveilig of zelfs bedreigd.

> **DSM-IV-TR Specifieke diagnostische criteria voor de antisociale persoonlijkheidsstoornis**
> a. Een diepgaand patroon van gebrek aan achting voor en schending van de rechten van anderen vanaf het vijftiende jaar aanwezig, zoals blijkt uit drie (of meer) van de volgende criteria:
>   1. Niet in staat zich te conformeren aan de maatschappelijke norm dat men zich aan de wet moet houden, zoals blijkt uit het bij herhaling tot handelingen komen die een reden voor arrestatie kunnen zijn.
>   2. Oneerlijkheid, zoals blijkt uit herhaaldelijk liegen, het gebruik van valse namen of anderen bezwendelen ten behoeve van eigen voordeel of plezier.
>   3. Impulsiviteit of onvermogen 'vooruit te plannen'.
>   4. Prikkelbaarheid en agressiviteit, zoals blijkt uit bij herhaling komen tot vechtpartijen of geweldpleging.
>   5. Roekeloze onverschilligheid voor de veiligheid van zichzelf of anderen.
>   6. Constante onverantwoordelijkheid, zoals blijkt uit het herhaaldelijk niet in staat zijn geregeld werk te behouden of financiële verplichtingen na te komen.

7. Ontbreken van spijtgevoelens, zoals blijkt uit de ongevoeligheid voor of het rationaliseren van het feit anderen gekwetst, mishandeld of bestolen te hebben.
b. De leeftijd is ten minste 18 jaar.
c. Er zijn aanwijzingen voor een gedragsstoornis beginnend voor het vijftiende jaar.
d. Het antisociale gedrag komt niet uitsluitend voor in het beloop van schizofrenie of manische episodes.

Bron: Eurelings-Bontekoe E.H.M., Verheul, R. en Snellen, W.M. (red.). Handboek persoonlijkheidspathologie. Houten: Bohn Stafleu van Loghum.

Casus

De heer Boots groeide op als enig kind van een Surinaamse vader en Nederlandse moeder. Vader dronk geregeld alcohol en kon op die momenten zeer agressief zijn, waarbij moeder, maar later ook hijzelf, klappen opliep. Als kind was hij dikwijls bang voor zijn vader en ontvluchtte hij het huis wanneer hij kon. Moeder trachtte te compenseren voor vaders agressieve en strenge gedrag door haar zoon te vertroetelen en te verwennen en hem alle vrijheid te geven. De heer Boots kon zijn eigen regels opstellen, spijbelde veel van school en ging om met vrienden die hij via via had leren kennen en met wie hij af en toe 'lucratieve deals' sloot. In de buurt was hij een bekend figuur en was hij regelmatig betrokken bij vechtpartijen of werd hij verdacht van vernielingen. Hij had regelmatig een vriendin, maar zijn relaties waren vanwege zijn opvliegende karakter en losse handjes zeer turbulent. Na een inbraak op school ('gewoon voor de lol') werd hij geschorst en sindsdien heeft hij meerdere banen gehad, die hij verloor aan diefstal, conflicten met zijn werkgever of omdat hij simpelweg niet op kwam dagen. Door geldgebrek zag hij zich gedwongen een benzinestation te overvallen, waarbij hij de pompstationbediende met een mes verwondde. Ter verdediging antwoordt de heer Boots op vragen van de officier van justitie: 'Tja, als hij me dat geld nou gewoon had gegeven…'

- **Narcistische persoonlijkheidsstoornis**

Het meest opvallend aan narcistische personen is hun superioriteit over anderen. Zij hebben en uiten (hoewel soms bedekt met een mantel van valse bescheidenheid) een overdreven gevoel van eigenwaarde. Personen met een narcistische persoonlijkheidsstoornis zijn erg op zichzelf gericht zonder zich bewust te zijn of zich rekenschap te geven van de gevolgen van hun gedrag voor anderen. Zij zien zichzelf als bijzonder en hebben om die reden aanspraak op een bijzondere behandeling, gunsten en privileges. Tekorten worden ontkend of weggeredeneerd. Falen wordt toegeschreven aan externe omstandigheden of foutief handelen van anderen.

Narcistische personen hebben het nodig dat hun uniek zijn wordt erkend door hun omgeving. Daarom zijn ze steeds op zoek naar bewondering en steun. Het emotionele leven van personen met een narcistische persoonlijkheidsstoornis bestaat met name uit trots en jaloezie. Het succes en geluk van anderen wordt hun niet gegund. Dat zou de narcistische persoon zelf moeten toekomen. Soms verliezen zij zichzelf in onrealistische fantasieën van macht, schoonheid of de ideale liefde. Zij zijn echter nauwelijks in staat tot liefhebben. Zij hebben weinig begrip voor het gevoelsleven van de mensen om hen heen. Hierdoor is er in de communicatie veelal sprake van eenrichtingsverkeer. Vanwege de behoefte aan bewondering zijn zij snel gekrenkt in hun ego. Men zou het ego van de narcist in die zin kunnen vergelijken met een ballon. Hoe groter hij wordt opgeblazen, hoe eerder en harder hij knapt.

De eerste indruk die narcisten bij anderen achterlaten, is er een van een charmant, zelfbewust en bewonderenswaardig persoon. Vaak omringen zij zich met mensen die tegen hen opkijken of die gebruikt kunnen worden op hun pad naar het ultieme succes. In rustige periodes zoeken zij vooral bewondering van anderen. Wanneer de stress echter oploopt, verheffen zij zichzelf. Zij wedijveren met anderen (vanuit afgunst) en kunnen anderen devalueren en kwetsen. Anderen voelen zich door hen vernederd en gekleineerd en daardoor onzeker en minderwaardig. Wanneer de narcistische persoon een periode van langdurige 'vernedering' en uitblijven van bewondering doormaakt, ontwikkelt hij meestal depressieve klachten.

DSM-IV-TR Specifieke diagnostische criteria voor de narcistische persoonlijkheidsstoornis
a. Een diepgaand patroon van grootheidsgevoelens (in fantasie of gedrag), behoefte aan bewondering en gebrek aan empathie, beginnend in de vroege volwassenheid en tot uiting komend in uiteenlopende situaties, zoals blijkt uit vijf (of meer) van de volgende criteria:
  1. Heeft een opgeblazen gevoel van eigen belangrijkheid (bijv. overdrijft eigen prestaties en talenten, verwacht als superieur erkend te worden zonder de daarbij behorende prestaties).
  2. Is gepreoccupeerd met fantasieën over onbeperkte successen, macht, genialiteit, schoonheid of ideale liefde.
  3. Gelooft dat hij 'heel speciaal' en uniek is en alleen begrepen kan worden door, of hoort om te gaan met, andere heel speciale mensen of mensen (of instellingen) met een hoge status.
  4. Verlangt buitensporige bewondering.
  5. Heeft een gevoel bijzondere rechten te hebben, dat wil zeggen: onredelijke verwachtingen van een uitzonderlijk welwillende behandeling of een automatisch meegaan met zijn verwachtingen.
  6. Exploiteert anderen, dat wil zeggen: maakt misbruik van anderen om zijn eigen doeleinden te bereiken.
  7. Heeft gebrek aan empathie: is niet bereid de gevoelens en behoeften van anderen te erkennen of zich ermee te vereenzelvigen.
  8. Is vaak afgunstig of meent dat anderen op hem afgunstig zijn.
  9. Is arrogant of toont hooghartig gedrag of houdingen.

Bron: Eurelings-Bontekoe E.H.M., Verheul, R. en Snellen, W.M. (red.). Handboek persoonlijkheidspathologie. Houten: Bohn Stafleu van Loghum.

6.3 · Persoonlijkheidsstoornissen

> **Casus**
>
> De heer De Wilde, een 34-jarige advocaat, meldt zich bij de GGZ vanwege burn-outklachten. Zijn klachten zijn ontstaan nadat hij op het kantoor waar hij werkt, zeer tegen zijn verwachting in, niet werd benoemd tot partner. Hij uit zich verontwaardigd over deze beslissing. Hoe kan zijn collega, acht jaar zijn meerdere, verkozen worden boven hém? Hoe kunnen zijn werkgevers niet zien dat hij, ondanks zijn prille carrière, veel meer in zijn mars heeft dan zijn collega? Hij kan er met zijn kop niet bij, zegt er wakker van te liggen. Misschien dat hij een andere baan zal zoeken. Hij weet niet of hij nog langer hier wil werken. Thuis zegt de heer De Wilde geen problemen te hebben. Hij heeft een twaalf jaar jongere vriend die sinds enkele maanden bij hem inwoont. Hij weet niet hoelang dit nog duurt. Hij is hem ondertussen wel beu, maar tegelijk is het ook erg handig dat hij geen omkijken meer heeft naar het huishouden. Daarbij kan hij bij verveling ook buitenshuis prima aan zijn trekken komen, zegt hij. Zijn familie spreekt hij nauwelijks. Hij spreekt over hen als 'plebs,' waarvoor hij zich lijkt te schamen. Hij zou hen en hun 'provinciale instelling' zijn ontgroeid.

- **Borderlinepersoonlijkheidsstoornis**

Personen met een borderlinepersoonlijkheidsstoornis worden het best omschreven als 'stabiel instabiel'. Deze instabiliteit kan zich op meerdere vlakken uiten. Met name in relaties en op het gebied van emoties, maar ook in impulsief gedrag, de manier van denken en in het zelfbeeld. Vanwege de grote verscheidenheid van manieren waarop borderlineproblematiek zich kan uiten, bestaan er grote verschillen tussen 'borderliners'. Bijna altijd is sprake van het samengaan van as-I- en as-II-problematiek.

In eerste instantie is borderlineproblematiek niet op het gezicht af te lezen. Later blijkt met name in het contact het onvoorspelbare en snel wisselende karakter van borderliners. Het idee verlaten te worden, wordt als ondraaglijk ervaren. Tegelijk roept het gevoel dat iemand té dichtbij komt, angst op. Dit maakt dat een patroon van aantrekken en afstoten ontstaat. Mede vanwege een hoge mate van zwart-witdenken, zowel over zichzelf als over anderen, worden anderen het ene moment geïdealiseerd en het andere moment gedevalueerd. Personen met een borderlinepersoonlijkheidsstoornis hebben over het algemeen moeite met het vertrouwen van andere mensen, met name in periodes van stress. Bij verhoogde stress kan het denken vervormd raken. Dat kan leiden tot achterdocht of tot dissociatieve verschijnselen, zoals het zichzelf van een afstand aanschouwen of het leven meemaken als een film.

Borderlinepersonen tonen een grote gevoeligheid voor emotionele prikkels. Hun stemming wisselt snel en intens. Vaak is dat zonder direct aanwijsbare reden. Vanwege het idee waardeloos en nooit goed genoeg te zijn, vechten zij continu tegen gevoelens van somberheid, wanhoop en radeloosheid. De woede die zij ervaren jegens de wereld of anderen die hen pijn zouden doen of mogelijk zouden verlaten, wordt met moeite beheerst. De woede richt zich met tijden op zichzelf in de vorm van zelfdestructief gedrag, zoals snijden of overmatig drinken. Soms gaat dit zover dat zij overgaan tot suïcidaal gedrag. Overigens staan borderliners ambivalent tegenover de dood. Zij hebben over het algemeen geen doodswens, maar vragen met hun suïcidaal gedrag om aandacht of hopen tijdelijk geen pijn te hoeven voelen.

Het uitermate negatieve zelfbeeld van personen met een borderlinepersoonlijkheidsstoornis gaat gepaard met chronische gevoelens van leegte. Deze gevoelens kunnen oorzaak zijn van het automutilerend gedrag. Er wordt geprobeerd door fysieke pijn de leegte op te vullen, tenminste iets te voelen. Het gevoel zichzelf kwijt te zijn, maakt dat de identiteit van borderlinepersonen bij tijd en wijlen lijkt te vervloeien. Dit is afhankelijk van waar en met wie zij zijn. Het ene moment kunnen zij bijvoorbeeld geheel opgaan in de levensstijl van een veganist. Het andere moment doen zij dit af als onzin, omdat iemand hen (met gemak) hiervan heeft kunnen overtuigen. Het zelfbeeld van borderlinepersonen toont zich aldus weinig stabiel en is afhankelijk van het moment. Dit maakt dat zij erg beïnvloedbaar zijn en zich snel kunnen verliezen in onder andere drugs, promiscuïteit (wisselende seksuele contacten met meerdere personen), eetbuien, overmatig geld uitgeven, maar bijvoorbeeld ook in het snel wisselen van banen.

Het snel wisselende beeld dat personen met een borderlinepersoonlijkheidsstoornis laten zien, maakt dat hun omgeving hen af en toe (tot vaak) niet begrijpt. Tegelijk voelen zij zich niet gehoord of serieus genomen. Vooral intimi hebben last van de intense contacten die extreme pieken en dalen bevatten. Dit kan leiden tot frustratie, het gevoel tekort te schieten, gevoelens van schuld of schaamte, woede en somberheid. Niet zelden komt het voor dat anderen zich geneigd voelen als 'redder' op te treden en de verantwoordelijkheid die bij de borderlinepersoon ligt, op zich te nemen.

> **DSM-IV-TR Specifieke diagnostische criteria voor de borderlinepersoonlijkheidsstoornis**
> a. Een diepgaand patroon van instabiliteit in intermenselijke relaties, zelfbeeld en affecten en van duidelijke impulsiviteit, beginnend in de vroege volwassenheid en tot uiting komend in diverse situaties, zoals blijkt uit vijf (of meer) van de volgende criteria:
>   1. Krampachtig proberen te voorkomen feitelijk of vermeend in de steek gelaten te worden. NB: Reken hier niet toe het suïcidale of automutilerende gedrag, aangegeven in criterium 5.
>   2. Een patroon van instabiele en intense intermenselijke relaties, gekenmerkt door wisselingen tussen overmatig idealiseren en kleineren.
>   3. Identiteitsstoornis: duidelijk en aanhoudend instabiel zelfbeeld of zelfgevoel.
>   4. Impulsiviteit op ten minste twee gebieden, die in potentie betrokkene zelf kan schaden (bijv. geld verkwisten, seks, misbruik van middelen, roekeloos autorijden, vreetbuien). NB: Reken hier niet het suïcidale of automutilerende gedrag toe, aangegeven in criterium 5.
>   5. Recidiverende suïcidale gedragingen, gestes of dreigingen, of automutilatie.
>   6. Affectlabiliteit als gevolg van duidelijke reactiviteit van de stemming (bijv. periodes van intense somberheid, prikkelbaarheid of angst, meestal enkele uren durend en slechts zelden langer dan een paar dagen).

7. Chronisch gevoel van leegte.
8. Inadequate, intense woede of moeite kwaadheid te beheersen (bijv. frequente driftbuien, aanhoudende woede of herhaaldelijke vechtpartijen).
9. Voorbijgaande, aan stress gebonden, paranoïde ideeën of ernstige dissociatieve verschijnselen.

Bron: Eurelings-Bontekoe, E.H.M., Verheul, R. en Snellen, W.M. (red.). Handboek persoonlijkheidspathologie. Houten: Bohn Stafleu van Loghum.

Casus

Op advies van de crisisdoende psychiater start de 37-jarige mevrouw Smeets, moeder van drie kinderen in de leeftijd van 3 tot 18 jaar, voor enkele maanden een dagklinische behandeling. Eerder al is zij enkele maanden behandeld vanwege een ernstige alcoholverslaving en is zij in contact geweest met het AMK vanwege vermeende mishandeling van haar kinderen. Dit ontkent zij overigens in alle toonaarden. Zij heeft nooit een vinger op een van haar kinderen gelegd. Wel is er soms sprake van uitzinnige razernij, die zij moeilijk onder controle heeft en waarbij zij vernielingen in huis kan aanrichten. De kinderen staan intussen onder toezicht van een voogd en in huis is gespecialiseerde gezinsverzorging. Mevrouw Smeets zegt vooral last te hebben van haar snel wisselende stemming en het gevoel 'er niet helemaal te zijn'. Hierdoor gaat er veel aan haar voorbij en lukt het haar moeilijk structuur te bieden aan zowel zichzelf als haar kinderen. Haar huidige vriend wil haar graag bijstaan, maar zegt enerzijds niet de kans te krijgen, omdat zij hem niet bij zich laat wanneer haar stemming verschiet, anderzijds haar niet te begrijpen en niet te weten wat ze nodig heeft. Ze wisselt nogal eens van stemming en interesse, en heeft grote financiële schulden vanwege ongedekte uitgaven, waarvoor schuldsanering is aangevraagd. Mevrouw Smeets geeft aan dat het leven haar lijkt te overkomen, dat ze niet zozeer leeft als wel wórdt geleefd.

■ **Theatrale persoonlijkheidsstoornis**
De theatrale persoonlijkheidsstoornis is ook bekend onder de klassieke term 'hysterische persoonlijkheid'. Deze term is vanwege de negatieve betekenis sinds DSM-III niet langer in gebruik. Theatrale persoonlijkheden zijn erg opvallende, kleurrijke typen die zich uitbundig en verleidelijk kunnen gedragen. Zij hebben een goed gevoel voor drama. Zij zijn als geen ander in staat van elk luttel gegeven een verhaal te maken en van elke mug een olifant. Dit gaat vaak gepaard met het flink aandikken van de beleefde emoties. Zij staan het liefst in het centrum van de aandacht, zoeken continu naar aandacht of complimenten, soms door middel van extreem flirtgedrag of zelfs seksuele provocaties.

Het in het centrum van de aandacht willen staan, hebben personen met een theatrale persoonlijkheidsstoornis gemeen met narcistische personen. Echter, een groot verschil is dat theatrale personen hiervoor ook gedrag acceptabel vinden dat voor narcistische personen (en anderen) als vernederend wordt aanschouwd, zoals (publiekelijke) emotionele uitbarstingen, tirades of het veinzen van hulpeloosheid. De emotionele uitbundigheid die bij theatrale personen kan worden waargenomen, is overigens bedrieglijk. Het is een masker voor een in werkelijkheid oppervlakkig en labiel gevoelsleven en het onvermogen te komen tot diepgang en stabiliteit. Emoties worden overigens door theatrale personen zelf als heftig ervaren en zijn voor hen een rechtvaardiging voor bijbehorend gedrag (zoals ruziemaken bij ervaren boosheid). Hierdoor bestaat er een grote mate van zwart-witdenken. Hun gedachtewereld is weinig uitgesproken.

Relaties, zowel partnerrelaties als vriendschappelijke relaties, houden zelden stand. Theatrale personen zijn nauwelijks loyaal aan intimi. Als de buit binnen is, raken zij verveeld en gaan dan op zoek naar nieuwe bevestiging. Wanneer zij zich genegeerd voelen of er aanwijzingen bestaan dat zij verlaten zullen worden, botst dit met het beeld dat zijzelf aantrekkelijk zijn en anderen kunnen verleiden. Dit maakt dat zij nog meer zullen overdrijven om de aandacht op zich gevestigd te krijgen. Op de lange termijn vallen zij echter door de mand en zal hun omgeving verveeld raken. Oorspronkelijke jaloezie vanwege de levendigheid van de persoon wordt omgezet in irritatie en (plaatsvervangende) schaamte. Uiteindelijk ontwikkelen theatrale personen vaak een ongunstige reputatie, ook bij hulpverleners.

DSM-IV-TR Specifieke diagnostische criteria voor de theatrale persoonlijkheidsstoornis
a. Een diepgaand patroon van buitensporige emotionaliteit en aandacht vragen, beginnend in de vroege volwassenheid en tot uiting komend in diverse situaties, zoals blijkt uit vier (of meer) van de volgende criteria:
   1. Voelt zich niet op zijn gemak in situaties waarin hij niet in het centrum van de belangstelling staat.
   2. De interactie met anderen wordt vaak gekenmerkt door ongepast seksueel verleidelijk of uitdagend gedrag.
   3. Toont snel wisselende en oppervlakkige emotionele uitingen.
   4. Maakt voortdurend gebruik van het eigen uiterlijk om de aandacht op zichzelf te vestigen.
   5. Heeft een manier van spreken die uitermate impressionistisch is en waaraan details ontbreken.
   6. Toont zelfdramatiserende, theatrale en overdreven uitingen van emoties.
   7. Is suggestibel, dat wil zeggen: gemakkelijk te beïnvloeden door anderen of de omstandigheden.
   8. Beschouwt relaties als intiemer dan ze in werkelijkheid zijn.

Bron: Eurelings-Bontekoe, E.H.M., Verheul, R. en Snellen, W.M. (red.). Handboek persoonlijkheidspathologie. Houten: Bohn Stafleu van Loghum.

Casus

Mevrouw Brandt (42 jaar) is secretaresse op een polikliniek neurologie in het plaatselijk ziekenhuis. Ze is een opmerkelijk figuur tussen haar collega's. Ze kleedt zich zeer jeugdig en, naar eigen zeggen alleen volgens de vrouwelijke collega's, gewaagd, wat soms tot gevolg heeft dat ze erop gewezen wordt zich gepaster te kleden, wat zij dan netjes doet. Tot zich een volgende trend voordoet en zij binnen de kortste keren met een geheel nieuwe garderobe op het werk verschijnt. In het verleden heeft ze zich wel eens laten verleiden tot seksuele escapades op het werk. Dit leidde tot veel geroddel onder de collega's, wat mevrouw Brandt op momenten zelfs leek te voeden. Wanneer een van haar vele relaties is geëindigd of wanneer zij op een andere manier haar hart gebroken heeft gezien, is er geen mogelijkheid dat iemand op de afdeling dit niet weet. Nieuwtjes over mevrouw Brandt doen snel de ronde, mede doordat zij met iedereen op de afdeling, van het afdelingshoofd tot de schoonmaker, contact heeft en haar verhalen in geuren en kleuren kan vertellen. Op afdelingsborrels drinkt ze de ene borrel na de ander, en eindigt gegarandeerd in tranen in de armen van een van de artsen, die haar wat onwennig tracht te troosten. Eén ding is zeker bij mevrouw Brandt: hoe vervelend ze soms ook zijn mag, men zal zich niet snel vervelen.

Cluster-C-persoonlijkheidsstoornissen

Kenmerkend voor cluster-C-persoonlijkheidsstoornissen is angst. Die kan zich op verschillende manieren uiten. Zo is er vermijding bij de ontwijkende, aanklamping bij de afhankelijke of controledrang en perfectionisme bij de obsessieve compulsieve persoonlijkheidsstoornis.

- **Ontwijkende persoonlijkheidsstoornis**

Het meest opvallende aan personen met een ontwijkende persoonlijkheidsstoornis is dat zij niet opvallen. Deze personen zijn de typische 'muurbloemen', die zich in gezelschappen op de achtergrond plaatsen. Zij mengen zich nauwelijks in gesprekken, laat staan in discussies. Zij zijn buitensporig verlegen en afwachtend. Zij kijken de kat uit de boom en zullen zelden spontaan uit de hoek komen of zich impulsief uiten. Door deze houding ontnemen zij zich echter veel positieve ervaringen (in contact met anderen), waardoor ze zichzelf isoleren.

Dat ontwijkende personen vaak in een isolement leven, betekent overigens niet dat zij geen contact met andere mensen zouden willen (zoals bij de schizoïde persoon het geval is). Zij willen juist graag meedoen met anderen of 'de groep', alleen durven zij niet. Zij hebben een lage eigenwaarde. Zij hebben het idee ontoereikend en minderwaardig te zijn. Zij zijn bang dat anderen hen op deze eigenschappen zullen afwijzen. Aan de mening van anderen wordt extreem veel belang gehecht. Uit angst voor kritiek of afkeuring zijn zij daarom afwerend en oppervlakkig in het contact. Ondertussen wensen zij meer en missen zij betrokkenheid bij en intimiteit met anderen.

Personen met een ontwijkende persoonlijkheidsstoornis zijn, net als personen met een sociale fobie, extreem zelfbewust: hoe kom ik over? Wat hen doet verschillen van mensen met een sociale fobie, is dat zij altijd in alle situaties, dus ook bij goede bekenden, sociaal angstig zijn. Dit maakt dat zij lang afhankelijk kunnen zijn van hun ouderlijk gezin en dat vriendschappen uitblijven. In studie en werk kiezen zij vaak voor activiteiten waarbij contacten met anderen mensen zo veel mogelijk vermeden kunnen worden, zoals computertechnicus, dierenverzorger of archivaris. Zij maken veelal géén indruk, in die zin dat zij snel over het hoofd worden gezien, of in ieder geval snel vergeten.

> **DSM-IV-TR Specifieke diagnostische criteria voor de ontwijkende persoonlijkheidsstoornis**
>
> a. Een diepgaand patroon van geremdheid in gezelschap, gevoel van tekortschieten en overgevoeligheid voor een negatief oordeel, beginnend in de vroege volwassenheid en tot uiting komend in uiteenlopende situaties, zoals blijkt uit vier (of meer) van de volgende criteria:
>   1. Vermijdt beroepsmatige activiteiten die belangrijke intermenselijke contacten met zich meebrengen, uit vrees voor kritiek, afkeuring of afwijzing.
>   2. Heeft onwil om bij mensen betrokken te raken, tenzij er zekerheid bestaat dat men hem aardig vindt.
>   3. Toont gereserveerdheid binnen intieme relaties uit vrees vernederd of uitgelachen te worden.
>   4. Is gepreoccupeerd met de gedachte in sociale situaties bekritiseerd of afgewezen te worden.
>   5. Is in nieuwe intermenselijke situaties geremd vanwege het gevoel tekort te schieten.
>   6. Ziet zichzelf als sociaal onbeholpen en voor anderen onaantrekkelijk of minderwaardig.
>   7. Is uitzonderlijk onwillig persoonlijke risico's te nemen of betrokken te raken bij nieuwe activiteiten, omdat deze hem in verlegenheid zouden kunnen brengen.
>
> *Bron: Eurelings-Bontekoe, E.H.M., Verheul, R. en Snellen, W.M. (red.). Handboek persoonlijkheidspathologie. Houten: Bohn Stafleu van Loghum.*

Casus

De heer De Winter, een 24-jarige hbo-student accountancy, is door een docent verwezen naar de studieadviseur vanwege de moeite die hij heeft de cursus te doorlopen. Er moet in deze cursus met andere studenten samen aan een project gewerkt worden. Het idee alleen al levert hem dusdanig veel spanning op dat hij heeft verzocht het project individueel te mogen afmaken. Hij is erg terughoudend in het gesprek met de adviseur en wil weinig zeggen over de redenen van zijn spanning. Na voorzichtig doorvragen vertelt hij erg angstig te zijn voor mogelijke fouten. Hij is bang dat zijn medestudenten hem zullen bekritiseren en niet meer met hem zullen willen samenwerken. Zoiets verschrikkelijks wil hij liever vóór zijn door het project in zijn eentje aan te pakken. Als hij tevoren had geweten dat hij zo veel met andere studenten samen moest werken, had hij toch liever een thuisstudie gevolgd. Dit hadden zijn ouders, bij wie hij nog altijd inwoont, hem echter erg afgeraden, omdat hij zo veel alleen thuis was. Een studie zou een mooie gelegenheid zijn vrienden te maken, volgens hen. Tot nog toe, na drie studiejaren, heeft de heer De Winter echter maar met één andere student sporadisch contact. Hij wordt door de studieadviseur aangeraden zich te melden bij de GGZ voor (groeps)therapie.

- **Afhankelijke persoonlijkheidsstoornis**

Ook personen met een afhankelijke persoonlijkheidsstoornis vallen weinig op. Hoewel zij veel in gezelschap van anderen zijn, treden zij zelden op de voorgrond. Hun handelen bestaat vooral uit reageren op wat anderen hun aanreiken. Zij zullen weinig tot initiatief overgaan. Afhankelijke personen zijn erg sfeergevoelig en doen er alles aan het anderen naar de zin te maken. Soms gebeurt dat in zodanige mate dat zij vrijwillig onplezierige taken op zich nemen om conflicten uit de weg te gaan. Hun overdreven meegaandheid komt voort uit een sterk negatief zelfbeeld, waarbij de overtuiging overheerst dat anderen het altijd beter weten en/of kunnen.

Hoewel meegaandheid een prettige eigenschap kan zijn, zeker in gezelschappen, komt dit bij afhankelijke personen voort uit het idee het leven alléén niet aan te kunnen. Zij hebben het idee anderen nodig te hebben voor steun, verzorging, advies en geruststelling. Het idee er alleen voor te staan, maakt hen weerloos en hulpeloos. Dit maakt dat zij een hoge gevoeligheid voor afkeuring hebben uit angst in de steek gelaten te worden. Om die reden zullen zij doorgaans geen kritiek op anderen geven en conflicten zo veel mogelijk uit de weg gaan. Dit maakt echter ook dat er makkelijk misbruik van dit soort mensen te maken is, wat helaas vaak gebeurt.

In de omgang met anderen nemen personen met een afhankelijke persoonlijkheidsstoornis bij voorkeur de onderdanige, subassertieve rol op zich. Een klassiek voorbeeld is Laurel, 'de Dunne', uit het komische duo Laurel & Hardy. Hij stelt zich in alles afhankelijk op van de ander en gaat letterlijk piepen op het moment dat 'de Dikke' hem alleen laat. Men ziet deze personen niet in leidinggevende rollen of op functies met veel verantwoordelijkheid. Zij zullen uitdagingen zo veel mogelijk uit de weg gaan. Liever kiezen zij de veilige weg. Hierdoor werken zij overigens altijd onder hun niveau. Afhankelijke personen maken over het algemeen een prettige indruk, maar doen een groot beroep op andermans leiding en/of expertise. Hierdoor komen ze nogal eens als erg hulpbehoevend over.

> **DSM-IV-TR Specifieke diagnostische criteria voor de afhankelijke persoonlijkheidsstoornis**
> a. Een diepgaande en buitensporige behoefte aan verzorgd worden, hetgeen leidt tot onderworpen en vastklampend gedrag, en de angst in de steek gelaten te worden, beginnend in de vroege volwassenheid en tot uiting komend in uiteenlopende situaties, zoals blijkt uit vijf (of meer) van de volgende criteria:

1. Kan moeilijk alledaagse beslissingen nemen zonder overdreven veel advies en geruststelling door anderen.
2. Heeft anderen nodig die de verantwoordelijkheid overnemen voor de belangrijkste gebieden van zijn leven.
3. Vindt het moeilijk een verschil van mening tegen anderen te uiten uit vrees steun of goedkeuring te verliezen. NB: Reken hier niet de realistische vrees voor straf toe.
4. Ondervindt moeilijkheden ergens alleen aan te beginnen of dingen alleen te doen (eerder als gevolg van een gebrek aan zelfvertrouwen en vertrouwen in eigen oordeel of mogelijkheden dan uit gebrek aan motivatie of energie).
5. Gaat tot het uiterste om verzorging en steun van anderen te krijgen; kan zelfs aanbieden vrijwillig dingen te doen die onplezierig zijn.
6. Voelt zich onbehaaglijk of hulpeloos wanneer hij alleen is, vanwege de overmatige vrees niet in staat te zijn voor zichzelf te zorgen.
7. Zoekt hardnekkig naar een andere relatie als bron van verzorging en steun als een intieme relatie tot een einde komt.
8. Is op een onrealistische wijze gepreoccupeerd door de vrees aan zichzelf te worden overgelaten.

Bron: Eurelings-Bontekoe, E.H.M., Verheul, R. en Snellen, W.M. (red.). Handboek persoonlijkheidspathologie. Houten: Bohn Stafleu van Loghum.

Casus

De 35-jarige mevrouw Michels meldt zich bij het maatschappelijk werk in verband met problemen met huisvesting en financiën. Zij vertelt met tranen en tuiten hoe haar ex-vriend hun relatie na zeven jaar heeft verbroken nadat hij een nieuwe vrouw had ontmoet. Hoewel de relatie niet goed was en hij haar als een slaaf had behandeld (mede vanwege zijn overmatig alcoholgebruik, heeft zij menig klap moeten incasseren), zegt ze niet zonder hem te kunnen leven. Ze weet niet waar ze het zoeken moet. Haar ex regelde alles voor haar. Ze heeft geen inkomen. Zij heeft nooit eerder gewerkt en was financieel van anderen afhankelijk. Zij heeft ook geen woning. Ze woont tijdelijk bij haar moeder in, maar die is slecht ter been en kan de zorg voor haar dochter niet op zich nemen. Mevrouw Michels doet een groot beroep op de maatschappelijk werker en vraagt meerdere gesprekken per week aan. Tussen de gesprekken door belt zij regelmatig met kleine vragen of verzoeken. Dan hoort men plotseling weken niets van haar. Wanneer er contact wordt gezocht, meldt zij vrolijk dat ze een man heeft ontmoet bij wie ze binnen enkele dagen is ingetrokken. Ze bedankt en zegt dat ze geen verdere hulp meer nodig heeft.

- **Obsessieve compulsieve persoonlijkheidsstoornis**

De obsessieve compulsieve persoonlijkheidsstoornis wordt ook wel de 'dwangmatige persoonlijkheidsstoornis' genoemd. Dwangmatige personen ogen opvallend rustig en beheerst en hebben hun zaakjes over het algemeen zeer goed onder controle, zo lang alles ten minste netjes en ordelijk verloopt. Zij voeren hun taken en plichten zeer trouw uit en dit geeft hun voldoening. Deze voldoening is echter van korte duur omdat al snel de twijfel opkomt of wat ze hebben gedaan, wel goed genoeg is. Doordat alles altijd beter kan, zijn zij nooit (lang) tevreden.

Het streven naar perfectie en een duidelijk aanwezig verantwoordelijkheidsgevoel zijn kenmerken die door de omgeving vaak geprezen en gewaardeerd worden. In milde vorm zijn de trekken van een dwangmatige persoon dus zeer gewild (net zoals een milde vorm van manie erg prettig en productief kan zijn). De manier van werken en omgaan met anderen is echter zodanig gecontroleerd, dat dit ten koste gaat van soepelheid, openheid en efficiëntie. Dwangmatige personen kunnen moeilijk samenwerken, omdat zij de dingen graag op hun eigen manier doen en hierin weinig flexibiliteit tonen. Zij houden niet van verassingen en ervaren 'improviseren' als zeer akelig. Niets is erger dan de controle uit handen te geven. Dit bezorgt hun een onverdraaglijk gevoel van hulpeloosheid en afhankelijkheid. Er wordt dus continu gezocht naar orde en wanneer deze er niet (meer) is, wordt alles op alles gezet om de orde te herstellen. Wanneer dit niet lukt, bestaat de kans dat depressieve klachten ontstaan, vaak vergezeld van vage algemene lichamelijke klachten.

Dwangmatige personen zijn zeer goede boekhouders, laboranten of apothekers, maar zouden het slecht afbrengen als bijvoorbeeld reisleiders of interieurontwerpers. De indruk die zij bij anderen kunnen achterlaten, is die van een saai en zuinig persoon, die betrouwbaar is maar met wie het contact oppervlakkig blijft omdat (hevige) emoties worden vermeden. Een ezelsbruggetje voor het kunnen opmerken van personen met een obsessieve compulsieve persoonlijkheidsstoornis zit 'm in de letter *p* van Pietje Precies: deze mensen zijn (te) plichtsgetrouw, perfectionistisch, prestatiegericht, precies en punctueel.

> **DSM-IV-TR Specifieke diagnostische criteria voor de obsessieve compulsieve persoonlijkheidsstoornis**
> a. Een diepgaand patroon van preoccupatie met ordelijkheid, perfectionisme, beheersing van psychische en intermenselijke processen, ten koste van soepelheid, openheid en efficiëntie, beginnend in de vroege volwassenheid en tot uiting komend in uiteenlopende situaties, zoals blijkt uit vier (of meer) van de volgende criteria:
> 1. Is gepreoccupeerd met details, regels, lijsten, ordening, organisatie of schema's, hetgeen zover gaat dat het eigenlijke doel uit het oog verloren wordt.
> 2. Toont een perfectionisme dat het afmaken van een taak bemoeilijkt (bijv. onvermogen iets af te maken omdat het niet aan eigen overtrokken eisen voldoet).
> 3. Is overmatig toegewijd aan werk en productiviteit met uitsluiting van ontspannende bezigheden en vriendschappen (niet te verklaren door een duidelijke economische noodzaak).
> 4. Is overdreven gewetensvol, scrupuleus en star betreffende zaken van moraliteit, ethiek of normen (niet te verklaren vanuit culturele of godsdienstige achtergrond).

> 5. Is niet in staat versleten of waardeloze voorwerpen weg te gooien, zelfs als ze geen gevoelswaarde hebben.
> 6. Is afkerig van delegeren van taken en van samenwerken met anderen, tenzij deze anderen zich geheel onderwerpen aan zijn manier van werken.
> 7. Heeft zich een stijl van gierigheid eigen gemaakt ten aanzien van zichzelf en anderen; geld wordt gezien als iets wat opgepot moet worden voor toekomstige catastrofes.
> 8. Toont starheid en koppigheid.
>
> *Bron: Eurelings-Bontekoe, E.H.M., Verheul, R. en Snellen, W. (red.). Handboek persoonlijkheidspathologie. Houten: Bohn Stafleu van Loghum.*

Casus

Mevrouw Hogendoorn (52 jaar) werkt sinds een jaar parttime als secretaresse bij een groot distributiekantoor. Zij komt bij de bedrijfsarts met depressieve en spanningsklachten. Deze klachten zijn ontstaan nadat mevrouw Hogendoorn in haar laatste functioneringsgesprek gewezen werd op haar traagheid van werken en haar weinig flexibele houding jegens collega's in gevallen van spoedklussen. Mevrouw werkt graag op haar eigen manier, maar is hier erg veel tijd mee kwijt en zij raakt geïrriteerd wanneer zij in haar werk gestoord wordt. Zij ervaart de kritiek als falen en het lukt haar niet dit uit haar hoofd te zetten. Ze slaapt slecht vanwege het piekeren en heeft veel hoofdpijn en pijn in haar nek en schouders. In haar thuissituatie heeft zij het gaan en staan van het gezin goed onder controle. Mevrouw heeft zelfs lijsten opgesteld met dagtaken die ieder dient uit te voeren, waaraan zij zich strikt houdt. Haar man en kinderen hebben ondertussen geleerd zich aan moeders regels aan te passen om de goede sfeer in huis te behouden.

In ◘ figuur 6.1 worden nog eens alle genoemde persoonlijkheidsstoornissen op zeer rake wijze getypeerd in de vorm van auto's op een parkeerplaats.

6.4 Vóórkomen van persoonlijkheidsstoornissen

Volgens de laatste onderzoeken kan bij ongeveer één op 7,5 personen uit de algemene bevolking minstens één persoonlijkheidsstoornis worden vastgesteld. Dit aantal gaat aanzienlijk omhoog als het onderzoek zich beperkt tot patiëntengroepen in de psychiatrie en de verslavingszorg. Hier komt minstens één persoonlijkheidsstoornis bij ongeveer één op twee patiënten voor. De verwachting is dat wanneer de categorie persoonlijkheidsstoornis NAO in deze berekeningen zou worden meegenomen, het aantal zelfs nog hoger uitvalt. (Zie voor schattingen van het vóórkomen van alle specifieke persoonlijkheidsstoornissen ◘ tabel 6.2).

Zowel in de algemene bevolking als in patiëntengroepen komen cluster-B- en cluster-C-persoonlijkheidsstoornissen het meest voor. In de psychiatrie komen cluster-C-per-

6.4 · Vóórkomen van persoonlijkheidsstoornissen

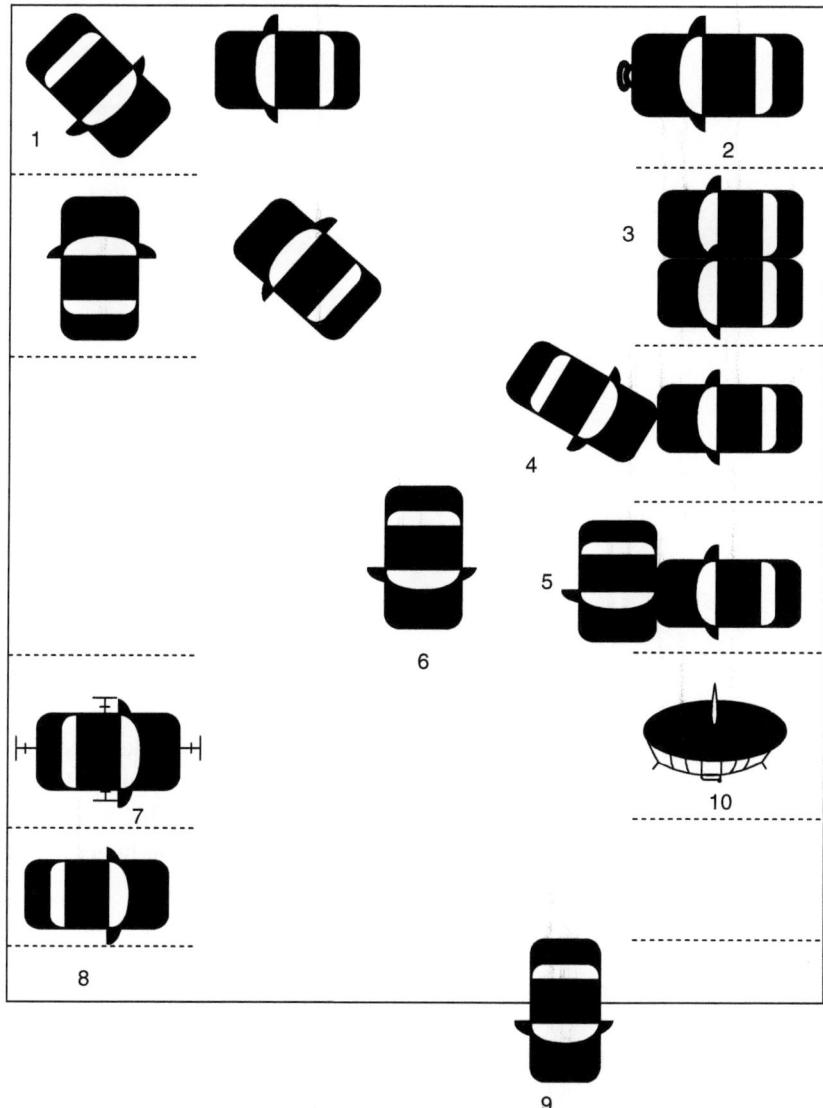

1	paranoïde	weer klem gezet!
2	narcistisch	grootste auto, opvallende motorkapversiering
3	afhankelijk	heeft andere auto's nodig om zich veilig te voelen
4	borderline	ramt auto van ex-minnaar
5	antisociaal	vormt een obstakel voor andere auto's
6	theatraal	parkeert precies in het midden, voor een mooi dramatisch effect
7	obsessief-compulsief	parkeert perfect in het gelid
8	vermijdend	parkeert verscholen in een hoek
9	schizoïde	kan niet tegen andere auto's vlakbij
10	schizotypisch	parkeert tussen melkwegstelsels

◘ **Figuur 6.1** Parkeerplaats van de persoonlijkheidsstoornissen. Bron: Robinson (1999).

Tabel 6.2 Schattingen van vóórkomen van persoonlijkheidsstoornissen in de algemene bevolking, de psychiatrie en de verslavingszorg

persoonlijkheidsstoornis	algemene bevolking	psychiatrie	verslavingszorg
paranoïde	1,6	5,7	10,8
schizoïde	0,7	1,4	1,1
schizotypische	0,7	1	0,8
antisociale	2,6	4,4	22,7
borderline	1,5	14,3	20,4
theatrale	1,8	9,4	6,3
narcistische	0,1	4,6	9,1
ontwijkende	1,4	14,7	10,1
afhankelijke	0,8	8,9	5,2
obsessieve compulsieve	2	11	7,1
minimaal één PS	13,1	49	55,5

Naar: Eurelings-Bontekoe, E.H.M., Verheul, R. en Snellen, W.M. (red.) (2007). *Handboek persoonlijkheidspathologie* (▶ tabel 6.14, p. 94). Houten: Bohn Stafleu van Loghum.

soonlijkheidsstoornissen het meest voor (met name de ontwijkende en afhankelijke, maar ook de borderlinepersoonlijkheidsstoornis). In de verslavingszorg komen cluster-B-persoonlijkheidsstoornissen (vooral de antisociale en de borderlinepersoonlijkheidsstoornis) het meest voor. Overigens blijkt bij opgenomen patiënten een opmerkelijk hoger aantal persoonlijkheidsstoornissen voor te komen dan bij ambulante patiënten.

6.5 Behandeling van persoonlijkheidsstoornissen

In de omschrijving van persoonlijkheidsstoornissen komt steeds weer terug dat het (afwijkende) patroon van ervaringen en gedrag *duurzaam, stabiel en van lange duur* is. Dit kan mogelijk de indruk wekken dat de persoonlijkheid een chronisch iets is en dus onveranderlijk en onveranderbaar. Uit onderzoek blijkt echter dat de persoonlijkheid verandert vanwege het natuurlijk verloop. Hiermee wordt bedoeld dat met het ouder worden bijvoorbeeld emotionele stabiliteit en preciesheid toenemen en impulsiviteit, spanningsbehoefte (*sensation-seeking*) en afhankelijkheid afnemen. De persoonlijkheid kan ook worden beïnvloed door (preventieve) behandeling. Persoonlijkheidsverandering is dus wel degelijk mogelijk, maar neemt in de regel veel tijd in beslag.

Onderzoek naar de effectiviteit van behandeling van persoonlijkheidsstoornissen heeft aangetoond dat een groot aantal psychotherapeutische behandelingen effectief is voor het verminderen van symptomen, het verstevigen van de persoonlijkheid en het verbeteren van het sociaal functioneren van patiënten met verschillende persoonlijkheidsstoornissen.

In het algemeen kan gesteld worden dat psychotherapie de behandeling van eerste keuze is bij milde en matige ernst van de persoonlijkheidsproblematiek. Bij ernstige persoonlijkheidspathologie wordt eveneens ambulante psychotherapie aangeraden, al dan niet in combinatie met een groepstherapeutische (vaardigheids)behandeling. Bij hogere ernst of niet reageren op de behandeling, kan gekozen worden voor (dag)klinische behandeling.

Behandeling met medicijnen heeft in het algemeen een beperkte toegevoegde waarde. Onderzoek naar de effectiviteit van de behandeling met medicatie staat nog in de kinderschoenen. De behandeling kan ondersteunend zijn op kritieke momenten in een psychotherapeutische behandeling. Genoemde conclusies gaan met name op voor de borderline-, afhankelijke en ontwijkende persoonlijkheidsstoornis (deze zijn simpelweg het meest onderzocht). De ervaring leert namelijk ook dat bijvoorbeeld de antisociale en schizotypische persoonlijkheidsstoornis relatief bestand zijn tegen verandering.

Naast psychotherapeutische en psychofarmacologische behandelingen kunnen ook psychosociale behandelingen aangeboden worden bij persoonlijkheidsproblematiek. Meestal gebeurt dit naast een lopende behandeling en vervullen deze interventies een ondersteunende en aanvullende functie. Hieronder vallen verpleegkundige zorg, vaktherapeutische interventies, maatschappelijk werk en crisisinterventie.

Begeleiding door verpleegkundigen en agogisch medewerkers kan het best gegeven worden in een multidisciplinaire context, waarbij het van belang is dat wordt gewerkt met een eenduidig theoretisch kader (zoals cognitief gedragstherapeutisch of psychodynamisch). Een van de belangrijkste instrumenten voor verpleegkundigen en agogisch medewerkers is het tot stand brengen en houden van de therapeutische relatie. Het is daarom van belang factoren die de therapeutische relatie ten goede of ten slechte kunnen beïnvloeden, vroegtijdig op te sporen. Er dient in een open dialoog met veel aandacht voor de beleving van de patiënt gecommuniceerd te worden, met name als het gaat om zelfverwondend gedrag.

6.6 Persoonlijkheidsstoornissen in de praktijk

Het gedrag van patiënten met een persoonlijkheidsstoornis kan nogal wat teweegbrengen. In de regel wekt het gedrag in hun omgeving veel onbegrip op. Het is moeilijk te begrijpen waarom patiënten met een persoonlijkheidsstoornis doen zoals zij doen, denken zoals zij denken en voelen zoals zij voelen. Dit onbegrip kan een groot obstakel vormen in alle contacten die zij hebben, en staat dus ook het hulpverlenerscontact in de weg. Voor de hulpverlener is het daarom een belangrijke taak zich te verdiepen in de patiënt en zicht te krijgen op het radarwerk van de patiënt: waarom doet hij zo?

De volgende beeldspraak vormt een goede insteek. Beeld je een *silent disco* in. Een groep mensen danst op muziek die alleen zij horen (doordat alle mensen in de groep koptelefoons dragen van waaruit dezelfde muziek schalt). Ervan uitgaand dat alle mensen in de groep kúnnen dansen, zullen zij eenzelfde soort bewegingen vertonen, passend bij de muziek. Voor een buitenstaander, iemand die de muziek niet hoort, zien deze bewegingen er echter vreemd uit. Van een afstand is het onbegrijpelijk waarom deze groep mensen op deze manier danst. Wanneer men echter zelf een koptelefoon opzet en de bijpassende muziek te horen krijgt, worden plotseling alle bewegingen van de groep mensen in de *silent disco* begrijpelijk (en daarmee voorspelbaar). Het is net zo bij personen met een persoonlijkheidsstoornis. Pas wanneer je de muziek kunt horen waarop zij 'dansen', worden hun doen, denken en voelen begrijpelijk!

Volledig beschrijven hoe het best om te gaan met patiënten met een persoonlijkheidsstoornis, vraagt om (veel) meer ruimte dan hier geboden kan worden. Er wordt daarom volstaan met een korte uiteenzetting van enkele belangrijke begrippen. Ter afsluiting zullen voor iedere persoonlijkheidsstoornis enkele tips meegegeven worden die mogelijk gebruikt kunnen worden in het contact.

6.6.1 Overdracht en tegenoverdracht

Wat het contact met patiënten met een persoonlijkheidsstoornis vooral bemoeilijkt, maakt deel uit van hun problematiek. Bij hen bestaan er per definitie moeilijkheden op het interpersoonlijk vlak. Het aangaan en onderhouden van relaties is voor hen lastig. Dit geldt dus ook voor relaties met hulpverleners. Het gedrag dat zij aan de mensen in hun omgeving laten zien, vertonen zij doorgaans ook in het hulpverlenerscontact. Dit roept bij de hulpverlener meestal gelijke reacties op als bij de mensen in de nabije omgeving van de patiënt, tenminste, in eerste instantie. Met andere woorden: in de behandelrelatie is sprake van overdracht en tegenoverdracht.

Overdracht kan gedefinieerd worden als 'de ongepaste herhaling in het heden van een belangrijke relatie uit het verleden'. Met andere woorden: men spreekt van overdracht als iemand gevoelens, wensen, fantasieën, neigingen of ideeën beleeft in het contact met iemand in het hier en nu. Deze gevoelens komen bij overdracht echter niet voort uit de relatie met de persoon in het heden (vandaar de term 'ongepaste'). Zij zijn een herhaling van gevoelens voor belangrijke anderen uit de geschiedenis van de patiënt. Het gaat dan meestal om belangrijke personen, zoals de ouders of broers en zussen. In het behandelcontact betekent dit dat een patiënt zich jegens de hulpverlener kan opstellen op eenzelfde manier als hij dat voorheen deed bij zijn ouders. Dit komt doordat de hulpverlener de patiënt op een of andere manier aan hen doet denken. Een persoon die bijvoorbeeld nooit is geleerd zelfstandig te functioneren en door zijn ouders steeds aan het handje werd meegenomen, zal zich zeer waarschijnlijk ook afhankelijk van de hulpverlener opstellen.

Overdracht vindt men dus bij de patiënt. *Tegenoverdracht* echter, is iets wat bij de hulpverlener gevonden wordt. Tegenoverdracht wordt wel gedefinieerd als 'het gehele scala van emoties dat een hulpverlener kan ervaren in het contact met de patiënt'. Binnen deze definitie zijn verschillende vormen van tegenoverdracht te onderscheiden. Hier zullen we ons beperken tot de belangrijkste vorm, namelijk de reactie van de hulpverlener op de overdracht van de patiënt. Een hulpverlener kan bijvoorbeeld merken dat hij geneigd is de patiënt te overladen met adviezen (hem aan zijn hand mee te nemen) als reactie op de overdracht waarin de patiënt de hulpverlener als vaderfiguur beleeft. Tegenoverdracht kan voor hulpverleners een krachtig middel zijn voor het begrijpen van de patiënt. Denk aan de *silent disco*: als men met de patiënt 'meedanst', is het makkelijker te achterhalen naar welke muziek hij luistert dan als men enkel van een afstand staat te kijken en moet 'raden'.

6.6.2 Weerstand en 'splitting'

De behandeling van patiënten is in de meeste gevallen gericht op het tot stand brengen van verandering in de huidige stand van zaken. In sommige gevallen levert dit echter verzet bij patiënten op, bewust of onbewust, met of zonder opzet. Verandering brengt namelijk nieuwe situaties met zich mee. Nieuwe situaties zijn op z'n minst spannend, soms eng en in het uiterste geval zelfs regelrecht angstaanjagend. Het 'opgeven' van symptomen, hoeveel lijden zij ook veroorzaken bij de patiënt, gaat daarom altijd gepaard met enige vorm van verzet. Dit verzet kan zich uiten in terughoudendheid of twijfelzucht. Het kan zich ook uiten in passief verzet, zoals het niet verschijnen op afspraken of een behandeling tegenwerken (bijv. het niet maken van huiswerk). Alle manieren waarop een patiënt zich tegen verandering verzet, worden (in de psychotherapie) geschaard onder de term *weerstand*.

Als 'normale' patiënten verandering soms al spannend of eng kunnen vinden, dan geldt dit des te meer voor patiënten met een persoonlijkheidsstoornis. Zij zijn namelijk niet anders gewend dan te leven met hun extreme persoonlijkheidstrekken ('Zo ben ik nu eenmaal!'). Het inzetten van verandering betekent in hun geval dus niet alleen het veranderen van de situatie waarin zij zich bevinden, maar ook het veranderen van wie zij zijn. Van patiënten met een persoonlijkheidsstoornis kan dus verwacht worden dat zij weerstand zullen vertonen in de behandeling. Vanuit het idee van de *silent disco* is dit niet meer dan begrijpelijk: wanneer iemand altijd al freestyle danst, dan is de tango behoorlijk lastig! (En andersom natuurlijk.)

Splitting is een term afkomstig uit de psychoanalyse. Splitting kan gezien worden als een onbewust mechanisme waarmee mensen tegenstellingen van elkaar gescheiden houden. Het gaat dan om tegenstellingen als goede en slechte gevoelens, liefde en haat of bijvoorbeeld aantrekken en afwijzen. Splitting zou bestaan om het ego te beschermen tegen gevaarlijke angsten en intense emoties. Bij baby's of jonge kinderen (bij wie de integratie nog niet op gang is gekomen) is dit inderdaad het geval. Het idee dat moeder zowel goede als slechte kwaliteiten heeft, is erg beangstigend. Bij baby's en jonge kinderen is het bestaan van splitting dus functioneel. Bij volwassenen leidt splitting echter gewoonlijk tot destructief gedrag en veel verwarring in hun dagelijks leven.

De term splitting komt men ook tegen in de patiëntenzorg. In die context wordt het vaak gebruikt als beschrijving van splitsend gedrag van de patiënt jegens hulpverleners. Er is dan sprake van een situatie waarin de patiënt zorgt voor chaos bij hulpverleners. De patiënt kan ook de ene hulpverlener tegen de andere uitspelen. Het gaat dan in de meeste gevallen om patiënten met een borderlinepersoonlijkheidsstoornis. Bij hen is splitting een duidelijk aanwezig kenmerk (zwart-witdenken). Een veelvoorkomend scenario ziet er als volgt uit. Vanuit de innerlijke verwarring zoekt de patiënt een hulpverlener die openstaat voor zijn behoeften en idealiseert deze hulpverlener vervolgens ('hij prijst hem als het ware de hemel in'). De hulpverlener laat zich vaak, onbewust van het proces van splitting, door de patiënt in die rol sturen. Mogelijke spanningen die al bestonden tussen de hulpverleners, worden hierdoor subtiel vergroot. De hulpverleners worden 'gesplit' in goede en slechte hulpverleners. De geïdealiseerde hulpverlener ontkomt er echter niet aan dat hij op een zeker moment niet meer zal voldoen aan de idealisatie van de patiënt (fouten maken is menselijk). De patiënt reageert hierop met intense emoties en angst en zal zich vijandig tegenover deze hulpverlener opstellen (de hulpverlener is nu 'slecht' in plaats van 'goed'). De patiënt zal op zoek gaan naar een ander om te idealiseren, terwijl de hulpverlener zich aangevallen en vernederd voelt.

Om scenario's zoals hiervoor te voorkomen, is het noodzaak voor hulpverleners alert te zijn op subtiele manipulaties van patiënten. Let erop dat je niet meegaat met de patiënt in zijn irritaties door of klachten over een andere hulpverlener. Pas op voor mogelijke idealisatie of devaluatie van anderen of jezelf. Maak dit bespreekbaar met de patiënt en tracht te achterhalen wat de herkomst ervan is ('luister naar zijn muziek'). Ga met de patiënt na wat mogelijke gevolgen zijn van zijn gedrag. Het concreet op een rijtje zetten van voors en tegens van een bepaalde houding of gedrag jegens een (andere) hulpverlener kan helpen om het zwart-witdenken van de patiënt bij te sturen. Boven alles dienen de 'lijntjes' tussen verschillende zorginstellingen en/of hulpverleners kort gehouden te worden en de communicatie open. Omdat niet achter de rug van de patiënt om gehandeld kan worden, dient dit te allen tijde in alle openheid met de patiënt besproken te worden. Op die manier wordt tegelijk een duidelijk signaal afgegeven naar de patiënt: wij luisteren naar jouw muziek, maar dansen niet (zonder meer) mee!

6.6.3 Omgang met patiënten met een persoonlijkheidsstoornis

- **Cluster-A-persoonlijkheidsstoornissen**

Voor zowel de paranoïde, de schizoïde als de schizotypische persoonlijkheidsstoornis geldt dat anderen het contact als vreemd, onwennig of zelfs onplezierig kunnen beschouwen. Het contact lijkt zich nauwelijks te (kunnen) verdiepen. Men kan zich zelfs als een 'indringer' voelen wanneer pogingen hiertoe ondernomen worden. Er bestaat veel onbegrip voor personen met deze vorm van persoonlijkheidsproblematiek, omdat hun denkbeelden vaak niet stroken met het gezonde verstand. Soms is het zelfs alsof de persoon 'van een andere planeet' komt. Wanneer men zich dit bewust wordt, is het van groot belang de ander vooral in zijn waarde te laten en empathie op te brengen waar mogelijk. Niet-oprechte empathie werkt averechts. Beter is het om het onbegrip bespreekbaar te maken en tegelijk te accepteren. Probeer het onbegrip ook niet per se op te lossen. Vermijd in discussie te gaan over de realiteit en daarmee de paranoïde, schizoïde of schizotypische persoon te overtuigen van zijn ongelijk. Dit leidt enkel tot meer afstand. Het contact verdiept zich alleen als men de verwachtingen kan bijstellen en veel geduld weet op te brengen.

Vanwege de hoge mate van wantrouwen van paranoïde personen voelt de omgeving zich snel beledigd en gekwetst (zie ◘ tabel 6.3). Ook komt het voor dat anderen zich schuldig voelen, omdat ze door de uitlatingen van paranoïde personen het idee krijgen tekort te schieten. Pogingen om de patiënt te overtuigen dat men wel te vertrouwen is, leiden enkel tot meer achterdocht en werken dus averechts. Met deze patiënten omgaan vraagt om het wantrouwen simpelweg te accepteren als feit en geduld te hebben. Door consistent te handelen leert de patiënt uit het gedrag van hulpverleners dat zij mogelijk toch te vertrouwen zijn. In de communicatie is het nodig steeds duidelijke uitleg te geven, zaken aan te kondigen en zo veel als mogelijk transparantie te bieden over de zorg die geboden wordt. Pas hierbij op met het gebruik van humor of lichte spot, want die wordt door pa-

Tabel 6.3 Karakteristieke tegenoverdracht bij de paranoïde persoonlijkheidsstoornis en tips voor de omgang

tegenoverdracht	tips voor de omgang
snel beledigd voelen door geuit wantrouwen	vermijd boze reacties op beschuldigingen, accepteer het wantrouwen
gevoel hebben op tenen te moeten lopen	wees eerlijk en transparant, houd geen informatie achter
neiging hebben tot overtuigen van eigen betrouwbaarheid	heb geduld en bewijs betrouwbaarheid door middel van gedrag
zich gedwongen voelen tot aanpassen aan 'regels'	geef niet toe aan onredelijke eisen, blijf bij de gezamenlijke agenda
idee hebben dat zaken verzwegen worden	stel verwachtingen bij, onderhandel over de (on)mogelijkheden in het contact

ranoïde personen doorgaans niet begrepen. Er moet overigens opgepast worden dat het wantrouwen een taboe wordt. Het wantrouwen en mogelijk ook agressie van de patiënt mogen wel degelijk besproken worden (dit in lijn van hiervoor genoemde transparantie). De valkuil is erg op de woorden te letten, voorzichtig te zijn en zich aan te passen aan de vaak onredelijke eisen van de patiënt. Het is dan zaak om vooral te onderhandelen over de (on)mogelijkheden in het contact.

Schizoïde personen zijn het gelukkigst wanneer zij alleen zijn. De mensen om hen heen zullen dit echter snel interpreteren als eenzaamheid, waarbij zij hen tegemoet willen komen in het contact. Ook kan het gebeuren dat de omgeving zich opgelaten voelt bij die altijd zwijgende persoon, zoals op een werkplek kan gebeuren. Het helpt echter niet om aan schizoïde personen te 'trekken' (zie tabel 6.4). Pogingen hen uit hun schulp te halen door hen uit de tent te lokken met grappen of gewaagde opmerkingen, zullen het terugtrekgedrag enkel versterken. Om enig contact op te bouwen, is het van belang de autonomie bij de patiënt te laten en hem in zijn waarde te laten. Door afstand te houden en niet te veel van de patiënt te verwachten, kan er door middel van duidelijke afspraken geleidelijk enig contact ontstaan. Vergeet hierbij niet dat door de gevoelsarmoede en de gebrekkige behoefte aan contact van schizoïde personen, het contact nooit zo zal zijn als men dat zelf het liefste zou hebben.

Het contact met schizotypische personen verloopt gegarandeerd op een vreemde wijze. Hierbij kan het gevoel ontstaan dat er iets 'niet pluis' is. Zij kunnen er bizarre ideeën op nahouden, die zij vanwege vaag taalgebruik meestal niet kunnen overbrengen op anderen. Dit wekt veel onbegrip op vanuit de omgeving. De neiging kan ontstaan om te doen alsof men hetzelfde denkt om de communicatie 'soepel' te laten verlopen en te doen alsof men de patiënt begrijpt. Wanneer de patiënt echter merkt dat begrip geveinsd wordt, leidt dit enkel tot verdere distantiëring. Beter is het de realiteit op een vriendelijke manier te benoemen en niet de strijd aan te gaan als de patiënt niet aansluit (zie tabel 6.5). Wees empathisch naar de patiënt en gun de patiënt zijn autonomie in denken en handelen. Angst voor intimiteit is een kernthema voor schizotypische personen en dit verandert maar

Tabel 6.4 Karakteristieke tegenoverdracht bij de schizoïde persoonlijkheidsstoornis en tips voor de omgang

tegenoverdracht	tips voor de omgang
neiging hebben de ander uit de tent te lokken	laat de patiënt in zijn waarde, weersta de verleiding tot 'trekken'
de leegte in het contact willen opvullen	stel verwachtingen over het contact bij, ontspan en heb geduld (kleine stappen)
meer willen dan de patiënt	waardeer de gevoelens die er wél zijn
gevoel hebben zich op te dringen	maak de weerstand tegen intimiteit bespreekbaar

Tabel 6.5 Karakteristieke tegenoverdracht bij de schizotypische persoonlijkheidsstoornis en tips voor de omgang

tegenoverdracht	tips voor de omgang
neigen tot discussie over de realiteit	duid de realiteit op vriendelijke wijze, ga niet de strijd aan
gevoel hebben voorzichtig te moeten zijn in het contact	houd gepaste afstand, laat de patiënt in zijn waarde
idee hebben dat iets 'niet pluis' is	gun de patiënt zijn autonomie, toon empathie wanneer mogelijk (niet veinzen)
gevoel geen grip op het contact te hebben	heb geduld als de patiënt contact vermijdt, stel verwachtingen bij

moeizaam. Behoud dus het geduld als de patiënt bijvoorbeeld niet op afspraken verschijnt of op andere manieren het contact vermijdt.

- **Cluster-B-persoonlijkheidsstoornissen**

Cluster-B-patiënten zijn onvoorspelbaar en grillig in hun gedrag. Voor alle patiënten geldt dat zij zowel hun eigen als andermans grenzen niet goed herkennen en steeds weer overschrijden. De omgeving kan zich een speelbal van de patiënt gaan voelen. Hoewel men zich geneigd kan voelen als 'redder' op te treden, voelt men zich doorgaans machteloos. Dit wekt uiteindelijk veel irritatie op. Het kan er zelfs voor zorgen dat anderen exact datgene doen wat zij trachten te voorkomen (de narcist verliest de nodige bewondering, de borderliner wordt in de steek gelaten). Hoewel voor alle patiënten met persoonlijkheidsproblematiek geldt dat zij pas begrepen kunnen worden als anderen hun 'muziek' horen (denk aan de *silent disco*), geldt dit voor antisociale, narcistische, borderline- en theatrale personen wellicht nog het meest. Voor hulpverleners is het daarom van belang om een accepterende houding aan te nemen, dat wil zeggen: de patiënt ondanks zijn 'fouten' niet afvallen. Geef hun *met mate* waar zij om vragen, namelijk bewondering en steun. Tegelijkertijd dient consequent vastgehouden te worden aan de afspraken omtrent de zorg en het contact met de patiënt. Hierbij dienen met name de persoonlijke grenzen van de

6.6 · Persoonlijkheidsstoornissen in de praktijk

Tabel 6.6 Karakteristieke tegenoverdracht bij de antisociale persoonlijkheidsstoornis en tips voor de omgang

tegenoverdracht	tips voor de omgang
gevoel geen controle te hebben over het contact	houd consequent vast aan gemaakte afspraken omtrent het contact
gevoel hebben gemanipuleerd te worden	bewaak de eigen grenzen, laat eigen normen niet oprekken, pas op voor charme
gevoel hebben op de tenen te moeten lopen	schuw directe confrontatie niet; behoud een niet-veroordelende en zakelijke houding
meegaan in rationele verklaringen van het gedrag	focus op de concrete gevolgen van ongewenst gedrag
neigen tot het verdedigen van de 'burgermoraal'	tracht respect op te brengen voor de persoon achter het gedrag

hulpverlener in de gaten gehouden te worden. Door consequent gedrag te vertonen, wordt men, in tegenstelling tot de patiënt, voorspelbaar. Voorspelbaarheid en acceptatie maken de hulpverlener betrouwbaar en daardoor is contactverdieping mogelijk.

In het contact met antisociale personen komt het geregeld voor dat men in eerste instantie erg onder de indruk van hen is. Ze hebben meestal zo hun manieren om anderen te 'bespelen'. Men is al snel geneigd hen te helpen of zich door hen te laten helpen. Accepteer echter geen gunsten, want de kans bestaat dat het bij hen in het krijt staan, leidt tot chantage. Pas dus op voor charme of 'gladheid' en laat de eigen normen niet oprekken. Kortom, een gezond wantrouwen is een vereiste. Meer nog dan bij andere persoonlijkheidsstoornissen is het bewaken van de eigen grenzen bij patiënten met een antisociale persoonlijkheidsstoornis prioriteit nummer één (zie ◘ tabel 6.6). Creëer in eerste instantie een veilige (werk)sfeer voor jezelf. In de zorg met en voor antisociale personen dient er steeds niet mis te verstane duidelijkheid te zijn, waarbij hoge structuur behulpzaam is. Vrees niet voor directe confrontatie. Vanwege het gebrek aan invoelend vermogen zijn antisociale personen zelden geraakt. Het onomwonden bespreekbaar maken van de concrete gevolgen van hun (ongewenste) gedrag, is een goed middel om het vergoelijken van en het buiten zichzelf leggen van de verantwoordelijkheid voor hun gedrag bij antisocialen aan te pakken.

Net als antisociale personen kunnen ook narcistische personen een goede eerste indruk achterlaten. Zij kunnen zich zeer charmant gedragen. Zij kunnen door hun zelfverzekerde houding intense bewondering in anderen oproepen. Anderzijds roepen zij ergernis op en de neiging om met hen de concurrentie aan te gaan. Het is vaak zelfs het een of het ander. In beide gevallen echter, krijgt men de narcistische persoon niet 'mee' in het contact. Wanneer men hem zodanig bewondert dat men onredelijke eisen inwilligt, verliest men zijn respect. De ergernis is dusdanig dat de narcist zich gedegradeerd voelt. Dan schiet hij in de contramine. De juiste balans zit 'm zoals gewoonlijk in het midden (zie ◘ tabel 6.7). Laat de narcistische persoon zich veilig voelen door hem te complimenteren *waar dit oprecht mogelijk is*. Vlei hem, maar geef tegelijk reële onmogelijkheden aan. Confronteer hem op empathische wijze met irreële standpunten en laat hem vooral zelf na-

◻ Tabel 6.7 Karakteristieke tegenoverdracht bij de narcistische persoonlijkheidsstoornis en tips voor de omgang

tegenoverdracht	tips voor de omgang
gevoel hebben 'klein' gemaakt te worden	confronteer de patiënt op empathische wijze; laat hem het denkwerk doen
gevoel hebben 'groot' gemaakt te worden	benader de gelijkwaardigheid tussen behandelaar en patiënt
irritatie voelen vanwege de vermeende grootheid	gun de patiënt een compliment, maar ga niet in op onredelijke eisen
neiging hebben in discussie te gaan	ga mee met de visie van de patiënt alvorens (betere) alternatieven te benoemen

denken. Ga bijvoorbeeld eerst vrij uitvoerig mee met de visie van de patiënt alvorens hem alternatieven aan te bieden. Ga bij het nemen van een besluit als volgt te werk. Presenteer de mogelijke opties zodanig dat één optie gegarandeerd als beste uit de bus komt. Schrijf vervolgens de narcist alle credits toe voor zijn goede keuze. Ten slotte: bedenk steeds dat wanneer de narcistische persoon een ander in het contact devalueert of kleiner tracht te maken, dit geen persoonlijke kwestie is. Het is slechts zijn manier van controle houden.

Van alle as-II-patiënten springt de omvang van het (psychisch) lijden het meest in het oog bij de patiënt met de borderlinepersoonlijkheidsstoornis. Hun steeds wisselende, onvoorspelbare gedrag roept heftige emoties op bij hun omgeving en dus ook bij hulpverleners. Het steeds weer moeten 'redden' van de patiënt kan emotioneel uitputtend zijn. Dit roept behalve angst, medelijden en sporadische woede vooral onmacht op. Bekrachtig om die reden continu het positieve en functionele gedrag (zie ◻ tabel 6.8). Probeer de positieve kanten van de patiënt zo veel als mogelijk te benutten. Dit versterkt het vertrouwen van de patiënt zowel in de hulpverlener als in zichzelf. Door hun 'stabiele instabiliteit' doen borderliners een enorm beroep op de zorg, waarbij ze doorgaans eerst 'uittesten' hoe ver zij kunnen gaan in het contact. Om de invloed van grillige buien van de borderliners te minimaliseren, is het nodig om helder en consequent grenzen te stellen. Aan afspraken dient zowel de patiënt als de hulpverlener zich strikt te houden. Wees duidelijk, transparant en betrouwbaar en laat daarmee zien dat de relatie de moeite waard is. De hulpverlener is behalve verzorger namelijk ook direct een voorbeeld van hoe het óók (anders) kan. Belangrijk is te beseffen dat de emoties die de borderlinepatiënt bij een ander oproept, vaak hemzelf toebehoren en niet de ander.

Bij patiënten met een theatrale persoonlijkheidsstoornis bestaat door hun uitbundige gedrag in eerste instantie bij de omgeving vaak een hoge verwachting van het contact. Deze verwachting wordt echter niet waargemaakt. Deze blijkt 'gebakken lucht' te zijn. Dit kan leiden tot irritatie en uiteindelijk tot het negeren van de patiënt. Negeren werkt echter averechts. Het is beter in het contact voor een deel in de aandachtsbehoefte te voorzien door middel van een accepterende en niet-straffende houding (zie ◻ tabel 6.9). Continue actieve betrokkenheid in het contact is daarvoor een vereiste. De patiënt merkt het name-

Tabel 6.8 Karakteristieke tegenoverdracht bij de borderlinepersoonlijkheidsstoornis en tips voor de omgang

tegenoverdracht	tips voor de omgang
grenzeloos gedrag afwisselen met heel strakke grenzen	stel duidelijke grenzen aan het contact en houd deze consequent aan
zich een speelbal voelen van patiënts grillige buien	maak onderscheid tussen inhoud en betrekking (het manipuleren door de patiënt is een manier om contact te maken en/of een boodschap over te brengen)
gevoel machteloos te staan en geen hulp te kunnen bieden	bekrachtig positief gedrag, benut de sterke kanten van de patiënt
gevoel extreem voorzichtig te moeten zijn in het contact	blijf eerlijk en transparant
het idee hebben dat de patiënt het contact schuwt	laat zien dat deze relatie de moeite waard is, wees betrouwbaar (voorspelbaar)
in discussie gaan met andere hulpverleners over de juiste zorg	laat de eindverantwoordelijkheid voor het welzijn bij de patiënt

Tabel 6.9 Karakteristieke tegenoverdracht bij de theatrale persoonlijkheidsstoornis en tips voor de omgang

tegenoverdracht	tips voor de omgang
schrikken van het snelle contact	neem een accepterende houding aan, maar houd de eigen grenzen in de gaten
geneigd zijn in te gaan op intimiteiten	houd de structuur en agenda van het contact aan
irritatie voelen vanwege oppervlakkige emoties	gun de patiënt aandacht, maak hem ietwat bijzonder, maar met mate
neiging hebben verhalen door te prikken	nuanceer overtrokken ideeën en concretiseer een impressionistische denktrant
teleurstelling ervaren door plotselinge desinteresse van de patiënt	schroef verwachtingen bij, blijf wel actief betrokken in het contact

lijk direct wanneer de aandacht van zijn toehoorder verslapt. Hij kan dan middelen die het contact geweld kunnen aandoen, aangrijpen om de aandacht te herstellen. Dit betekent echter niet dat het gedrag van de patiënt zonder meer goedgekeurd hoeft te worden. Grenzen in het contact dienen duidelijk gemaakt en consequent gehanteerd te worden. Het kan helpen overtrokken ideeën van de patiënt op empathische wijze te nuanceren door de patiënt actief te betrekken in het denken over andere perspectieven. Door middel van het concreet doorvragen is het soms mogelijk de impressionistische denkstijl (uitgaan van indrukken) van de patiënt te doorbreken. Bekrachtig het zelfonderzoekend gedrag van de patiënt met complimenten, evenals het niet-dramatiseren.

Tabel 6.10 Karakteristieke tegenoverdracht bij de ontwijkende persoonlijkheidsstoornis en tips voor de omgang

tegenoverdracht	tips voor de omgang
neiging hebben de problemen van de patiënt over te nemen	ontspan en behoud professionele distantie (leun achterover)
ergernis voelen bij het gebrek aan initiatief	accepteer en bespreek de functie van het vermijden (namelijk de angst te controleren)
denken dat de patiënt zich 'aanstelt'	blijf nieuwsgierig naar het verhaal van de patiënt: laat hem vertellen
neigen de patiënt links te laten liggen	ga niet mee in de vermijding, maar houd de structuur van het contact aan

- **Cluster-C-persoonlijkheidsstoornissen**

In de omgang met patiënten met een ontwijkende, afhankelijke en obsessieve compulsieve persoonlijkheidsstoornis is er met name sprake van ervaren spanning, zowel door de patiënt als door diens omgeving. Patiënten zijn bang voor kritiek, om aan hun lot overgelaten te worden of om de controle te verliezen. Met hun angstige gedrag roepen zij irritatie op bij de mensen om hen heen, waardoor ze precies datgene bewerkstelligen wat zij vrezen. In een poging de spanning af te laten nemen, kiest zowel de patiënt als de omgeving doorgaans intuïtief de minst productieve weg. Een meer productieve weg is de angst die bij patiënten heerst, te accepteren in plaats van te negeren of af te doen als 'onzin'. Probeer deze op een heldere en empathische manier te bespreken. Stel gezamenlijk concrete en haalbare regels op voor het contact. Het is vooral zaak kleine stappen te nemen in het streven naar verandering en kortetermijndoelen op te stellen.

De natuurlijke neiging die men heeft bij personen met een ontwijkende persoonlijkheidsstoornis is ofwel hen volledig links te laten liggen, ofwel hen contact op te dringen. Het eerste houdt de bestaande situatie waarin de ontwijkende persoon sociale contacten vermijdt, in stand. Het tweede kan deze zelfs versterken. Ga dus niet mee in de vermijding, maar span jezelf ook niet te veel in om vermijding te voorkomen. Leun ontspannen achterover en laat de patiënt een stap dichterbij zetten (zie tabel 6.10). Accepteer dat het vermijden een functie heeft, namelijk het onder controle houden van de angst. Bespreek dit openlijk en neem de tijd in het opstellen van haalbare doelen door middel van concrete en kleine stappen. In plaats van bijvoorbeeld 'normale gesprekken met collega's te voeren', is een realistischer doel om 'deze week op drie dagen een gesprek te beginnen met de secretaresse'. Blijf ten slotte altijd nieuwsgierig naar de ideeën van de patiënt (denk aan de *silent disco*) en laat hem vertellen.

Bij patiënten met een afhankelijke persoonlijkheidsstoornis leidt de poging van een therapeut of andere hulpverlener om te veranderen, vaak tot weerstand. Het idee van verandering gaat namelijk gepaard met het idee van zelfstandig te moeten zijn en juist dat is waar afhankelijke patiënten zo bang voor zijn. Weerstand kan voorkomen worden als de angst van de patiënt besproken wordt en als de gewenste verandering geleidelijk wordt ingezet. Afhankelijke personen hebben er een handje van om zich hulpbehoevend op te

6.6 · Persoonlijkheidsstoornissen in de praktijk

Tabel 6.11 Karakteristieke tegenoverdracht bij de afhankelijke persoonlijkheidsstoornis en tips voor de omgang

tegenoverdracht	tips voor de omgang
automatisch de leiding nemen	laat de patiënt zelf zaken uitzoeken
irritatie voelen vanwege het continue beroep op hulp	houd rekening met de angst voor zelfstandigheid
zich als 'redder' opwerpen of als 'expert' gedragen	loop niet voor de patiënt uit, maar loop náást hem (werk samen)
neigen tot en tegelijk weigeren te adviseren	houd afstand en vraag niet te veel ineens (stel kortetermijndoelen op)

Tabel 6.12 Karakteristieke tegenoverdracht bij de obsessieve compulsieve persoonlijkheidsstoornis en tips voor de omgang

tegenoverdracht	tips voor de omgang
ergeren aan eindeloze twijfelzucht	wees nieuwsgierig: toon empathie voor de behoefte aan zekerheid
ergeren aan gebrek aan actie	toon begrip voor de behoefte aan regels en controle, maar stel grenzen
niet willen overleggen om tijd te winnen	benader te nemen besluiten op mathematische wijze (voor- en nadelenlijst)
meegaan met de patiënt in uitgebreid plannen	houd de structuur van het contact goed aan, ga niet mee in de vermijding

stellen en de regie, ook in behandeling, aan anderen over te laten. Hulpverleners trappen nogal eens in de valkuil om zich 'redder' te voelen en zich als 'expert' te gedragen. Als de patiënt dan achterblijft, roept dit extra ergernis op en zal de hulpverlener uiteindelijk het bijltje erbij neergooien. Om die reden is het noodzaak de patiënt zelf de structuur en regels voor de zorg te laten aanbrengen (zie tabel 6.11). Laat hemzelf de nodige stappen op weg naar verandering bedenken die hij met hulp ook zelf zal dienen uit te voeren. Bij afhankelijke personen is het idee dus niet eens om náást de patiënt te lopen (in plaats van voor hem uit), maar zelfs áchter hem.

Vanwege de continue drang naar controle en zekerheid van obsessieve compulsieve personen, kunnen mensen in hun omgeving zich door hen op de proef gesteld voelen. Zij kunnen zelfs het idee ontwikkelen dat zij ondermaats presteren of onnadenkend te werk gaan. Dit kan als effect hebben dat anderen totaal verlammen in aanwezigheid van een dwangmatig persoon. Om dergelijke gevoelens in het contact met obsessieve compulsieve patiënten niet de overhand te laten krijgen, is het nodig om grenzen te stellen aan het controlegedrag. Door begrip te tonen voor iemands voorkeur voor regels en zekerheid en de twijfel bespreekbaar te maken, is het mogelijk om het obsessieve gedrag in te kaderen (zie tabel 6.12). Onderdruk de neiging om beslissingen niet aan de obsessieve compulsieve persoon voor te leggen vanuit het idee om tijd te winnen. Wanneer hij erachter komt dat hij gepasseerd is, kost het nog meer tijd om dit recht te breien. Beter is het een te nemen besluit op wiskundige wijze te benaderen, bijvoorbeeld door met de patiënt een lijst op te stellen van voor- en nadelen en deze naar mate van belangrijkheid te wegen. Het op deze manier nemen van beslissingen kan de dwangmatige persoon veel angst besparen. Bovendien helpt het bij het verbeteren van het contact. Met name wanneer steun beloofd wordt bij en na het nemen van de beslissing, die natuurlijk nagekomen dient te worden.

Literatuur

Bateman, A.W. & Fonagy, P. (2000). Effectiveness of psychotherapeutic treatment of personality disorder. *British Journal of Psychiatry*, 177, 128–143.

Bateman, A.W. & Fonagy, P. (2006). *Mentalization-based Treatment for Borderline Personality Disorder: A Practical Guide*. Oxford: Oxford University Press.

Beck, A.T., Freeman, A., Davis, D.D. & Associates (2004). *Cognitive Therapy of Personality Disorders*. 2nd ed. New York: Guilford Press.

Berretty, E. (2002). *Leven met een dwangmatige persoonlijkheidsstoornis*. Houten: Bohn Stafleu van Loghum.

Berretty, E. (2005). *Leven met een afhankelijke persoonlijkheidsstoornis*. Houten: Bohn Stafleu van Loghum.

Berretty, E. & Korrelboom, K. (2003). *Leven met een ontwijkende persoonlijkheidsstoornis*. Houten/Mechelen: Bohn Stafleu van Loghum.

Clarkin, J.F., Yeomans, F.E. & Kernberg, O.F. (1999). *Psychotherapy for Borderline Personality*. New York: John Wiley.

Does, W. van der (2004). *Zo ben ik nu eenmaal! Lastpakken, angsthazen en buitenbeentjes*. Scriptum Psychologie.

Eurelings-Bontekoe, E.H.M., Verheul, R. & Snellen, W.M. (2007). *Handboek persoonlijkheidspathologie*. Houten: Bohn Stafleu van Loghum.

Fonagy, P. & Target, M. (2003). *Psychoanalytic theories: Perspectives from developmental psychopathology*. London/Philadelphia: Whurr Publishers.

Genderen, H. van & Arntz, A. (2005). *Schemagerichte therapie bij borderlinepersoonlijkheidsstoornis*. Amsterdam: Uitgeverij Nieuwezijds.

Giesen-Bloo, J. (2005). *Leven met een borderlinepersoonlijkheidsstoornis*. Houten: Bohn Stafleu van Loghum.

Groot, E.R. de, Verheul, R. & Trijsburg, R.W. (2008). An Integrative Perspective on Psychotherapeutic Treatments for Borderline Personality Disorder. *Journal of Personality Disorders*, 22(4):332–352.

Lenzenweger, M.F. & Clarkin, J.F. (2005). *Major Theories of Personality Disorder*. 2nd ed. New York: Guilford Press.

Linehan, M.M. (1996). *Borderlinepersoonlijkheidsstoornis. Handboek voor training en therapie*. Lisse: Swets & Zeitlinger.

Linehan, M.M. (2002). *Dialectische gedragstherapie bij borderlinepersoonlijkheidsstoornis: theorie en behandeling*. Lisse: Swets & Zeitlinger.

Robinson, D.J. (1999). *Disordered personalities*. Port Huron, Michigan & Sarnia, Ontario: Rapid Psychler Press.

Scholing, A. & Wolters, P. (2006). *Leven met een antisociale persoonlijkheidsstoornis*. Houten: Bohn Stafleu van Loghum.

Sprey, A. (2002). *Praktijkboek persoonlijkheidsstoornissen: diagnostiek, cognitieve gedragstherapie en therapeutische relatie*. Houten/Diegem: Bohn Stafleu van Loghum.

Stuurgroep Multidisciplinaire Richtlijnontwikkeling GGZ (2008). *Multidisciplinaire richtlijn persoonlijkheidsstoornissen*. Utrecht: Trimbos-Instituut.

Vandereycken, W., Hoogduin, C.A.L. & Emmelkamp, P.M.G. (2000). *Handboek psychopathologie – deel 1, Basisbegrippen*. Houten: Bohn Stafleu van Loghum.

Yeomans, F.E., Clarkin, J.F. & Kernberg, O.F. (2002). *A Primer of Transference Focused Psychotherapy for the Borderline Patient*. Northvale NJ: Jason Aronson.

Young, J.E. & Klosko, J.S. (1999). *Leven in je leven. Leer de valkuilen in je leven kennen*. Lisse: Swets & Zeitlinger.

Young, J.E., Klosko, J.S. & Weishaar, M.E. (2005). *Schemagerichte therapie. Handboek voor therapeuten*. Houten: Bohn Stafleu van Loghum.

Speciële psychiatrie

L.M. Dil, J.E.L. van der Nagel, K.M. Kamperman, M.T. van den Berg

7.1	**Kinder- en jeugdpsychiatrie – 319**	
7.1.1	Inleiding – 319	
7.1.2	Plaatsbepaling van de kinder- en jeugdpsychiatrie – 319	
7.1.3	Wetgeving – 320	
7.1.4	Diagnostiek en classificatie – 320	
7.1.5	Internaliserende stoornissen – 325	
7.1.6	Externaliserende stoornissen – 327	
7.1.7	Pervasieve ontwikkelingsstoornissen – 329	
7.1.8	Selectie uit andere stoornissen – 330	
7.2	**Psychiatrische stoornissen bij mensen met een verstandelijke beperking – 334**	
7.2.1	Introductie – 334	
7.2.2	Intelligentie en verstandelijke beperking – 334	
7.2.3	Psychiatrische zorg voor verstandelijk beperkten – 342	
7.3	**Ouderenpsychiatrie – 348**	
7.3.1	Inleiding – 348	
7.3.2	Situering – 351	
7.3.3	Dementiesyndromen – 353	
7.3.4	Behandeling van dementie – 364	
7.3.5	Depressie bij ouderen – 366	
7.3.6	Delier bij ouderen – 368	
7.3.7	Overige stoornissen bij ouderen – 371	
7.4	**Transculturele psychiatrie – 379**	
7.4.1	Inleiding – 379	
7.4.2	Transculturele psychiatrie – 380	
7.4.3	Verschillen in geestelijke gezondheid en zorggebruik – 382	
7.4.4	Diagnostiek – 383	
7.4.5	Psychiatrische stoornissen in cultureel verband – 385	
7.4.6	Uitgangspunten voor de behandeling en begeleiding – 389	

7.5	Bijlage 7.1 Vragenlijsten specifiek voor mensen met een verstandelijke beperking – 390
7.6	Bijlage 7.2 Mini Mental State Examination – 391
7.7	Bijlage 7.3 Geriatrische Depressie Schaal (GDS-15) – 393
7.8	Bijlage 7.4 Delirium Observatie Schaal (DOS) – 394
7.9	Bijlage 7.5 Saskatoon Delirium Ratingscale – 395
	Literatuur en websites – 395

7.1 Kinder- en jeugdpsychiatrie

L.M. Dil

7.1.1 Inleiding

In deze paragraaf komen de hoofdlijnen van de diagnostiek en behandeling van de belangrijkste kinder- en jeugdpsychiatrische stoornissen aan bod, geïllustreerd door korte casussen.

7.1.2 Plaatsbepaling van de kinder- en jeugdpsychiatrie

De kinderpsychiatrie vormt in Nederland sinds 1919 een medisch specialisme. In die periode werd de eerste kinderpsychiatrische polikliniek in de Valeriuskliniek in Amsterdam geopend. Na de Tweede Wereldoorlog groeide de Nederlandse kinderpsychiatrie snel als wetenschap en als praktisch medisch vak.

De kinderpsychiatrie neemt een aparte plaats in binnen de jeugdzorg. Om die plaats aan te geven ten opzichte van andere disciplines in het veld, is het nodig om eerst de werking van de Bureaus Jeugdzorg te beschrijven.

Bureaus Jeugdzorg vormen als het ware 'de voordeur' voor de jeugdzorg. Zij stellen vast welke hulp kinderen en jeugdigen en hun ouders nodig hebben. Als kan worden volstaan met kortdurende, relatief eenvoudige hulp, verleent Bureau Jeugdzorg die zelf. Is er meer hulp nodig, dan zorgt Bureau Jeugdzorg dat de cliënt geholpen wordt via een zorgprogramma. Dit wordt uitgevoerd door verschillende instellingen voor Hulp op Indicatie (HOI), ook wel zorgaanbieders genoemd. Deze bieden ondersteuning thuis (ambulante hulp), daghulp en begeleiding in een instelling (residentiële hulp). Voorbeelden zijn begeleid kamerwonen voor minderjarigen, intensieve naschoolse opvang en tijdelijke intensieve hulp aan huis bij opvoedingsproblemen.

Ingeval kinderen worden bedreigd, kan een zorgmelding bij Bureau Jeugdzorg worden gedaan of contact opgenomen worden met het Advies- en Meldpunt Kindermishandeling (AMK). Hiermee functioneert Bureau Jeugdzorg ook als intakepoort voor de Raad voor Kinderbescherming.

Bureau Jeugdzorg begeleidt ook kinderen, jongeren en hun gezin bij de uitvoering van door de rechter opgelegde maatregelen binnen de (gezins)voogdij en de jeugdreclassering.

Sinds de invoering van de Wet op de jeugdzorg is Bureau Jeugdzorg verantwoordelijk voor de indicatiestelling voor kinderen met psychiatrische problematiek. Ook mag de huisarts blijven verwijzen naar de jeugd-GGZ.

Om de leesbaarheid te vergroten, wordt de term kinder- en jeugdpsychiatrie regelmatig afgekort tot kinderpsychiatrie. Waar gesproken wordt over ouders, kan ook 'verzorgers' of '(gezins)voogd' gelezen worden. Waar 'hij' staat, kan ook 'zij' gelezen worden.

Met 'kinderen' worden personen tot 12 jaar aangeduid, met 'jeugd' personen van 12 tot 18 jaar en met 'adolescenten' personen tussen de 13 en 21 jaar. Kinder- en jeugd-GGZ behandelt meestal tot de leeftijd van 18 en soms tot de leeftijd van 23 jaar.

7.1.3 Wetgeving

> **Casus**
>
> Sandy is een 10-jarig meisje dat door de huisarts verwezen werd op vraag van moeder, die zich zorgen maakt over haar ontwikkeling. Sandy plast soms weer in bed en heeft nachtmerries. Op school maakt men zich zorgen over haar emotionele ontwikkeling. Haar ouders zijn gescheiden en hebben beiden gezag. Vader is het niet eens met de verwijzing en bovendien zou hij zijn dochter graag vaker zien dan nu mogelijk is in het kader van de omgangsregeling die overeengekomen is via een rechter.

Wat is er aan de hand in deze casus en hoe kunnen we handelen? Kunnen we eigenlijk wel iets doen?

Bij kinderen tot 16 jaar kunnen onderzoek en behandeling alleen gedaan worden op basis van instemming van de ouder(s). Voor aanvang van het eerste onderzoek moet een behandelaar nagaan of beide ouders het gezag hebben. Als een van beide ouders wel gezag heeft, maar geen toestemming verleent, mag het onderzoek in principe niet plaatsvinden. In de praktijk kan dit tot ingewikkelde situaties leiden. De hiervoor beschreven casus is daar een voorbeeld van. Soms moet een ouder de zaak voor de rechter laten komen om te zorgen dat het kind alsnog behandeld kan worden. Vanaf de leeftijd van 16 jaar mag het kind zelfstandig een behandelovereenkomst sluiten.

Als de ontwikkeling van het kind of de jeugdige op de een of andere manier in gevaar komt, kan een *ondertoezichtstelling* (OTS) of een *voorlopige ondertoezichtstelling* (VOTS) uitgesproken worden door de rechter. Dit geldt ook als er sprake is van een gezagsvacuüm (de ouders zijn het niet met elkaar eens), van mishandeling of verwaarlozing en als vrijwillige hulpverlening niet toereikend is. De Raad voor Kinderbescherming is belast met het onderzoeken van een dergelijke zorgelijke situatie. Na uitspraak van een (V)OTS wordt het ouderlijk gezag samen met een (gezins)voogd gedragen. Gedwongen behandeling van een kind met een psychische stoornis kan alleen plaatsvinden in het kader van de Wet bijzondere opnemingen in psychiatrische ziekenhuizen (Wet BOPZ). Onder de leeftijd van 12 jaar kan het kind gedwongen opgenomen worden als de ouders hiermee instemmen. Als de ouders niet instemmen, kan opname alleen plaatsvinden in het kader van de Wet BOPZ. Als het kind ouder is dan 12 jaar en het stemt niet in met opname, kan gedwongen opname alleen plaatsvinden met een BOPZ-maatregel.

7.1.4 Diagnostiek en classificatie

Het diagnostisch onderzoek van een kind is uitgebreid. Informatie uit verschillende bronnen is noodzakelijk om een goed beeld te krijgen van de problemen en het functioneren van het kind. Steeds geldt dat rekening gehouden moet worden met de vraag of het functioneren van het kind past bij de leeftijd (leeftijdsadequaat is).

Diagnostiek

- **Klachtenanamnese**

Afhankelijk van de leeftijd van het kind wordt eerst aan de ouder(s) gevraagd naar de reden van de komst. Dikwijls blijkt dat deze reden voor de ouder heel anders is dan voor het kind. Ook kan de reden heel anders zijn voor de ouders dan voor de leerkrachten die bijvoorbeeld hebben aangedrongen op verwijzing.

> **Casus**
>
> De ouders van Abdel vertellen dat ze thuis helemaal geen problemen hebben met hun zoon, maar dat de school zegt dat hij veel te druk is en misschien wel ADHD heeft. Als zijn gedrag niet verandert, moet hij misschien van deze school af. Abdel zelf oogt mat en weet niet waarom hij gekomen is, of misschien is het omdat hij op school veel op de gang moet staan.

- **Vragenlijsten**

Voordat de patiënt en de ouder(s) voor een intake komen, worden meestal vragenlijsten gestuurd. Die hebben tot doel alvast een overzicht te krijgen van de voorkomende problemen.

- **Ontwikkelingsanamnese**

In de anamnese wordt uitvoerig ingegaan op de ontwikkeling van het kind vanaf het vroegste begin. Allereerst wordt de toestand rondom de zwangerschap uitvoerig besproken. Was het kind gewenst? Hoe is de zwangerschap verlopen? Hoe verliep de bevalling? Hoe waren de APGAR-scores? Alle mijlpalen in de ontwikkeling worden zorgvuldig nagelopen. Hoe reageerde het kind op scheiding (separatie)? Als er een broertje of zusje geboren is, zal gevraagd worden hoe het kind hierop heeft gereageerd. Wat deed het kind als het zich bezeerd had? Bij wie zocht het troost of trok het zich terug? Het is belangrijk om aan de hand van concrete, alledaagse voorbeelden dingen uit te vragen. Dan kan blijken dat ouders zich allang niet meer verbazen over dingen die voor hen in de loop van de tijd normaal geworden zijn, maar die in de ogen van de onderzoeker juist opvallend zijn.

- **Opvoedingsstijl**

Is de opvoedingsstijl toegeeflijk, streng en inperkend, inconsequent? Zitten de ouders op één lijn? Bekrachtigen de ouders elkaar of sluit de moeder de vader bijvoorbeeld buiten met min of meer afkeurend gedrag? Worden er complimenten aan het kind gegeven? Krijgt het wel eens straf en, zo ja, op welke manier?

- **Functioneren op school**

Hoe gaat het op school? Kan het kind goed meekomen? Is het wel eens blijven zitten? Kan het zich goed concentreren? Worden ouders tussendoor ook wel eens door school gevraagd voor een voortgangsgesprek? Hoe verloopt het contact met de leerkracht?

- **Familieanamnese**

Komen er psychiatrische stoornissen in de familie voor?

- **Kinderpsychiatrisch onderzoek**

Aan de hand van een of meer gesprekken, veelal in combinatie met spel en/of het maken van een tekening, worden meerdere dingen onderzocht. De eerste indruk van hoe het kind eruitziet, zijn manier van contact maken en zijn motoriek worden beschreven. Het gaat daarnaast om het verkrijgen van een indruk van het bewustzijn, de oriëntatie, de aandachtsconcentratie. Ook wordt gekeken naar de waarneming, de vorm en inhoud van het denken, de stemming en het affect, de intelligentie en het taalgebruik.

Er wordt een inschatting gemaakt van de mate waarin het kind onderscheid kan maken tussen realiteit en fantasie. Dit is voor een kind van 3 anders dan voor een kind van 10 jaar. Gekeken wordt in welke mate het kind in zichzelf begrensd is of dat het voortdurend grenzen zoekt, waardoor de onderzoeker veel moet structureren. Kan het kind nadenken over de ideeën, intenties en gevoelens van zichzelf en van anderen?

- **(Neuro)psychologisch onderzoek**

Aanvullend onderzoek omvat in eerste instantie vaak het meten van een IQ. Het *Totaal IQ* (TIQ) wordt onderverdeeld in een *Verbaal IQ* (VIQ) en een *Performaal IQ* (PIQ). Het verbale deel zegt meer over de taalvaardigheid en het performale deel meet het uitvoeren van taken en het handelend oplossen van problemen. Wanneer er tussen de VIQ en de PIQ meer dan vijftien punten verschil zit, geeft dat mogelijk aanleiding tot leerproblemen. Wanneer sprake is van een IQ onder de 85, wordt gesproken van zwakbegaafdheid. Het is bijvoorbeeld nuttig om een IQ te meten bij een kind met gedragsproblemen. Al snel kan gedacht worden dat het moeilijke gedrag in de hand gewerkt wordt door een gebrekkige opvoeding. Het kind kan echter ook zwakbegaafd zijn en op school voortdurend op een te hoog niveau aangesproken worden. Doordat het kind overvraagd wordt, kan het gespannen, oververmoeid en lusteloos raken en de aansluiting met andere kinderen missen.

> **Casus**
>
> De 9-jarige David raakt op school, een openbare basisschool, vaak verzeild in ruzies. Hij praat vaak stoere taal, dreigt andere kinderen in elkaar te slaan. De leerkracht heeft haar handen vol aan hem, want hij heeft veel structuur nodig. De laatste weken loopt hij ook wel eens weg van school. Na uitgebreid onderzoek, waaronder een IQ-test, blijkt hij een IQ te hebben van 75.

Ander psychologisch onderzoek kan er bijvoorbeeld op gericht zijn om de persoonlijkheidsontwikkeling nader in beeld te brengen, of de beleving van het stamgezin.

- **Spelobservatie**

Tot de leeftijd van circa 12 jaar is het aangewezen om het kind aan de hand van spel te onderzoeken. Onderzocht wordt of het kind in ieder geval gaat meedoen, of het interactie met de onderzoeker aangaat en of het zich voldoende veilig voelt om de ruimte verder te onderzoeken. Gekeken wordt hoe het kind met grenzen omgaat, en of het veel structuur en aanwijzingen nodig heeft. Heeft het plezier in onderzoeken en spelen? Is er sprake van symbolisch spel, van fantasiespel of blijft een kind steken op een zeer concreet niveau? Bij symbolisch spel wordt aan bepaalde voorwerpen een betekenis gegeven. Zo zijn de knopen in de kom de ingrediënten om eten te maken. Bij fantasiespel doet het kind alsof. Gebeurtenissen uit de directe omgeving worden nagebootst, bijvoorbeeld telefoneren.

Ook wordt gekeken of het kind zijn aandacht samen met de onderzoeker op een onderwerp kan richten? Kinderen bij wie autisme vermoed wordt, blijken dit vermogen vaak te missen.

Aan de hand van het poppenhuis kan het kind veel laten zien over wat er zich in zijn binnenwereld afspeelt of hoe interacties thuis verlopen. Bij de poppenkast wordt gevraagd om een verhaaltje te spelen. Met losse poppetjes en kleine voorwerpen kan ook gevraagd worden om een verhaaltje te maken, alleen of samen met de onderzoeker.

Met een spel als vier-op-een-rij kan onder andere de mate van aandacht en concentratie onderzocht worden. Gaat het kind interactie aan, vaart het geheel zijn eigen koers, kan het tegen zijn verlies?

- **Observatie interactie ouder – kind**

Bij de allereerste blik in de wachtkamer kan al veel geobserveerd worden. Zit het kind bij de ouder op schoot, praat het zachtjes of luid, hoe reageert het op begrenzing door de ouder, is er sprake van rolomkering?

> **Casus**
>
> Pip is een 4-jarig meisje dat onderzocht wordt vanwege slaapproblemen en druk gedrag. Ze wordt gebracht door haar moeder en in de spreekkamer valt meteen op dat het meisje zich in haar gedrag verzorgend jegens moeder opstelt en nauwelijks de kamer onderzoekt. Moeder vertelt terloops dat ze de week ervoor haar dochter bont en blauw heeft geslagen omdat ze niet meer tegen haar drukke gedrag kon. Moeder denkt bovendien dat haar dochter haar uitlokt.

Er is sprake van rolomkering, waarbij het kind voor de moeder zorgt in plaats van moeder voor het kind. Als zo'n patroon voortduurt, wordt het kind niet in staat gesteld om de wereld te verkennen; het zal voortdurend alert zijn op signalen van haar moeder, die onverwachts kan slaan. Bovendien kent moeder intenties toe aan haar kind, die niet overeenkomen met de daadwerkelijke behoeften en intenties van een 4-jarige.

- **Lichamelijke anamnese**

Heeft het kind behalve de gebruikelijke kinderziekten ook andere ziekten doorgemaakt? Heeft het wel eens een ingreep ondergaan of in het ziekenhuis gelegen?

- **Informatie van de ouder(s) zelf**

Als er een sfeer is van vertrouwen en redelijke openheid, kan ingegaan worden op de levensgeschiedenis van de ouders. Als een moeder bijvoorbeeld zelf bepaalde angsten niet overwonnen heeft, kan uit haar vroegere ervaringen soms begrepen worden waarom ze zelf in paniek raakt door de angst van haar kind. Onverwerkte (verlies)ervaringen kunnen zo doorgegeven worden aan het kind. Het kind kan dan afwijkend gedrag laten zien dat in eerste instantie moeilijk te begrijpen is.

> **Casus**
>
> Manuel is een 9-jarige jongen die op aandringen van school samen met zijn biologische vader en zijn vrouw komt. Er is sprake van gedragsproblemen en vader vertelt dat hij zijn zoon bij zijn biologische moeder, een prostituee op Haïti, heeft weggehaald, omdat die hem verwaarloosde. Vader vertelt ook dat hij zelf geen warmte voelt voor zijn zoon en even later blijkt hijzelf als jong kind door zijn moeder achtergelaten te zijn bij zijn oma.

- **Schoolobservatie**

Deze wordt vooral verricht als er een vermoeden bestaat van een autistische stoornis.

- **Gezinstaxatie**

Naast een indruk van de ouder-kindinteractie die in de intakefase verkregen wordt, kan er aanleiding zijn om aanvullend gezinsdiagnostisch onderzoek te doen. Zo kan blijken dat gedragsproblemen van een kind een poging zijn om de ouders bij elkaar te houden, iets wat niet als zodanig bewust beleefd wordt, laat staan naar voren gebracht wordt bij aanmelding. Ook kan het gedrag dienen als bliksemafleider van spanningen tussen ouders.

- **Lichamelijk onderzoek**

Eventueel dient er aanvullend lichamelijk onderzoek verricht te worden.

Classificatie

De classificatie van kinder- en jeugdpsychiatrische stoornissen wordt weergegeven in de DSM-IV-TR. Stoornissen die het eerst gedurende de kindertijd gediagnosticeerd worden, zijn achtereenvolgens mentale retardatie, leerstoornissen, motorische stoornissen, communicatiestoornissen en pervasieve ontwikkelingsstoornissen. Aandachtstekort- en gedragsstoornissen worden onder één rubriek geschaard. Voorts zijn er eetstoornissen, ticstoornissen, stoornissen in de zindelijkheid (encopresis en enuresis) en ten slotte een restrubriek met onder andere de separatieangststoornis, selectief mutisme en de reactieve hechtingsstoornis.

Kritiek op deze indeling is dat veel belangrijke informatie die samenhangt met de ontwikkeling, verloren gaat. Dit geldt des te meer voor de zorg voor kinderen van 0 tot 3 jaar, waar bij uitstek aandacht is voor ouder-kindinteracties. Binnen die interacties krijgen specifieke functies vorm, zoals het vermogen de aandacht te richten.

Naast het systeem van de DSM wordt een *diagnostische beschouwing* gemaakt. Deze is erop gericht om de interactie tussen kindfactoren (waarmee eigenschappen bedoeld worden die in het kind in aanleg aanwezig zijn, zoals een driftig temperament), erfelijke invloeden en omgevingsinvloeden te beschrijven. Ook wordt een taxatie gemaakt van de risicofactoren enerzijds en de beschermende factoren anderzijds. Deze beschouwing laat ruimte voor een beschrijving van ontwikkeling en eventuele terugval naar een eerder ontwikkelingsniveau (regressie). Een voorbeeld van regressie is het verschijnsel dat een kind na de geboorte van een broertje of zusje weer in bed kan gaan plassen, terwijl het al zindelijk was.

7.1.5 Internaliserende stoornissen

> **Casus**
>
> Lisa is een 21-jarige vrouw die vertelt hoe ze er als klein meisje een hekel aan had om naar school te gaan. Ze wilde het liefst thuis bij haar moeder blijven en werd angstig als ze uit haar buurt was. Soms hield Lisa 's ochtends vroeg stiekem een thermometer tegen de verwarming aan, om te doen alsof ze ziek was, in de hoop dat haar moeder haar dan thuis zou houden.

Met een internaliserende stoornis worden problemen bedoeld waarvan kinderen vooral zelf last hebben, zoals angst en depressie. In hiervoor beschreven casus is sprake van een specifieke angststoornis, namelijk van een separatieangststoornis. Hierbij bestaat een overmatige angst om gescheiden te worden van huis of dierbare.

Angststoornissen

Wanneer gaat nuttige angst over in pathologische angst? Wat zijn normale, bij de leeftijd passende, kinderangsten en wanneer spreekt men van een stoornis?

Nuttige angst geeft het individu een signaal dat er mogelijk gevaar dreigt, waarop actie ondernomen kan worden om te voorkomen dat zich bijvoorbeeld een ongeluk voordoet. Normale kinderangsten, zoals angst voor geluiden, voor vallen, voor vreemde voorwerpen en personen, zijn tot het tweede levensjaar normaal. Een ander voorbeeld zijn normale angsten voor gefantaseerde dieren en voor het donker, die hun piek bereiken tussen de 5 en 7 jaar. Bij pathologische angst daarentegen is iemand voortdurend alert op mogelijk gevaar, waar objectief gezien al dan niet een duidelijke aanwijzing voor is. Als kinderen overmatig in beslag genomen worden door hun angsten, bestaat het risico dat hun ontwikkeling daardoor stagneert. Er blijft geen ruimte meer over voor het ontdekken van hun omgeving, voor leren en spelen.

Angststoornissen, met name de specifieke fobie en de separatieangststoornis, beginnen duidelijk te worden in de kleutertijd. De specifieke fobie is een aanhoudende angst voor een specifieke situatie of specifiek onderwerp, zoals een fobie voor dieren, vliegen, voor bloed laten prikken of voor school.

Bij de separatieangststoornis is er sprake van overmatige angst om gescheiden te worden van huis of van degenen aan wie het kind gehecht is. Dit komt tot uiting aan het einde van de kleutertijd, wanneer er meer zelfstandigheid van de kleuter verwacht wordt.

Een andere specifieke angststoornis is de obsessieve compulsieve stoornis (OCD), met steeds terugkerende dwanghandelingen en dwanggedachten. Deze stoornis loopt net als veel andere kinderpsychiatrische aandoeningen door tot in de volwassenheid. 2-4% van de kinderen van 12-22 jaar heeft OCD. De behandeling bestaat uit medicatie en gedragstherapie.

Depressie

Bij depressie is sprake van een ziekelijke stemmingsdaling. Deze gaat veelal gepaard met lichamelijke verschijnselen, zoals nervositeit, een verminderde eetlust en/of moeite om in slaap te komen. Aanhoudende angstklachten kunnen geleidelijk overgaan in een depressie.

Depressie komt ongeveer bij 2% van de kinderen voor, meer bij jongens dan bij meisjes. In de leeftijd van 13 tot 18 jaar komt het circa 3-8% voor. Er zijn dan meer meisjes dan jongens die eraan lijden. Boven de 18 jaar gaat het om percentages van 10-17%, met twee keer zo veel meisjes als jongens.

Een depressie heeft, afhankelijk van de leeftijd, verschillende uitingsvormen. Bij een baby worden een verminderd vermogen tot protest, overmatig huilen, verminderd sociaal initiatief en soms groeivertraging gezien. Ook verloopt de psychomotore ontwikkeling vertraagd. Hierbij is er naast een achterstand in taal en emotionele ontwikkeling ook een vertraging van de motorische ontwikkeling. Bij peuters en kleuters kan naast deze verschijnselen agressief gedrag gezien worden. Lichamelijke verschijnselen komen naar voren, zoals buikpijn en een verminderde eetlust. Het kan dan voorkomen dat een kind nadat het is opgestaan, geen zin heeft om te ontbijten. Rond de leeftijd van 6 jaar komen er een negatief zelfbeeld, schuldgevoelens en uitingen van hopeloosheid bij. Pubers gaan bovendien veel piekeren, worden prikkelbaar, ontwikkelen suïcidale gedachten of zijn in gedachten de hele tijd bezig met hun lichaam en hebben hypochondere klachten.

> **Casus**
>
> Martijn is 12 jaar en zit als vroege leerling sinds een paar maanden in de brugklas van het gymnasium. Hij heeft last van somberheid, vermoeidheid en kan niet goed doorslapen. Lichamelijk onderzoek door de huisarts wees geen afwijkingen aan. Bij doorvragen blijkt hij erg bang om lage cijfers te halen. Huiswerk maken vindt hij sowieso niet leuk; het liefst had hij nog elke dag op straat voor zijn huis met zijn vriendjes gevoetbald.

Het probleem van een depressie komt vaak niet alleen. Bij 30% van de kinderen is er ook sprake van een angststoornis, bij 30% van een dysthyme stoornis (zie hierna) en bij 15-50% van een gedragsstoornis.

Risicofactoren bij het kind: meisje zijn, hechtingsproblemen, zwakbegaafdheid of juist hoogbegaafdheid en erfelijke factoren. In de levensgeschiedenis: verlieservaringen, mishandeling en misbruik, discriminatie. In de omgeving: depressie of andere psychopathologie bij een van de ouders, ziekte of handicap van een ouder, broer of zus, conflicten in het gezin, gepest worden of een opvoedingsstijl met te weinig ruimte voor ontplooiing.

De gevolgen van een depressie bij een kind zijn zeer ingrijpend. De prestaties op school en de sociaal-emotionele ontwikkeling kunnen direct beïnvloed worden, waardoor een kind snel achterstanden kan oplopen.

Beschermende factoren in het kind zijn een positief temperament, een goede lichamelijke gezondheid, weerbaarheid tegen stress, copingvaardigheden, humor en intelligentie. In het gezin: veilige hechting, steun, goede onderlinge relaties. In de omgeving: positieve schoolervaringen.

De gemiddelde duur van een lichte vorm van depressie is één à twee maanden. Meestal is er spontaan herstel, maar de kans op terugval is groot, vooral als de depressie voor het eerst optreedt in de adolescentie.

Er zijn verschillende vormen van behandeling, met psychologische behandeling als eerste keus. Met cognitieve gedragstherapie wordt onder andere geprobeerd om de negatieve spiraal van sociale terugtrekking en vermindering van eigenwaarde te doorbreken. Ook wordt gewerkt aan verbetering van sociale vaardigheden en probleemoplossend vermogen.

Met adolescenten kan gewerkt worden met interpersoonlijke psychotherapie (IPT). Hierbij worden relatiepatronen die mogelijk van invloed waren op de depressie, uitgewerkt en beïnvloed.

Over medicatie bestaan de laatste jaren veel meningsverschillen. Kortgeleden werden de antidepressiva voor kinderen in de ban gedaan, omdat die de kans op suïcide zouden verhogen. Nog recenter wetenschappelijk onderzoek heeft dit tegengesproken. Richtlijnen vanuit de beroepsgroep stellen dat antidepressiva voorgeschreven kunnen worden bij ernstige depressies, waar alle andere behandeling faalde.

Andere stemmingsstoornissen zijn de dysthyme stoornis, waar bij kinderen minstens een jaar sprake moet zijn van stemmingsklachten, en de bipolaire stoornis.

7.1.6 Externaliserende stoornissen

Met een externaliserende stoornis worden problemen bedoeld waar vooral de buitenwereld last van heeft, zoals gedragsstoornissen. In de DSM worden hiertoe de aandachtstekortstoornissen en de gedragsstoornissen gerekend.

AD(H)D (Attention Deficit (Hyperactivity) Disorder)

AD(H)D is een stoornis waarbij het kind een aantal kenmerken vertoont van aandachts- en concentratiestoornissen, impulsiviteit en eventueel hyperactiviteit. Het begin ervan ligt voor het zevende jaar. Het kost deze kinderen veel energie om onbelangrijke prikkels te negeren. Ze raken snel afgeleid en hebben moeite om hun taken af te maken. Het ontbreekt hun als het ware aan innerlijke controle die de remfunctie van hun gedrag reguleert. Hierdoor zijn ze ook impulsief. De hyperactiviteit komt tot uiting in voortdurend in beweging zijn, niet op hun plaats stil kunnen zitten, rusteloos en gauw gefrustreerd zijn.

In Nederland komt het bij 2-8% van de schoolgaande kinderen tot 14 jaar voor. ADHD is een neurobiologische stoornis met een sterke erfelijke component. Kinderen met een ouder met ADHD hebben een acht keer zo grote kans om het ook te krijgen. ADHD komt vaak tegelijk voor met andere stoornissen, zoals PDD-NOS, leerstoornissen en angst- en stemmingsstoornissen.

Het gedrag van het kind kan negatief uitgelegd worden en gepaard gaan met veel straf. Het gevolg is dat er vaak een negatief zelfbeeld bij het kind ontstaat. Een ander mogelijk gevolg is dat het kind door zijn rusteloosheid weinig stilstaat bij de gevoelens en ideeën van zichzelf en van de buitenwereld. Dit maakt het extra kwetsbaar voor het ontwikkelen van psychische problemen.

De behandeling bestaat uit psycho-educatie, opvoedingsondersteuning, advies aan school en medicatie. Aanvullend kan gedragstherapie nodig zijn. Medicatie heeft naar schatting bij 80% van de kinderen een gunstig resultaat.

Gedragsstoornissen

Hier worden de oppositionele gedragsstoornis en de gedragsstoornis onderscheiden.

Bij de oppositionele gedragsstoornis wordt een patroon van tegendraadsheid, vijandig en openlijk ongehoorzaam gedrag gezien. Kortom: van verzet tegen leiding. Het kind is vaak driftig, maakt veel ruzie met volwassenen met inbegrip van leraren. Het kind is vaak opstandig en geeft anderen vaak de schuld van eigen fouten. Kinderen met deze aandoening voelen zich snel persoonlijk geraakt door opmerkingen van anderen. Zij ervaren deze als een aanval, waarop ze direct vijandig en agressief kunnen reageren. Deze stoornis komt bij 3% van de kinderen voor. Bij jongens komt die iets vaker voor dan bij meisjes.

Bij de gedragsstoornis is er naast genoemde gedragingen bovendien sprake van gemeen of gewelddadig gedrag, zoals liegen, stelen of anderen opzettelijk kwetsen.

> **Casus**
>
> Rico is een 12-jarige jongen die psychiatrisch onderzocht wordt in het kader van een juridisch onderzoek. Hij loopt vaak van school weg, maakt een ontheemde indruk en is bij de politie bekend met 120 meldingen van crimineel gedrag. Hij groeit op bij zijn moeder, die een relatie heeft met een drugsverslaafde man, die bij hen inwoont. Moeder zelf maakt een geagiteerd depressieve indruk en heeft al jaren last van agressieve impulsdoorbraken. Rico zelf vertelt onbewogen dat hij samen met vriendjes bij hem in de buurt meerdere meerkoetjes met rotjes heeft opgeblazen.

Een kind met de gedragsstoornis voelt zich niet snel schuldig en kan heel slecht spijt betuigen. Deze stoornis komt bij 2% van de kinderen voor. Bij jongens driemaal vaker dan bij meisjes.

Beide genoemde stoornissen ontstaan vanuit een wisselwerking tussen een neurobiologische kwetsbaarheid van het kind en zijn omgeving. Een deel van deze kinderen is verminderd gevoelig voor straf en andere negatieve signalen, zoals pijn of verdriet, zowel bij zichzelf als bij anderen. Deze geringe gevoeligheid berust onder meer op een lagere activiteit van het autonome zenuwstelsel (o.a. gelet op een lagere hartslagfrequentie) en een lagere afstelling van de hypothalamus-hypofyse-bijnierschorsas (te meten aan lagere cortisolspiegels).

Als het kind opgroeit in een omgeving waarin het verwaarloosd of mishandeld wordt, lokt het met zijn oppositionele en agressieve gedrag opnieuw afwijzing uit. Zo ontstaat er een kortsluiting, waardoor ouders en kind elkaar soms niet meer kunnen bereiken, behalve dan met agressie.

Al met al loopt de oppositionele gedragsstoornis dikwijls over in de gedragsstoornis, met een ongunstige prognose, vooral als er ook sprake is van ADHD en zwakbegaafdheid.

Een gedragsstoornis met een begin in de adolescentie heeft een gunstigere prognose, omdat het kind dan al veel meer sociale en schoolse vaardigheden heeft ontwikkeld.

Behandeling bestaat uit oudertraining in opvoedingsvaardigheden, verschillende vormen van systeemtherapie en cognitieve gedragstherapie met onder meer gerichte agressieregulatietraining. Hier wordt jongeren geleerd om effectiever om te gaan met hun boosheid en hun agressie. Ze leren gedragsalternatieven voor agressief gedrag, andere manieren om met conflicten om te gaan en ze leren om minder vijandig en/of negatief te denken en te reageren. Aanvullend kan het nodig zijn om agressief gedrag (tijdelijk) te reguleren met medicatie.

7.1.7 Pervasieve ontwikkelingsstoornissen

Autisme is in de DSM opgenomen als 'pervasieve ontwikkelingsstoornis', die vijf classificaties heeft: de autistische stoornis, het rettsyndroom, de desintegratiestoornis van de kinderleeftijd, het aspergersyndroom en de pervasieve ontwikkelingsstoornis niet anderszins omschreven (PDD-NOS). Tezamen wordt deze groep ook wel aangeduid met de term *autismespectrumstoornissen*. De spraak en motoriek zijn vaak later op gang gekomen, behalve bij de stoornis van Asperger. Hierbij is de taal-spraakontwikkeling op tijd tot ontwikkeling gekomen, maar is deze niet of onvoldoende communicatief.

Een autistische stoornis is een ontwikkelingsstoornis. Hierbij is er sprake van problemen in het contact, van starheid (zowel motorisch als in denken en gedrag) en van rituelen en/of obsessies. De problemen in het contact worden gekenmerkt door een gebrekkige wederkerigheid. Sommige kinderen trekken zich vooral in zichzelf terug. Anderen zijn overdreven claimend, maar missen het vermogen om goed af te stemmen op de ander. De verbale en non-verbale communicatie verloopt moeizaam. Soms wordt de taal te letterlijk genomen of maakt een kind nieuwe woorden (neologismen).

In 80% van de gevallen is sprake van een verstandelijke beperking. Er komen bovendien tevens veel andere aandoeningen voor, zoals ADHD, dwang- en stemmingsstoornissen en leerstoornissen, zoals dyslexie. In de klinische praktijk komt de zogenoemde *idiot savant* (geleerde dwaas) zelden voor. Deze laatste wordt verbeeld door de hoofdpersoon in de film Rainman, die in een fractie van een seconde de ingewikkeldste wiskundige berekeningen kan maken.

> **Casus**
>
> Rogier is 9 jaar als zowel zijn ouders als zijn school aangeven dat het niet meer gaat. Als baby was hij moeilijk troostbaar, verdroeg hij aanraking van bepaalde kleding en beddengoed niet en kon hij slecht tegen veranderingen. Hij begon relatief laat met lopen en praten. Omdat hij weinig respons geeft in contact, voelde moeder zich aanvankelijk falen, alsof ze iets niet goed deed. Dingen moeten steeds opnieuw uitgelegd worden. Desondanks raakt Rogier vaak en snel in paniek, reageert hij hetzij met een driftbui of trekt hij zich terug. Zijn oudere broer en zus komen aandacht tekort, vinden zijn ouders.

Pervasieve ontwikkelingsstoornissen komen bij ongeveer zestig op de 10.000 kinderen voor, bij jongens vaker dan bij meisjes. Over de oorzaak van autistische stoornissen bestaan verschillende theorieën. Het gaat om een neurobiologische stoornis, die voor een deel erfelijk bepaald is en voor een ander deel verworven is. Stoornissen in het verstandelijk functioneren komen bij alle vormen voor met een grote klinische variatie.

Aanvullend diagnostisch onderzoek bestaat onder andere uit een uitgebreide ontwikkelingsanamnese, schoolobservatie en psychologisch onderzoek, waarvan meting van het IQ een vast onderdeel uitmaakt.

De behandeling bestaat vooral uit pedagogische en psychosociale interventies. Het kind leert zo veel mogelijk vaardigheden op het vlak van sociale omgang, communicatie, zelfbeeld, zelfredzaamheid, spel en vrijetijdsbesteding, planning en probleemoplossing, en schoolse vaardigheden.

7.1.8 Selectie uit andere stoornissen

Persoonlijkheidsproblematiek

De persoonlijkheidsontwikkeling is bij een kind voortdurend in beweging en staat onder invloed van een groot aantal factoren. Daarom is men terughoudend om op kinderleeftijd van een persoonlijkheidsstoornis te spreken. De klinische praktijk toont echter aan dat jonge kinderen al typische persoonlijkheidsproblematiek kunnen laten zien. Deze heeft een voorspellende waarde voor psychopathologie op latere leeftijd en moet behandeld worden.

Volgens de DSM mag de diagnose antisociale persoonlijkheidsstoornis vóór de leeftijd van 18 jaar niet gesteld worden. Tot die tijd wordt eerder gesproken van een gedragsstoornis. Veelvoorkomend zijn de borderline- en narcistische persoonlijkheidsstoornis.

De borderlinestoornis wordt gekenmerkt door een patroon van instabiliteit in relaties, in zelfbeeld en emoties (affecten), met impulsiviteit die in de vroege kindertijd begint. Bij kinderen blijven sommige gedragingen, waar zij allang overheen gegroeid zouden moeten zijn, bestaan, zoals dwanggedachten, fobieën en hysterische trekken. Tijdens de puberteit zijn depressie, angst, identiteitsproblemen en autoriteitsconflicten typisch aanwezig. Dat wil zeggen dat zij op een veel heftigere manier aanwezig zijn dan bij normale tieners. Sommige kinderen beschadigen zichzelf door middel van krassen, snijden of branden en dergelijke. Anderen nemen een grote hoeveelheid pillen in, zonder dat ze zich bewust zijn van wat hiertoe precies de aanleiding gaf. Ten grondslag hieraan ligt meestal een gebrekkig vermogen de gedachten, gevoelens, verlangens enzovoort van zichzelf en anderen te begrijpen. Hierdoor wordt de buffer tussen impuls en gedrag verkleind met als gevolg impulsief handelen.

De behandeling is in het begin gericht op het verhogen van de zelfcontrole door middel van emotieregulatietraining. Het doel hiervan is dat patiënten beter zicht krijgen op wat ze voelen, op wanneer dat gevoel begonnen is en welke factoren van invloed waren. Zo krijgen zij beter grip op hun emoties en kunnen zij op een eerder moment adequaat reageren. Dit vergt nauwgezet doorvragen, zoals is te lezen in de volgende casus.

> **Casus**
>
> Sandra is een 17-jarige scholiere die bekend is met borderlineproblematiek. Haar maag is gisteren gespoeld op een eerste hulp, omdat ze te veel pillen had ingenomen. Al doorvragend wordt steeds duidelijker, zowel voor Sandra als voor de interviewer, wat er precies aan de hand was voordat ze de pillen innam. Ze vertelt dat ze gezellig koffie aan het drinken was met haar moeder. Moeder hield een preek over haar opleiding en ze begon zich geïrriteerd te voelen. Ze kregen ruzie en Sandra ging kwaad weg. Thuis dronk ze een fles wijn leeg. Ze voelde zich steeds kwader en waardelozer. Toen nam ze een handvol pillen, omdat ze even weg wilde zijn, even niets meer wilde voelen.

Vervolgens wordt ingegaan op de onderliggende identiteitsproblematiek, overwegend door middel van cognitieve gedragstherapie. Mentalisation Based Treatment (MBT) is erop gericht het vermogen tot mentaliseren te vergroten. Onder mentaliseren wordt verstaan de gedachten, gevoelens, verlangens enzovoort van zichzelf en anderen te begrijpen. Als patiënten beter kunnen mentaliseren, zal hun (zelf)destructieve gedrag afnemen.

Soms is het basale wantrouwen zo groot dat intensieve therapie te beangstigend en dus te hoog gegrepen is. Er kan dan beter een laagfrequent steunend en structurerend contact geboden worden. Aan de andere kant is soms intensieve behandeling door middel van dagbehandeling of klinische psychotherapeutische behandeling nodig.

Zelfbeschadigend gedrag komt op puberleeftijd bij meisjes vaker voor dan bij jongens (respectievelijk 18% en 8%). Het komt niet per se voort uit een borderlinestoornis. Voor het begrijpen van *zelfdestructief gedrag* bestaan verschillende theorieën. Bij pubers kan de confrontatie met de ontwikkeling van hun lichaam, met de eigen seksualiteit, traumatisch zijn en leiden tot zelfverwondend gedrag. Het kan ook een manier zijn om zichzelf te onderscheiden van anderen, om grenzen aan te geven of om gevoelens van woede en angst uit te drukken of te beheersen. Het gedrag kan een verslavend effect hebben, omdat het op den duur een gevoel van roes geeft. Het kan echter ook heel hardnekkig aanwezig blijven omdat het een belangrijk aspect wordt van iemands identiteit. Soms werkt het aanstekelijk. Dit is bijvoorbeeld te zien aan het ontstaan van epidemieën op sommige scholen en aan interacties die plaatsvinden op sociale media. Hier kan het voorkomen dat kinderen tegen elkaar opbieden over wie het diepst heeft gesneden. Voor de behandeling is het belangrijk om inzicht te verkrijgen in de factoren die leiden tot dit gedrag en de instandhouding ervan. In veel gevallen moet gewerkt worden aan het versterken van de emotieregulatie.

Ticstoornissen

Tics komen vaak voor bij kinderen. Het gaat om plotseling optredende, herhaalde, stereotiepe motorische bewegingen of een vocale uiting. Ze kunnen over het hele lichaam voorkomen, maar beginnen meestal in het gezicht. Veelvoorkomende bewegingen zijn met de ogen knipperen, met de schouders trekken of kuchen. Ze beginnen meestal rondom de leeftijd van 5 tot 7 jaar met een piek rondom de leeftijd van 10 jaar. Kenmerkend is het wisselende beloop, zowel over de dag als over een periode van maanden, waarbij de tics soms wekenlang kunnen wegblijven. Na de leeftijd van 15 jaar neemt de ernst van de tics meestal af. Bij de helft tot twee derde van de kinderen zijn de tics in de adolescentie verdwenen of aanzienlijk verminderd.

Wanneer sprake is van een combinatie van motorische en vocale tics, wordt gesproken van het syndroom van Gilles de la Tourette. Dit is de ernstigste ticstoornis, die meestal op jonge leeftijd begint (rond 6 à 7 jaar). Het begint met enkelvoudige motorische tics, gevolgd door complexe motorische en vocale tics. Bij sommige kinderen zien we dat ze schuttingtaal gaan uiten, andermans woorden of hun eigen woorden herhalen. Het samen voorkomen met andere stoornissen is eerder regel dan uitzondering. Er worden vooral aandachtsproblemen, angststoornissen en leerproblemen gezien.

Psychologische behandeling is gericht op het leren onderdrukken van de tics. Medicatie (antipsychotica en clonidine) wordt overwogen bij ernstige klachten die op geen andere manier te beïnvloeden zijn.

Psychose, hallucinaties

In een eerder hoofdstuk is al ingegaan op de psychotische stoornissen, met inbegrip van schizofrenie. Daarom ligt het accent hier op psychotische verschijnselen bij kinderen.

Circa 8% van de schoolgaande kinderen heeft hallucinaties. Een derde hiervan krijgt een DSM-diagnose. Grotendeels betreft het niet-diagnostische hallucinaties en 'denkbeeldige vriendjes'. Het verschil met psychotische beleving is het ontbreken van wanen, bizar gedrag, sociale terugtrekking, verminderde motoriek en een oninvoelbaar affect.

Tot de leeftijd van 7 jaar is het onderscheid tussen fantasie, een levendige verbeelding en hallucinaties moeilijk. Naarmate de verstandelijke rijping toeneemt en het magisch denken afneemt (tussen de leeftijd van 6 tot 12 jaar), daalt het voorkomen ervan en worden kinderen er minder bang van.

Hallucinaties kunnen op jonge leeftijd voorkomen in het kader van gedragsstoornissen, angststoornissen, schizofrenie, depressie, rouw, bipolaire stoornissen, intoxicaties en organische aandoeningen. Daarnaast kan sprake zijn van *pavor nocturnus*. Dit is een toestand waarbij 's nachts plotseling sprake kan zijn van steeds terugkerende overspoelende angst, gepaard gaand met angstaanjagende beelden. Het horen van stemmen op zichzelf is geen ziekte, maar je kunt er wel ziek van worden.

Psychologische behandeling is erop gericht afstand te leren nemen van de psychotische belevingen, bijvoorbeeld door middel van tekentherapie of cognitieve therapie. Zo kan er meer gevoel van controle ontstaan en vermindert de angst. Bij psychotische hallucinaties is er een indicatie om met medicatie (antipsychotica) te behandelen.

Hechtingsproblematiek

Veilig hechten aan de verzorger is van levensbelang, zowel in biologisch als in psychologisch opzicht. Een kind ziet zijn ouder in principe als veilige haven waar het troost kan zoeken en van waaruit het de wereld durft te verkennen. Er wordt onderscheid gemaakt tussen veilige en onveilige gehechtheid. Bij *onveilige* hechting heeft het kind een strategie ontwikkeld om op een specifieke manier toch optimale nabijheid van de verzorger te verkrijgen. Bij *gereserveerde* hechting houdt het kind met een zekere afstand contact. Bij *gepreoccupeerde* hechting zien we aanklampend gedrag. Bij *gedesorganiseerde* gehechtheid ontbreekt een strategie. Het kind weet dan niet waar het 'het' zoeken moet als het angstig is. Er ontstaat een situatie waarin het kind geen manier vindt om tot bedaren te komen.

In een testsituatie kan het hechtingsgedrag geobserveerd worden. Tweemaal wordt het kind dan kortdurend van zijn ouder gescheiden. Er wordt gekeken hoe het zich gedraagt tijdens de scheiding en in het bijzonder hoe het zich gedraagt na hereniging. Als er sprake is van gedesorganiseerde hechting, wordt er vreemd, onbegrijpelijk, gedesoriënteerd gedrag gezien. Voorbeelden zijn doelloze, ongerichte en afgebroken bewegingen en directe aanwijzingen voor angst voor de ouder. Ook kan sprake zijn van bevriezen, verstillen en vertragen van bewegingen.

Verbanden tussen hechtingsstrategieën in de kindertijd en toekomstige psychopathologie zijn het duidelijkst aangetoond voor de gedesorganiseerde vormen van gehechtheid. Bijna 80% van de kinderen die mishandeld zijn, is gedesorganiseerd. Er is toenemend bewijs dat gedesorganiseerde gehechtheid kan leiden tot het ontwikkelen van zowel internaliserende als externaliserende stoornissen in de vroege kindertijd. Bij kinderen worden gebrekkige sociale vaardigheden, autistiform gedrag, aandachts- en concentratieproblemen, affectregulatieproblemen en taalstoornissen gezien. Op volwassen leeftijd is er een sterke relatie met psychopathologie in engere zin en met persoonlijkheidsstoornissen.

Eetstoornissen
Bij jonge kinderen zijn voeding en eten een van de meest voorkomende probleemgebieden. Als het probleem overgaat in een stoornis, is de kans groot dat dit tot op latere leeftijd blijft bestaan.

Bij kinderen spreekt men van ondergewicht als het gewicht minder dan 85% bedraagt van het op grond van leeftijd en lengte te verwachten gewicht. Voor volgroeide adolescenten gebruikt men de body mass index (BMI): het gewicht gedeeld door de lengte in het kwadraat. Een BMI van minder dan 17,5 duidt op anorexia nervosa en een BMI van boven de 30 op obesitas. Voor alle eetstoornissen geldt dat (onder)voeding niet alleen gevolgen heeft op de lichamelijke toestand, maar ook en vooral op de verstandelijke, sociale en emotionele ontwikkeling.

Anorexia nervosa wordt ook wel de 'hongerziekte' genoemd. Anorexia nervosa komt typisch voor in de overgangstijd naar de adolescentie.

Het zijn overwegend meisjes die een meer dan bovenmatige belangstelling krijgen voor eten en gewichtsverlies. Bij het *restrictieve* type gaan zij extreem diëten, vasten en/of sporten. Bij het *purgerende* of *binge eating*-type zijn er geregeld periodes van eetaanvallen en purgeergedrag (zelfopgewekt braken, gebruik van laxeermiddelen of plaspillen). Er is sprake van hevige angst om in gewicht toe te nemen, een stoornis in de beleving van het lichaamsbeeld en van het uitblijven van de menstruatie. Ongeveer de helft van de patiënten herstelt, een derde verbetert, maar een vijfde ontwikkelt chronische anorexia nervosa. Sterftecijfers variëren van 5-20%. Na uithongering is suïcide de tweede meest voorkomende doodsoorzaak.

Bij *boulimia nervosa* gaat het meer om het vóórkomen van regelmatige vreetbuien. Boulimia nervosa begint meestal bij de overgang van adolescentie naar de volwassenheid. De meeste mensen met boulimia hebben een normaal gewicht, maar voelen zich te dik. Bij het purgerende type wordt het voedsel door middel van braken of laxeren naar buiten gewerkt. Bij het niet-purgerende type wordt door middel van vasten of overmatige beweging geprobeerd om gewichtstoename te voorkomen. Bij boulimia nervosa herstelt de helft, een kwart verbetert en een vierde ontwikkelt chronische boulimia nervosa.

Kortgeleden is de morbide obesitas (BMI > 35), al bekend bij heel jonge kinderen, steeds meer onder de aandacht gekomen. Alhoewel deze stoornis niet geclassificeerd is in de DSM, wordt steeds vaker verondersteld dat deze stoornis een psychische component heeft in samenhang met omgevingsinvloeden. Ook is er discussie of de GGZ een aandeel zou moeten hebben in de behandeling.

7.2 Psychiatrische stoornissen bij mensen met een verstandelijke beperking

J.E.L. van der Nagel[1]

7.2.1 Introductie

Psychiatrische stoornissen komen voor zowel bij mannen als bij vrouwen van alle leeftijden en sociale klassen. Ook bij mensen met uiteenlopende verstandelijke (cognitieve) vermogens. Lang werd gedacht dat mensen met een verstandelijke beperking geen psychiatrische ziekten konden krijgen. Ook nu worden psychiatrische stoornissen bij verstandelijk beperkten vaak niet gediagnosticeerd en onvoldoende behandeld. Misschien komt dit doordat de stoornissen bij deze groep zich net iets anders presenteren. Het kan ook zijn dat behandelaren en begeleiders onvoldoende weten van verstandelijke beperking en psychiatrie.

In deze paragraaf wordt nader ingegaan op de begrippen intelligentie en verstandelijke beperking (▶ par. 7.2.2). Daarna komt behandeling bij deze doelgroep aan bod (▶ par. 7.2.3).

7.2.2 Intelligentie en verstandelijke beperking

Definitie intelligentie
Het woord 'intelligentie' komt uit het Latijn. Het betekent zoiets als 'begrijpen'.

Intelligentie is het vermogen om kennis en ervaring toe te passen bij het oplossen van problemen. Met het verstandelijk vermogen kunnen we oordelen, complexe ideeën begrijpen, plannen maken, gevolgtrekkingen maken en ons aanpassen aan nieuwe situaties.

Al dit soort vaardigheden kunnen gemeten worden met intelligentietests. De meeste tests leveren informatie op over verschillende aspecten van het intellectueel functioneren en een maat voor het totale intellectueel functioneren: het IQ (intelligentiequotiënt of intelligentiecoëfficiënt). De score op een IQ-test van een proefpersoon hangt af van het intellect van die persoon, maar ook van de gebruikte test: de verschillende tests meten elk

---

[1] Met dank aan Marion Kiewik (orthopedagoog generalist Aveleijn), Ineke Hofman (arts verstandelijk gehandicapten) en Annet Schroor (arts Mediant).

7.2 · Psychiatrische stoornissen bij mensen met een verstandelijke beperking

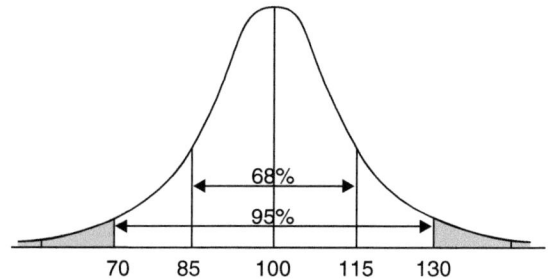

◘ **Figuur 7.1** Standaardnormaalverdeling IQ.

◘ **Tabel 7.1** IQ en terminologie

IQ	Term
> 130	hoogbegaafd
115–130	begaafd
85–115	gemiddeld
70–85	zwakbegaafd
50–70	licht verstandelijk beperkt
35–50	matig verstandelijk beperkt
20–35	ernstig verstandelijk beperkt
< 20	diep verstandelijk beperkt

op een andere manier. Ook een lichamelijke of psychiatrische ziekte, vermoeidheid en andere ongunstige factoren kunnen de uitkomst van een IQ-test beïnvloeden.

Het gemiddelde IQ in de algemene bevolking is (per definitie) 100. Ruim twee derde van de bevolking (68%) scoort een IQ tussen de 85 en 115 (zie ◘ figuur 7.1).

In dit hoofdstuk worden met het begrip intelligentie vooral de verstandelijke vermogens bedoeld die te meten zijn met IQ-tests. Naast deze vorm van intelligentie wordt er ook wel gesproken over 'emotionele intelligentie' of 'sociale intelligentie'. Hiermee bedoelen we vaardigheden die te maken hebben met (sociaal-emotionele) ontwikkeling of *adaptief vermogen* (vermogen tot adequaat reageren op de omgeving). Juist dit soort capaciteiten speelt een belangrijke rol in de manier waarop een persoon uiteindelijk functioneert.

Scores op IQ-tests kunnen worden ingedeeld in groepen. Hierbij zijn echter verschillende indelingen gangbaar. Dit heeft tot gevolg dat er veel verschillende grenzen en termen gehanteerd worden. In deze paragraaf zullen de grenzen aangehouden worden zoals weergegeven in ◘ tabel 7.1.

Definitie verstandelijke beperking

Een verstandelijke beperking wordt gedefinieerd als een beperking die vóór het achttiende jaar ontstaan is met een duidelijk benedengemiddeld intellectueel functioneren en aanzienlijke beperkingen in het adaptief vermogen (DSM-IV-TR). Met *adaptief vermogen* wordt verwezen naar een groot aantal vaardigheden die mensen nodig hebben in hun dagelijks leven om te kunnen functioneren. Hierbij kan gedacht worden aan communicatievaardigheden (taal begrijpen en taal gebruiken), lezen en schrijven, allerlei sociale en praktische vaardigheden (zelfredzaamheid, vermogen te werken, zelfzorg, enz.). Bij mensen met een verstandelijke beperking zijn er beperkingen in adaptieve vermogens. Zij hebben invloed op het dagelijks leven en op het vermogen om op situaties of gebeurtenissen in te spelen. Bij een verstandelijke beperking gaat het dus niet alléén om een beperkt intellect (de verstandelijke beperking).

Onderkennen van een verstandelijke beperking

Soms worden patiënten met een verstandelijke beperking verwezen voor psychiatrische zorg zonder dat bekend is of vermeld wordt dat er sprake is van een beperking. In deze situaties ligt overvraging van de patiënt op de loer en kunnen interventies hun doel missen. Het is dan ook belangrijk een verstandelijke beperking vroeg op te sporen. In de gesprekssituatie kunnen er diverse aanwijzingen voor een verstandelijke beperking zijn.

Voorgeschiedenis
- Een voorgeschiedenis van speciaal onderwijs, of een problematische voorgeschiedenis in het reguliere onderwijs. Vaak is nader onderzoek nodig van de reden waarom het niet goed ging op school.
- Beschut werken bij een sociale werkplaats of dagactiviteitencentrum.
- Begeleiding door instellingen als MEE[2], woonbegeleiding vanuit instellingen voor verstandelijk gehandicaptenzorg.
- Familieanamnese met verstandelijke beperking.

Vaardigheden
- Kan men lezen en schrijven?
- Kan men klokkijken, een agenda hanteren, een tijdsplanning maken?
- Kan men met geld omgaan?

Verloop van behandeling
- Verschil tussen inzet tijdens afspraken op het spreekuur en gedrag in de dagelijkse praktijk kan wijzen op onvoldoende begrip van wat besproken is.
- Problematisch verlopende groepsbehandelingen, met name daar waar patiënt in gesprekken telkens 'de plank misslaat'.
- Moeite met plannen, tijdsbegrip of het omgaan met geschreven boodschappen. Het niet of moeizaam kunnen rekenen, schrijven of klokkijken.
- Een afwachtende, afhankelijke opstelling van een cliënt die de indruk maakt zich zonder steun niet te kunnen redden. Of juist: een opstelling waarbij een cliënt zijn eigen mogelijkheden telkens weer lijkt te overschatten en zijn doelen te hoog stelt.

---

2 MEE is een onafhankelijke organisatie, waar men gratis terecht kan voor onder andere advies over wonen, werk, opvoeding, bemiddeling bij plaatsing, aanvragen van een indicatie. MEE staat voor *mee*denken, *mee*gaan en *mee*leven.

Relatie tussen verstandelijke beperking en ontwikkelings-, onderwijs- en werkniveau

Zoals eerder gezegd, gaat het bij een verstandelijke beperking niet alleen over het beperkte intellect (de verstandelijke beperking), maar ook om de beperking in het dagelijks leven (adaptief vermogen). De mate van en soort intellectuele en adaptieve beperkingen kunnen verschillen per soort vaardigheden. Iemand kan tijdens de test bijvoorbeeld veel moeite hebben met het onderdeel 'woordenschat', maar veel minder met het onderdeel 'figuur leggen'. Een ander is goed in het leggen van sociale contacten, maar is niet in staat zelfstandig met de bus te reizen. Juist bij mensen die op verschillende taken heel uiteenlopend presteren, is het moeilijk om over 'het' niveau van deze persoon te spreken. Daarnaast is de ernst van de beperking mede, maar niet uitsluitend, bepalend voor het algemeen functioneren. De drie niveaus die hierna staan, zijn dan ook een versimpeling van de werkelijkheid.

Mensen met een *ernstige* of *zeer ernstige* (ook wel: *diepe*) *verstandelijke beperking* hebben globaal een ontwikkelingsniveau dat vergelijkbaar is met dat van een kind tussen de 2 en 4 jaar oud. Deze mensen zijn sterk afhankelijk van zorg van anderen. Opvang vindt vaak plaats in kinderdagcentra en dagcentra voor ouderen. Hun taalontwikkeling en begrip van de wereld zijn ernstig beperkt. Motorische en zintuiglijke ervaringen staan centraal in hun beleving. Die ervaringen leveren prettige en minder prettige gevoelens op. Repeterende gedragingen kunnen een lichamelijk genoegen en een veilig gevoel geven. Voorspelbaarheid en structuur geven vastigheid. Nieuwe situaties kunnen echter veel onrust opleveren. Omdat verbale communicatie veelal beperkt is, zullen mensen met een ernstige of zeer ernstige verstandelijke beperking vaak door gedrag aangeven wat er aan de hand is. Voor de omgeving is het vaak niet eenvoudig te achterhalen wat de betekenis van dit gedrag is.

> **Casus**
>
> Meneer Ter Horst is een man van veertig met een ernstige verstandelijke beperking. Op een dag wordt hij schreeuwend wakker en spartelt hij tegen bij alle verzorgingsactiviteiten. Vanwege dit voor hem volledig vreemde gedrag wordt de AVG (arts voor verstandelijk gehandicapten) ingeschakeld. Na grondig onderzoek blijkt hij een middenoorontsteking te hebben. Na behandeling van de kwaal verdwijnt het probleemgedrag net zo snel als het ontstaan is.

Mensen met een *matige verstandelijke beperking* kunnen meestal beter dan mensen met een ernstige verstandelijke beperking onder woorden brengen wat zij willen. Hun taalgebruik en taalbegrip blijven echter beperkt. Het ontwikkelingsniveau van deze groep lijkt in veel aspecten op dat van een kind tussen 4 en 6,5 jaar. Kinderen met een matige verstandelijke beperking bezoeken vaak een ZMLK-school (school voor Zeer Moeilijk Lerende Kinderen) of een kinderdagcentrum. Volwassenen met een matige verstandelijke beperking vinden bezigheden in dagactiviteitencentra. Ze zijn in staat praktische vaardigheden te leren en aan te geven waar ze zelf behoefte aan hebben. Het is daarbij voor hen vaak moeilijk rekening te houden met praktische mogelijkheden en beperkingen en de wensen of belangen van anderen. De behoefte aan (externe) steun, structuur en vastigheid blijft bestaan. Het is daarbij lastig om van bestaande patronen af te wijken.

> **Casus**
>
> Vanwege een wegomleiding rijdt de taxi naar de ZMLK-school via een andere route. Pieter van elf roept: 'Nee, je moet de andere kant op!', en Lotte van acht vraagt verbaasd en een beetje verontrust: 'Gaan we dan niet naar school?' Pas wanneer de chauffeur weer op de gebruikelijke weg rijdt, verdwijnt de onrust achterin.

Het ontwikkelingsniveau van mensen met een *lichte verstandelijke beperking* kan vergeleken worden met een basisschoolkind (ontwikkelingsleeftijd 6,5 en 12 jaar). In het contact is meer diepgang mogelijk. Er zijn veel mogelijkheden tot ontwikkeling. Mondelinge communicatie is meestal goed mogelijk. Lezen en schrijven niet altijd. Het inschatten van complexe sociale situaties en het vermogen tot plannen en opkomen voor hun eigen belangen zijn vaak wel lastig. Veel mensen met een lichte verstandelijke beperking beseffen op pijnlijke wijze dat ze 'anders' zijn. Vaak proberen ze zich zo 'normaal' mogelijk voor te doen. Zij willen graag ook 'gewoon' behandeld worden. Juist het bewaken van eigen grenzen leidt vaak tot problemen.

> **Voorbeeld**
>
> Regelmatig verschijnen in het nieuws berichten van drugsmokkel door verstandelijk beperkten. Vaak werd hierbij door 'vrienden' misbruik gemaakt van het vertrouwen en gebrek aan inzicht door vriendelijk te vragen 'pakketjes' mee nemen naar het buitenland.

Zorgveld voor mensen met een verstandelijke beperking

Geschiedenis van de verstandelijk gehandicaptenzorg
Van oorsprong woonden veel mensen met een verstandelijke beperking in psychiatrische inrichtingen. De eerste inrichting voor 'zwakzinnigen' ('s Heerenloo te Ermelo) opende in 1891 haar deuren, maar pas ver in de twintigste eeuw werden psychiatrie en verstandelijk gehandicaptenzorg echt gescheiden.

Een deel van de mensen met een verstandelijke beperking woont nog steeds zeer beschermd in een intramurale voorziening, veelal letterlijk en figuurlijk op grote afstand van de samenleving (bijv. in de bossen of aan zee). De laatste jaren ligt echter weer nadruk op het integreren van zorg voor deze groep in de samenleving (vermaatschappelijking van de zorg).

Woonvormen en werkplekken
Veel mensen met een verstandelijke beperking krijgen ondersteuning in hun woon- of werkomgeving. Veel cliënten wonen 'in de wijk', in een groepswoning of zelfstandig met (intensieve) begeleiding. Een tussenvorm is het 24-uurs begeleid wonen in complexen, waarbij cliënten naast hun eigen woonvoorziening, gemeenschappelijke voorzieningen

(bijv. een gezamenlijke woonkamer: 'de inloop') hebben. De vroegere Gezins Vervangende Tehuizen verdwijnen steeds meer en worden vervangen door appartementen met een inloopvoorziening. Ook wat betreft werk is steeds meer zorg op maat mogelijk: van beschermde dagactiviteitencentra (DAC's) tot vrijwilligers- of betaald werk in sociale werkvoorzieningen of het vrije bedrijf. Ook is werken in het vrije bedrijf begeleid vanuit een DAC (meestal met behoud van uitkering) mogelijk.

Vrijetijdsbesteding
Voor mensen met een verstandelijke beperking bestaan aparte vrijetijdsclubs, maar ook speciale teams in reguliere sportclubs (de 'g'-teams van voetbalverenigingen) of scoutinggroepen (de 'blauwe vogel'-afdelingen). 'Knoop in je zakdoek' is een wekelijks informatief amusementstelevisieprogramma voor mensen met een verstandelijke beperking.

Ondersteuning en behandeling
Naast de dagelijkse hulp bij wonen, werk en vrijetijdsinvulling zijn er speciale voorzieningen voor ondersteuning en behandeling van verstandelijk beperkten. De MEE ondersteunt, licht voor en verwijst bij allerhande zorgvragen. De CCE's (Centra voor Consultatie en Expertise) leveren deskundigheid bij complexe zorgvragen, en de AVG (arts voor verstandelijk gehandicapten) heeft specialistische kennis van somatiek bij deze doelgroep. De SGLVG-instellingen (instellingen voor Sterk Gedragsgestoorde Licht Verstandelijk Gehandicapten) bieden bovenregionale poliklinische, klinische en instellingsgebonden behandeling.

Aantal mensen met een verstandelijke beperking

Gegevens over het aantal mensen met een verstandelijke beperking zijn gebaseerd op schattingen. Er bestaat niet zoiets als een landelijk register voor mensen met een verstandelijke beperking. Daarbij is het moeilijk om een absolute grens te trekken tussen verstandelijk beperkten en niet-verstandelijk beperkten. Zoals eerder besproken, is naast het intellectueel functioneren ook het adaptief vermogen van belang. Maar als we alleen naar het IQ kijken, dan zou zo'n 3% van de mensen op een IQ onder de 70 uitkomen (licht verstandelijk beperkt) en meer dan 15% op een IQ onder de 85 (zwakbegaafd). Gegevens op basis van bevolkingsonderzoeken schatten het percentage mensen met een verstandelijke beperking die in zorg zijn, echter veel lager: vaak rond 0,7% van de totale bevolking. In Nederland zijn zo'n 100.000 inwoners die om zorg vragen vanwege hun verstandelijke beperking. De verwachting is dat deze groep in de komende jaren niet veel zal groeien, maar wel zal vergrijzen. Mensen met een verstandelijke beperking hebben tegenwoordig een veel hogere levensverwachting dan vroeger. Dit komt doordat men veel alerter is op bijkomende aandoeningen bij mensen met een verstandelijke beperking. Ook kan de behoefte aan professionele ondersteuning voor deze groep wel groter worden door de toenemende complexiteit en individualisatie van de samenleving.

Comorbiditeit bij verstandelijk beperkten

Hoewel het in dit boek in de eerste plaats gaat over psychiatrische problematiek bij mensen met een verstandelijke beperking, is aandacht voor bijkomende lichamelijke (somatische) aandoeningen (comorbiditeit) om verschillende redenen ook nodig. Verstandelijk beperkten hebben vaak lichamelijke problematiek die niet goed onderkend of behandeld wordt. Soms hangt deze problematiek samen met de oorzaak van de verstandelijke beperking. Zo kan er bijvoorbeeld sprake zijn van een hersenbeschadiging die zowel epilepsie als de verstandelijke beperking veroorzaakt. Daarnaast kunnen lichamelijke problemen bij verstandelijk beperkten leiden tot ernstige gedrags- of psychiatrische problematiek (zie ook hiervoor het voorbeeld van meneer Ter Horst).

De oorzaken van een verstandelijke beperking kunnen zeer verschillend zijn. Bij veel mensen met een verstandelijke beperking is de precieze oorzaak van de beperking onbekend. Vaak is er sprake van problemen rondom de geboorte (*perinatale problematiek*), zoals zuurstoftekort, een hersenbloeding, of (zeldzamer) ernstige geelzucht (icterus neonatorum). Daarnaast komen problemen rondom de geboorte vaker voor bij kinderen die in de aanleg afwijkingen hebben. We spreken van *prenatale problematiek* (voor de geboorte ontstaan). Hierbij gaat het om erfelijke afwijkingen, maar ook om sommige stofwisselingsziekten. In sommige gevallen kan bij een stofwisselingsziekte vroegtijdig ingrijpen (bijv. door middel van een dieet) de verstandelijke beperking voorkomen of beperken. Dit is bijvoorbeeld het geval bij fenylketonurie (PKU). Op deze afwijking worden baby's kort na de geboorte door middel van de hielprik onderzocht.

Ook *aandoeningen of intoxicaties van de zwangere vrouw* kunnen leiden tot een verstandelijke beperking bij het kind. Voorbeelden zijn infecties in de eerste maanden van de zwangerschap (bijv. rodehond, toxoplasmose of herpes simplex), hypertensieve aandoeningen in de zwangerschap (ook wel (pre-)eclampsie genoemd), en het gebruik van alcohol, medicijnen of drugs tijdens de zwangerschap. Naast aandoeningen vóór of rond de geboorte zijn er ook aandoeningen die na de geboorte kunnen ontstaan (*postnatale aandoeningen*). Voorbeelden zijn infecties van de pasgeborene (zoals hersenvliesontsteking), trauma's, vergiftigingen of een status epilepticus (een epilepsieaanval die maar blijft voortduren), die op jonge leeftijd kan leiden tot een verstandelijke beperking. Bij aandoeningen die na de geboorte zijn ontstaan, is er in strikte zin ook sprake van Niet Aangeboren Hersenletsel (NAH). Volgens de meest gebruikte definities van verstandelijke beperking gaat het om beperkingen ontstaan vóór het achttiende jaar, en is er dus een overlap met Niet Aangeboren Hersenletsel.

De oorzaken van de verstandelijke beperking kunnen ook oorzaak zijn van lichamelijke en soms ook psychiatrische problemen. Mensen met een hersenbeschadiging hebben bijvoorbeeld vaker dan gemiddeld epilepsie en gedragsproblemen. Veel erfelijke afwijkingen gaan samen met lichamelijke problemen en soms psychiatrische comorbiditeit (zie kader Over syndromen en psychiatrie).

Infecties of intoxicaties voor de geboorte hebben vaak ook een grote hoeveelheid lichamelijke gevolgen, zoals zintuiglijke beperkingen, motorische problematiek en misvormingen.

Daarnaast komen uiteraard onder mensen met een verstandelijke beperking ook 'gewone' lichamelijke aandoeningen voor. Soms blijven deze langere tijd niet onderkend, omdat de betrokkene niet goed in staat is zijn klachten te verwoorden. Zo bleken veel verstandelijk beperkten in instellingen gehoor- en gezichtsproblemen te hebben die door middel van een gehoorapparaat, een bril of andere aanpassingen te verhelpen of te verminderen waren.

Bij ernstig verstandelijk beperkten komt daarnaast terugvloeien van maagzuur naar de slokdarm (refluxoesofagitis) zeer vaak voor. Hierdoor raakt het slokdarmslijmvlies ontstoken. De pijnklachten die hierbij horen, leiden regelmatig tot forse gedragsproblemen bij de patiënten bij wie deze aandoening niet onderkend wordt.

De deskundige bij uitstek op het gebied van comorbiditeit bij verstandelijk beperkten is de arts voor verstandelijk gehandicapten (AVG). Van oorsprong waren deze artsen verbonden aan intramurale voorzieningen. Tegenwoordig kunnen ook verstandelijk beperkten die niet in een instelling verblijven, deze specialist raadplegen. Van belang is om vooral bij patiënten met een lager verstandelijk niveau en onbegrepen gedragsproblemen onderzoek te doen naar de aanwezigheid van lichamelijke problematiek.

Over syndromen en psychiatrie

Sommige (vaak erfelijke) syndromen hebben naast kenmerkende lichamelijke verschijnselen ook typerende gedragspatronen en vaak een verstandelijke beperking. Een bekend voorbeeld is het downsyndroom. Naast de herkenbare gelaatskenmerken en andere lichamelijke verschijnselen (zoals het vaker voorkomen van aangeboren hartafwijkingen), hebben mensen met het downsyndroom ook een verhoogd risico op autisme, epilepsie en dementie op jonge leeftijd. Het syndroom van Down wordt veroorzaakt door de aanwezigheid van een extra chromosoom 21 (trisomie 21). Onderzoek naar de oorzaak van een verstandelijke beperking en symptomen die misschien passen bij een syndroom, kan bijdragen aan de diagnostiek en behandeling van psychiatrische en andere problemen. Daarnaast kan het voor ouders en andere familieleden belangrijk zijn om zicht te krijgen op mogelijke erfelijke componenten van de aandoening. Let op: er zijn ook syndromen die *niet* met een verstandelijke beperking gepaard gaan.

Voorbeelden

Het *prader-willisyndroom* is een syndroom dat samenhangt met een afwijking op chromosoom 15 dat van vaderszijde afkomstig is.

Pasgeborenen met het prader-willisyndroom hebben vaak een lage spierspanning en -kracht (hypotonie), waardoor ernstige voedingsproblemen kunnen ontstaan. In de loop van de jaren ontstaat echter (naast andere problemen) een sterke neiging tot overeten, waarbij het stelen van voedsel en het eten van ongeschikt voedsel (bevroren eten, diervoer) regelmatig voorkomt. (Jong)volwassenen met het prader-willisyndroom kunnen dan ook ernstig overgewicht ontwikkelen. Voortijdige diagnostiek van het syndroom geeft de mogelijkheid om preventieve maatregelen op het gebied van dieet, beweging en toegankelijkheid van voedsel te nemen.

Het *fragiele-X-syndroom* is de meest voorkomende erfelijke oorzaak van een verstandelijke beperking, veroorzaakt door een afwijking aan het X-chromosoom. Jongens met het fragiele-X-syndroom hebben vaker dan meisjes symptomen van het syndroom. Meisjes hebben naast het aangedane X-chromosoom ook nog een niet aangedaan chromosoom. Uiterlijke kenmerken zijn onder meer een wat langwerpig gezicht, grote of afstaande oren, overbeweeglijke gewrichten en vergrote testikels. Naast de lichamelijke kenmerken is er vaak sprake van een verstandelijke beperking of zwakbegaafdheid, een vertraagde of verstoorde taalontwikkeling en sociale angst. Zo'n 30% van de mensen met het fragiele-X-syndroom heeft ook autisme; een even groot aantal heeft ADHD.

Het *rettsyndroom* komt veel vaker voor bij vrouwen, ook al is het ook gebaseerd op een afwijking van het X-chromosoom. Kinderen met rettsyndroom ontwikkelen zich aanvankelijk vaak zonder problemen. Rond de leeftijd van 9 à 10 maanden (soms later) blijft de ontwikkeling achter. Vaak is er op het gebied van motoriek en taalvaardigheid na aanvankelijke groei stilstand of achteruitgang te zien. Na deze periode van teruggang zijn er vaak ademhalingsproblemen (onregelmatig ademritme, adem wordt ingehouden of ingeslikt, en typische bewegingen, zoals handenwringen of wriemelen).

Het *velocardiofaciaal syndroom (VCF)* wordt veroorzaakt door een afwijking op chromosoom 22. Het syndroom is genoemd naar de drie lichaamsdelen die er vaak bij zijn betrokken: het verhemelte (velum), het hart (cardio) en het gelaat (faciaal). Bij dit syndroom wordt een groot aantal psychiatrische symptomen beschreven: angstklachten, gebrekkige sociale vaardigheden, aandachtstekortproblemen en depressie. Het opvallendst is echter het zeer vaak voorkomen van bipolaire stoornis (tot 75% van de mensen met het syndroom) en psychose (tot 30%).

7.2.3 Psychiatrische zorg voor verstandelijk beperkten

Introductie

Tot enkele tientallen jaren geleden werden psychiatrische zorg en verstandelijk gehandicaptenzorg vanuit één instelling geleverd. Voor het overgrote deel van de mensen met een verstandelijke beperking is de scheiding van de twee sectoren een goede stap geweest. Een aanzienlijke groep cliënten heeft echter zowel een psychiatrische aandoening als een verstandelijke beperking. Deze groep heeft zorg nodig zowel uit de psychiatrie als uit de verstandelijk gehandicaptenzorg. In de verstandelijk gehandicaptenzorg is echter soms onvoldoende kennis aanwezig van de behandelmogelijkheden voor de psychiatrische problemen van de doelgroep en andersom weet de psychiatrie niet altijd raad met de zorgvragen van verstandelijk beperkten en hun omgeving. Vanwege deze vorm van dubbelediagnoseproblematiek zijn er de laatste tientallen jaren allerlei vormen van specialistische zorg gekomen. Een belangrijk deel van de psychiatrische zorg voor verstandelijk beperkten komt echter nog steeds vanuit de algemene GGZ.

Specialistische zorg

Voor verstandelijk beperkten met bijkomende gedrags- en/of psychiatrische problematiek zijn er sinds enkele jaren specialistische voorzieningen: de CCE's (Centra voor Consultatie en Expertise) en de SGLVG-instellingen (instellingen voor Sterk Gedragsgestoorde

Licht Verstandelijk Gehandicapten). Daarnaast zijn er enkele intramurale instellingen met afdelingen voor SGEVG (Sterk Gedragsgestoorde Ernstig Verstandelijk Gehandicapten). De CCE's kunnen door instellingen vanuit diverse gebieden (onder meer verstandelijk gehandicaptenzorg, psychiatrie, verpleeghuiszorg) worden ingeschakeld bij complexe problematiek bij mensen met alle intellectuele niveaus. Per aangemelde casus worden consulenten aangewezen die ondersteunen bij de diagnostiek en het vormgeven van een behandelprogramma.

De (boven)regionale SGLVG-instellingen bieden behandeling en vaak ook beschermd wonen voor mensen met een lichte verstandelijke beperking. Gezien de grote verzorgingsgebieden (vaak enkele provincies bij elkaar) en het beperkte aantal plaatsen, is er voor klinische opname vaak een wachtlijst.

Relatief nieuwe ontwikkelingen zijn de vorming van MFC's (Multi Functionele Centra) voor kinderen en/of volwassen verstandelijk beperkten met bijkomende problematiek. Deze centra zijn vaak samenwerkingsverbanden tussen (jeugd)psychiatrie en orthopedagogiek.

Naast deze voorzieningen tussen de sectoren in kennen ook de GGZ en de verstandelijk gehandicaptenzorg specialistische programma's voor verstandelijk beperkten met bijkomende problematiek. Binnen de verstandelijk gehandicaptenzorg hebben de arts voor verstandelijk gehandicapten (AVG) en de orthopedagoog aanzienlijke kennis van psychopathologie. Veel instellingen hebben inmiddels ook de mogelijkheid van behandeling binnen de eigen instelling, al dan niet mede ondersteund door vaktherapeuten (psychomotore therapie, muziektherapie, creatieve therapie, speltherapie) en psychotherapeuten. Ook een toenemend aantal GGZ-instellingen heeft een specialistisch zorgprogramma of een VG-poli (polikliniek voor verstandelijk gehandicapten).

Ondanks alle ontwikkelingen is het specialistische aanbod voor VG-psychiatrie onvoldoende om alle vraag te dekken.

Casus

Ellen is vanaf haar zesde jaar regelmatig opgenomen in de GGZ. De eerste opnames waren vanwege opstandig en storend gedrag en driftbuien. Er werd gesproken van een 'gedragsstoornis', en later van een 'borderlinepersoonlijkheidsstoornis met antisociale trekken'. Inmiddels is ze 31 en de laatste jaren permanent opgenomen met een rechterlijke machtiging. Ellen is een opvallende en bekende verschijning in de kliniek. Ze kleedt zich kleurrijk en heeft vrolijke sloffen in de vorm van konijntjes. Ze draait graag harde muziek, bij voorkeur Kinderen voor Kinderen of K3. Haar gedragsproblemen zijn blijven bestaan: wanneer zij in de woonkamer komt, moet alles op haar manier. De lampen moeten uit, want ze heeft last van het geflikker van de tl-balken. En uiteraard moet de tv worden afgestemd op haar lievelingsprogramma. Buiten het ziekenhuis zijn de gedragsproblemen nog erger: in het winkelcentrum haalt ze alle kleding uit de rekken, wordt ze boos als de kinderkleren die ze zo mooi vindt, niet blijken te passen en schreeuwt ze naar het personeel dat haar aan zou staren. Hoewel Ellen erg geniet van uitstapjes (ze doet niets liever dan spullen kopen die ze eigenlijk niet nodig heeft), is ze niet in staat deze zonder professionele begeleiding tot een goed einde te brengen.

> Intensieve begeleiding, steeds weer andere medicatie, gesprekstherapie en het vooruitzicht van een programma met meer vrijheden maken allemaal niet dat Ellens gedrag blijvend verbetert. Binnen het team ontstaan steeds meer wrijvingen over wat de beste aanpak is en sommigen vinden dat Ellen beter weggestuurd kan worden. Ellen maakt graag gebruik van de verschillende meningen en weet teamleden haarfijn tegen elkaar uit te spelen. Vanwege het vermoeden van een complexe ontwikkelingsstoornis wordt het CCE ingeschakeld. De consulenten stellen inderdaad een autistisch beeld vast, naast een verstandelijke beperking. Waarschijnlijk is Ellen al die jaren in psychiatrische behandeling overschat in haar cognitieve, emotionele en sociale vermogens. Bij een oriënterend bezoek aan een autismeafdeling van een SGLVG-kliniek vallen de puzzelstukjes pas echt goed in elkaar. De prikkelarme woonkamer (een vreselijk kale bedoening) wordt door Ellen als 'gezellig' getypeerd en de duidelijke dagstructuur is voor haar blijkbaar absoluut geen knellend keurslijf. In contact met groepsleiders wordt pas echt duidelijk hoe belangrijk een benadering passend bij haar problemen is: gespannen stelt ze keer op keer dezelfde vragen aan verschillende begeleiders. Haar spanning neemt zienderogen af wanneer ze telkens hetzelfde antwoord krijgt.

Psychiatrisch behandelaanbod voor verstandelijk beperkten

De behandeling van psychiatrische stoornissen bij mensen met een verstandelijke beperking hoeft niet echt te verschillen van de gebruikelijke (reguliere) behandeling. Pillen, praten en doen blijven de belangrijkste behandelelementen, ook voor mensen met een verstandelijke beperking. Er is wel vaak meer aandacht nodig voor afstemming van de behandeling op de behoeften van de patiënt en samenwerking met zijn familie, sociale omgeving en zorgomgeving.

- **Afstemming, psycho-educatie en samenwerking**

Bij de behandeling van verstandelijk beperkten moeten we rekening houden met de volgende aandachtspunten. Het taalgebruik en de wijze van benadering moeten worden aangepast aan het verstandelijke en emotionele niveau, zonder te betuttelen. Het tempo en de complexiteit van de behandeling moeten wat worden bijgesteld. Familie, naasten en begeleiders kunnen een belangrijke rol spelen in het afgestemd blijven op het goede niveau. Waar nodig, kunnen ze ondersteunen in het uitleggen of het onthouden van wat besproken is. Daarnaast zijn ze een belangrijke brug tussen behandelomgeving en het dagelijks leven van de patiënt. Zij kunnen helpen praktijkproblemen én sterke kanten van de betrokkene naar voren te brengen. Ook kunnen zij helpen om de vertaalslag van behandeling naar het dagelijks leven en omgekeerd te maken.

Een belangrijk element in de samenwerking en afstemming is psycho-educatie van de betrokkene en zijn naaste omgeving. Omdat er tegelijkertijd psychiatrische problemen aanwezig zijn, is vaak (tijdelijk) extra inspanning van de begeleiding nodig. Psycho-educatie en ondersteuning van het hele team zijn van belang om dit mogelijk te maken. Hierbij is het belangrijk om naast informatie over de aandoening zelf ook aandacht voor begeleidingsadviezen te hebben.

Medicamenteuze behandeling

Medicamenteuze behandeling van psychiatrische stoornissen bij verstandelijk beperkten kan – net als bij normaal of hoogbegaafden – een grote bijdrage leveren aan herstel en de kwaliteit van het leven. Bij deze groep is het wel van belang dat de dosering voorzichtig opgebouwd wordt, omdat soms bij lage dosering al effect en/of bijwerkingen zichtbaar zijn. Wanneer bij een lage dosis psychofarmaca nog geen effect zichtbaar is, kan de dosering verhoogd worden totdat de klachten verminderen.

Helaas komt het vaak voor dat veel medicatie die bij deze doelgroep tijdelijk wordt voorgeschreven, langdurig wordt voortgezet. Medicijnen die in een crisissituatie zijn gegeven, worden nooit gestopt. Bij een volgende crisis komt er dan opnieuw een pilletje bij, waardoor de medicijnlijst steeds langer wordt. Hoe komt dat? Vaak is er onvoldoende nacontrole. Ook is er de angst voor effecten van het afbouwen van medicatie. Er zijn dan ook veel verstandelijk beperkten met bijkomende problematiek, die langdurig een behoorlijke hoeveelheid medicatie slikken, waarvoor nu geen indicatie (meer) is.

De term *gedragsmedicatie* verwijst naar medicatie die buiten de officiële indicatie wordt voorgeschreven. De bedoeling ervan is gedragsproblematiek te bedwingen. Vaak gaat het dan om (al dan niet sederende) antipsychotica of benzodiazepinen. Helaas kunnen deze medicijnen zowel kort na de start als na langdurig gebruik weer de nodige gedragsproblemen geven. Met name benzodiazepinen zijn berucht om hun paradoxale reacties, dat wil zeggen: in plaats van te sederen kunnen ze onrust geven.

Algemeen geldt voor medicatie bij verstandelijk beperkten dat de dosis van het medicijn langzaam opgehoogd moet worden en dat er frequent gecontroleerd moet worden. Ook is een adequate nazorg van belang. Opgepast moet worden voor ongewenste effecten. Ten slotte moet medicatie als het mogelijk is, afgebouwd worden.

Casus

Mevrouw Amelink (48, licht verstandelijk beperkt op basis van hersentrauma als zuigeling, getrouwd, geen kinderen) is volgens haar dossier zes jaar geleden een poos 'in de war' geweest. Hoewel in het dossier de precieze aanleiding niet helder wordt, vertelt haar echtgenoot dat ze al een tijd overspannen was van haar werk en toen stemmetjes ging horen. Met antipsychotica, antidepressiva en 'kalmeringstabletjes' is ze snel opgeknapt. Inmiddels is ze van werkplek veranderd en daarmee is een belangrijk deel van de spanning afgenomen. Wel is ze nog steeds erg kribbig, iets wat ze vroeger nooit was. Haar partner vraagt of de rustgevende medicatie misschien kan worden verhoogd. Mevrouw Amelink zelf haalt haar schouders op: 'Maakt mij niet uit.' Haar partner geeft aan dat deze onverschillige houding van de patiënte na de episode van zes jaar geleden is ontstaan: 'Ze heeft er toch een tik aan overgehouden.' Het voorstel om de huidige medicatie af te bouwen, vindt mevrouw ook prima, maar haar partner maakt zich zorgen om een nieuwe verstoring van het evenwicht. In goed overleg wordt afgesproken om toch voorzichtig wat te minderen en wekelijks te evalueren. In de loop van een halfjaar worden de doses benzodiazepinen langzaam verminderd en de antipsychotica gehalveerd. Mevrouw Amelink wordt levenslustiger en alerter en de kribbigheid verdwijnt. Ook valt op dat ze activiteiten weer oppakt en zich weer 'de oude ik' voelt.

- **Klinische opname**

Bij ernstige psychiatrische aandoeningen is klinische opname – ook bij verstandelijk beperkten – soms nodig of wenselijk. Tijdens de opname kan een intensieve observatie plaatsvinden en zijn er meer begeleidings- en behandelmogelijkheden. Ook kunnen de patiënt en anderen meer beschermd worden.

Uiteraard zijn er ook nadelen aan een opname. Voor de patiënt kan het weggaan (of zelfs gedwongen weggehaald worden) uit zijn vertrouwde omgeving zeer belastend of zelfs traumatisch zijn. Daarnaast bestaat ook in de klinische omgeving het gevaar van overvraging en het niet aansluiten van het zorgaanbod (te zware druk leggen op de patiënt). Klinische afdelingen voelen zich vaak onvoldoende toegerust voor de zorgvragen van verstandelijk beperkten. Daarnaast is men nog wel eens bang dat de patiënt 'niet wordt teruggenomen' door de verwijzende instelling. Hierdoor komt het dat de opname van verstandelijk beperkten vaak wordt afgehouden.

Bij opnameverzoeken is het van belang om na te gaan wat de achtergrond van het verzoek is. Is de patiënt zo ernstig psychiatrisch ziek dat psychiatrische verpleging noodzakelijk is? Kan de familie of de begeleiding het niet meer aan, zijn ze uitgeput? Het is niet reëel om van de verstandelijk gehandicaptenzorg te verwachten dat zij alle psychiatrische zorg kan leveren, ook al heeft men zelf het nodige aan deskundigheid in huis. Voor psychiatrische ziekten is psychiatrische bemoeienis vaak en opname soms nodig. In feite geldt voor de psychiatrie hetzelfde als voor de somatiek: voor chirurgische problemen wordt de chirurg geconsulteerd en voor psychiatrische problematiek de psychiater. Helaas is de capaciteit van specialistische GGZ- en/of SGLVG-afdelingen te klein om alle patiënten met een verstandelijke beperking en psychiatrische comorbiditeit op te vangen. Opname op een reguliere GGZ-afdeling is daarom soms nodig.

Dit betekent niet dat álle zorg door de psychiatrische kliniek moet worden overgenomen. Een arts voor verstandelijk gehandicapten (AVG) zal een kleine snijwond misschien ook zelf hechten zonder naar de chirurg te verwijzen, maar een verstandelijk beperkte met een blindedarmontsteking wordt niet door de AVG geopereerd. Zo hoeft ook niet elke psychiatrisch zieke verstandelijk beperkte te worden opgenomen, maar zijn er ook zeker situaties waarin dat wel nodig is. Ook hier zijn weer afstemming en samenwerking nodig. Bij opname van een psychiatrische patiënt met een verstandelijke beperking moet gekeken worden wat de doelen en verwachtingen van opname zijn en wat er nodig is aan verandering vóór ontslag mogelijk is. Tijdens opname zijn regelmatig contact tussen de sectoren (verstandelijk gehandicaptenzorg en psychiatrische zorg) en een lijntje met de patiënt van belang om de overgang van kliniek naar huis te vergemakkelijken. Geleidelijke afbouw van opname (door vanuit de kliniek langzaam weer wat activiteiten thuis en op de eigen werkplek op te starten) kan hierin ook helpen.

- **Psychotherapie bij mensen met een verstandelijke beperking**

Vaak wordt gedacht dat psychotherapie bij mensen met een verstandelijke beperking niet mogelijk is. Voor psychotherapie moet je kritisch naar jezelf kunnen kijken (zelfreflectie), inzicht hebben en je door middel van taal kunnen uitdrukken. In de praktijk is een beperkte intelligentie alleen zeker geen absolute contra-indicatie voor psychotherapie, als deze maar wordt aangepast aan de mogelijkheden van de patiënt. Een psychoanalytische of inzichtgevende therapie zal minder geschikt zijn dan een behandeling gericht op problemen in het hier en nu. Methodieken zoals cognitieve gedragstherapie en EMDR[3] (Eye Movement Desensitization and Reprocessing) zijn vaak wel geschikt.

Het taalgebruik tijdens de therapie zal fors moeten worden aangepast, evenals het werktempo, de duur van de sessies en vaak ook de lengte van het proces. Vaak is een wat meer sturende (directieve) en vooral ook ondersteunende houding van de therapeut gewenst. Het gebruik van materiaal zoals plaatjes, een schrift met tips en aandachtspunten kunnen helpen dingen concreter te maken en informatie vast te houden.

Naast individuele therapie kan ook groepstherapie – mits in een groep van mensen met een vergelijkbaar niveau – zeer geschikt zijn. De contacten binnen een groep kunnen ondersteunend werken. Vooral in situaties waarin eenzaamheid, wantrouwen, miskenning en gevoelens van tekortschieten een rol spelen. Daarnaast kunnen patiënten van elkaar en aan elkaar leren en vaardigheden met elkaar oefenen.

Casus

Brian is vaak boos. Zo ontzettend boos dat er dingen sneuvelen. Zijn boosheid kan plotseling opvlammen naar aanleiding van een opmerking van medecliënten. Laatst nog ontplofte hij toen Peter vroeg of hij 'met het busje' naar de vrijetijdsclub ging. Belachelijk, vindt Brian: iedereen weet toch dat hij altijd met de fiets gaat?! Peter moet niet zulke 'stomme dingen' zeggen, dan is het toch logisch dat hij boos wordt? In gesprek met Brian wordt duidelijk dat sommige thema's bij Brian erg gevoelig liggen. Hij is vroeger erg gepest door buurtgenoten, omdat hij naar het speciaal onderwijs ging. Daar ging hij – inderdaad – 'met het busje' naartoe. Door dezelfde buurtgenoten is Brian twee keer in elkaar geslagen. Thuis vertelde hij dat hij van zijn fiets gevallen was. Het praten over wat er gebeurd is, valt nog steeds niet mee, maar ondertussen droomt Brian er nog regelmatig over.

Na aanvankelijke twijfel wil Brian wel proberen of hij van zijn boosheid en onzekerheid af kan komen. De therapie richt zich in eerste instantie op het vergroten van Brians zelfvertrouwen. Zaken waarin Brian goed is en wat hij heeft kunnen betekenen voor anderen, komen volop aan bod. Dan ontstaat er ruimte voor het bespreken van 'wat vind ik van mezelf'. Brians aanvankelijke gedachten dat hij een 'kluns' of een 'dombo' is, blijken niet te kloppen: hij heeft wel degelijk veel in huis. Omdat er sprake blijft van herbelevingen van zijn mishandeling, volgen enkele sessies EMDR, gericht op dit trauma. Uiteindelijk leert Brian ook om signalen van spanning en irritaties vroegtijdig te herkennen. Hij gebruikt hiervoor een 'spanningsthermometer'. Samen met de therapeut heeft hij ingevuld wat hij voelt, denkt en doet als hij in het groene gebied zit, en wat als de spanning oploopt. Inmiddels heeft Brian ook ontdekt wat hij dan moet doen: lekker een stukje hardlopen om de stress kwijt te raken.

---

3 EMDR is een korte en krachtige vorm van psychotherapie voor het verwerken van vervelende of traumatische ervaringen. Met EMDR vindt traumaverwerking plaats door het stimuleren van de hersenen door middel van oogbewegingen of ritmische geluiden (zie ▶ www.emdr.nl).

- **Interventies in crisissituaties**

GGZ-crisisdiensten worden regelmatig in consult gevraagd bij instellingen voor verstandelijk gehandicaptenzorg. Vaak is er de vraag de betrokken patiënt acuut te laten opnemen, of anders fors in te grijpen. Het zorgsysteem rondom betrokkene is ernstig overbelast en men vreest voor de veiligheid en het welzijn van andere cliënten, begeleiders of naasten. Vaak bestaat de crisis in de kern al heel lang en is het niet gelukt hier eerder hulp voor te krijgen. De eigen bronnen om nog langer met de problemen te werken, zijn uitgeput. De reactie die overblijft, is het uitbesteden van de problematiek aan anderen. Het beroep dat hierbij op de crisisdienstmedewerker gedaan wordt, kan groot zijn. Dit kan irritatie opleveren. Crisisdienstmedewerkers voelen zich onder druk gezet en vragen zich vaak af waarom er niet eerder adequaat werd ingegrepen. Hoewel deze bedenkingen vaak terecht zijn, maken ze de situatie niet echt anders. In de crisissituatie zijn twee vragen vooral van belang: hoe kunnen we nu de crisis bezweren en hoe leggen we een basis voor verdere zorg? Het is niet nodig en vaak niet mogelijk alle problemen nu op te lossen. Voor de familie/begeleiders is het belangrijk zich gehoord en ondersteund te voelen en het vertrouwen te krijgen dat er goede zorg komt. Wanneer deze geruststelling er is, kan bij minder ernstige problematiek vaak met begeleidingsadviezen worden volstaan. De mogelijkheid bij nieuwe calamiteiten direct telefonisch contact te hebben, geeft vaak veel extra steun. Bij ernstigere psychiatrische symptomen moet opname of intensieve (outreachende) ambulante GGZ-zorg zeker overwogen worden.

7.3 Ouderenpsychiatrie

K.M. Kamperman

7.3.1 Inleiding

In de ouderenpsychiatrie gaat het om psychiatrische stoornissen die op oudere leeftijd voorkomen. Complicerende factoren hierbij zijn de lichamelijke aandoeningen die het psychiatrische beeld kunnen vertroebelen, en een toename van hulpbehoevendheid. In het algemeen geldt dat, naast de psychiatrische stoornis op oudere leeftijd, de ouderenpsychiatrie gekenmerkt wordt door het tegelijkertijd voorkomen van complicerende factoren, zoals:
- geheugenstoornissen en verwardheid;
- het tegelijkertijd voorkomen van meerdere lichamelijke aandoeningen;
- veranderingen in de zorgbehoefte en zelfstandigheid;
- levensfaseproblemen;
- grote variatie tussen verschillende mensen.

Casus

Mevrouw Van Elst woont alleen in een flat op de derde verdieping en heeft zich met haar 78 jaar tot nu toe goed kunnen redden. Vergeetachtig werd ze wel de laatste twee jaar, maar dat leverde geen grote problemen op. Ze had haar vaste loopje dagelijks naar de winkels vlak naast haar flat en haar kinderen bezochten haar ieder weekend. Verder had ze nauwelijks contact met buren of kennissen. Kortgeleden herstelde ze slecht van een griep, waardoor de kinderen thuiszorg inschakelden. De thuiszorg merkte op dat mevrouw Van Elst weinig at en eigenlijk niet meer zelf kookte, terwijl zij tegen haar kinderen volhield dat ze elke dag verse gerechten klaarmaakte. Het bleek dat ze vooral toetjes at en veel thee dronk. Zij kreeg ook jeuk en ondernam steeds minder. Onderzoek door de huisarts leverde op dat mevrouw Van Elst 'ouderdomssuiker' (diabetes mellitus type II) had. Ze moest medicijnen gaan gebruiken. Op de dag na haar 79ᵉ verjaardag, die gezellig was verlopen met bezoek van haar kinderen en kleinkinderen, kwam mevrouw Van Elst ten val. De thuiszorg trof haar op de keukenvloer onderkoeld en verward aan. In het ziekenhuis werd een gebroken heup geconstateerd. Een operatie volgde, met een moeizaam herstel en moeilijk te reguleren bloedglucosewaarden. De verwardheid leek sinds de val niet meer verdwenen en in het ziekenhuis sprak men al snel over dementie. Voor verder herstel werd mevrouw van het ziekenhuis naar een revalidatieafdeling van een verpleeghuis overgebracht. Na drie maanden werd de kinderen geadviseerd de flat op te zeggen omdat hun moeder het thuis zelfstandig niet meer zou redden. Hoewel de verwardheid in het verpleeghuis geleidelijk verdween, bleef zij heel erg vergeetachtig, kon zij niet meer zichzelf verzorgen en was zij ook incontinent van urine geworden. Haar stemming werd erg somber en ze was moeilijk te activeren.

Deze casus illustreert dat bij ouderen vaak sprake is van een wankel evenwicht, waarbij een ogenschijnlijk milde verandering of aandoening grote gevolgen kan hebben. De casus laat zien dat ouderdomssuiker kan leiden tot verwardheid, vallen, een gebroken heup, een ziekenhuisopname en uiteindelijk een verpleeghuisopname. Grote veranderingen in enkele maanden tijd. De term 'wankel evenwicht' is in 1973 voor het eerst gebruikt door Dick Sipsma, jaren voordat hij zich de eerste hoogleraar geriatrie in Nederland kon noemen. Ook zijn latere beschrijving van de geriatrie als 'dominomodel', waarbij het voorste steentje een hele reeks rechtopstaande dominosteentjes kan doen omvallen, is hierbij heel beeldend.

Zoals gezegd, is de ouderenpsychiatrie het onderdeel van de algemene psychiatrie dat zich richt op de psychiatrische stoornissen bij ouderen. Ouderen zijn niet per se mensen van 65 jaar of ouder, maar mensen die in de derde of vierde levensfase verkeren. De derde levensfase kenmerkt zich door het uit huis zijn van de kinderen en de pensioenleeftijd (tussen 55 en 65 jaar), terwijl de vierde levensfase de fase is waarin mensen te kampen krijgen met verliezen van onder andere de eigen zelfstandigheid, een verslechterende gezondheid of het verlies van dierbare vrienden en familieleden (globaal tussen 65 en 75 jaar). Voor allochtonen treedt de derde levensfase vaak eerder op dan bij autochtone Nederlanders, vanwege hun zware fysieke arbeid, slechtere levensomstandigheden en slechtere gezonde levensverwachting. Globaal geldt voor veel Turkse en Marokkaanse Nederlanders dat zij op 50- tot 55-jarige leeftijd al als 'ouderen' beschouwd kunnen worden. In de vierde levensfase komt de dood centraler te staan. Zingevingsvragen worden (opnieuw) actueel.

> **Casus**
>
> In de casus van mevrouw Van Elst was lange tijd sprake van een eenzijdig koolhydraatrijk voedingspatroon. Zij ontwikkelde diabetes mellitus type II, maar vergat de medicijnen consequent in te nemen. Haar verjaardag was erg vermoeiend geweest en ze had aardig wat zoetigheid gegeten. In een toestand van te hoge bloedglucosespiegels (hyperglykemie) kwam zij ten val en brak haar heup. Door haar verzwakte toestand ontwikkelde zij een delier en verliep het postoperatieve proces veel trager. De grote veranderingen in haar leven en de plotselinge onzelfstandigheid hadden uitwerking op haar stemming. Ze werd depressief en samen met haar vergeetachtigheid en delier leek het toestandsbeeld verdacht veel op een dementiesyndroom.

De ouderenpsychiatrie richt zich niet alleen op ouderen bij wie pas op latere leeftijd een psychiatrische stoornis is opgetreden, maar ook op de groep die al langer psychiatrische stoornissen heeft. Veel ernstige psychiatrische stoornissen ontwikkelen zich al in de adolescente leeftijd (16-25 jaar), zoals schizofrenie en persoonlijkheidsstoornissen. Deze ziekten gaan niet vanzelf over, maar kunnen na tientallen jaren wel veranderen wat betreft symptomen. Deze langdurige ziekten, die niet of nauwelijks te genezen zijn, worden chronisch psychiatrische aandoeningen genoemd. Bij oudere chronische patiënten die zich tot dan toe redelijk in de maatschappij hebben weten te redden, kan door het optreden van lichamelijke ziekte of door het wegvallen van een vertrouwenspersoon een verergering van de psychiatrische stoornis optreden. Misschien moet hierbij naar andere oplossingen gezocht worden dan in het verleden bij verslechteringen (in de psychiatrie *decompensaties* genoemd).

De psychische stoornissen waar het in de ouderenpsychiatrie om gaat, omvatten in principe alle stoornissen die voorkomen in de bekende diagnostische en classificatiesystemen (o.a. DSM-IV-TR en ICD-10). Dit betekent dat het niet alleen gaat om dementie, zoals wel wordt gedacht, maar ook om depressie, angst, psychose en persoonlijkheidsstoornissen.

In de casus van mevrouw Van Elst was lange tijd sprake van een eenzijdig koolhydraatrijk voedingspatroon. Zij ontwikkelde diabetes mellitus type II, maar vergat de medicijnen consequent in te nemen. Haar verjaardag was erg vermoeiend geweest en ze had aardig wat zoetigheid gegeten. In een toestand van te hoge bloedglucosespiegels (hyperglykemie) kwam zij ten val en brak haar heup. Door haar verzwakte toestand ontwikkelde zij een delier en verliep het postoperatieve proces veel trager. De grote veranderingen in haar leven en de plotselinge onzelfstandigheid hadden uitwerking op haar stemming. Ze werd depressief en samen met haar vergeetachtigheid en delier leek het toestandsbeeld verdacht veel op een dementiesyndroom. Het is typisch voor oudere patiënten, dat door ogenschijnlijk milde aandoeningen het 'wankele evenwicht' verstoord raakt en niet meer hersteld wordt. Daarbij is niet alleen de ziekte een verandering, maar komen er andere aandoeningen bij. Ook wordt de zelfstandigheid aangetast en is het vaak het begin van een verandering van woonomgeving.

Met de toename van lichamelijke kwalen neemt ook het medicijngebruik toe. In Nederland komen jaarlijks wel 12.000 ouderen in het ziekenhuis terecht door bijwerkingen of interacties van hun medicijnen. Hoewel veel ouderen tot op hoge leeftijd redelijk gezond zijn, neemt de kans op ziekte duidelijk toe en daarmee ook het gebruik van medicijnen. Bij depressieve stoornissen en angststoornissen is een duidelijke samenhang gevonden met lichamelijk ziekten (voorbeelden hiervan in de volgende paragrafen). Het tegelijkertijd aanwezig zijn van een lichamelijke en een psychische ziekte bemoeilijkt de diagnostiek, doordat er een sterke overlap kan bestaan tussen de verschillende symptomen (o.a. moeheid, slechte eetlust met vermagering, hartkloppingen, obstipatie) en doordat er onduidelijkheid is over de relatie tussen de desbetreffende aandoeningen. Lichamelijk ziekten en de medicatie ervoor, kunnen ingrijpen in de voorgenomen behandeling. Medicatie voor somatische aandoeningen kan psychische bijwerkingen veroorzaken. De meeste mensen realiseren zich niet dat in veel bijsluiters van somatische medicijnen psychische bijwerkingen vermeld staan, zoals depressie, verwardheid, slaapproblemen, sufheid of opwinding. Verwardheid en depressie zijn bij ouderen veelvoorkomende bijwerkingen van veel medicijnen die voor hart- en vaatziekten of pijnbestrijding gebruikt worden.

Medicamenteuze en niet-medicamenteuze behandeling is bij ouderen vaak bemoeilijkt. Doordat ouderen vaak meerdere medicijnen gebruiken, moet het toevoegen van psychofarmaca extra zorgvuldig gebeuren in verband met interacties met somatische medicatie en bijwerkingen. De continuïteit van een psychotherapie kan wegens somatische ziekte, zintuigstoornissen of mobiliteitsproblemen in het gedrang komen.

Bij het ouder worden hebben veranderingen van zintuigfunctie, evenwicht en mobiliteit invloed op het functioneren in het dagelijks leven. Het gaat hier om verandering in de *algemene* en *bijzondere dagelijkse levensverrichtingen* (ADL en BDL), waarbij er problemen ontstaan bij zelfverzorging, huishouden en sociale contacten. Ook kunnen zintuigstoornissen, met name achteruitgang van het gehoor, een rol spelen in het ontstaan van psychotische stoornissen. Achteruitgang van de mobiliteit lijkt nogal eens samen te hangen met depressieve klachten. Optimaliseren van deze functies vormt dan ook vaak een belangrijk onderdeel van het behandelbeleid.

7.3.2 Situering

Nederland kent een voor de wereld unieke medische zorg voor ouderen. Nederland kent klinisch geriaters, sociaal geriaters, verpleeghuisartsen, gedragsneurologen en ouderenpsychiaters. Deze specialisten kennen een grote overlap in functies. De klinisch geriaters werken vanuit algemene ziekenhuizen met als basisdeskundigheid de interne geneeskunde; de sociaal geriaters werken voor thuiswonende bejaarden vanuit de sociale psychiatrie; de verpleeghuisartsen werken in verpleeghuizen en zijn vooral thuis in chronische aandoeningen; gedragsneurologen zijn neurologen die gespecialiseerd zijn in dementie en neuropsychiatrische aandoeningen (neurologische aandoeningen met psychiatrische uitingsvormen, zoals ziekte van Huntington, multipele sclerose en ziekte van Parkinson) en de ouderenpsychiaters zijn psychiaters die zich hebben gespecialiseerd in psychiatrie in de latere levensfasen. In 2009 zijn de sociaal geriaters en verpleeghuisartsen als beroepsgroep samengegaan met als nieuwe beroepstitel 'specialist ouderengeneeskunde', kortweg 'ouderenarts'.

Tabel 7.2 Verschillende medische disciplines in de ouderengeneeskunde

	setting	aandachtsgebied o.a.	
klinisch geriater	polikliniek, dagkliniek en soms kliniek	polyfarmacie, multipathologie vaak met meerdere interne ziekten, dagklinisch multidisciplinair onderzoek	meer somatiek >>
gedragsneuroloog	algemeen ziekenhuis of alzheimercentrum	dementie, ziekte van Parkinson, ziekte van Huntington, *mild cognitive impairment*	
specialist ouderengeneeskunde	verpleeghuis, kleinschalige woonvormen, revalidatieafdeling, ambulante psychogeriatrie	revalidatie, dementiezorg, palliatie, multipathologie	
ouderenpsychiater	tweedelijns-GGZ voor ouderen, zowel klinisch als ambulant	*late onset*-schizofrenie, depressies bij ouderen	<< meer psychiatrie

Al deze artsen hebben ook hun eigen psychologische en verpleegkundige disciplines om zich heen verzameld. Zo zijn er neuropsychologen die vooral hersenfuncties testen, gerontopsychologen die gespecialiseerd zijn in laterelevensfaseproblematiek, gezondheidszorgpsychologen met het accent op ouderen, en psychotherapeuten en klinisch psychologen met als aandachtsgebied ouderen. Verpleegkundigen en verzorgenden kennen ook hun specialisaties op elk van de deskundigheidsniveaus en vakgebieden. In centra waar mensen onderzocht kunnen worden op geheugenstoornissen en dan met name op dementie ('geheugenpolikliniek'), kunnen alle hierna volgende medische disciplines aangetroffen worden (zie tabel 7.2).

De volgende problemen bij ouderen spelen bij alle medische beroepsgroepen in de ouderenzorg een belangrijke rol. De eerste vijf worden vanwege het vele voorkomen bij ouderen de 'Geriatrische Reuzen' genoemd (infecties, instabiliteit/vallen, immobiliteit, incontinentie, cognitieve problemen):

- infecties (blaasontsteking, longontsteking, wondinfecties);
- instabiliteit (duizeligheid, loopstoornissen);
- immobiliteit (artrose, beroerte, ziekte van Parkinson);
- incontinentie;
- geheugenstoornissen (cognitieve problemen, o.a. dementie);
- polyfarmacie;
- delier;
- diabetes mellitus en de late gevolgen daarvan;
- hartfalen;
- reumatoïde artritis;
- COPD (chronisch obstructieve longziekte, zoals chronische bronchitis en emfyseem);
- decubitus;
- somberheid, eenzaamheid of levensfaseproblematiek;
- onverklaarde achteruitgang in het dagelijks functioneren.

Deze stoornissen hebben bij ouderen vaak een chronisch karakter en vragen om ondersteuning in het dagelijks leven. Thuiszorg kan hierbij nodig zijn. Soms is ook hulp nodig van een psychiatrisch verpleegkundige, diëtist, ergotherapeut, logopedist en/of fysiotherapeut. Chronische aandoeningen leiden niet zelden tot vereenzaming en blijvende hulpbehoevendheid. Oudere patiënten zijn vaak bij meerdere specialisten en paramedici onder behandeling. Om afstemming tussen zorgverleners te bevorderen, worden zogenoemde 'zorgketens' gestimuleerd vanuit de overheid en verzekeraars. Hierbij worden afspraken over zorg en behandeling op elkaar afgestemd en moet voor alle partijen duidelijk zijn wie de regie daarover in handen heeft. De patiënt krijgt daartoe een coördinerend verpleegkundige toebedeeld, die bijvoorbeeld 'casemanager' of 'coördinerend hulpverlener' of 'eerstverantwoordelijk verpleegkundige (EVV)' wordt genoemd. Omdat veel van deze benodigde zorg vanuit de Algemene Wet Bijzondere Ziektekosten (AWBZ) wordt gefinancierd, is er een indicatie nodig. Deze wordt beoordeeld door het Centrum Indicatiestelling Zorg (CIZ), dat een uitspraak doet of en, zo ja, hoeveel AWBZ-zorg nodig is. Met de indicatie kan de patiënt zijn recht op zorg uitoefenen. Het voornemen bestaat om in 2015 de huidige AWBZ-functies begeleiding en persoonlijke verzorging over te hevelen naar de Wet maatschappelijke ondersteuning (Wmo), die uitgevoerd moet worden door de gemeenten. Dit geldt voor individuele begeleiding, begeleiding in groepsverband (dagbesteding) en niet-gespecialiseerde persoonlijke verzorging bij thuiswonende ouderen.

Ten behoeve van dementie zijn overal in het land dementieketens opgericht volgens een landelijke richtlijn, die het *Landelijk Dementie Programma* (LDP) wordt genoemd. Doel daarvan is dat iedere Nederlander met dementie overal dezelfde soort zorg geleverd moet kunnen krijgen. Verzekeraars dwingen daarbij af dat alle betrokken hulpverlenende instanties goed samenwerken. Gemeentelijke overheden hebben daarbij ook een belangrijke ondersteunende rol gekregen, waarmee zij medeverantwoordelijk zijn geworden voor het welzijn van deze kwetsbare burgers.

7.3.3 Dementiesyndromen

Dementie
Ouderdom gaat gepaard met cognitieve achteruitgang. Onder cognitieve functies verstaan we alle hersenfuncties die betrokken zijn bij leren, waarnemen, herinneren, denken, interpreteren, geloven en probleem oplossen. In hoeverre achteruitgang van deze functies met de leeftijd normaal of abnormaal (dementie of delier) is, hoort tot de kerncompetenties van de ouderenpsychiatrie. Bij veel andere psychiatrische stoornissen komen ook cognitieve verschijnselen voor, zoals concentratiestoornissen bij depressie, en vergeetachtigheid bij schizofrenie. Bij oudere patiënten zal altijd goed onderzocht moeten worden in welke mate de verschijnselen toe te schrijven zijn aan de psychiatrische aandoening of aan de beginnende dementie. Een bijkomende cognitieve stoornis kan het beeld en de behandeling van bestaande psychiatrische aandoeningen beïnvloeden, zoals in het geval van lithiumbehandeling bij een patiënt met een bipolaire (manisch-depressieve) stoornis. Lithium kan namelijk cognitieve verslechtering als bijwerking geven, maar mensen met een bipolaire stoornis lopen ook meer risico op dementie.

Dementie is de belangrijkste stoornis in de ouderenpsychiatrie en geriatrie. Niet alleen om de ernst en ongeneeslijkheid van de aandoening, maar ook om het aantal mensen dat deze aandoening heeft (prevalentie). Momenteel is op elke negentig Nederlanders er één dement. In 2050 zal dat één op de 45 zijn. Tegen die tijd zijn er meer Nederlanders gepensioneerd dan geldverdienend. De huidige regeringen maken zich vooral over de kosten van dementie zorgen, terwijl de werkers in de ouderenzorg zich vooral zorgen maken over de tekorten aan personeel in de verzorgings- en verpleeghuizen.

Dementie is geen ziekte, maar een syndroom. Dat wil zeggen dat er niet één ziekmakende factor bekend is waardoor een harde diagnose gesteld kan worden. We kunnen slechts op grond van de verschijnselen die we zien, het sterke vermoeden uitspreken dat we te maken hebben met een dementie. Een echte op genezing gerichte behandeling bestaat ook niet.

Van de ziekte griep kan gezegd worden dat het veroorzaakt wordt door een griepvirus en dat de verschijnselen bestaan uit verkoudheid, hoofdpijn, koorts en spierpijn. Men is in staat het virus in het lichaam aan te tonen, het lichaam ertegen te wapenen en het virus te bestrijden. Bij een dementie zijn die verbanden niet zo duidelijk. Helaas is het pas bij microscopisch onderzoek van de hersenen mogelijk om een zekere diagnose te stellen, maar dan praat men over onderzoek na de dood. Toch komt het door dit hersenonderzoek dat iedereen de ziekte van Alzheimer 'van horen zeggen' wel kent.

Voor het vaststellen van de diagnose dementie wordt in de praktijk in Nederland gebruikgemaakt van de DSM-criteria. Men spreekt van een dementie als de betrokkene stoornissen heeft in de volgende functies:
- het geheugen;
- de taal, het handelen en/of het herkennen;
- het sociaal functioneren;
- het vermogen om te organiseren en plannen te maken en het inlevingsvermogen.

De stoornissen mogen niet alleen voorkomen ten tijde van een plotseling opgetreden verwardheidstoestand. Ook moeten de stoornissen verworven en niet aangeboren zijn. Dat wil zeggen dat de betrokkene tevoren op een merkbaar beter niveau functioneerde (zie kader).

> **DSM-IV-TR-criteria voor dementie van het alzheimertype**
> a. De ontwikkeling van multipele cognitieve stoornissen wordt zichtbaar door beide volgende:
>   1. geheugenstoornissen (verminderd vermogen nieuwe informatie te leren of zich eerder geleerde informatie te herinneren);
>   2. een (of meer) van de volgende cognitieve stoornissen:
>   a. afasie (taalstoornis);
>   b. apraxie (verminderd vermogen motorische handelingen uit te voeren ondanks intacte motorische functies);
>   c. agnosie (onvermogen objecten te herkennen of thuis te brengen ondanks intacte sensorische functies);
>   d. stoornis in de uitvoerende functies (dat wil zeggen: plannen maken, organiseren, opeenvolgend handelen, abstraheren).

> b. De cognitieve stoornissen in criterium a1 en a2 veroorzaken elk een significante beperking in het sociaal of beroepsmatig functioneren en betekenen een significante achteruitgang ten opzichte van het vroegere niveau van functioneren.
> c. Het beloop wordt gekenmerkt door een geleidelijk begin en progressieve cognitieve achteruitgang.
> d. De cognitieve stoornissen in criterium a1 en a2 zijn niet het gevolg van een van de volgende:
>   1. andere aandoeningen van het centraal zenuwstelsel die progressieve stoornissen in het geheugen en de cognitie veroorzaken (bijv. cerebrovasculaire ziekte, ziekte van Parkinson, ziekte van Huntington, subduraal hematoom, 'normal-pressure' hydrocephalus, hersentumor);
>   2. systeemziekten waarvan bekend is dat deze dementie veroorzaken (bijv. hypothyreoïdie, vitamine B12- of foliumzuurdeficiëntie, nicotinezuurdeficiëntie, hypercalciëmie, neurolues, hiv-infectie)
>   3. aandoeningen door middelen teweeggebracht.
> e. De stoornissen komen niet uitsluitend voor tijdens het beloop van een delirium.
> f. De stoornis is niet eerder toe te schrijven aan een andere as-I-stoornis (bijv. depressieve stoornis, schizofrenie).
>
> *Bron: Beknopte handleiding bij de diagnostische criteria van de DSM-IV-TR. Amsterdam: Pearson, 2010.*

Er zijn meerdere soorten dementiesyndromen bekend. De meest voorkomende vormen worden hierna genoemd.

Ziekte van Alzheimer

Deze meest voorkomende vorm van dementie wordt gekenmerkt door een heel geleidelijke achteruitgang van oriëntatie en geheugenfuncties. Vooral het aanleren van nieuwe feiten is bijna onmogelijk, maar de herinneringen van vroeger blijven nog lang bewaard. De ziekte begint vaak zo sluipend dat de partners het de eerste jaren niet doorhebben. Achteraf ziet men wel in dat lang voor de diagnose er toch al wel sprake was van een minder sociaal leven, initiatiefverlies en zelfs depressieve stemming. Soms begint de ziekte met achterdocht. In gesprek met een echtpaar waarvan een van beide partners beginnend dement is, valt op dat de dementerende voor het beantwoorden van vragen zich vaak vragend richt tot de gezonde partner om deze te laten antwoorden. Men noemt dit wel het *head turning sign*, dat wil zeggen: het hoofd draaien naar de ander om steun te zoeken. In deze fase ontkennen mensen hun cognitieve achteruitgang en herhalen ze iets te vaak dat 'het nog allemaal goed is in de bovenkamer'. Het huishouden gaat achteruit. Men let wat minder op de eigen verzorging en het gas van het fornuis blijft wel eens per ongeluk aanstaan. Mensen die wat minder frequent op bezoek komen, valt dit direct op, maar de partner niet. Pas als degene met dementie in een bekende omgeving de weg kwijtraakt, dierbaren niet meer herkent of op een zondagochtend om 6.00 uur boodschappen wil gaan doen, gaat er bij de partner een lampje branden.

> **Casus**
>
> Het echtpaar Determans woont al 44 jaar in een rijtjeshuis, dat sinds de kinderen uit huis zijn, eigenlijk iets te groot voor hen geworden is. De laatste tijd vergeet de 78-jarige mevrouw Determans tijdens de boodschappen vaak artikelen, waardoor ze weer terug naar de winkel moet. Dit ervaart het echtpaar niet als een probleem. Mevrouw Determans lacht er altijd om en meneer zegt dat ze toch niets anders te doen heeft. Toen er bij het winkelcentrum wegwerkzaamheden plaatsvonden, raakte mevrouw Determans een keer de weg kwijt. Mevrouw zelf was gelukkig op een politieagent afgestapt, die haar naar huis begeleidde. Zij deed hier heel luchtig over, maar meneer Determans was sindsdien toch meer op zijn hoede en begeleidde haar voortaan bij het winkelen.

Desoriëntatie in tijd treedt vaak al vroeg op. Men weet het jaartal niet meer, vaak tot eigen verbazing, en praat er dan een beetje omheen. Het niet kunnen noemen van de dag van de week wordt vaak omzeild door te melden dat 'op deze leeftijd elke dag hetzelfde is'. Men kan nog een façade ophouden alsof men het allemaal nog goed weet. Met desoriëntatie in plaats is dat al moeilijker, omdat de betrokkene er zelf ook van schrikt en bang kan worden als het eigen huis niet teruggevonden kan worden. Desoriëntatie in persoon treedt pas later in het ziekteproces op. Men kent de familierelaties niet meer goed, ziet familieleden voor anderen aan en herkent bekenden niet meer.

In het begin van de ziekte worden leemtes in het geheugen soms met verhalen gevuld (confabuleren). Het herhalen van hele verhalen of vragen noemt men *persevereren*. Dit speelt zich volkomen onbewust af. Persevereren is vooral een verbale stoornis, maar kan ook als praktische stoornis voorkomen. In dat laatste geval herhaalt de dementerende dezelfde handelingen (keer op keer controleren of de deur op slot zit).

> **Vervolg casus**
>
> De kinderen van het echtpaar Determans merken als zij in het weekend op bezoek zijn dat het huis er minder netjes opgeruimd uitziet. Ook hun moeder ziet er wat slordiger uit met ongekamde haren. Als zij er iets van zeggen, heeft hun moeder altijd een antwoord klaar. Als de kinderen over thuiszorg beginnen, wordt ze boos en verwijt ze hun dat ze haar in een tehuis willen stoppen. Die snelle boosheid kennen zij niet van hun moeder en hun vader praat er liever niet over. Gelukkig duurt de boosheid nooit langer dan een paar minuten en is ze ook makkelijk af te leiden door over iets anders te praten.
>
> Op haar tachtigste verjaardag blijkt mevrouw Determans het merendeel van haar kleinkinderen niet meer te herkennen. De dag is met achttien verjaardagsgasten ook veel te druk voor haar. Vlak voor het avondeten zit ze in haar eentje op de slaapkamer met een koffer te spelen en schrikt ze als haar dochter binnenkomt. 'Oh, kom je me nu al halen? Ik heb de dinges nog niet ingepakt.' Het kost de dochter enige moeite om haar moeder duidelijk te maken dat ze jarig is en dat de kinderen en kleinkinderen beneden zitten.

De ziekte van Alzheimer kenmerkt zich door verlies aan hersenschorsweefsel. Hierdoor verliest men de herinneringen, waarbij opvalt dat hetgeen het laatst onthouden is, het eerste verdwijnt en dat de oudste herinneringen het langst behouden blijven. Men keert weer terug naar vroeger en wordt weer een beetje kind. De hersenfuncties die gericht handelen aansturen, raken ook verloren, waardoor de dementerende niet meer goed met apparaten kan omgaan en later ook niet meer weet in welke volgorde eten klaargemaakt moet worden of in welke volgorde de kleding aangetrokken moet worden.

Bij verder hersenweefselverlies worden ook andere lichaamsfuncties niet meer op de juiste manier aangestuurd en kunnen urine en feces niet opgehouden worden; nog later wordt zelfs slikken een probleem, waardoor verslikken en verslikpneumonieën vaak optreden. Lopen gaat dan ook moeizaam en in de laatste fase van de ziekte ligt de dementerende op bed, volledig zorgbehoevend en niet meer in staat om adequaat te communiceren of de wil kenbaar te maken. Door de geringe lichaamsbeweging en bedlegerigheid is de verslikpneumonie een belangrijke doodsoorzaak. Decubitus, dehydratie en ondervoeding bespoedigen het einde vaak. Zie voor de stadia van de ziekte van Alzheimer ◘ tabel 7.3.

De gemiddelde ziekteduur is tien jaar. In sommige gevallen is de ziekte erfelijk. Hij treedt dan vaak op wat jongere leeftijd op en verloopt ook wat sneller.

Een bijzondere groep mensen loopt op jongere leeftijd risico de ziekte van Alzheimer te krijgen. Dat betreft de mensen met het downsyndroom. Doordat zij driemaal in plaats van tweemaal het 21^e chromosoom hebben (trisomie 21) en omdat daarop de aanleg voor de ziekte van Alzheimer zit, lopen zij de kans om rond hun vijftigste levensjaar de ziekte van Alzheimer te krijgen, terwijl dat bij andere mensen meestal na het 75^e levensjaar optreedt.

Het exacte ontstaan van de ziekte van Alzheimer is nog altijd een raadsel. In 1906 ontdekte Aloïs Alzheimer na de dood van zijn patiënte Auguste Deter dat haar hersenen vol met eiwitafzettingen zaten, er spoelvormige structuren in de cellen voorkwamen, die bij niet-demente mensen niet of in geringe mate gevonden worden, en dat haar hersenschors beduidend versleten was. Meerdere factoren maken dat deze eiwitten zich anders gaan gedragen. Erfelijke factoren spelen een kleine rol hierbij. Andere risicofactoren zijn diabetes mellitus, weinig anti-oxidanten in het voedsel, vrouwelijk geslacht, hoge leeftijd, maar ook een laag opleidingsniveau en weinig afwisselend werk lijken een rol te spelen. Men vermoedt bij deze laatste factor dat het actief gebruikmaken van verschillende hersendelen een trainingseffect teweegbrengt, terwijl saai routinewerk voor de hersenen te weinig inspanning vergt. 'Rust roest' geldt ook voor de hersenen.

Een MRI-hersenscan (Magnetic Resonance Imaging) laat zien dat de hersenen van een alzheimerpatiënt duidelijk gekrompen zijn en dat de hersenkronkels iets van elkaar wijken, terwijl ze bij gezonde mensen dicht tegen elkaar liggen (zie ◘ figuur 7.2). De ziekte treft vooral de buitenzijde van de hersenen, de zogenoemde 'hersenschors'.

Vasculaire dementie

Vasculaire dementie wordt meestal gezien bij mensen die ooit een beroerte hebben gehad of andere hart- en vaatziekten, zoals ritmestoornissen. De belangrijkste kenmerken zijn het wisselende functioneren (goede en slechte momenten) en de sprongsgewijze achteruitgang. De betrokkene beleeft de achteruitgang of het wisselende functioneren in het begin vaak als heel pijnlijk. Op goede dagen beseft men de geestelijke achteruitgang heel goed en op slechte dagen ervaart men de bezorgdheid van dierbaren als vreemd. Depressieve buien zijn dan eerder regel dan uitzondering. Boosheid over het verlies aan grip op de werkelijkheid of terugtrekgedrag maken dat de omgeving de betrokkene zo niet kent.

Tabel 7.3 Stadia ziekte van Alzheimer

stadium	stoornis	kenmerken
stadium 1	geen stoornissen	Betrokkene heeft geen geheugenklachten en geheugenscreening laat ook geen stoornissen zien.
stadium 2	zeer milde cognitieve achteruitgang	Betrokkene klaagt over lichte vergeetachtigheid, zoals namen van mensen en sleutels kwijtraken. Deze klachten kunnen echter bij screenend geheugenonderzoek niet geobjectiveerd worden, noch valt het familie of vrienden op.
stadium 3	milde cognitieve stoornissen	Vrienden, familie en/of collega's bemerken de tekortkomingen. Geheugen- en concentratieproblemen zijn bij klinische tests te meten. Het onthouden van namen van nieuw voorgestelde mensen is moeilijker geworden, er vallen woordvindproblemen op, gelezen schrift wordt slecht onthouden en het organiseren van dagelijkse zaken lukt minder goed.
stadium 4	matige cognitieve stoornissen	In dit stadium zijn duidelijk tekorten op te merken, zoals kennisgebrek van recente gebeurtenissen, het niet kunnen volbrengen van eenvoudige rekentaken, niet weten om te gaan met financiën en een gebrek aan kennis van de eigen persoonlijke geschiedenis. De betrokkene trekt zich hierbij vaak terug uit het sociale leven of merkt niet meer mee te kunnen komen in gezelschap.
stadium 5	matige tot ernstige cognitieve stoornissen	Ernstige geheugenstoornissen en ADL-hulpbehoevendheid kenmerken dit stadium. De patiënt kan het eigen adres, het eigen telefoonnummer of de naam van de doorlopen school niet meer benoemen. De oriëntatie in tijd is ernstig verstoord en kleding passend bij de gelegenheid of seizoen kan niet meer gekozen worden. Namen van eigen kinderen worden vergeten en er is vaak ook hulp bij eten of toiletgang nodig.
stadium 6	ernstige cognitieve stoornissen	Het geheugen gaat verder achteruit en de persoonlijkheid kan ook veranderen. Er is toenemend ADL-zorg nodig. De betrokkene is zich niet goed bewust van zijn omgeving, namen van familieleden worden vergeten, maar de gezichten worden nog wel als 'eigen familieleden' beschouwd. Soms is ook het slaap-waakritme verstoord en kan er incontinentie van urine en/of feces optreden. Achterdocht, hallucinaties en zwerfgedrag compliceren deze fase.
stadium 7	zeer ernstige cognitieve stoornissen	In dit eindstadium reageren de patiënten nauwelijks meer op hun omgeving. Zinnen worden niet goed begrepen en er is alleen nog beperkt woordbegrip. ADL-zorg gaat over naar verpleegzorg in alle ADL-taken en ook het lopen wordt bemoeilijkt. Slikken kan een probleem vormen en spieren kunnen verstarren.

Vaak zijn de wat dieper gelegen bloedvaten in de hersenen door slagaderverkalking vernauwd, waardoor bepaalde hersendelen onvoldoende doorbloed worden. Hierdoor kunnen de hersenen trager gaan werken. Traagheid van denken is een ander kenmerk van bepaalde vormen van vasculaire dementie. Afhankelijk van welke vaten aangedaan zijn, kan het beeld van vasculaire dementie van persoon tot persoon erg wisselend zijn.

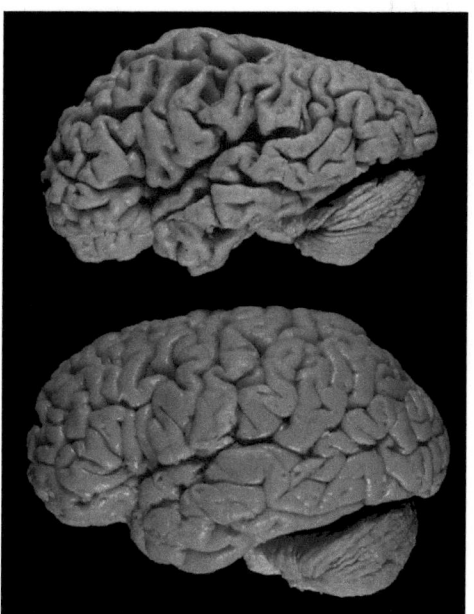

Figuur 7.2 Hersenen van een gezonde persoon (onder) en van iemand met de ziekte van Alzheimer (boven).
Bron: Nederlandse Hersenbank, NIN, Amsterdam.

Op MRI-scans van de hersenen zijn gebieden te zien die slechter doorbloed worden of kleinere of grotere infarcten te zien geven. Hersenbloedingen komen aanmerkelijk minder vaak voor dan herseninfarcten. Door bestrijding van de slagaderverkalking zou het dementeringsproces vertraagd kunnen worden, omdat een deel van de risicofactoren daarmee verdwijnt.

DSM-IV-TR-criteria voor vasculaire dementie

a. De ontwikkeling van multipele cognitieve stoornissen wordt zichtbaar door beide volgende:
   1. geheugenstoornissen (verminderd vermogen nieuwe informatie te leren of zich eerder geleerde informatie te herinneren);
   2. een (of meer) van de volgende cognitieve stoornissen:
      a. afasie (taalstoornis);
      b. apraxie (verminderd vermogen motorische handelingen uit te voeren ondanks intacte motorische functies);
      c. agnosie (onvermogen objecten te herkennen of thuis te brengen ondanks intacte sensorische functies);
      d. stoornis in de uitvoerende functies (dat wil zeggen: plannen maken, organiseren, opeenvolgend handelen, abstraheren).
b. De cognitieve stoornissen in criterium a1 en a2 veroorzaken elk een significante beperking in het sociaal of beroepsmatig functioneren en betekenen een significante achteruitgang van het vroegere niveau van functioneren.

> c. Focale neurologische verschijnselen en klachten (bijv. verhoging van de diepe peesreflexen, reflex van Babinski, pseudobulbaire paralyse (dubbelzijdige uitval van de kauw- en slikspieren), loopstoornissen, parese van een extremiteit) of laboratoriumuitslagen die indicatief zijn voor een cerebrovasculaire ziekte (bijv. multipele infarcten in de cortex en de onderliggende witte schors) die geacht worden een etiologisch verband te hebben met de stoornis.
> d. De stoornissen komen niet uitsluitend voor tijdens het beloop van een delirium.
>
> Bron: *Beknopte handleiding bij de diagnostische criteria van de DSM-IV-TR.* Amsterdam: Pearson, 2010.

Frontotemporale dementie

Vroeger was de term frontaalkwabdementie in gebruik, maar nu niet meer, omdat niet alleen de frontaalkwab is aangedaan. Het is een vorm van dementie die zich vooral in de voorste hersendelen (de frontale kwabben) en de slaapdelen (temporale kwabben) afspeelt. Het is niet één soort dementie, maar bestaat eigenlijk uit een samengestelde groep dementiesyndromen, waarvan de ziekte van Pick de bekendste (maar niet de meest voorkomende variant) is:

Frontotemporale dementie (FTD) wordt gekenmerkt door persoonlijkheidsveranderingen en pas jaren later door geheugenstoornissen. Vaak begint de persoonlijkheidsverandering met ontremd gedrag. Dat kan ongeremd eten en roken zijn, maar ook seksuele ongeremdheid, zoals naaktlopen of plotseling vaker zin in seks hebben. Het is duidelijk dat de partner daarvan schrikt. De ongeremdheid gaat na verloop van tijd vaak over in apathie en daarna vallen pas de geheugenstoornissen op. Uiteindelijk komen er rare gedragingen, die dwangmatig overkomen door de vele herhalingen. Dit kunnen bizarre gedragingen zijn, zoals uren achtereen een spel doen of voorwerpen ordenen of dwangmatige bewegingen uitvoeren. Mensen met FTD zijn emotioneel moeilijk te peilen. Het is niet ongebruikelijk dat in de ontremde fase, die gevolgd wordt door een apathische fase, de gezonde partner denkt dat er sprake is van een buitenechtelijke relatie. Veel echtparen waarvan een van beide partners onbewust lijdt aan FTD, belanden bij een relatietherapeut.

Een andere, meer voorkomende vorm van FTD is de *semantische dementie*, waarbij problemen met de taal op de voorgrond staan. Patiënten hebben er moeite mee om algemene feiten te begrijpen en om op het juiste woord te komen. Afspraken kunnen ze vaak nog wel onthouden. Het komt regelmatig voor dat de betrokkene ook egocentrischer en dwangmatiger wordt dan voorheen.

Bij de *progressieve niet-vloeiende afasie* zijn de opvallende taalstoornissen gelegen in een hakkelende spraak en verhaspelde woorden.

Weer een andere vorm van FTD is de *primair motorneuronziekte*, die samenhang vertoont met amyotrofische lateraalsclerose (ALS, een progressief verlopende ziekte met uiteindelijk over het hele lichaam verspreide paresen). De gestoorde motoriek is vooral te merken aan slikstoornissen en verlammingsverschijnselen van de armen.

Bij de *corticobasale degeneratie* herkennen patiënten soms hun eigen ledematen niet meer als 'eigen' (in extreme gevallen bijvoorbeeld denken ze dat hun arm niet hun eigen arm is).

De *ziekte van Pick* is van belang omdat het een van de weinige duidelijk overerfbare vormen van dementie is. De helft van het nageslacht krijgt de ziekte ook. Maar ook bij de overige varianten van FTD is erfelijkheid mogelijk aanwezig.

FTD treft vooral mensen rond hun zestigste levensjaar, maar ruim daarvoor komt de ziekte ook voor.

Soms is op een MRI-scan van de hersenen te zien dat de voorste hersendelen sterker zijn geslonken dan de overige hersendelen. Op speciale scans, die de doorbloeding van de hersenen (PET-scan) of de stofwisseling van de hersenen (SPECT-scan) in beeld kunnen brengen, is de stoornis vaak beter in beeld te brengen.

Dementie met Lewy-bodies (DLB)

Dementie met Lewy-bodies is een niet-zeldzame, progressieve dementie, die over het algemeen ook eerder optreedt dan de ziekte van Alzheimer. Heeft de primair motorneuronziekte grote overeenkomsten met ALS, zo heeft Lewy-body-dementie een nauwe samenhang met de ziekte van Parkinson. Vermoedelijk is DLB de psychiatrische variant en de ziekte van Parkinson de motorische variant van eenzelfde aandoening.

Het belangrijkste kenmerk van DLB wordt gevormd door de wisselend optredende visuele hallucinaties. De cognitieve functies wisselen ook sterk, veel sterker dan bij vasculaire dementie. Bij vasculaire dementie gaat het meestal om goede en slechte dagen. Bij DLB gaat het om goede en slechte momenten, die elkaar afwisselen. Een vraag die op het ene moment niet beantwoord kan worden, kan soms een half uur later wel goed beantwoord worden.

Naast visuele hallucinaties en wisselende cognitieve functiestoornissen komen ook milde parkinsonverschijnselen (maar geen tremoren) voor en reageren deze mensen averechts op antipsychotische medicatie. Dit heeft te maken met de neurotransmitter dopamine. Dopamine is een stof in het lichaam, die in de hersenen verantwoordelijk is voor prikkeloverdracht ten behoeve van bewegen, maar ook bij emoties, zoals angst. Parkinsonpatiënten hebben een tekort aan dopamine. Omdat een teveel aan dopamine psychose kan veroorzaken, zullen antipsychotica de hoeveelheid dopamine in de hersenen verlagen. Bij parkinsonpatiënten is dit dus funest. Valneiging (voorover zoals bij parkinsonpatiënten) en hallucinaties of wanen komen er iets minder vaak bij voor, maar zijn geen zeldzaamheid.

In tegenstelling tot de hallucinaties bij een schizofrenie of andere psychotische stoornis, zien de visuele hallucinaties bij DLB er veel kleurrijker en gedetailleerder uit. De hallucinaties zijn ook iets minder hardnekkig dan bij een psychotische stoornis. Een parkinsonpatiënt zal bijvoorbeeld vertellen dat er kleine kinderen op de bank in de woonkamer zitten met oranje jurkjes en bruine laarsjes. Bij al dit doorvragen over de visuele hallucinatie zal de patiënt mogelijk inzien dat het raar en ongeloofwaardig klinkt. Een schizofrene patiënt zal daarentegen bijvoorbeeld praten over een schim die door de muur verschijnt en kan daarbij niet aangeven of er een gezicht zichtbaar is en meestal wordt er ook niet gerept over schoeisel of kleuren; het beeld is meestal vaag en grauw. De patiënt is hardnekkig overtuigd van de verschijning.

Tabel 7.4 Vormen van dementie

	alzheimer	vasculair	frontotemporaal	Lewy-bodies
leeftijd	75+	65+	60	65+
ziekteduur	10 jaar	2–8 jaar	5–15 jaar	4–8 jaar
beloop	traag geleidelijk	sprongsgewijs	progressief	wisselend snel progressief
geheugen	vroeg aangetast	vroeg aangetast	pas na jaren slechter	wisselend slecht
kenmerken	vroege oriëntatiestoornissen	goede en slechte dagen	ontremming en taalarmoede	wisselend visuele hallucinaties en cognitie
psychiatrie	achterdocht, dag-nachtomkering	depressie, agitatie	ontremd gedrag, apathie, stereotypie	hallucinaties
medicamenteuze behandeling	specifieke alzheimermiddelen	behandeling van hart- en vaataandoeningen	symptomatisch op het psychiatrisch beeld	cholinesteraseremmers

Tabel 7.4 biedt een overzicht van de verschillende vormen van dementie.

Het is begrijpelijk dat door de wisselende cognitieve functiestoornissen, de visuele hallucinaties en de gestoorde aandacht gemakkelijk verwarring met een delier kan optreden. Wat vroeger een 'chronisch delier' werd genoemd, blijkt met de huidige inzichten vaak een DLB te zijn geweest.

Op een MRI-scan is geen kenmerkende afwijking te zien. Soms is met een speciale scan, die de dopaminestructuren in de hersenen in beeld kan brengen, iets meer te zeggen over deze dementievorm (DAT-scan). Hierbij wordt gebruikgemaakt van radioactieve stoffen.

Overige dementiesyndromen

Behalve hiervoor genoemde dementiesyndromen komen ook dementiesyndromen voor die veroorzaakt worden door somatische ziekten, zoals:
- door chronisch alcoholgebruik (alcoholdementie);
- syfilis (dementia paralytica);
- ziekte van Huntington;
- multipele sclerose;
- ziekte van Parkinson (parkinsondementiecomplex);
- aids (aidsdementie);
- ziekte van Creutzfeldt-Jakob;
- downsyndroom.

Alcoholdementie wordt nogal eens verward met het korsakovsyndroom, maar is een ander ziektebeeld. Bij het korsakovsyndroom zijn twee heel specifieke gebieden in de hersenen (de corpora mamillaria) aangetast door chronisch vitamine-B1-tekort en kent de persoon een duidelijke stoornis om nieuwe informatie te kunnen onthouden.

Een patiënt met het korsakovsyndroom kan zich vooral dingen van kortgeleden niet meer herinneren. Herinneringen aan gebeurtenissen die langer geleden hebben plaatsgevonden, blijven vaak beter bewaard. Hoewel korsakovpatiënten zich bepaalde gebeurtenissen dus kunnen herinneren, hebben ze er grote moeite mee om deze gebeurtenissen in chronologische volgorde te zetten. De geheugenproblemen zorgen er vaak voor dat de patiënt z'n oriëntatie in tijd kwijtraakt. Zo weet hij bijvoorbeeld niet welke dag het is, of welk deel van de dag.

Mensen die lijden aan het korsakovsyndroom geven hun geheugenproblemen vaak niet toe. Integendeel, ze vullen de gaten in hun herinnering op met verhalen (confabuleren). De verhalen zijn zo waarschijnlijk dat de buitenstaanders het idee kunnen krijgen dat er niets aan de hand is met het geheugen van de patiënt.

Naast het korsakovsyndroom heeft de patiënt vaak nog andere afwijkingen aan organen zoals hart, lever, alvleesklier, of aan het zenuwstelsel, met als gevolg stoornissen in spraak, beweging, gevoel en gezichtsvermogen. Het korsakovsyndroom komt eigenlijk alleen voor bij overmatig alcoholgebruik in combinatie met slechte eetgewoonten. Andere afwijkingen zijn daar een gevolg van.

Het korsakovsyndroom is progressief met het alcoholgebruik. Als men stopt met drinken en gezond eet (veel vitamine B1) rest er hersenschade, maar er is geen sprake van een progressieve aandoening zoals bij alcoholdementie.

Alcoholdementie is een progressieve aandoening die onstuitbaar doorzet en zich kenmerkt door traagheid van denken. Wanneer iemand een alcoholdementie heeft, zijn er, naast genoemde kenmerken van het korsakovsyndroom, ernstigere geheugenstoornissen. Behalve het kortetermijngeheugen is dan ook het langetermijngeheugen aangetast. Ook zijn de intellectuele vaardigheden aangedaan.

Traagheid van denken is ook het kenmerk bij de dementie door de ziekte van Huntington, multipele sclerose, ziekte van Parkinson en aids. We noemen deze vormen van dementie wel de *subcorticale dementieën*. Subcorticale dementieën zijn gelokaliseerd in de witte hersenstof (in tegenstelling tot de corticale dementie, zoals de ziekte van Alzheimer).

De diagnostiek van dementiesyndromen staat beschreven in het consensusdocument van de NVKG en CBO uit 2005. In dit document, dat door vele beroepsgroepen is onderschreven (ook door Nu'91 en de VVVG), staan alle instrumenten en internationale afspraken over diagnostiek en behandeling van dementie.

Voor verpleegkundigen en medewerkers in de GGZ is een rol weggelegd in de zeer belangrijk geachte heteroanamnese van de mantelzorger van de persoon met dementie en in het afnemen van screeningslijsten.

De bekendste screeningslijst is al meer dan dertig jaar de Mini Mental State Examination, die door Kok en Verheij in het Nederlands gestandaardiseerd is (S-MMSE). De lijst is in tien tot vijftien minuten af te nemen en kent een hoge betrouwbaarheid mits goed afgenomen. Zie ▶ bijlage 7.2 achteraan dit hoofdstuk.

7.3.4 Behandeling van dementie

Niet-medicamenteus
Bij behandeling van dementie moet men denken aan preventieve maatregelen op jongere leeftijd (primaire preventie) en voorkómen van erger als er eenmaal sprake is van dementie (secundaire preventie).

Over preventie van dementie is weinig bekend, omdat de oorzaak onbekend is. Uit onderzoek naar het afremmen van het dementiële proces wordt duidelijk dat gezond eten en gezond leven in ieder geval helpen om minder hard achteruit te gaan. Gezond eten betekent met plantaardige vetten, vitaminerijk, suikerarm, zoutarm, vezelrijk en met veel variatie in ingrediënten. Verondersteld wordt dat gezond eten en gezond leven op jongere leeftijd een preventief effect zullen hebben. Het bestrijden van hart- en vaatziekten en diabetes mellitus beschermt op jongere leeftijd in ieder geval tegen enkele belangrijke risicofactoren van dementie. Inmiddels is er voldoende wetenschappelijk bewijs dat een gezonde, actieve levenswijze met gezonde voeding, lichaamsbeweging en afwisselende plezierige activiteiten en zonlicht cognitieve achteruitgang kan tegengaan. Dit zijn heel algemene preventieve maatregelen, die zelfs voor gevorderde dementiesyndromen zinvol zijn. Gebleken is dat bijvoorbeeld voldoende zonlicht (of speciale kunstlichtlampen) minder gedragsproblemen oplevert bij ernstig demente mensen.

Dansen (volksdansen, klassiek dansen) blijkt een activiteit te zijn die een aantal van de genoemde stimuli herbergt. Het is plezierig om te doen, het zorgt voor fysiek contact, het spant de grote spiergroepen aan en het stimuleert het geheugen.

Genoemde maatregelen zijn door de persoon zelf te nemen. Maar ook de verzorgenden, al dan niet professioneel, kunnen ervoor zorgen dat de persoon met dementie minder lijdt of minder risico loopt harder achteruit te gaan. Behoud van wat over is gebleven, is daarbij belangrijk. Stimuleren van functies die nog intact zijn, kan vaak heel eenvoudig.

Cognitieve stimuleringsprogramma's zijn bijvoorbeeld:
- realiteit- en oriëntatietrainingsprogramma's (ROT);
- emotiegeoriënteerde programma's (Rationeel Emotieve Therapie, RET);
- zintuigstimuleringsprogramma's (snoezelen, aromatherapie);
- bewegingstimuleringsprogramma's (Meer Bewegen Voor Ouderen, MBVO);
- stimuleren van (plezierige) activiteiten;
- psychotherapeutische interventies (waaronder lichte vormen van cognitieve therapie).

In geïntegreerde belevingsgerichte zorg worden elementen uit hiervoor staande benaderingswijzen samengenomen. Het kan bestaan uit 'validation' (meegaan in de werkelijkheidsbeleving van patiënten en hun emoties bevestigen), reminiscentie (herinneringen opnieuw doorleven) en snoezelen (zintuigactivering). Deze benaderingswijzen zorgen voor minder gedragsstoornissen bij mensen met dementie en zouden ook het proces mogelijk wat kunnen afremmen.

In het ziekenhuis of in zorginstellingen zijn maatregelen om de oriëntatie van mensen met dementie te bevorderen, van groot belang. Professionals in deze instellingen realiseren zich onvoldoende dat mensen met dementie een ritme opgelegd krijgen van de instellingen, waaraan zij totaal niet gewend zijn en waaraan zij door hun cognitieve beperkingen ook niet makkelijk kunnen wennen. De vaak dominante regimes van opstaan, wassen, kleden, eten en vermaak op afdelingen vormen meestal grote wijzigingen in het leefpatroon van de demente patiënt, waarop heel divers gereageerd kan worden. Het moge duidelijk zijn dat daardoor ontstane neuropsychiatrische toestandsbeelden bij voorkeur behandeld worden door cliëntgerichte benadering en maatwerk en niet met pillen. Ondersteunende interventies zijn reminiscentie, validation, aroma- en muziektherapie en snoezelen.

Vanuit Schotland zijn interessante innovatieve programma's komen overwaaien die de inrichting van tehuizen veiliger maken. Zo blijken demente mensen zwarte vloeroppervlakken te vermijden, waardoor het erg effectief is om rondom trappenhuizen en liften een half cirkelvormig zwart vloeroppervlak aan te leggen. In toiletten maakt een felrode toiletbril het voor mensen met dementie eenvoudiger om midden op de pot plaats te nemen en niet er half naast te gaan zitten en eraf te vallen. En er gebeuren veel minder ongelukken als vluchtroutes en personeelsingangen zo onopvallend mogelijk aangegeven zijn door de deur in de kleur van de muur te schilderen en deuren die voor de bewoners bedoeld zijn, juist in contrastrijke kleuren. Het is immers zo dat bij onraad het personeel toch altijd de bewoners naar vluchtroutes moet begeleiden. Nepbushaltes op het terrein van het tehuis zorgen ervoor dat minder mensen van het terrein af geraken. Dit zijn allemaal eenvoudige, goedkope en ook leuke manieren om bewoners met dementie een veiligere leefomgeving te bezorgen.

Medicamenteus
Veel aandacht bij de behandeling van dementie is vooral gericht op het bestrijden van psychiatrische symptomen, die vroeg of laat bijna altijd optreden. Te denken valt dan aan de bestrijding van delirante toestanden, psychotische verschijnselen (wanen en hallucinaties), zwerfgedrag, omkering dag-nachtritme, depressie, angst, ontremming, agitatie en agressie. De anti-alzheimermedicijnen (rivastigmine, galantamine en memantine) bestrijden vooral deze zogenoemde neuropsychiatrische verschijnselen van dementie en zijn teleurstellend wat betreft het effect op het geheugen.

Deze anti-alzheimermedicijnen zijn ontwikkeld op basis van theorieën dat voor de geheugenprocessen in de hersenen bepaalde neurotransmitters noodzakelijk zijn. Deze stoffen worden in de hersenen van nature aangemaakt. Twee van deze stoffen zijn acetylcholine en glutamaat. Rivastigmine en galantamine zorgen ervoor dat in de hersenen meer acetylcholine beschikbaar blijft (minder snelle afbraak van acetylcholine) en memantine doet dat voor glutamaat. Zoals gezegd, is het effect op het geheugen vaak niet merkbaar. Er is echter vaak een duidelijk effect op de ADL-functies, waardoor mantelzorgers meer rust ervaren. De patiënt heeft bijvoorbeeld meer energie, waardoor de mantelzorgers niet alles moeten stimuleren.

Ondersteuning van de mantelzorger behoort tot het vaste pakket maatregelen bij de behandeling van dementie. Alleen al het geven van psycho-educatie en voorlichting over het ziektebeeld kan de partner veel steun geven, omdat het beloop van de ziekte minder als een verrassing overkomt. Een zelfverzekerde mantelzorger, die weet waarom een persoon met dementie zich op een bepaalde manier gedraagt, raakt veel minder snel overbelast.

Er zijn veel instellingen die mantelzorgondersteuning bieden, zoals het landelijk opererende Mezzo.

7.3.5 Depressie bij ouderen

Van de Nederlandse 65-plussers lijdt 15% aan een depressie. Dat is niet eens zo veel meer als bij volwassenen, maar het beeld is wel minder makkelijk te herkennen. Meestal dient een depressie bij ouderen zich niet direct in een zware vorm aan. Het kan beginnen met lichte somberheid of verdriet (bijv. tijdens een rouwperiode). Als deze klachten langer aanhouden en erger worden, kan het zijn dat iemand een lichte depressie heeft. Deze depressie kan onbehandeld overgaan in een zware depressie, maar ook spontaan verdwijnen. De duur van een depressie kan verschillen. Het kan na een paar weken over zijn, maar het kan ook jaren duren. Bij sommige mensen gaat de depressie niet meer over.

Bij ouderen ontstaat een depressie vaak geleidelijk. Lichte depressies komen regelmatig voor (ongeveer 15-20% van de ouderen heeft hier last van). Zware depressies daarentegen komen niet vaak voor (2-3%). Vrouwen hebben over het algemeen een hogere kans op een depressie dan mannen. Dit geldt voor alle leeftijdsgroepen. Enkele oorzaken hiervoor zijn dat vrouwen ouder worden dan mannen (dus het aandeel van de vrouwen in de bevolking met de leeftijd neemt toe), vrouwen lopen een groter risico hun partner te verliezen en ze moeten zich dan ook vaker aanpassen aan de veranderingen die dit met zich meebrengt. De ernst van de depressie verschilt niet tussen mannen en vrouwen.

Veel jongeren zien ouderen als nutteloze, passieve mensen, die alleen maar in de weg lopen. Zij zien oude vrouwen de hele dag vanuit hun bejaardenwoning naar buiten staren in afwachting van bezoek door hun kleinkinderen. Bloemetjesjurken, een rollator en twee keer per week bingo spelen completeren het imago. Ouderen in de politiek, in de fitnessschool, in het café of met een liefdesleven zien zij liever niet. Hoe anders is het in de Verenigde Staten, waar ouderen op alle niveaus participeren in de maatschappij, waar ouderen geëmancipeerd zijn en waar 70-jarigen nog serieus meedingen naar het presidentschap van hun land.

Ouderen vertalen hun depressieve gevoelens vaak in lichamelijk onwelbevinden. Frequent huisartsenbezoek met vage lichamelijke klachten kan een aanwijzing zijn voor een depressie. We noemen dat een 'gemaskeerde depressie'. Typische somatische uiting van een mogelijke depressie zijn:

- nachtzweten;
- inslaapproblemen;
- hartkloppingen;
- pijn op de borst;
- kortademigheid;
- buikpijn;
- obstipatie;
- zuurbranden;
- oorsuizen;
- gewrichtspijnen op meerdere plaatsen.

Al deze symptomen kunnen ook daadwerkelijk duiden op een somatische ziekte en moeten dus altijd door een arts serieus genomen worden. Pas bij uitsluiting van een somatische oorzaak is het verstandig enkele screenende depressievragen te stellen.

Ook angstklachten gaan bij ouderen vaker dan bij volwassenen gepaard met een depressie en het is vaak moeilijk om angst en depressie van elkaar te scheiden. Omdat het voor de behandeling niet zo veel uitmaakt, krijgen angststoornissen veel minder aandacht bij professionals dan gerechtvaardigd is.

Voor de diagnostiek van depressies bij ouderen bestaan verschillende instrumenten, waarvan de Geriatrische Depressie Schaal (GDS) de meest gebruikte is. Het is een screeningslijst die oorspronkelijk dertig items bevatte, maar die wereldwijd vooral in de versie met vijftien items gebruikt wordt. Zie ▶ bijlage 7.3 achteraan dit hoofdstuk.

Behandeling depressie bij ouderen

De behandeling bestaat uit 'pillen en praten', hoewel de medicamenteuze behandeling met antidepressiva bij lichtere depressies ter discussie staat. Er is echter weinig gedegen onderzoek gedaan naar de medicamenteuze behandeling van depressies bij ouderen, die vaak ook meerdere somatische aandoeningen hebben en dus ook meerdere medicijnen gebruiken. In de praktijk blijken heel veel depressieve ouderen slecht te slapen en zich overdag te zwak of moe te voelen om aan activiteiten deel te nemen. Sommige antidepressiva kunnen de slaap bevorderen (mirtazapine), terwijl andere juist wat meer energie lijken te geven (citalopram). De voorkeur gaat uit naar de nieuwere generatie antidepressiva (de zogenoemde selectieve serotonineheropnameremmers, SSRI's), omdat de oudere generatie antidepressiva voor ouderen nadelige bijwerkingen kunnen opleveren. Van deze laatste groep medicijnen (tricyclische antidepressiva, waarvan amitriptyline de bekendste vertegenwoordiger is) zijn met name orthostatische hypotensie en parkinsonachtige verschijnselen niet zonder gevaar voor vallen. Ook een droge mond kan voor ouderen met gebitsprotheses een reden van veel ongerief en dus therapie-ontrouw zijn.

Van de SSRI's genieten die middelen de voorkeur die de minste interacties vertonen met somatische medicatie. Dit zijn (es)citalopram en sertraline. Citalopram en sertraline hebben als belangrijkste bijwerking maag-darmproblemen, mirtazapine heeft sufheid en toename van eetlust als vaak voorkomende bijwerkingen.

Een behandeling die bij ouderen weer vaker wordt toegepast, is de *elektroconvulsietherapie* (ECT). Deze is voortgekomen uit wat men in de jaren vijftig en zestig elektroshocktherapie noemde. Er was waargenomen dat depressieve patiënten die een epileptische aanval kregen, daarbij tijdelijk herstelden van hun depressie. Door nu zo'n aanval (een insult) bij een depressieve patiënt kunstmatig op te wekken met behulp van elektrische stroom, bleken depressies bestreden te kunnen worden. Het opwekken van een insult gebeurt in de huidige tijd vanzelfsprekend op een andere manier dan vroeger en is niet meer te vergelijken met de voormalige shocktherapie. Tegenwoordig wordt de patiënt voor de behandeling onder narcose gebracht en krijgt hij middelen toegediend die de spieren slap maken. Hierdoor blijft men rustig op het bed liggen en is de epileptische aanval nauwelijks waarneembaar. Dit alles gebeurt onder voortdurende controle van hart- en hersenactiviteit. Wanneer er sprake is van een ernstige depressie die niet (of onvoldoende) op medicijnen reageert, kan overwogen worden om iemand met ECT te behandelen. Soms zijn er goede redenen om niet met ECT te wachten totdat de medicatie gaat werken, bijvoorbeeld als er sprake is van een slechte lichamelijke conditie, een ernstige ziekte of langdurige problemen met eten en drinken. Ook wanneer men bepaalde medicatie niet mag gebruiken in verband met de lichamelijke bijwerkingen ervan, kan besloten worden eerder tot de ECT over te gaan. ECT heeft soms de voorkeur bij mensen met ernstige lichamelijke aandoeningen en ouderen, mede omdat het sneller resultaat geeft.

In Nederland is ECT een therapie die nog niet op grote schaal wordt toegepast. Er zijn dan ook verscheidene voorwaarden gesteld waaraan moet worden voldaan, voordat met de behandeling mag worden begonnen. Zo dient er tevoren altijd een lichamelijk onderzoek plaats te vinden. Indien nodig, wordt er ook een ecg gemaakt.

De meeste bijwerkingen komen door de toegediende narcose: slaperigheid, duizeligheid en soms wat misselijkheid na de behandeling. Door de ECT zelf ontstaan vaak geheugenstoornissen. Deze zijn van tijdelijke aard, maar kunnen wel hinderlijk zijn (zie ook ▶ par. 4.4.1 'Elektroconvulsietherapie').

De *communicatieve therapie* dient over het hier en nu te gaan. Over het accepteren van de beperkingen van de oude dag, het goed verwerken van verliezen en het zoeken naar zingeving. Het is belangrijk niet alle klachten te medicaliseren. Hierbij spelen psychologen, verpleegkundigen en agogisch medewerkers een belangrijke rol. Omdat verlieservaringen bij heel veel ouderen een rol spelen, kan het gespreksonderwerp bijvoorbeeld over het verlies van een geliefd persoon gaan. In de therapie kan door te praten over het verlies het rouwproces afgerond worden en kan het verlies een plaats krijgen in de geschiedenis van de patiënt. Niet het verdriet moet blijven voortleven, maar de goede herinnering. Vervolgens kan gekeken worden hoe anderen in het leven van de patiënt een deel van de rol op zich zouden kunnen nemen die de dierbare bekleedde. Het is tegenwoordig gebruikelijk om in het hier en nu te blijven en niet te veel terug te keren naar vroeger. De therapie leert mensen om negatieve gedachten te laten plaatsmaken door positieve gedachten en om praktisch bezig te zijn met problemen in plaats van alleen maar erover te piekeren. De patiënt leert anders met negatieve gedachten om te gaan, bijvoorbeeld dat een limonadeglas niet halfleeg is, maar halfvol.

7.3.6 Delier bij ouderen

Elke verwardheid bij een ouder iemand kan aangemerkt worden als een delier, tenzij het tegendeel bewezen wordt. Vooral mensen met dementie zijn extra gevoelig om delieren te ontwikkelen, omdat hun hersenen al aan reserves hebben ingeboet.

Een delier bij ouderen ontstaat in enkele uren tot hooguit twee dagen en toont plotseling optredende aandachtsconcentratiestoornissen, visuele hallucinaties en psychomotore onrust of juist apathie. Het bewustzijn is verminderd, maar dat valt vaak wat minder op dan de aandachtsstoornis. Naast visuele hallucinaties kunnen ook gehoorshallucinaties of wanen optreden. De onrust bestaat in het klassieke geval uit 'plukgedrag', waarbij de patiënt pluisjes uit de lucht lijkt te pakken of het eigen incontinentiemateriaal kapotmaakt. In de thuissituatie zien we delirante ouderen niet zelden kledingkasten overhoop halen. Ook zwerfgedrag is op te vatten als psychomotore onrust. Omdat bij een delier de cognitieve functies in korte tijd achteruitgaan, zijn vooral de nachten extra risicovol. Dat komt doordat in het donker de oriëntatie moeilijker verloopt en omdat er geen structuur van buitenaf (mensen die helpen met oriënteren of die rust kunnen creëren) te vinden is.

Een delier is een potentieel gevaarlijke toestand. Het is van tevoren niet goed in te schatten welke delieren makkelijk of moeilijk te bestrijden zijn. Een delier kan spontaan overgaan, maar ook tot de dood leiden. In zeldzame gevallen kent het delier een recidiverend of meer chronisch karakter. Het is in dat laatste geval de vraag of er dan niet eerder sprake is van een Lewy-body-dementie. Opname in een ziekenhuis hangt af van de maatregelen die thuis genomen kunnen worden met 24-uurstoezicht en bewaking van de vitale functies.

In iets meer dan de helft van de gevallen treedt deze psychomotore onrust niet op en wordt het beeld vooral bepaald door apathie (*stil delier*). Dit maakt de diagnose erg moeilijk. Ook dan is echter de stoornis in de aandachtsconcentratie een belangrijk kenmerk. Men dient dan te letten op het trekken van de aandacht, het verplaatsen van de aandacht (over een ander onderwerp kunnen praten zonder aan het vorige te blijven hangen) en het vasthouden van de aandacht. Moet men in het gesprek herhaaldelijk de aandacht van de patiënt trekken, dan is er vrijwel zeker sprake van een gestoorde aandachtsconcentratie.

Er zijn veel factoren die een delier kunnen veroorzaken en ook veel factoren die de bevattelijkheid voor een delier kunnen versterken.

Oorzakelijke factoren zijn:
- hersentrauma (CVA);
- infecties (denk aan de veelvoorkomende urineweginfecties);
- stofwisselings- en endocriene stoornissen (schildklieraandoening);
- onthouding van benzodiazepinen, nicotine of alcohol (plotseling staken bij opname in ziekenhuis);
- medicijnen met anticholinerge werking;
- prikkeldosering (zowel te veel als te weinig prikkels).

Factoren die de gevoeligheid voor een delier versterken:
- ondervoeding;
- hersenatrofie (dementie);
- polyfarmacie;
- hoge leeftijd.

Er bestaan verschillende diagnostische observatielijsten voor verpleegkundigen. Een van de betere is van Nederlandse oorsprong: de *Delirium Observatie Schaal* (DOS), waarop Marieke Schuurmans als verpleegkundige promoveerde (zie ▶ bijlage 7.4 achteraan dit hoofdstuk). De DOS scoort op drie tijdstippen van de dag het gedrag van betrokkene. Het wisselende beeld valt dan duidelijk op. Het is in instellingen makkelijk tijdens elke dienst in te vullen.

Een andere eenvoudige screeningslijst is de *Saskatoon Delirium Rating Scale* (zie ▶ bijlage 7.5 achteraan dit hoofdstuk).

Het belangrijkste onderscheid tussen dementie en delier is het plotselinge optreden van een delier, terwijl een dementie heel sluipend ontstaat. In het ziekenhuis is met een eenvoudige test ook duidelijk een verschil te zien door aan de patiënt te vragen om de tafel van zeven op te zeggen. Een delirante patiënt heeft hier meer moeite mee dan een dement iemand.

Behandeling delier bij ouderen

Kijken we naar de mogelijke oorzaken van een delier, dan is het begrijpelijk dat men bij de behandeling van het toestandsbeeld zal moeten uitzoeken welke oorzaak hiervoor verantwoordelijk geacht kan worden. Behandeling van die oorzaak zal het delier vervolgens doen verdwijnen. Heel vaak heeft het delier bij ouderen meerdere oorzaken en kost het uitpluizen daarvan veel tijd. Omdat een delier een gevaarlijke toestand is, moet men tijdens het diagnostisch proces toch ingrijpen op de symptomen. Van oudsher gebruikt men hiertoe haloperidol in zeer lage dosering. Hiermee wordt de onrust bestreden en kunnen ook de eventuele hallucinaties verdwijnen. Bedenk hierbij dat haloperidol slechts de symptomen en niet de oorzaak bestrijdt!

Ook moet gekeken worden naar niet-medicamenteuze behandelstrategieën. Het is belangrijk om aandacht te besteden aan veiligheid in de omgeving van de patiënt, zodat deze in zijn onrust geen extra gevaar kan lopen. Realiteit en oriëntatie aanbieden helpt de patiënt om minder angstig te worden. De grootste uitdaging is daarbij om precies de juiste hoeveelheid prikkels te introduceren. Omdat een delier een uitputtende toestand betreft, zijn rust, reinheid en regelmaat (de drie R's) ook hierbij van groot belang.

Veel delieren ontstaan door een tekort aan de neurotransmitter acetylcholine (o.a. als bijwerking van medicijnen). Deze 'anticholinerge' delieren reageren goed op de alzheimermiddelen rivastigmine en galantamine, aangezien deze middelen de afbraak van acetylcholine juist tegengaan, waardoor de beschikbare concentratie ervan in de hersenen toeneemt.

Casus

Mevrouw Grosveld ziet er bezorgd en angstig uit. In de huiskamer van het verzorgingshuis loopt ze voortdurend van haar stoel naar de deur en ze mompelt in zichzelf. Als andere bewoners er iets van zeggen, reageert ze nauwelijks. Een verzorgende loopt op mevrouw Grosveld af en vraagt haar wat er aan de hand is. Mevrouw Grosveld reageert afwerend en duwt haar weg. Even later neemt de verzorgende haar bij de arm en moedigt haar aan om even te gaan zitten. Als ze samen gaan zitten, houdt mevrouw Grosveld de hand van de verzorgende stevig vast. De verzorgende praat rustig met haar: 'Zo, nu zitten we en kunnen we beter praten. U ziet er bezorgd uit. Klopt dat?' Mevrouw Grosveld vertelt dat er mannen in haar appartement zijn geweest die al haar geld hebben gestolen. En dat niet alleen; ook haar bril en gebit zijn gestolen. De verzorgende stelt voor om samen naar haar appartement te gaan. Haar ontbijt staat nog onaangeroerd op het aanrecht, evenals haar kopje thee. De verzorgende stimuleert mevrouw Grosveld om een boterhammetje te eten en wat te drinken. Al snel wordt mevrouw rustiger en na het boterhammetje gaan ze samen op zoek naar haar bril en gebit. De bril wordt in de badkamer gevonden en het gebit in de koelkast. Mevrouw Grosveld is verbaasd en aanvankelijk boos. De verzorgende legt uit dat mevrouw vermoedelijk in de nacht wat in de war is geweest. Ze legt uit dat mevrouw Grosveld vaker 's nachts in de war is geweest en dat dat meestal betekent dat zij haar 'pufjes' voor de COPD niet heeft genomen, waardoor zij 's nachts wat benauwd wordt. Als mevrouw weer tot rust is gekomen en zich goed kan oriënteren, kan de verzorgende haar weer even alleen laten.

Nachtelijke delieren kunnen ontstaan door een verminderde hart- en/of longfunctie. Als in liggende positie vocht uit oedemateuze benen weer in de bloedcirculatie komt, kan het hart overbelast raken en kan vocht in de longen komen, met benauwdheid (en hoesten) tot gevolg. In deze toestand lopen de hersenen gevaar te weinig zuurstof te krijgen, wat tot uiting kan komen in een delier. Als mensen 's nachts in de weer zijn geweest, schrikken ze 's ochtends van de spulletjes die van hun plaats zijn. Vaak halen delirante ouderen hun hele klerenkast 's nachts in verwarde toestand leeg. Als ze wakker worden, denken ze dan dat er is ingebroken. Het is van belang om delirante mensen letterlijk bij de arm te nemen en te brengen naar een rustige, vertrouwde omgeving. Door rustig met hen te praten en uitleg te geven wat er gebeurd is en wat er nu gebeurt, kan zonder medisch ingrijpen het delier verdwijnen. Maar andersom kan ook. Door ongestructureerd met een kwetsbare oudere om te gaan en de vaste regelmaat te doorbreken, kunnen zij direct delirant worden. Zo kan een dagje uit met een verre neef een grote teleurstelling worden, zowel voor de neef als voor de kwetsbare tante. De omgeving is vreemd, het eten gebeurt op een ander tijdstip, er zijn heel veel nieuwe indrukken, de plas moet opgehouden worden en de neef doet een groot beroep op het geheugen van tante door over vroeger te praten.

7.3.7 Overige stoornissen bij ouderen

Angststoornissen

Zoals gemeld in ▶ par. 7.3.5 bestaat er een grote overlap tussen angst en depressie bij ouderen. De meeste oorzaken van depressie hebben te maken met angst. Angst om dood te gaan, angst om afhankelijk te worden, angst voor dementie, enzovoort. Iemand die angstig is, probeert situaties die angstig maken, te vermijden. Als een oudere eenmaal gevallen is, ontstaat vaak een angst om te vallen. Hierdoor beweegt de oudere minder, gaat deze minder naar buiten, heeft deze minder contacten en isoleert deze zich. Minder buiten komen kan ook minder boodschappen doen betekenen of dat er door anderen boodschappen gedaan worden waarbij geen verwennerijtjes (minder gezonde eetwaren) zitten. Slechter eten kan dan weer een gevolg zijn. Maar minder bewegen betekent ook een slechtere bloedsomloop en meer spierverzwakking en dus een grotere kans op vallen. Veel ouderen zijn zich van de angst niet bewust. Ze noemen zichzelf nerveus of een zwartkijker. Het bespreken van de angst kan heel bevrijdend werken.

Angst kan ook optreden door somatische aandoeningen (zie ◘ tabel 7.5).

Psychotische stoornissen

Casus

Mevrouw Aniela is in de jaren dertig als dienstmeisje uit het arme Polen naar Nederland gekomen. Ze bleef ongehuwd en leefde vrij geïsoleerd, maar niet ongelukkig in Amstelveen. Ze had geleerd om zich bescheiden op te stellen en zich niet met anderen te bemoeien. Ze werkte bij diverse families tot aan de Tweede Wereldoorlog. Daarna werkte ze vooral in magazijnen van onder andere een groothandelscentrum. Na haar pensioen bleef zij in Nederland wonen, omdat zij zich in Polen niet meer thuis voelde.

> Maar in Nederland had ze vrijwel geen kennissen en na haar pensioen ook niet veel vertier. Doordat ze in haar flatje last kreeg van pesterijen, verhuisde ze van Amstelveen naar Landsmeer. Maar ook daar werd ze getreiterd door buren. De pesterijen bestonden uit het stiekem verplaatsen van voorwerpen in haar woning als ze even weg was geweest, maar er werd ook gestolen. Zo verdween er een paar schoenen en ook een pak suiker. De politie, die zij er enkele malen bij had gehaald, vond het toch een vreemd verhaal en een psychiater werd erbij gehaald. De psychiater vond dat mevrouw Aniela vermoedelijk leed aan een paranoïde waanstoornis, maar dat zij verder geen overlast veroorzaakte en ook geen gevaar voor zichzelf of anderen was, en hij besloot geen medicijnen voor te schrijven. Wel bezocht een sociaalpsychiatrisch verpleegkundige (SPV) daarna mevrouw maandelijks. Het viel de verpleegkundige op dat mevrouw Aniela een stem hoorde die haar verklapte dat de bovenbuurman haar treiterde en dat hij voorwerpen stal om haar aandacht te trekken. Ondanks haar vrij slechte gehoor kon zij de stem duidelijk horen. Het was een mannenstem en wel die van haar bovenbuurman. Eigenlijk was hij verliefd op haar, maar durfde haar dat niet te vertellen. Mevrouw Aniela was er in ieder geval niet van gediend. Na enige tijd, waarbij zij haar bovenbuurman consequent genegeerd had, merkte zij dat hij haar probeerde te vergiftigen met een vrijwel onzichtbaar poeder. Hij strooide dat vanuit lampen en luchtafvoer over haar eten. Zij durfde toen niet meer binnenshuis te eten. De SPV haalde de psychiater er weer bij, want de waan begon nu toch bizar te worden en naast de waan waren er nu ook akoestische hallucinaties (gehoorshallucinaties). De psychiater concludeerde dat het een *late onset*-schizofrenie was en schreef een antipsychoticum voor. Dit werkte niet erg. In de maanden daarna viel op dat mevrouw Aniela ook behoorlijk vergeetachtig werd. Zij verzorgde zichzelf slecht doordat ze slecht at, en ze was ook bang dat ze in de badkamer bespied werd. Ze weigerde gehoorapparaten te dragen en daardoor isoleerde zij zich steeds meer. Uiteindelijk werd zij met een rechterlijke machtiging gedwongen opgenomen in een psychiatrisch ziekenhuis.

Alle psychotische stoornissen worden gekenmerkt door het verlies van het normale contact met de werkelijkheid. De toetsing van de realiteit is ernstig gestoord en er wordt een nieuwe werkelijkheid geschapen. Er is sprake van een grove verstoring van de verwerking van informatie (waarneming en denken), waardoor verkeerde conclusies worden getrokken omtrent de externe werkelijkheid. Dit kan blijken uit wanen en/of hallucinaties.

Onder deze stoornissen vallen de *waanstoornis*, waarbij de patiënt een hardnekkige overtuiging heeft die op een ander heel erg onwaarschijnlijk overkomt. Meestal betreft het achtervolgingswanen, waarbij de patiënt er zeker van is achtervolgd, bedreigd, langzaam vergiftigd of stelselmatig getreiterd te worden, en daarvoor meestal ook wel bewijzen kan aandragen. Deze 'bewijzen' zijn echter voor anderen volstrekt irrelevante zaken die niet in verband lijken te staan met de irreële denkbeelden.

Schuld- en zondewanen zien we nogal eens in het kader van ernstige depressies waarbij mensen menen te lijden vanwege fouten die zij in het verleden begaan hebben en waarvoor zij nu moeten boeten. De dood biedt hun dan de enige uitweg en soms meent de

Tabel 7.5 Somatische oorzaken van angst

hart- en vaatstelsel:	hormoonstelsel:
– hartinfarct	– hypoglykemie
– longembolie	– hyperthyreoïdie (te actieve schildklier)
– hartfalen	– ziekte van Cushing
– hartritmestoornissen	– hyperparathyreoïdie (te actieve bijschildklier)
ademhalingsstelsel:	**spijsverteringsstelsel:**
– astma/COPD	– maagzweer
– hypoxie	– spastische darm
– hyperventilatie	**andere factoren:**
centraal zenuwstelsel:	– evenwichtsstoornissen
– multipele sclerose	– reumatoïde artritis
– epilepsie	– drugs (coke, speed, enz.)
– migraine	– koffie en nicotine
	– intoxicatie met gif
	– ontwenning van verslavende middelen
	– sommige hormonen

patiënt hier de hand van God ook in te zien. Zo bestaan er ook religieuze wanen, waarbij de waan soms moeilijk te onderscheiden is van een sterke religieuze overtuiging. Bij dit laatste is het van belang te bedenken dat we pas van een stoornis spreken als de betrokkene in belangrijke mate lijdt of beperkingen in het sociaal of beroepsmatig functioneren of het functioneren op andere belangrijke terreinen ondervindt.

Na traumatische of stressvolle gebeurtenissen zien we ook wel dat mensen korte tijd in de war zijn en irreële denkbeelden erop nahouden, vaak gekleurd door angst. Deze kortdurende psychotische stoornis duurt één tot dertig dagen en kent een goede prognose.

De *gedeelde psychotische stoornis* is een psychose die gekenmerkt wordt door een waan die veroorzaakt wordt door beïnvloeding door iemand in de directe omgeving met een identieke waan. Dit wordt een inductiepsychose of *folie à deux* (folie betekent dwaasheid) genoemd. In de ouderenpsychiatrie zien we dit vaker dan bij de andere leeftijdsgroepen en met name bij geïsoleerd geraakte oude echtparen.

Casus

Mevrouw Torenstra had bij de GGD geklaagd over zwarte beestjes die via de afzuigkap haar huis binnenkwamen. Haar man had ze nooit gezien, maar geloofde zijn vrouw wel. De GGD kon niets vinden, maar mevrouw bleef erover klagen. De beestjes waren overdag verstopt, maar vooral 's avonds laat en in de vroege ochtenduren waren ze er wel. Zij verzamelde de beestjes in een potje, maar de GGD beweerde dat het zwarte, aangebrande kruimels brood van het broodrooster waren. Mevrouw Torenstra werd hier heel boos over en bezocht de huisarts. 'Ik mankeer toch niets aan mijn ogen?' Dat kon de huisarts bevestigen. Als bewijs van het ongedierte begon ze bijna doorzichtige uitwerpselen van de beestjes te bewaren in een luciferdoosje. Haar echtgenoot was nu ook overtuigd en begon zich woedend te uiten naar de woningbouwvereniging. Ook de mensen van de woningbouw deden onderzoek en vonden niets dan pluisjes in het luciferdoosje. Meneer kreeg last van jeuk aan zijn benen en wist direct wat de oorzaak was. De beestjes vielen nu hem aan! Meneer Torenstra ging 's nachts op de loer zitten om de beestjes te fotograferen. Het lukte hem niet. Hij concludeerde dat het verdomd slimme beestjes waren. Doordat hun leven helemaal in beslag werd genomen door de beestjes en vanwege het ongeloof van hun omgeving, raakten ze beiden erg somber en verdrietig en vroegen de huisarts om een spuitje. De huisarts schakelde de GGZ in. De medewerkers namen de beide oudjes serieus en lazen de rapporten van woningbouw en GGD. Ze vertelden het echtpaar Torenstra dat zij de beestjes ook niet konden zien en dat het allang duidelijk was dat alleen het echtpaar ze kon zien. Door hen voor te houden dat er medicatie was om hun verdriet en gepieker te bestrijden en hen minder gevoelig te maken voor de beestjes, voelden zij zich wel gesteund en het stemde hen tot enige hoop. Onderzoek leverde op dat er geen sprake was van een delier bij hen. De visuele hallucinatie die bij mevrouw begon en zich ontwikkelde tot een waan, die door haar man werd overgenomen en die bij hem uiteindelijk ook aanleiding gaf tot een hallucinatie (een gevoelshallucinatie), noemen we een *gedeelde psychotische stoornis*. Door mevrouw een antipsychoticum te geven en meneer een vette crème voor zijn benen, verdween de psychose binnen zes weken bij het echtpaar.

Ook zijn er nog psychotische stoornissen die veroorzaakt worden door giftige stoffen (o.a. trichloorethyleen (oplosmiddel), benzine, nicotine, paddenstoelen, nachtschade), drugs (o.a. cannabis, XTC) of lichamelijke ziekten (o.a. hersentumor, epilepsie, ziekte van Alzheimer en andere dementieën). Het moge duidelijk zijn dat bij ouderen de laatstgenoemde oorzaken het eerst onderzocht worden bij een plotseling optredende psychose. Psychotische symptomen door lichamelijke ziekten komen heel veel voor bij een delier bij ouderen. En zoals in ▶ par. 7.3.6 'Delier bij ouderen' beschreven staat, kunnen medicijnen een delier en dus ook psychotische verschijnselen veroorzaken, zoals morfinepreparaten die bij pijn voorgeschreven worden.

Maar misschien wel de bekendste en ernstigste psychotische stoornis is de *schizofrenie*. Schizofrenie begint meestal vóór het 45^e levensjaar, maar bij een belangrijke minderheid (10-20%) doen de eerste psychotische verschijnselen zich later voor. Hoe vaak de ziekte voorkomt, is niet precies bekend, maar men schat dat het bij 36 per 100.000 mensen optreedt. Vrouwen zouden een zesmaal zo grote kans hebben op *late onset*-psychose (het ontstaan van een psychose op latere leeftijd). Dit in tegenstelling tot de situatie bij jongere volwassenen, bij wie psychotische stoornissen juist meer onder mannen voorkomen. Op grond hiervan is wel de suggestie gedaan dat vrouwelijke geslachtshormonen een belangrijke beschermende rol zouden spelen tot aan de menopauze. Echter, er is betrekkelijk weinig onderzoek gedaan naar psychose en schizofrenieachtige aandoeningen onder ouderen.

Het is een belangrijke actuele onderzoeksvraag in hoeverre schizofrenie (maar ook psychotische stoornissen in bredere zin) optredend op volwassen leeftijd (vóór de leeftijd van 40 jaar) verschilt van de situatie daarna (laat ontstaan, na het 44^e jaar; zeer laat ontstaan, na het 64^e jaar). Wat we vooral zien bij de laat ontstane schizofrenie, is dat deze vaak gepaard gaat met slechtere zintuigen. Bij ouderen zien we ook niet zulke complexe bizarre wanen als bij jongere schizofrenen; meestal gaat het om paranoïde wanen in combinatie met een slecht gezichtsvermogen door groene of grijze staar en geheugenstoornissen. Opvallend is ook dat bij de groep met laat ontstane schizofrenie een relatief normaal werkzaam leven en gezinsleven opgebouwd werden, terwijl de jongere groep over het algemeen slechts beperkt heeft kunnen werken en geen gezin heeft kunnen opbouwen. Mensen die met hun schizofrenie oud zijn geworden, verkeren na hun zestigste meestal in een toestand zonder heel erg op de voorgrond tredende wanen en hallucinaties, maar met een teruggetrokken bestaan. Vaak zijn zij erg hulpbehoevend geworden, waarbij het lijkt alsof deze ernstige ziekte het lichaam en de geest murw heeft gemaakt. We spreken dan van een *resttoestandschizofrenie* of *defectschizofrenie*.

Bipolaire stoornissen

De bipolaire stoornis kenden we vroeger onder de naam manisch-depressieve stoornis. In de loop der tijd echter zijn internationaal andere afspraken gemaakt over de kenmerkende symptomen van de ziekte. Het 'golvende' patroon van de stemming is het meest kenmerkend, ook als er geen uitgesproken manie optreedt tussen de depressieve episodes in. Andersom kan iemand met een bipolaire stoornis ook recidiverende manische episodes hebben zonder echte depressieve episodes. Bipolaire stoornissen bij ouderen verschillen niet veel van die bij volwassenen. Bij ouderen zijn de manieën wat minder psychotisch gekleurd dan bij volwassenen en zien we in de depressieve fase vaak ook een somatische achteruitgang. Bij somatische achteruitgang moeten we denken aan hartfalen, dehydratie en exacerbaties van COPD. Tijdens een manische fase is een ouder iemand sneller door zijn 'reserves' heen en kan er een acuut omslagpunt zijn, waarbij de drukke periode plotseling overgaat in een inactieve depressieve episode. Het lichaam en de geest zijn dan volkomen uitgeput door de vele prikkels en te weinig slaap.

Voor de diagnostiek, maar ook voor de behandeling, gebruikt men vaak de Life Chart Methode (LCM). Hierbij geeft de patiënt zelf aan hoe iedere dag verlopen is qua activiteiten. Gevraagd wordt hoeveel moeite men had met doelgerichte activiteiten, of men beperkt werd in het dagelijks functioneren en hoe de stemming was. Patiënten kunnen door deze lijsten inzicht krijgen in hun manie en depressie en in de vraag wat hun medicatie daar voor invloed op heeft.

Een goede diagnostische lijst is de Mood Disorder Questionaire (MDQ-NL). De MDQ geeft grote verdenking op een bipolaire stoornis bij een A-score van minimaal 7 plus een 'ja' bij B en een 2 of 3 bij C.

- **Behandeling van bipolaire stoornissen**

Het is bij de behandeling van groot belang dat de indrukken en emoties goed gedoseerd worden. Patiënten hebben baat bij een strak dag- en weekprogramma. Medicatie is bijna altijd noodzakelijk. Antidepressiva, antipsychotica en stemmingsstabilisatoren zijn de gebruikte medicijnen. Alle antidepressiva komen in principe in aanmerking bij de behandeling van de depressieve episodes. Antipsychotica zijn geïndiceerd bij de manische episode. De stemmingsstabilisatoren zijn de anti-epileptica valproïnezuur en carbamazepine. Lithium is ook een krachtige stemmingsstabilisator. Gebruik van lithium moet bij ouderen nauwkeurig in de gaten gehouden worden (observeren en rapporteren). Dit heeft te maken met het feit dat lithium een heel smalle therapeutische breedte kent (de dosis is snel te laag of snel te hoog). Ook kan lithium de cognitieve functies nadelig beïnvloeden. Hierdoor kan iemand te snel voor dement worden gehouden. Lithium lijkt erg veel op natrium en in het lichaam kan lithium natrium verdringen uit de lichaamscellen. In lange warme zomers en bij koortsende ziekten kunnen patiënten die lithium gebruiken, veel zweten en daarbij natrium verliezen. Hierdoor stijgt de concentratie lithium in het bloed. Doordat lithium zo'n smalle therapeutische breedte heeft, kan het medicament dan levensgevaarlijk hoge concentraties bereiken. De bloedspiegels van lithium moeten daarom elke drie maanden en bij heftig zweten vaker gecontroleerd worden (zie verder voor lithium ▶ par. 4.3.4).

Persoonlijkheidsstoornissen

De term persoonlijkheid is afgeleid van het Latijnse 'persona' of masker, waardoor direct duidelijk gemaakt is dat persoonlijkheid te maken heeft met het uiterlijke gedrag, dat wat de omgeving van iemand ziet. Het verschil met 'karakter' is dat persoonlijkheid door opvoeding en omgeving beïnvloed wordt, terwijl karakter vaak meer als de aanleg, de aangeboren aard van die persoon, wordt beschouwd. Het karakter is minder veranderlijk dan de persoonlijkheid. De persoonlijkheid kan gedurende het leven beïnvloed worden en veranderen. Dit gebeurt op jonge leeftijd door natuurlijke ontwikkeling, waarbij het kind anderen (ouders, oudere broer of zus) imiteert en later door de directe omgeving leert wat normen en waarden zijn die in die omgeving gewoon zijn. Het is goed om te beseffen dat mensen erg verschillend zijn en dat persoonlijkheidskenmerken een bijzonder vage grens kennen met persoonlijkheidsstoornissen.

De persoonlijkheid is volgens een veel gevolgde theorie een samenspel van een vijftal basiseigenschappen die een glijdende schaal kennen:

- emotionele stabiliteit – instabiliteit;
- introversie – extraversie;
- geslotenheid – openheid;
- kil – warm;
- slordigheid – nauwgezetheid.

Als deze eigenschappen een starheid vertonen of in de desbetreffende cultuur en omgeving ongepast zijn en aanzienlijke beperkingen in functioneren of subjectief lijden veroorzaken, dan kan er sprake zijn van een gestoorde persoonlijkheidsontwikkeling.

Over het algemeen is in die al dan niet gestoorde persoonlijkheidsontwikkeling over tientallen jaren een duidelijk patroon te zien. Om te spreken van een echte stoornis moet het patroon dan ook vanaf de jongvolwassenheid reeds aanwezig zijn. Bij eenzame ouderen zijn die patronen soms moeilijk te achterhalen, want de persoon zelf zal zich er niet altijd bewust van zijn. Daarom is een heteroanamnese ook belangrijk.

Geschat wordt dat 6-13% van de ouderen voldoet aan criteria van een persoonlijkheidsstoornis. Het is duidelijk geworden dat het gedrag dat gebonden is aan de persoonlijkheid, onderhevig is aan veranderingen in de cognitieve vermogens van ouderen. Het wordt ook beïnvloed door afname van impulsiviteit en innerlijke drang (aandrift) en de achteruitgang van de zintuigen. Door verlies aan hersenweefsel kan ook de persoonlijkheid veranderen, wat we vaak zien bij mensen die een CVA hebben doorgemaakt. Afhankelijk van de lokalisatie van het verloren hersenweefsel kunnen persoonlijkheidskenmerken versterken of afzwakken. Bij frontaal gelokaliseerde hersenletsels treedt vaak ontremming op, waardoor mensen hun aandrift niet kunnen indammen.

Persoonlijkheidsstoornissen bij ouderen vragen aparte aandacht, omdat er valkuilen bestaan bij de diagnostiek, die te maken hebben met de sociale situatie van ouderen. Er zijn drie clusters persoonlijkheidsstoornissen vastgesteld in de DSM-IV-TR (zie verder ▶ par. 6.3 'Persoonlijkheidsstoornissen').

Door aanwezigheid van een persoonlijkheidsstoornis is de:
- prognose en terugvalkans van een depressie slechter;
- therapietrouw lager;
- kans op zorgweigering groter;
- motivatie van de hulpverlener lager.

Valkuilen bij de diagnostiek van persoonlijkheidsstoornissen bij ouderen

- **Risico bij cluster A is overdiagnostiek**

Ouderen vertonen meer rigide gedrag en achterdocht door achteruitgang van cognitieve functies en functioneren van de zintuigen. De sociale isolatie komt door verliezen in de omgeving. Dit is dus geen bewuste keuze, zoals bij echte persoonlijkheidsstoornissen uit dit cluster. Voor het verpleeghuis is het van belang de onverschilligheid van de bewoner te accepteren. Houd afstand en laat de bewoner zichzelf blijven. Blijf echter wel zakelijk.

- **Risico bij cluster B is onderdiagnostiek**

Er zijn geen werkproblemen bij ouderen, die bij de diagnostische criteria veel aandacht krijgen. Ouderen zijn minder impulsief. Ze hebben minder driftleven en er wordt door hen minder belang gehecht aan lichamelijke aantrekkelijkheid. Ze lijken echter sneller hypochonder door hun angst voor ouderdomsziekten. Voor het verpleeghuis is het van belang grenzen te stellen en heel consequent op te treden. Lichamelijke klachten moeten serieus genomen worden en niet gebagatelliseerd. Hinderlijk gedrag moet bespreekbaar gemaakt worden.

- **Risico bij cluster C is onder- maar ook overdiagnostiek**

De diagnostische criteria van dit cluster hebben ook weer veel betrekking op werksituaties, waardoor onderdiagnostiek mogelijk is. Met name voor de afhankelijke persoonlijkheidsstoornis geldt dat bij ouderen met lichamelijke en cognitieve stoornissen de zorgafhankelijkheid juist overdiagnostiek teweeg kan brengen. Voor het verpleeghuis geldt als algemene stelregel voor bewoners met een cluster-C-stoornis dat zij gestimuleerd moeten worden om activiteiten te ondernemen. Dit moet stapsgewijs uitgebouwd worden, waarbij het gevoel van eigenwaarde vergroot kan worden. Door hen hun eigen gewoonten en regels te laten houden, wordt de angst gereduceerd.

Behandeling van persoonlijkheidsstoornissen

Medicamenteus is er geen behandeling voor persoonlijkheidsstoornissen. Medicatie dient ter symptoombestrijding. Mensen met een cluster-B- of cluster-C-persoonlijkheidsstoornis zijn geneigd veel kalmerende medicijnen voorgeschreven te krijgen, dan wel deze af te dwingen bij de artsen. Bij cluster B gebruikt men de benzodiazepinen om impulsen te onderdrukken en bij cluster C om angst te bestrijden. Bij cluster A kan een antipsychoticum gebruikt worden als mensen naar het psychotische afglijden, en voor angst bij cluster C kunnen antidepressiva (SSRI's) van nut zijn.

Cognitieve gedragstherapie en psychodynamische therapie zijn specialistische behandelingen die de persoonlijkheidspathologie kunnen doen verminderen. Cognitieve therapie gaat vooral uit van de invloed van het denken op het gevoelsleven en het doen. Wie belangrijke zaken en gebeurtenissen in zijn leven gewoonlijk vanuit een negatief standpunt beziet, wordt makkelijker angstig, somber of geïrriteerd, met alle negatieve gedragingen tot gevolg. In cognitieve therapie onderzoeken therapeut en patiënt of die negatieve wijze van denken wel helemaal klopt. Dat gebeurt in nauwe samenwerking met elkaar. De nadruk ligt op het wijzigen van de manier van denken die mensen met een emotioneel probleem hanteren.

Bij *psychodynamische therapie* kijkt de psychotherapeut naar de samenhang van de bewuste en onbewuste emotionele belevingen die betrekking hebben op het gedrag. In tegenstelling tot de cognitieve therapie, waarbij men praktisch en in het heden oplossingen zoekt, gaat de psychodynamische therapie meer 'de diepte' in. Het is gebaseerd op de psychoanalyse van Sigmund Freud. Hierbij werd het onbewuste onderzocht en verklaard. Soms gebruikt de therapeut daarbij hypnose.

Mensen met persoonlijkheidsstoornissen zijn in staat om hun omgeving onder grote druk te zetten en in teams van verzorging en verpleging tweespalt te zaaien. Teams moeten goed overleggen en consequent met het gedrag van de patiënt omgaan. Daarbij moeten ze goed bedenken dat de patiënt het gedrag op onbewust niveau uitvoert en er niet bewust op uit is om de omgeving tot last te zijn.

Voorbeelden van persoonlijkheidsstoornissen in het verpleeghuis zijn bewoners die zich afhankelijker opstellen dan op grond van hun hulpbehoevendheid noodzakelijk is, en die als 'claimend' aangemerkt worden. Dit kan het risico met zich meebrengen dat hun geen hulp wordt geboden als dat echt nodig zou zijn. Of mensen met antisociaal gedrag, die zich aan geen enkele huisregel houden en die teams uit elkaar drijven doordat ze uiterst charmant tegen de ene hulpverlener zijn (van wie zij iets gedaan kunnen krijgen) en zich van de ander niets aantrekken of tegen wie zij zich zelfs fysiek agressief kunnen opstellen (als diegene hen met sancties gedreigd heeft).

Voor verpleeghuispersoneel is het goed om niet alle persoonlijkheidsstoornissen te kennen, maar wel om de drie clusters te herkennen (zie ook ◘ tabel 7.6). Deze vertonen gemeenschappelijke kenmerken: cluster-A-mensen laten vreemd gedrag zien dat moeilijk invoelbaar is, cluster-B-mensen richten zich op de buitenwereld en vragen aandacht (positief of negatief) en cluster-C-mensen zijn naar binnen gekeerd en angstig.

Tabel 7.6 Algemene tips voor de omgang met de drie clusters persoonlijkheidsstoornissen		
cluster A	cluster B	cluster C
afstandelijke benadering en privacy bieden	consistent beleid en grenzen stellen	veranderingen van tevoren bespreken
zakelijk contact	pas communicatie aan en stimuleer autonomie	eventueel afspraken op schrift geven en controle bij bewoner laten
valkuil: verwaarlozing	valkuil: splitsing	valkuil: strijd
ondersteunende medicatie: lage dosis antipsychoticum	ondersteunende medicatie: SSRI of lage dosis antipsychoticum	ondersteunende medicatie: SSRI of kortdurend een benzodiazepine

7.4 Transculturele psychiatrie

M.T. van den Berg

7.4.1 Inleiding

Deze paragraaf is een uitnodiging aan verpleegkundigen en alle andere professionals die met psychiatrie te maken hebben, om over de horizon van de eigen cultuur heen te kijken. Een belangrijke eerste stap daarin is het besef dat elke persoon, patiënt en behandelaar een eigen unieke en steeds veranderende culturele achtergrond heeft. Het echt contact maken met de patiënt vanuit zijn belevingswereld is dan ook een belangrijk uitgangspunt in de hulpverlening.

In elke vorm van hulpverlening komt men verschillen tegen. Dat zijn niet alleen culturele verschillen. Ook verschillen in leeftijd, geslacht, seksuele geaardheid, opleidingsniveau, sociale klasse, politieke overtuiging, religie en inkomen stellen eisen aan de hulpverlening. In dit bredere verband wordt vaak de term 'diversiteit' gebruikt. In deze paragraaf beperken we ons tot een beschrijving van de culturele verschillen en de vraag hoe daarmee om te gaan in de psychiatrie.

Migranten, allochtonen: over wie gaat het?

Deze paragraaf gaat over de begeleiding en behandeling van mensen met een niet-Nederlandse culturele achtergrond. Migranten en hun kinderen ervaren het als onplezierig als zij worden aangesproken of benoemd als 'allochtoon'. Het heeft de toon van: anders-zijn, erbuiten staan. Daarom is het woord allochtonen overal vervangen door de term migranten of niet-westerse personen.

Multiculturele samenleving

Nederland is een migratieland. Migratie betekent verhuizen. Je kunt verhuizen binnen en buiten Nederland. Verhuizen vanuit Nederland naar een ander land heet emigreren en verhuizen van het buitenland naar Nederland heet immigreren. 10% van de Nederlandse bevolking bestaat uit niet-westerse migranten afkomstig uit 170 verschillende landen.

Turken, Surinamers, Marokkanen en Antillianen vormen de grootste groepen. Zij zijn voornamelijk gevestigd in de grote steden. In Amsterdam had 50% van de inwoners in 2009 een niet-westerse achtergrond. De verwachting is dat in 2030 een op de drie Nederlanders een niet-westerse culturele achtergrond heeft. Ondertussen krijgt Nederland vanwege de uitbreiding van de Europese Unie (EU) veel westerse migranten binnen, die erg arm zijn, met name uit Oost-Europa. Hier zijn ook grote cultuurverschillen aanwezig. In Nederland kunnen we dan ook spreken van een multiculturele samenleving.

Als we het hebben over migranten, bedoelen we alle migranten, westers of niet-westers. De gehele gezondheidszorg heeft dus te maken met een patiëntenbestand uit vele culturen. Daarom is het van belang dat alle medewerkers in de zorg zich in dit thema verdiepen.

7.4.2 Transculturele psychiatrie

De transculturele psychiatrie is een specialisatie binnen de psychiatrie die psychiatrische verschijnselen en ziekten in verschillende culturen met elkaar vergelijkt. In de zorg wordt rekening gehouden met de herkomst, normen en waarden en gewoonten van de migranten (de culturele context).

Veel mensen maakten zich 25 jaar geleden zorgen over het feit dat weinig migranten in de GGZ terechtkwamen, maar het zorggebruik is inmiddels toegenomen. De belangstelling voor dit vakgebied groeit door de toename van patiënten met een migrantenachtergrond en de knelpunten die dit veroorzaakt. Ook spelen de maatschappelijke spanningen tussen etnische groepen een rol. Onderzoek heeft aangetoond dat de gezondheidsverschillen tussen groepen soms veel groter en soms veel kleiner zijn dan vroeger werd gedacht.

Problemen in de hulpverlening
Een goede relatie tussen patiënt en hulpverlener is een basisvoorwaarde voor effectieve hulp (het doel bereiken). Bij patiënten die uit een andere cultuur afkomstig zijn, is dit niet altijd het geval. De volgende oorzaken van een falende GGZ voor migranten spelen een rol:
- De hulpverlener is onvoldoende op de hoogte van de denk- en leefwereld van de patiënt.
- Hulpverlener en patiënt hanteren een ander spel en andere spelregels.
- Hulpverlener en patiënt hanteren een ander model voor omgang met de werkelijkheid.
- De hulpverlener is niet in staat de juiste diagnose en bijbehorend behandelplan vast te stellen op basis van het cultuurgebonden verhaal en gedrag van de patiënt.

Dit geldt ook voor hulpverleners met een niet-Nederlandse achtergrond. Bijvoorbeeld een Antilliaanse hulpverlener is niet automatisch op de hoogte van de achtergrond van Turkse Nederlanders.

Cultuur
Elk mens heeft een eigen cultuur, die voortdurend verandert door interactie met zijn omgeving. Dit uit zich in kennis en opvattingen, in normen en waarden. Wat is goed, wat

Tabel 7.7 Ik- en wij-cultuur

gericht op individueel belang	gericht op groepsbelang
kerngezin	grootfamilie, inclusief grootouders ('extended family')
sociale status verworven	sociale status door geboorte
zwakke sociale banden	sterke sociale banden
kiest zelf partner	geen eigen partnerkeuze
onafhankelijkheid	afhankelijkheid van de groep
individueel belang voorop	belang van de groep voorop
nadruk op vooruitgang	nadruk op tradities

is slecht, welk doel wil ik bereiken? Waar ben ik tegen? En ten slotte gedrag: hoe ga ik daarmee om? Hoe gedraag ik mij?

Culturen veranderen in de tijd. Culturele grenzen zijn lastig te bepalen. Cultuurverschillen zijn vaak minder duidelijk dan men denkt. Vandaag de dag bestaan er veel sub- en mengculturen. Het is eigenlijk niet meer verantwoord om te spreken van 'de Turkse cultuur'. Of om Máxima te citeren: 'Dé Nederlander bestaat niet.'

Het spreekt voor zich dat cultuur een grote rol speelt in de uitleg en verklaring van en omgang met psychische klachten.

Ik- en wij-cultuur

In de sociologie wordt onderscheid gemaakt tussen een ik- en een wij-cultuur. Bij de ik-cultuur is de cultuur op het individu gericht (individualistische cultuur), bij de wij-cultuur wordt het belang van de gemeenschap boven dat van het individu gesteld (collectivistische cultuur).

Mensen die afkomstig zijn uit een wij-cultuur, waarin het groepsbelang meestal vooropstaat, hebben soms moeite met de Nederlandse ik-cultuur, waarin het individuele belang meestal vooropstaat. Dit geldt ook andersom. Deze culturele tegenstelling kan soms spanning veroorzaken binnen een behandeling. De verschillen tussen de ik- en wij-cultuur worden in ◘ tabel 7.7 weergegeven. Let wel: dit is een zwart-witschema. Ook hierbij zal altijd naar de nuance en de individuele situatie moeten worden gekeken.

Illness en disease

Er bestaat een verschil tussen de ziekte zoals de patiënt die beleeft, en hoe de hulpverlener die ziet. In het Engels zijn daar de volgende termen voor. *Illness* verwijst naar de manier waarop de patiënt de ziekte beleeft (subjectieve gevoel). Het begrip *disease* verwijst naar de vertaling van de klachten door de arts aan de hand van professionele diagnostische criteria (objectief). De transculturele psychiatrie richt zich op de illness: de beleving van de patiënt zelf.

Algemeen geldend of cultuurgebonden

De transculturele psychiatrie houdt zich bezig met de vraag of afwijkend gedrag en psychische aandoeningen overal ter wereld min of meer op dezelfde manier en in dezelfde mate voorkomen. Ook is de vraag of gestoord gedrag opgevat kan worden als cultuurgebonden.

Wat in de ene cultuur ziek wordt genoemd, kan in een andere als normaal worden beschouwd. Denk hierbij aan de uiteenlopende opvattingen over homoseksualiteit in verschillende culturen. Zowel in orthodox-christelijke als in islamitische kring bestaat een afwijzende opvatting ten aanzien van de homoseksuele leefstijl. Zelfs de DSM-criteria veranderen als gevolg van culturele veranderingen in de Verenigde Staten: in 1973 werd homoseksualiteit als ziekte uit de DSM-II verwijderd!

De DSM-criteria zijn gebaseerd op onderzoek bij Noord-Amerikaanse en West-Europese patiënten. Dat betekent dat de criteria van de DSM niet zonder meer als algemeen geldend bruikbaar zijn. Er bestaan ook Chinese, Japanse en Cubaanse classificatiesystemen voor psychiatrische ziekten. Ook psychiatrische behandelingen kunnen niet overal hetzelfde worden uitgevoerd. Bij het voorschrijven van medicijnen bijvoorbeeld moet men rekening houden met variaties in de stofwisseling bij patiënten uit diverse culturele groepen. Zie verder ▶ par. 7.4.4 'Diagnostiek'.

7.4.3 Verschillen in geestelijke gezondheid en zorggebruik

Verschillen in (geestelijke) gezondheid

Er bestaan in Nederland duidelijke verschillen in gezondheid tussen verschillende etnische groepen. Een groot deel van de migranten heeft een minder goede sociaaleconomische positie. De cijfers over verschillen in geestelijke gezondheid en zorggebruik tussen migranten en autochtone Nederlanders moeten dus altijd hierop worden gecorrigeerd. Maar ook na deze aanpassing blijken er belangrijke verschillen te bestaan. Ook binnen de niet-westerse groepen bestaan grote verschillen in gezondheid en zorggebruik. Migranten moeten dus niet als één groep beschouwd worden. De verschillen worden doorgaans bij bepaalde groepen gevonden en bij andere niet.

Op de eerste plaats is er een groot verschil in het beleven van de gezondheid. 45% van de Turken, 39% van de Marokkanen en 29% van de Surinamers die in Nederland wonen, voelt zich ongezond, tegenover 15% van de autochtonen!

Andere somatische voorbeelden zijn het vaker voorkomen van diabetes mellitus onder Hindoestanen. Dit geldt ook voor hypertensie bij negroïde Surinamers en Antillianen.

Onderzoek heeft aangetoond dat het risico op schizofrenie vier- tot vijfmaal hoger is onder niet-westerse migranten. Ook is er een verhoogde aanwezigheid van psychotische stoornissen onder Marokkaanse (mannen), Surinaamse en Antilliaanse migranten (zie ▶ par. 7.4.5 'Psychiatrische stoornissen in cultureel verband').

Depressie tussen 55 en 75 jaar komt voor bij 14% van de autochtone Nederlanders; bij Marokkanen is dit 33% en bij Turken 61% (zie ▶ par. 7.4.5 'Psychiatrische stoornissen in cultureel verband')!

Verschillen in zorggebruik

Niet-westerse patiënten weten de weg naar de GGZ steeds beter te vinden. De toename van de vraag om hulp is een gunstig teken. Er blijft echter nog veel te verbeteren. Waarschijnlijk is het zo dat vooral de migranten die redelijk geïntegreerd zijn in de Nederlandse samenleving, de personen zijn die zich steeds meer melden bij de GGZ. De GGZ zal zich extra moeten inspannen om de mensen met een lage sociaaleconomische positie te bereiken. Zij hebben juist een verhoogd risico op psychiatrische problemen. Vaak hebben zij de weg naar de GGZ nog onvoldoende gevonden. Verder is gebleken dat migranten in de GGZ vaker hun behandeling vroegtijdig staken. Ook dat is een grote bron van zorg.

7.4.4 Diagnostiek

Verklaringsmodellen

Mensen met verschillende culturele achtergronden hebben vaak zeer verschillende opvattingen over het begrip ziekte, de gevolgen ervan, en hoe deze te behandelen. Zij hebben een ander verklaringsmodel. Het westerse verklaringsmodel verschilt sterk van andere, niet-westerse modellen. Bij de laatste modellen wordt ziekte meer als een verstoring van het evenwicht van krachten gezien of als beïnvloed door onzichtbare krachten, zoals geesten, demonen of vloeken.

Een verklaringsmodel geeft een verklarende beschrijving van de oorzaken, symptomen, behandeling en het verloop van de aandoening. Een verklaringsmodel heeft dus veel invloed op de manier waarop iemand met zijn klachten omgaat. De antropoloog Arthur Kleinman ontwikkelde een methode om verklaringsmodellen te meten.

Door het verkennen van het verklaringsmodel van ziekte kunnen patiënten en families beter begrepen worden. De therapeut kan deze methode toepassen door het stellen van de volgende vragen.
- Hoe noemt u het probleem?
- Wat denkt u dat de ziekte teweegbrengt?
- Wat denkt u dat het natuurlijke verloop van de ziekte is?
- Waar bent u bang voor?
- Waarom denkt u dat deze ziekte of dit probleem zich heeft voorgedaan?
- Hoe denkt u dat de ziekte moet worden behandeld?
- Hoe kunnen wij u helpen?
- Bij wie kunt u terecht voor hulp?
- Wie moet worden betrokken bij de besluitvorming?

- **Cultuurgebonden syndromen**

Een cultuurgebonden syndroom (groep met elkaar samengaande symptomen) is een gemoedstoestand of psychische aandoening die zich uitsluitend of voornamelijk voordoet in een bepaalde cultuur of culturele groep. 'Aandoening' is in dit geval een relatief begrip, dat wil zeggen: wat door buitenstaanders als pathologisch gedrag wordt gezien, kan in de eigen cultuur als een normaal verschijnsel worden beschouwd.

Ziekten zoals depressie, kunnen in verschillende landen verschillende vormen aannemen. In China gaat depressie zelden gepaard met verlies aan zingeving; vaker treden lichamelijke klachten zoals moeheid op, evenals angst. Volgens sommige wetenschappers kan ook schizofrenie worden gezien als een westerse aandoening. Weliswaar komt schizofrenie in alle culturen voor, maar in het westen ligt het percentage aanzienlijk hoger. De westerse culturen kennen zelf ook een aantal aandoeningen die daarbuiten niet voorkomen, bijvoorbeeld bepaalde vormen van eetstoornis (anorexia nervosa en boulimia nervosa). Andersom wordt bijvoorbeeld in het westen gesproken van een afhankelijke persoonlijkheidsstoornis, bij gedrag dat in bepaalde niet-westerse landen als normaal wordt beschouwd.

In de DSM-IV-TR worden 25 cultuurgebonden syndromen genoemd. Voorbeelden zijn *koro* en *latah*. Met koro wordt de panische angst aangeduid voor het zich terugtrekken van de penis in de buikholte, die men soms ziet bij mannen in Zuidoost-Azië. Latah staat voor een angstreactie die men soms ziet bij vrouwen in Indonesië en die gepaard gaat met het uiten van schuttingwoorden en het vertonen van bizar gedrag.

Cultural Formulation of Diagnosis (CFD)

Vanwege de toenemende culturele en etnische diversiteit van de Nederlandse bevolking is een meer cultuurgevoelige diagnostiek noodzakelijk.

In een van de bijlagen van de DSM-IV-TR is de zogenoemde Cultural Formulation of Diagnosis (CDF) opgenomen. Het doel hiervan is om in de psychiatrische diagnostiek en behandeling de rol van culturele factoren mee te nemen. De CFD is in de Verenigde Staten ontwikkeld en bestaat uit vier categorieën:
- de culturele identiteit van de cliënt;
- culturele verklaringen voor de klachten;
- culturele factoren in de psychosociale omgeving en het functioneren;
- culturele elementen in de relatie tussen cliënt en hulpverlener.

Door de gegevens die hierdoor verkregen zijn, kan vastgesteld worden hoe culturele aspecten de diagnostiek en behandeling beïnvloeden.

Cultureel interview

Het culturele interview is een Nederlandstalige vragenlijst die moet leiden tot de vaststelling van een CFD, als aanvulling op de gestelde diagnose. Tezamen vormen ze een cultuurgevoelige diagnose in de DSM-IV-TR.

Het culturele interview geeft informatie over cultuurspecifieke aspecten, zoals:
- de taal die thuis en buitenshuis gesproken wordt;
- de (gemengde) etnische herkomst en hoe die zich verhoudt tot andere etnische groepen;
- de mate van overname van elementen uit de Nederlandse cultuur;
- andere dan in Nederland gebruikelijke verklaringen voor ziekte;
- de omgang met klachten;
- de normen en waarden in het gezin;
- de religieuze opvattingen en inbedding van de positie vroeger en nu ten opzichte van hulpverlening.

Alleen al het feit dat de patiënt over hiervoor genoemde zaken kan spreken, opent in veel gevallen voor de hulpverlener deuren die vóór de afname van het interview gesloten bleven. Ook kunnen diagnostische resultaten beter worden verklaard.

Het is alleen zinvol om het culturele interview af te nemen als de informatie ook wordt betrokken in het verdere behandelproces. Zo kunnen bijvoorbeeld wensen van de patiënt over het al dan niet betrekken van zijn omgeving verhelderd worden aan de hand van de vraag hoe de klachten in de eigen cultuur worden geïnterpreteerd.

7.4.5 Psychiatrische stoornissen in cultureel verband

Bij een aantal stoornissen is onderzoek gedaan naar de verschillen in vóórkomen, verschijningsvormen en de effectiviteit van behandelvormen van verschillende culturele groepen in Nederland. Hierna wordt weergegeven wat er tot nog toe bekend is per stoornis.

Angststoornissen
- **Vóórkomen**

Wat betreft angststoornissen lijkt een verhoogd risico te bestaan voor Surinamers, Antillianen en Marokkanen en een verlaagd risico bij Turken. Dit laatste zou mogelijk verklaard kunnen worden door het sterke sociale netwerk binnen de Turkse gemeenschap.

Uit enkele onderzoeken blijkt dat tweedegeneratiemigranten meer risico lopen op psychiatrische stoornissen dan eerstegeneratiemigranten.

Onderzoek onder Afghaanse, Somalische en Iraakse vluchtelingen en asielzoekers in Nederland wijst uit dat onder deze groepen relatief veel angst wordt gerapporteerd, vooral door vrouwen en door ouderen.

- **Behandeling**

De algemene Multidisciplinaire Richtlijn Angststoornissen zegt niets over interculturele zorg. Joop de Jong ontwikkelde daarom het Intercultureel Addendum Angststoornissen. Deze aanvulling geeft inzichten en aanbevelingen voor de toepassing van deze algemene richtlijn bij de interculturele zorg.

Stemmingsstoornissen
- **Vóórkomen**

Depressieve symptomen komen bij oudere (eerste generatie) Turkse en Marokkaanse migranten veel voor in vergelijking met oorspronkelijke Nederlanders. Ook blijkt dat de psychische en lichamelijke symptomen van depressie bij hen meer samenhangen dan bij oorspronkelijke Nederlanders. Bij Turken en Marokkanen komt suïcide minder vaak voor in vergelijking met de oorspronkelijke Nederlanders. Bij Surinamers juist meer. Onder jonge migranten met een niet-westerse achtergrond, komt relatief meer suïcide voor dan onder jonge autochtonen. Net als bij de autochtonen komt ook bij de migranten meer suïcide voor onder mannen dan onder vrouwen, maar tussen de diverse etnische groepen zijn op dit punt grote verschillen.

- **Behandeling**

Verschillen in uiting van symptomen en gedrag bij een depressieve stemming kunnen ook samenhangen met de religieuze achtergrond. Marokkaanse patiënten horen niet te klagen over een sombere stemming, omdat een goed gelovige islamiet moet accepteren hoe hij zich voelt. Alles wat je overkomt, is van Allah. Het feit dat zelfdoding verboden is in de islam, maakt de kans op een vermijdend antwoord op de vragen over suïcide ook groter. Dit geldt overigens ook voor gelovige christenen. Bij diagnostiek zal men daarom extra alert moeten zijn of een depressie niet de primaire onderliggende stoornis is.

Bij migranten kunnen stemmingsstoornissen zich anders voordoen. Bovendien zal ook de behandeling vaak aangepast moeten worden. Ondanks het feit dat tegenwoordig depressie steeds meer als een (medische) ziekte wordt benoemd, betekent het hebben van een depressie (of een bipolaire stoornis) voor migranten toch vaak nog een toestand waarvoor men zich schaamt. Om deze reden kan het ook moeilijk zijn om openhartig over een depressie te praten.

Ook als typisch depressieve symptomen (somberheid, verminderde interesse en verminderd plezier beleven) vaak niet op de voorgrond staan, kan er toch sprake zijn van een depressie. Depressies worden door migranten vaak beleefd en toegeschreven aan relatieproblemen en lichamelijke klachten. Daarom is het intensief uitvragen (en volgen) van de lichamelijke klachten zeer belangrijk. Suïcidaliteit (op religieuze gronden vaak verboden) wordt veelal slechts in bedekte termen aangegeven.

Door Turkse en Marokkaanse cliënten wordt een depressie nogal eens als het volgende syndroom gepresenteerd: moeheid, lusteloosheid, hoofdpijn, slaapstoornissen, overgevoeligheid voor licht en geluid, prikkelbaarheid en/of neiging zich terug te trekken (geen bezoek aan moskee, markt en familie). Over somberheid daarentegen wordt vaak niet geklaagd.

Persoonlijkheidsstoornissen

Van persoonlijkheidsstoornissen is bekend dat zij cultuurgevoelig zijn. Over dit onderwerp, het vóórkomen en de behandelmethode is weinig bekend. Een paar jaar geleden stond er een interessant bericht in de krant, waarin duidelijk wordt dat een onjuiste diagnose verstrekkende gevolgen kan hebben.

Man zat vijftien jaar in tbs-kliniek zonder gek te zijn *(de Volkskrant, 11 maart 2009)*

AMSTERDAM - Een Nederlander van Marokkaanse afkomst die bijna vijftien jaar in een tbs-kliniek zit, zal hoogstwaarschijnlijk worden vrijgelaten. Uit recent onderzoek in het Pieter Baan Centrum (PBC) blijkt dat Bensaïd N. (65) geen persoonlijkheidsstoornis heeft. Bensaïd N. sloeg in 1994 zijn vrouw op het hoofd met de platte kant van een bijltje. Ze raakte gewond, maar liep geen blijvende gezondheidsschade op. Vanwege poging tot doodslag kreeg N. een jaar celstraf en tbs, op grond van een rapport van het Pieter Baan Centrum. Hij zou verminderd toerekeningsvatbaar zijn en kampen met een 'ernstige, gecombineerde paranoïde en narcistische persoonlijkheidsstoornis'. Het is misgegaan omdat de Marokkaan N. is beoordeeld naar westerse maatstaven, stelt Joop de Jong, hoogleraar culturele en internationale psychiatrie aan de VU in Amsterdam en de University School of Medicine in Boston (VS). Hij sprak N. in 2003 in het kader van een contra-expertise. Volgens De Jong lijkt N. narcistisch en paranoïde, maar is hij dat niet. Zijn trotse, wantrouwende houding is 'met westerse ogen verkeerd geïnterpreteerd'. Dat N. voor een relatief klein delict vijftien jaar heeft vastgezeten, noemt De Jong 'een pure schande'.

Schizofrenie

- **Vóórkomen**

Het aantal eerste opnames voor schizofrenie bij mensen uit Suriname of de Nederlandse Antillen is twee tot vijf keer zo hoog als bij andere Nederlanders. Ook jonge mannen uit Marokko hebben een verhoogd risico. Voor Turkse en westerse immigranten is geen verhoogd risico aangetoond.

Schizofrenie blijkt zes keer vaker voor te komen onder eerstegeneratie Marokkaanse Nederlandse mannen dan onder autochtone Nederlanders. De ernst en omvang van de problematiek nemen vooral onder Marokkaanse jongeren toe. Marokkaanse vrouwen hebben geen verhoogd risico.

Alhoewel bij schizofrenie erfelijke factoren een rol spelen, is voor dit hoge aantal onvoldoende biologisch bewijs te vinden. Wel blijkt een samenhang te bestaan met discriminatie en met een persoonlijke of familieachtergrond van migratie.

Het sociale verband waarin etnische minderheden leven, integratie en de vaak daarmee gepaard gaande problemen spelen een rol. Daarnaast is de mate van zich 'thuis voelen' in het land van vestiging een belangrijk aandachtspunt. Gebrek aan 'het zich thuis voelen' gaat vaak gepaard met stress, een trigger voor schizofrenie, evenals middelengebruik. Ook is aangetoond dat schizofrenie vaker voorkomt in subgroepen die woonachtig zijn in omgevingen waar de eigen etnische groep een kleinere minderheid vormt. Deze bevinding geldt ongeacht de specifieke etnische achtergrond. Nederlandse migranten die in gemengde wijken wonen, hebben een hogere kans op schizofrenie dan migranten die in 'zwarte' wijken wonen.

In de Haagse wijken Transvaal en de Schildersbuurt hebben niet-westerse migranten veel minder risico op schizofrenie. Maar in de rest van de stad lopen Marokkanen vier keer zo veel kans op de ziekte. Surinamers en Turken bijna twee keer zo veel.

- **Behandeling**

Psychotische verschijnselen zijn vaak moeilijk vast te stellen. Het kan moeilijk zijn ze te onderscheiden van bepaalde religieuze belevenissen en magische ervaringen. Ook hallucinaties zijn vaak moeilijk te beoordelen. Het horen van stemmen in het hoofd en het horen van de eigen naam is in veel culturen gewoon.

Voor het vaststellen van psychotische kenmerken is het nodig dat er duidelijk sprake is van een afwijking van het gewone gedrag van de patiënt én van een afwijking van de norm van de eigen populatie. In dit verband is het vaak nuttig om aan verwanten uit de cultuur van de patiënt te vragen of zijn belevenissen en ervaringen wel of niet in de eigen cultuur passen. Een heteroanamnese is dus zeer aan te bevelen.

Extra aandacht is van belang bij gebruik van antipsychotische medicatie. Soms is aanpassing van de dosering nodig. In de begeleiding moet rekening worden gehouden met de betekenis van de medicatie voor de patiënt, zoals het effect van de medicatie op de potentie. Ook het medicijngebruik tijdens de ramadan en de mening van traditionele genezers zijn van belang.

In de praktijk, bijvoorbeeld bij Marokkanen, komt het voor dat de psychose wordt toegeschreven aan een 'djinn', een boze geest. Samenwerking en afstemming met traditionele genezers zijn zeer wel mogelijk en kunnen de motivatie voor reguliere behandeling versterken.

Somatoforme stoornissen

- **Vóórkomen**

Over patiënten van niet-westerse herkomst wordt vaak gezegd dat ze 'somatiseren'. Hiermee wordt bedoeld dat ze hun psychische klachten in de vorm van lichamelijke klachten presenteren en ook niet willen instemmen met een psychische verklaring ervan. Uit het oogpunt van een westerse gezondheidszorg is dat lastig en ineffectief. Zulke patiënten melden zich als het ware bij het verkeerde loket en kunnen daar geen adequate hulp krijgen. De presentatie van lichamelijke klachten kan echter wijzen op een andere ziekterepresentatie en/of een andere manier van omgaan met stress.

De vorm van symptomen, dat wil zeggen hoe ze worden geuit en hoe ze worden ervaren ('idiom of distress'), wordt door de cultuur bepaald.

De lichamelijke presentatie van de klachten kan een uitdrukking zijn van een andere 'idiom of distress', één waarin met het lichaam wordt gesproken. Het functionele hiervan kan zijn dat zowel de patiënt als diens naaste omgeving wordt behoed voor schaamtegevoelens.

In veel niet-westerse culturen zijn lichamelijke klachten de sociaal aanvaarde manier om emotioneel lijden tot uitdrukking te brengen. In sommige niet-westerse culturen bestaan er geen woorden om bepaald emotioneel lijden en emoties uit te drukken. Sommige Nederlandse woorden, zoals somber, depressie en neerslachtig, zijn bijvoorbeeld slecht te vertalen in het Berbers (Berbers wordt veel gesproken in Noord-Marokko).

Somatiseren kan ook voortvloeien uit een relatie waarin de patiënt onvoldoende vertrouwen heeft en het veiliger vindt om 'alleen' lichamelijke klachten te presenteren. Dit past bij de constatering dat somatiseren zich vooral voordoet in situaties van machtsongelijkheid: bij laagopgeleiden, vrouwen.

- **Behandeling**

Voor psychosomatische klachten zullen patiënten uit niet-westerse culturen waarschijnlijk sneller een traditionele genezer bezoeken. De kracht van traditionele genezers ligt onder andere in hun vermogen aan te sluiten bij de persoonlijke cultureel bepaalde psychologische en sociale aspecten van de klachten. Het is aan te bevelen een gespecialiseerd aanbod voor niet-westerse patiënten met psychosomatische problematiek verder uit te breiden, eventueel in samenwerking met traditionele genezers.

7.4.6 Uitgangspunten voor de behandeling en begeleiding

De transcultureel werkende hulpverlener heeft volgens Frank Kortmann (2006) de volgende eigenschappen nodig.

Kennis
Van belang is kennis van culturele ziekteverklaringen, de beperkte bruikbaarheid van diagnostische instrumenten, en van culturele verschillen in de effectiviteit van de behandeling bij specifieke stoornissen.

Werkrelatie
Zoals al eerder gezegd, is een goede relatie tussen patiënt en hulpverlener een basisvoorwaarde voor effectieve hulp. Voor het aangaan en onderhouden van een hulpverleningsrelatie is het belangrijk dat de hulpverlener de denk- en leefwereld van de patiënt enigszins kent. Hij moet zich ook bewust zijn van zijn eigen functioneren en zijn eigen culturele bepaaldheid. Hoe meer hij daarmee vertrouwd is, des te meer hij zich in de patiënt kan verplaatsen en empathisch op hem kan reageren. Voor een goede werkrelatie is het eveneens belangrijk dat partijen op één lijn zitten wat betreft het doel van de hulpverlening en de spelregels die worden gehanteerd.

Vaardigheden
Het is belangrijk dat de hulpverlener creatief is bij het bedenken en het aanbieden van behandelingen die niet alleen professioneel zijn, maar ook zinvol en acceptabel in de ogen van de patiënt.

Voor een hulpverlener is erkenning van iemands etnische identiteit van belang. Ook het bespreken van etnische aspecten is een belangrijk onderdeel van een cultureel competente behandeling en begeleiding. Het serieus nemen van de cultuurspecifieke beleving van zijn ziekte door de patiënt is van belang voor het genezingsproces.

Houding
Bij de behandeling van niet-westerse patiënten zijn de volgende houdingsaspecten van belang voor hulpverleners:
- onderzoeken, respecteren en integreren van het verklaringsmodel van de patiënt;
- meenemen van informatie over de culturele (migratie)achtergrond, bijvoorbeeld uit het culturele interview, in diagnose en behandelplan;
- aannemen van een communicatieve, open en respectvolle houding; de hulpverlener durft eventueel aan te geven weinig af te weten van de culturele achtergrond van de patiënt en laat merken er graag van de patiënt over te willen leren.

7.5 Bijlage 7.1 Vragenlijsten specifiek voor mensen met een verstandelijke beperking

ABC	De Aberrant Behavior Checklist is bij herhaald meten bruikbaar voor het meten van het effect van interventies op probleemgedrag in schalen als prikkelbaarheid, lethargie en stereotyp gedrag.
AVZ-R	De Autisme- en Verwante stoornisschaal voor Zwakzinnigen is een vragenlijst die autismediagnostiek kan ondersteunen. Hij wordt ingevuld op basis van observaties en rapportages.
DVZ	De Dementievragenlijst voor Verstandelijk Gehandicapten is bruikbaar als screeningsinstrument voor met name matig verstandelijk beperkten om een achteruitgang in cognitief, sociaal en praktisch functioneren tussen twee herhaalde metingen vast te leggen.
ESSEON	De Experimentele schaal voor de beoordeling van het Sociaal-Emotionele OntwikkelingsNiveau wordt gebruikt voor het bepalen van het sociaalemotionele ontwikkelingsniveau, uitgedrukt in een ontwikkelingsleeftijd. De schaal wordt bij voorkeur door een begeleider en orthopedagoog samen ingevuld.
PAS-ADD	Psychiatric Assessment Schedule for Adults with Developmental Disabilities is een semigestructureerd interview voor autoanamnese en heteroanamnese naar psychopathologie en maakt in plaats van de DSM IV gebruik van ICD10-codes (International Classification of Diseases, versie 10). De PAS-ADD is bedoeld voor afname door een ervaren clinicus. De PAS-ADD checklist is een sceeningsinstrument voor begeleiders om potentiële problematiek op het spoor te komen.
SEO	De Sociaal-Emotionele Ontwikkelingslijst is bedoeld voor het vaststellen van de ontwikkelingsfase waarin de betrokkene zich bevindt. De SEO wordt gescoord op basis van observatie van gedrag in verschillende situaties.
SOPD	De Schaal voor OntwikkelingsPychiatrische Diagnostiek scoort symptomen die passen bij verschillende psychiatrische aandoeningen zoals ze zich bij verstandelijk beperkten kunnen presenteren. De SOPD kan worden gecombineerd met de SEO, om de symptomen te relateren aan ontwikkelingsniveau.
TVZ	De Temperamentschaal voor Zwakzinnigen meet persoonskenmerken en is bedoeld voor mensen met een ernstige of matige verstandelijke beperking
Vineland-Z	Deze schaal meet de sociale redzaamheid van matig tot ernstig verstandelijk beperkten door middel van een vragenlijst van 225 items voor verzorgers.

7.6 Bijlage 7.2 Mini Mental State Examination

Gestandaardiseerde Mini-Mental State Examination
© RM Kok, FRJ Verhey

Naam patiënt :

Datum onderzoek :   Naam onderzoeker:

"Ik ga u nu enkele vragen stellen en geef u enkele problemen om op te lossen. Wilt u alstublieft uw best doen om zo goed mogelijke antwoorden te geven."

<u>noteer antwoord</u>   <u>score:</u>

1. a. Welk jaar is het?
   b. Welk seizoen is het?
   c. Welke maand van het jaar is het?
   d. Wat is de datum vandaag?
   e. Welke dag van de week is het?   (0-5) _____

2. a. In welke provincie zijn we nu?
   b. In welke plaats zijn we nu?
   c. Wat is de naam van dit ziekenhuis?
   d. Wat is de naam van deze afdeling?
   e. Op welke verdieping zijn we nu?   (0-5) _____

3. Ik noem nu drie voorwerpen. Wilt u die herhalen nadat ik ze alle drie gezegd heb?
   Onthoud ze want ik vraag u over enkele minuten ze opnieuw te noemen.
   (Noem "appel, stuiver, tafel", neem 1 seconde per woord)
   (1 punt voor elk goed antwoord, herhaal maximaal 5 keer
   tot de patiënt de drie woorden weet)   (0-3) _____

4. Wilt u van 100 zeven aftrekken en van wat overblijft weer zeven aftrekken
   en zo doorgaan tot ik stop zeg?
   (Herhaal eventueel 3 maal als de persoon stopt, herhaal dezelfde instructie,
   geef maximaal 1 minuut de tijd) Noteer hier het antwoord.
   of
   Wilt u het woord "worst" achterstevoren spellen?
   Noteer hier het antwoord.   (0-5) _____

5. Noemt u nogmaals de drie voorwerpen van zojuist.
   (Eén punt voor elk goed antwoord).   (0-3) _____

6. Wat is dit? En wat is dat?
   (Wijs een pen en een horloge aan. Eén punt voor elk goed antwoord). (0-2) _____

7. Wilt u de volgende zin herhalen: "Nu eens dit en dan weer dat".
   (Eén punt als de complete zin goed is)   (0-1) _____

8. Wilt u deze woorden lezen en dan doen wat er staat'?
   (apart papier met daarop in grote letters: "Sluit uw ogen") (0-1) _____

9. Wilt u dit papiertje pakken met uw rechterhand, het dubbelvouwen
   en het op uw schoot leggen? (Eén punt voor iedere goede handeling). (0-3) _____

10. Wilt u voor mij een volledige zin opschrijven op dit stuk papier?
    (Eén punt wanneer de zin een onderwerp en een gezegde heeft
    en betekenis heeft).   (0-1) _____

11. Wilt u deze figuur natekenen?
    (Figuur op apart papier. Eén punt als figuur geheel correct is nagetekend.
    Er moet een vierhoek te zien zijn tussen de twee vijfhoeken) (0-1) _____

TOTALE TEST SCORE: (0-30) _____

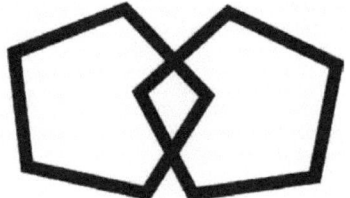

7.7 Bijlage 7.3 Geriatrische Depressie Schaal (GDS-15)

<table>
<tr><td colspan="3" align="center">**Geriatrische Depressie Schaal**
(GDS-15)</td></tr>
<tr><td colspan="3">Naam patiënt:
Datum onderzoek:　　　　　　　　　　　　Onderzoeker:</td></tr>
<tr><td colspan="3">

De vragen hebben betrekking op hoe u zich de afgelopen 2 weken voelde:

	JA	NEE
1. Bent u over het algemeen tevreden over uw leven	0	1
2. Heeft u veel van uw interesses en activiteiten laten varen	1	0
3. Hebt u het gevoel dat uw leven leeg is	1	0
4. Verveelt u zich vaak	1	0
5. Bent u meestal goed gehumeurd	0	1
6. Bent u bang dat u iets vervelends zal overkomen	1	0
7. Bent u meestal tevreden	0	1
8. Voelt u zich vaak hulpeloos	1	0
9. Blijft u liever thuis i.p.v. uitgaan en nieuwe dingen doen	1	0
10. Vindt u dat u meer problemen met het geheugen hebt dan anderen	1	0
11. Bent u op dit ogenblik blij met uw bestaan	0	1
12. Voelt u zich nutteloos zoals u nu bent	1	0
13. Voelt u zich energiek	0	1
14. Denkt u dat uw situatie hopeloos is	1	0
15. Denkt u dat de meeste mensen beter af zijn dan u	1	0
Totale score GDS-15		

Normering:
normaal　　　　　1 – 5 punten
mild depressief　　4 – 10 punten
erg depressief　　10 – 15 punten

</td></tr>
</table>

7.8 Bijlage 7.4 Delirium Observatie Schaal (DOS)

OBSERVATIES de patiënt:		dagdienst			late dienst			nachtdienst			TOTAAL SCORE DEZE DAG (0 – 39)
		nooit	soms-altijd	weet niet	nooit	soms-altijd	weet niet	nooit	soms-altijd	weet niet	
1	zakt weg tijdens gesprek of bezigheden	0	1	-	0	1	-	0	1	-	
2	is snel afgeleid door prikkels uit de omgeving	0	1	-	0	1	-	0	1	-	
3	heeft aandacht voor gesprek of handeling	1	0	-	1	0	-	1	0	-	
4	maakt vraag of antwoord niet af	0	1	-	0	1	-	0	1	-	
5	geeft antwoorden die niet passen bij de vraag	0	1	-	0	1	-	0	1	-	
6	reageert traag op opdrachten	0	1	-	0	1	-	0	1	-	
7	denkt ergens anders te zijn	0	1	-	0	1	-	0	1	-	
8	beseft wel welk dagdeel het is	1	0	-	1	0	-	1	0	-	
9	herinnert zich recente gebeurtenis	1	0	-	1	0	-	1	0	-	
10	is plukkerig, rommelig, rusteloos	0	1	-	0	1	-	0	1	-	
11	trekt aan infuus, sonde, katheter enz.	0	1	-	0	1	-	0	1	-	
12	is snel of plotseling geëmotioneerd	0	1	-	0	1	-	0	1	-	
13	ziet/hoort dingen die er niet zijn	0	1	-	0	1	-	0	1	-	
TOTAAL SCORE PER DIENST (0 – 13)											
DOS SCHAAL EINDSCORE = TOTAAL SCORE DEZE DAG / 3											

Een score van 3 of meer maakt een delier waarschijnlijk. Onder de 3 is een delier onwaarschijnlijk.

7.9 Bijlage 7.5 Saskatoon Delirium Ratingscale

	geobserveerde symptomen	nooit	zelden	soms	vaak	voortdurend
1	verminderde helderheid van het bewustzijn: afwezigheid, afleidbaarheid	4	3	2	1	0
2	waarnemingsstoornissen: hallucinaties, illusies of misinterpretaties	4	3	2	1	0
3	incoherente spraak: gestoord taalgebruik, moeite met effectief communiceren	4	3	2	1	0
4	slaapstoornissen: verstoord dag-nachtritme, slapeloosheid, overdag slaperig	4	3	2	1	0
5	vertraagde motoriek: verminderde psychomotoriek, trage bewegingen	4	3	2	1	0
6	agitatie: rusteloosheid, hyperactiviteit, maakt plukkende gebaren	4	3	2	1	0
7	oriëntatiestoornissen: desoriëntatie in tijd, in plaats, in persoon	4	3	2	1	0
8	geheugenstoornissen: inprentingsstoornissen, langetermijngeheugenstoornissen	4	3	2	1	0
9	fluctuaties van bovengenoemde symptomen in de tijd	4	3	2	1	0
	organische oorzaak voor de symptomen	geen	licht	redelijk	sterk	zeker
10	mate van zekerheid o.b.v. anamnese, lichamelijk onderzoek, lab-uitslagen of medicatie	4	3	2	1	0

Bij dit screeningsinstrument betekent een score van 0 een volledig delier en een score van 40 helemaal geen delier.

Literatuur en websites

Paragraaf 7.1

Achilles, R.A., Beerthuis, R.J. & Ewijk, W.M. van (2006). *Handboek spoedeisende psychiatrie* (pp. 527-553).
American Psychiatric Association (1994). *Diagnostic Statistical Manual of Mental Disorders (DSM-IV)*.
Jong aan de Amstel (2007). *Nieuwsblad over de jeugdzorg in de stadsregio Amsterdam*, 4, 5.
Doesum, van K. & Weikamp, P.A. (2003). Kinderen van ouders met psychiatrische problemen. *Handboek jeugdzorg*, 13, 1–20.
Doreleijers, T., Boer, F., Huisman, J., Vermeiren, R. & Haan, E. de (red.) (2006). *Leerboek Psychiatrie. Kinderen en adolescenten*. Utrecht: De Tijdstroom.
Fraiberg, S., Adelson, E. & Shapiro, V. (1975). Ghosts in the nursery: a psychoanalytic approach to the problems of impaired infant-mother relationships. *Journal of the American Academy of Child Psychiatry*, 14, 387–421.
Gaag, R.J. van der (2003). Autismespectrumstoornissen: oorzakelijke factoren. *Tijdschrift voor Psychiatrie*, 45, 549–558.
Jenner, J.A. (red.) (2006). *Hallucinaties. Kenmerken, verklaringen, behandeling*. Assen: Koninklijke Van Gorcum.
Kernberg, P.F., Weiner, A.S. & Bardenstein, K.K. (2000). *Personality Disorders in Children and Adolescents*. New York: Basic Books.
Solomon, J. & George, C. (1999). *Attachment Disorganization*. New York: Guilford Press.
Verhulst, F.C. (2005). *De ontwikkeling van het kind*. Assen: Koninklijke Van Gorcum.

Paragraaf 7.2

Bouras, N. & Holt, G. (red.) (2007). *Psychiatric and Behavioural Disorders in Intellectual and Developmental Disabilities.* Cambridge: Cambridge University Press.

Deb, S., Matthews, T., Holt, G. & Bouras, N. (Nederlandse bewerking: Gennep, A. van) (2002). *Richtlijnen voor de praktijk van onderzoek en diagnostiek van problemen met de geestelijke gezondheid bij volwassenen met een verstandelijke beperking.* Utrecht: LKNG.

Didden, R. (red.) (2006). *In perspectief. Gedragsproblemen, psychiatrische stoornissen en lichte verstandelijke beperking.* Houten: Bohn Stafleu van Loghum.

Došen, A. (2005). *Psychische stoornissen, gedragsproblemen en verstandelijke handicap. Een integratieve benadering bij kinderen en volwassenen.* Assen: Koninklijke Van Gorcum.

Fletcher, R.J., Loschen, E., Stavraki, C. & First, M. (red.) (2008). *DM-ID: A Textbook of Diagnosis of Mental Disorders in Persons with Intellectual Disability.* New York: NADD.

Koch, P. (2005). *Geen gebrek. Over psychiatrie en mensen met een verstandelijke beperking.* Houten: Bohn Stafleu van Loghum.

Stolker, J.J. (2002). *Struggles in prescribing: determinants of psychotropic drugs use in multiple clinical settings.* Utrecht: Thesis.

Paragraaf 7.4

Allik, J. (2005). Personality dimensions across cultures. *Journal of Personality Disorders*, 3.

Altrecht (2006). *Regionaal Zorgprogramma Somatoforme Stoornissen.*

APA Guidelines for Providers of Psychological Services to Ethnic, Linguistic, and Culturally Diverse Populations-Standards for Education (2003).

Bekker, prof. dr. M. & Mens-Verhulst, prof. dr. J. van (2008). *GGZ en diversiteit: prevalentie en zorgkwaliteit. Programmeringsstudie 'Etniciteit en gezondheid'.* ZonMw.

Bleichrodt, N. & Berg, R.H. van den (2000, 2003). *Multiculturele Persoonlijkheids Test (MPT). Handleiding.* Amsterdam: NOA.

Borra, R., Dijk, R. van & Rohlof, H. (2002). *Cultuur, classificatie en diagnose. Cultuursensitief werken met de DSM-IV.* Houten: Bohn Stafleu van Loghum.

Bot, J. (2004). Een bijzondere samenwerking. Werken met tolken in de geestelijke gezondheidszorg. *Tijdschrift Cultuur, Migratie en Gezondheid.*

Cantor-Graae, E. & Selten, J.P. (2005). Schizophrenia and migration: A meta-analysis and review. *American Journal of Psychiatry*, 162.

Dijk, R. van (1989). Cultuur als excuus voor een falende hulpverlening. Medische Antropologie. *Tijdschrift over Gezondheid en Cultuur*, 1.

Fassaert, T., Wit, M.A.S. de, Tuinebreijer, W.C., Verhoeff, A.P., Beekman, A.T.F. & Dekker, J. (2008). Perceived need for mental health care among non-western labour migrants. *Social Psychiatry & Psychiatric Epidemiology.*

Fossion, P., Servais, L., Rejas, M.C., Ledoux, Y., Pelc, I. & Minner, P. (2004). Psychosis, migration and social environment: an age and gender controlled study. *European Psychiatry*, 19.

Garssen, M.J., Hoogenboezem, J. & Kerkhof, A.J.F.M. (2006). Zelfdoding onder migrantengroepen en autochtonen in Nederland. *Nederlands Tijdschrift voor Geneeskunde*, 150.

Gerritsen, A.A.M., Bransen, I., Devillé, W., Willigen, L.H.M. van, Hovens, J.E., & Ploeg, H.M. van der (2006). Use of health care services by Afghan, Iranian and Somaili refugees and asylum seekers living in the Netherlands. *European Journal of Public Health*, 16(4).

Groen, S. (2008). Een nieuwe versie van het culturele interview. *Tijdschrift Cultuur, Migratie en Gezondheid.*

Hellinga, G. (1994). Over de culturele gebondenheid van as II van DSM-III-R. *Tijdschrift voor Psychiatrie.*

Hoffer, C.B.M. (2000). *Volksgeloof en religieuze geneeswijzen onder moslims.* Faculteit der Sociale Wetenschappen.

Ingleby, D. (2008). Nieuwe visies op migratie, etniciteit en schizofrenie. *Tijdschrift Cultuur, Migratie en Gezondheid.*

Jong, J.T.V.M. de (1992). Het universalismedebat aan de hand van twee cultuurgebonden syndromen. Naar een nieuw paradigma in de vergelijkende psychiatrie. *Tijdschrift voor Psychiatrie*, 34.

Jong, J. de & Berg, M. van den (1996). *Transculturele psychiatrie en psychotherapie.* Lisse: Swets en Zeitlinger.

Jong, J.T.V.M. de (2008). *Intercultureel Addendum Angststoornissen.* Rotterdam: Mikado.

Jong, J.T.V.M. de & Ommeren, M. van (2005). *Mental Health Services in a Multicultural Society: Interculturalization and its Quality.* Amsterdam: Vrije Universiteit.

Jong, J. de & Colijn, S. (red.) (2010). *Handboek culturele psychiatrie en psychotherapie.* Utrecht: De Tijdstroom.

Joosten-van Zwanenburg, E., Kocken, P. & Hoop, T. de (2004). *Het project Bruggen Bouwen: Onderzoek naar de effectiviteit van de inzet van allochtone zorgconsulenten in Rotterdamse huisartspraktijken in de zorg aan vrouwen van Turkse en Marokkaanse afkomst met stressgerelateerde pijnklachten*. Rotterdam: GGD Rotterdam.

Kamperman, M., Komproe, I.H. & Jong, J.T.V.M. de (2007). *Migrant Mental Health: A Model for Indicators of Mental Health and Health Care Consumption*.

Kirmayer, L.J. & Groleau, D. (2001). Affective disorders in cultural context. *Psychiatric Clinics of North America*, 24(3). *Health Psychol.* 2007 Jan;26(1):96–104.

Kirmayer, L.J. & Young, A. (1998). Culture and somatization: clinical, epidemiological, and ethnographic perspectives. *Psychosomatic Medicine*, 60.

Kleinman, A. *Health, Culture and Community: Case Studies in Global Health* (Supplemental Issue Editors: Barry Bloom, Anthony Saich).

Kleinman A. (1978). Culture, illness and cure: clinical lesions from anthropologic and cross-cultural research. *Annals Int Med*; 88:251–258.

Kleinman, A. (1995). Do psychiatric disorders differ in different cultures? The methodological questions. In Goldberger, N.R. & Veroff J.B. (eds.). *The Culture and Psychology Reader* (pp. 631–651). New York: New York University Press.

Knipscheer, J. & Kleber, R.J. (2005). Migranten in de GGZ: empirische bevindingen rond gezondheid, hulpzoekgedrag, hulpbehoeften en waardering van zorg. *Tijdschrift voor Psychiatrie*, 47, 11, 753–759.

Kortmann, F. (2006). *Transculturele psychiatrie*. Assen: Koninklijke Van Gorcum.

Kramer, S. (2004). *Interculturele competentieprofielen in de GGZ*. Rotterdam: Mikado.

Lamberts, M. & Okkes, J. (1999). Posttraditionele geneeskunde. Onderhandelen over klacht, diagnose en therapie. *Nederlands Tijdschrift voor Geneeskunde*.

Morée, M., Lyke, S. van der, Jong Y. de & Lier, W. van (2002). *Interculturele familiezorg: een literatuurverkenning. MGV 2005*. Utrecht: Expertisecentrum Informele Zorg NIZW.

Mezzich, J.E., Kirmayer, L.J. & Kleinman, A. et al. (1999). The place of culture in DSM-IV. *Journal of Nervous and Mental Disease*.

Nickel, M. et al. (2006). Bioenergetic exercises in inpatient treatment of Turkish immigrants with chronic somatoform disorders: A randomized, controlled study. *Journal of Psychosomatic Research*, 61, 507–514.

Oliemeulen, L. & Thung, F.H. (2007). *Ongehoord. Aansluitingsproblemen bij de behandeling van psychotische patiënten uit verschillende etnische groepen*. Apeldoorn: Garant Uitgevers.

Richters, J.M. (1991). *De medisch antropoloog als verteller en vertaler*. Proefschrift VU. Heemstede: Smart.

Riemersma, M. et al. (2007). *Intercultureel werken in de wijk*. V&VN SP82.

Schrier, A.C., Theunissen, J.R., Kempe, P.T. & Beekman, A.T.F. (2005). Migranten in de ambulante GGZ maken een inhaalslag. *Tijdschrift voor Psychiatrie*, 47, 1, 771–779.

Stronks, K. et al. (2001). *De kloof verkleinen. Theorie en praktijk van de strijd tegen sociaal-economische gezondheidsverschillen*. Assen: Koninklijke Van Gorcum.

Tijdink, D.W.G.M. & Es, J. van (2003). Vertaal- en communicatieproblemen bij de diagnostiek van de depressieve stemming bij berberpatiënten. *Tijdschrift voor Psychiatrie*, 45, 6, 327–332.

Tonk. F. (2006). *Good Practice 10: GGZ Amsterdam Zuidoost kiest kleur*. Rotterdam: Mikado.

Verhagen, P.J. (2007). *Religieuze psychopathologie*. Tilburg: KSGV.

Veling, W., Selten, J.P., Susser, E., Laan, W., Mackenbach, J.P. & Hoek, H.W. (2007). Discrimination and the incidence of schizophrenia among immigrant groups in the Netherlands. *International Journal of Epidemiology*, 36.

Veling, dr. W.A. (2008). *Schizophrenia among ethnic minorities: Social and cultural explanations for the increased incidence of schizophrenia among first- and second-generation immigrants in the Netherlands*. Proefschrift.

Veling, W., Susser, E., Os, J. van, Mackenbach, J.P., Selten, J.P. & Hoek, H.W. (2008). Ethnic density of neighborhoods and incidence of psychotic disorders among immigrants. *American Journal of Psychiatry*, 165.

Velde, V. van der (2003). *Multidisciplinaire richtlijn angststoornissen*. Utrecht: Trimbos Instituut.

Werkgroep Interculturele Verpleging en Verzorging (1999). *Cultureel passende zorg in de praktijk*. Maarssen: Elsevier/De Tijdstroom.

Wit, M.A.S. et al. (2006). *Stemmings- en angststoornissen in Amsterdam: verschillen in voorkomen en zorggebruik naar etniciteit*. Amsterdam: GGD.

Wolffers, I. (2004). *Gezondheidszorg en cultuur*. Houten: Bohn Stafleu van Loghum.

Wolffers, I. & Kwaak, A. van der (2004). *Gezondheidszorg en cultuur*. Amsterdam: VU Uitgeverij.

Wurff, F. van der, Beekman, A., Dijkshoorn, H.J., Spijker, J., Smits, M., Stek, M. & Verhoeff, A. (2004). *Prevalence and risk-factors for depression in elderly Turkish and Moroccan migrants in the Netherlands*.

Zandi, T. et al. (2008). The need for culture sensitive diagnostic procedures: a study among psychotic patients in Morocco. *Journal of Affective Disorders*, 83, 33–41.

▶ www.clinique-transculturelle.org.

Begrippen en afkortingen

aandachts(tekort)stoornis stoornis in het richten en vasthouden van de aandacht

aanpassingsstoornis tekortschieten van de normale aanpassing aan een aantoonbare psychosociale stressor, waardoor verstoring in het beroepsmatig of sociaal functioneren optreedt; *synoniem* adaptatiestoornis, aanpassingssyndroom

abstinentiesyndroom combinatie van verschijnselen (onthoudingsverschijnselen) als gevolg van plotselinge onthouding van bepaalde drugs of geneesmiddelen na langdurig gebruik hiervan, gepaard gaand met onder andere angst, onrust, gejaagdheid, prikkelbaarheid, geeuwen, zweten, tremor, kippenvel, spierpijnen, diarree, slecht humeur, verhoogde polsfrequentie en bloeddruk, versnelde ademhaling en pupilverwijding; *synoniem* onthoudingssyndroom

abusus overmatig gebruik van genotsmiddelen; bijvoorbeeld alcoholabusus

acathisie onvermogen enige tijd eenzelfde (zittende of liggende) houding te handhaven; toestand van rusteloosheid, onder andere bij gebruik van antipsychotica

acting-out heftig agerend en provocerend, vaak agressief en zelfs destructief gedrag bij persoonlijkheden met geringe frustratietolerantie; de spanningen worden op de omgeving afgereageerd

acute stressstoornis angststoornis/-reactie met posttraumatische stresssymptomen die kort na de traumatische gebeurtenis optreedt en kort duurt

affect zichtbare en hoorbare uiting van de emotionele reactie van de patiënt op externe gebeurtenissen en interne stimuli, zoals gedachten en herinneringen

affectieve functies stemming, affect en bijbehorende somatische sensaties en verschijnselen

agitatie rusteloze activiteit, gepaard met angstige opwinding

agnosie stoornis in het herkennen van complexe visuele, gehoor- of tastwaarnemingen (bijv. objecten, gezichten, specifieke geluiden)

agorafobie overmatige en irreële vrees op een plaats of in een situatie te zijn van waaruit ontsnappen moeilijk (of beschamend) kan zijn of waar geen hulp beschikbaar zou kunnen zijn in het geval dat men plotseling in paniek raakt; kenmerkende situaties zijn: alleen buitenshuis zijn, zich in een massa of rij bevinden, reizen met bus, trein of auto; *synoniem* pleinvrees, straatvrees

akoestische hallucinatie hallucinatie die bestaat uit geluiden, meestal stemmen, soms tikken, ruisende geluiden, muziek, enzovoort; komt onder andere voor bij schizofrenie; kenmerkend is daarbij het horen van twee of meer stemmen die met elkaar praten

alcoholmisbruik schadelijk alcoholgebruik waarbij met regelmaat zoveel wordt gedronken dat de gebruiker ondanks evidente nadelige lichamelijke, geestelijke of sociale gevolgen (ontslag door autorijden onder invloed, mishandeling van familieleden onder invloed, herhaalde problemen met politie of justitie, e.d.) doorgaat met drankgebruik

alcoholonthoudingsdelier delier na staking of mindering van voorheen langdurig overmatig alcoholgebruik

amnestisch syndroom symptomencomplex, gekenmerkt door persisterend geheugenverlies en oriëntatiestoornissen, soms met confabulaties; vormt de kern van diverse vormen van dementie en is een onderdeel van het korsakovsyndroom

angststoornis overkoepelende term voor stoornissen waarbij pathologische angst de belangrijkste klacht vormt; wordt gekenmerkt door overmatige dan wel irreële angst, niet passend bij de situatiestimulus, vaak gepaard gaand met anticipatieangst (angst voor het opnieuw optreden van de angst) en vermijdingsgedrag; na aanpassing aan de uitlokkende situatie blijft de angst bestaan of de angst verstoort het dagelijkse functioneren zonder dat de uitlokkende situatie daar aanleiding toe geeft

anhedonie stoornis in de stemming die wordt gekenmerkt door een sterk onvermogen te genieten van gewoonlijk prettige activiteiten of gebeurtenissen en daarop emotioneel te reageren; komt onder andere voor bij een depressieve stoornis en bij schizofrenie (negatief symptoom)

anorexia nervosa stoornis die wordt gekenmerkt door doelbewust gewichtsverlies door onvoldoende voedselopname; *synoniem* magerzucht

Begrippen en afkortingen

anticholinergisch syndroom symptomencomplex veroorzaakt door overdosering van anticholinergica of als bijwerking bij gebruik van antidepressiva en antipsychotica; wordt gekenmerkt door motorische onrust, pseudohallucinaties, wijde pupillen, rode huid, koorts en sinustachycardie

antidepressiva geneesmiddelen die werkzaam zijn bij de behandeling van een matige tot ernstige depressieve episode; kunnen worden onderverdeeld op basis van chemische structuur (bijv. tricyclisch antidepressivum) of farmacodynamiek (bijv. serotonineheropnameremmers, SRI's); binnen de SRI's wordt onderscheid gemaakt tussen specifieke (SSRI's) en niet-specifieke serotonineheropnameremmers

antipsychotica geneesmiddelen die psychotische verschijnselen kunnen verminderen of opheffen; hebben in het bijzonder effect op de positieve symptomen (wanen, hallucinaties) van een psychose en verder mogelijk (direct of indirect) op de zogenoemde negatieve symptomen (affectieve vervlakking, kwantitatieve en kwalitatieve spraakarmoede, apathie en initiatiefverlies)

antisociale persoonlijkheidsstoornis ziekelijke antisociale persoonlijkheidsstoornis, gekenmerkt door slecht ontwikkelde en verstoorde sociale relaties en duidelijk antisociale gedragspatronen

anxiolytica groep van geneesmiddelen die de verschijnselen van angst onderdrukken

apathie stoornis in motivatie en gedrag, gekenmerkt door een gebrek aan nieuwsgierigheid en affectieve motivatie om tot handelen te komen; leidt tot passiviteit, onverschilligheid en lusteloosheid

aspergersyndroom gedragsstoornis bij het kind die wordt bepaald door intern voortgebrachte rigide gedragspatronen; het kind is niet-empathisch, eenzelvig, teruggetrokken, gaat veelal op in bijzondere hobby's of interesses en heeft een duidelijke contactstoornis, maar is normaal of bovennormaal intelligent en heeft een betrekkelijk normale taalontwikkeling

autisme geestelijke ontwikkelingsstoornis waarbij iemand een sterk afwerende en afsluitende houding aanneemt ten opzichte van de realiteit van de omgeving; indrukken van deze omgeving worden ziekelijk verwerkt als gevolg van stoornissen en beperkingen in de wederkerige sociale contacten, de talige en niet-talige communicatie en door beperkte en rigide patronen van interesse en gedrag

automutilatie het moedwillig direct eigen lichaamsweefsel beschadigen zonder hierbij bewust op zelfdoding gericht te zijn; *synoniem* zelfverminking, zelfverwonding

bad trip negatieve effecten van drugsgebruik op stemming, denken en perceptie, zich uitend in hallucinaties, onrust, angst (om gek te worden), depressies en derealisatie; de duur is afhankelijk van de dosering en het gebruikte middel; herbeleving kan eenzelfde ervaring oproepen

beïnvloedingswaan complex van ziekelijke gedachten bij een patiënt die meent door anderen langs fysieke, psychische of zelfs magische weg beïnvloed te worden, tegen zijn zin en met negatieve bedoelingen

bemoeizorg activiteiten op het gebied van de volksgezondheid die niet worden uitgevoerd op geleide van een vrijwillige en individuele hulpvraag; betreft ongevraagde bemoeienis van hulpverleners met sociaal kwetsbaren die hulp nodig hebben, maar daar zelf niet om vragen of deze hulp niet willen accepteren

benzodiazepinen groep van geneesmiddelen die werkzaam zijn als anxiolyticum, hypnoticum, spierverslapper en anti-epilepticum

bewustzijnsdaling verminderd besef van zichzelf en van de omgeving

bewustzijnsomneveling droomachtige toestand van het bewustzijn waarbij de patiënt geen goed onderscheid meer kan maken tussen ervaringen binnen en buiten zichzelf; de patiënt kan ook levendige voorstellingen of visuele hallucinaties hebben

bewustzijnsvernauwing beperking van hetgeen waarvan de patiënt nog besef heeft; de patiënt is volledig geconcentreerd op een bepaalde ervaring en is afgesloten voor prikkels van buitenaf

'binge'-drinken drinken van grote hoeveelheden alcoholhoudende drank op één dag, afgewisseld met dagen zonder alcoholgebruik, over een lange periode (zes maanden of meer) en buiten cultureel geaccepteerde festiviteiten

bipolaire stoornis stemmingsstoornis met zowel depressieve als manische episodes; type I met manie; type II met hypomanie, nooit manie; *synoniem* manisch-depressieve stoornis

BOPZ *zie* Wet bijzondere opnemingen in psychiatrische ziekenhuizen

borderlinepersoonlijkheidsstoornis ziektebeeld bij kinderen en volwassenen dat onder andere wordt gekenmerkt door sterk gestoorde ik-functies, primitieve afweermechanismen, geringe frustratietolerantie, diffuse angsten, moeilijk invoelbare woede-uitbarstingen, meestal zonder psychotische verschijnselen als stoornissen van het denken en het realiteitsbewustzijn; vrijwel zeker ontwikkelingsstoornis ten gevolge van moeilijke opvoedingssituatie in de vroege jeugd

boulimie, bulimia nervosa eetstoornis die wordt gekenmerkt door recidiverende episodes van onbeheersbare eetbuien waarbij een onweerstaanbare drang optreedt om binnen korte tijd enorme hoeveelheden te eten, gevolgd door zelfopgewekt braken, laxeren of vasten om gewichtstoename te voorkomen; gaat gepaard met ziekelijke angst om dik te worden

cerebrovasculair accident (CVA) acute verstoring van de cerebrale circulatie met focale neurologische uitvalsverschijnselen (verlammingen, gevoelloosheid en taalstoornissen); *synoniem* beroerte, hersenberoerte, apoplexia cerebri

cognitieve functie functie van het kenvermogen (bewustzijn, concentratie, aandacht, oriëntatie, intellectuele functies, geheugen, voorstelling, waarneming, zelfwaarneming en denken)

cognitieve functiestoornis verandering in een cognitieve functie die gepaard gaat met geheugenstoornis, concentratievermindering, desoriëntatie en/of taalstoornis

cognitieve gedragstherapie (CGT) vorm van gedragstherapie waarbij men zich altijd richt op verandering van zowel cognities als gedrag en waarbij opvattingen over het (probleem)gedrag een belangrijke rol spelen

cognitieve herstructurering beïnvloeding of geheel veranderen van het denken en de hieraan ten grondslag liggende veronderstellingen/overtuigingen door middel van specifieke technieken

coma bewusteloze toestand waarbij de ogen niet worden geopend naar aanleiding van welke prikkel dan ook, geen opdrachten worden uitgevoerd en geen woorden worden geuit

compulsief dwangmatig

conatief met betrekking tot willen, streven

concretisme verward taalgebruik, waarbij een zeer letterlijke betekenis aan een abstract denkbeeld wordt gegeven

confabulatie het uit verlegenheid of als gevolg van een psychische gestoordheid vertellen van verzonnen, zeer aannemelijk klinkende verhalen als antwoord op vragen

controledwang niet-corrigeerbare behoefte/dwang om te controleren om angst voor mogelijk negatieve consequentie van het niet-controleren teniet te doen; bijvoorbeeld controleren van water- of gaskraan, afsluiten van een deur

conversie stoornis met neurologische afwijkingen als uiting van een psychisch probleem, bijvoorbeeld verlamming en blindheid (lekenterm: 'psychogene blindheid'), zonder dat daarvoor een neurologische oorzaak kan worden gevonden

conversiestoornis functie-uitval die aan een neurologische of andere somatische aandoening doet denken, maar waarvoor onvoldoende lichamelijke oorzaak kan worden gevonden; de symptomen worden niet met opzet veroorzaakt of voorgewend (zoals bij simulatie); psychische factoren worden verondersteld hierbij een belangrijke rol te spelen doordat de klachten met stressveroorzakende factoren samenhangen

coping manier waarop iemand op aanpassingvereisende omstandigheden reageert met als doel een aanwezige stressor te elimineren of te reduceren; *synoniem* emotionele verwerking, verwerkingsgedrag

craving subjectief gevoel bij een persoon van een niet te beheersen verlangen naar het middel (alcohol, tabak, drugs); duidt op verslaafd zijn aan het middel; *synoniem* hunkering

CVA *zie* cerebrovasculair accident

cyclothyme stoornis stemmingsstoornis met frequent afwisselend hypomane en depressieve episodes die niet voldoen aan een bipolair of depressief syndroom

Begrippen en afkortingen

dagschommelingen het bij vitale depressie voorkomend verschijnsel dat de somberheid 's ochtends erger is dan 's avonds

decorumverlies stoornis in het oordeelsvermogen waarbij de patiënt zich niet meer houdt aan de sociale gedragsregels die gebruikelijk zijn voor de situatie en voor de patiënt gezien zijn sociaal-culturele achtergrond

delier, delirium neuropsychiatrisch toestandsbeeld, gekenmerkt door min of meer acuut en levensbedreigend organisch-psychisch syndroom met wisselend verlaagd bewustzijn, afname van cognitieve functies (met name stoornis in de aandacht, moeilijke concentratie, inprentingsstoornis en desoriëntatie), vaak met onrust, ontremming, visuele hallucinaties, wanen, stoornissen in het slaap-waakritme

dementie globaal cognitief verval bij helder bewustzijn

depersonalisatie een gevoel van vervreemding of onwerkelijkheid dat meestal beangstigend is en betrekking kan hebben op de eigen gedachten of emoties (autopsychische depersonalisatie) of het eigen lichaam (somatopsychische depersonalisatie); kenmerkend is de 'alsof'-aard van het gevoel, waarbij de realiteitstoetsing intact is

depersonalisatiestoornis dissociatieve stoornis, gekenmerkt door een recidiverend of persisterend gevoel van depersonalisatie; bijvoorbeeld het gevoel alsof alles in een droom gebeurt; *synoniem* depersonalisatiesyndroom, 'Alice in Wonderland'-syndroom

depressieve stemming stemming die is te omschrijven als 'mat', 'verdrietig', 'neerslachtig', 'huilerig', 'somber', 'moedeloos' en/of 'radeloos' in combinatie met anhedonie (vermindering van interesse of plezier)

derealisatie een gevoel van vervreemding of onwerkelijkheid dat doorgaans beangstigend is en betrekking heeft op de omgeving; kenmerkend is de 'alsof'-kwaliteit, waarbij de realiteitstoetsing intact is

desoriëntatie stoornis in het vermogen zichzelf te situeren in de tijd (chronologische oriëntatie), in de plaats (topografische/ruimtelijke oriëntatie), ten aanzien van andere mensen (interpersoonlijke oriëntatie) en ten aanzien van de eigen persoon

detoxificatie het doen ontwennen van drugs- of alcoholverslaafden aan het gebruikte middel, ter ontgifting van het lichaam

Diagnostic and Statistical Manual of Mental Disorders (DSM) classificatiesysteem voor psychische stoornissen, ontwikkeld onder verantwoordelijkheid van de American Psychiatric Association

dissimulatie het omgekeerde van simulatie, namelijk het verheimelijken van aanwezige ziekteverschijnselen

dissociatie afweermechanisme in de vorm van een verstoring van de gewoonlijk geïntegreerde functies van bewustzijn, geheugen, identiteit en/of waarneming van de omgeving

dissociatieve fugue het plotseling en onverwacht op reis gaan, weg van huis of de gebruikelijke werkplek, met het onvermogen zich het eigen verleden te herinneren; de patiënt is verward over de eigen identiteit of het aannemen van een gedeeltelijk of geheel nieuwe identiteit en vlucht omdat deze een bepaalde situatie niet aankan; na afloop van een fugue kan men zich ergens bevinden zonder een idee te hebben hoe men daar is terechtgekomen

dissociatieve identiteitsstoornis (DIS) dissociatieve stoornis die wordt gekenmerkt door de aanwezigheid van twee of meer van elkaar te onderscheiden identiteiten of persoonlijkheidstoestanden, die geregeld het gedrag van de patiënt bepalen en gepaard gaan met een onvermogen om zich belangrijke persoonlijke gegevens te herinneren

draagkracht vermogen van een persoon om aan draaglast tegemoet te komen

draaglast waargenomen eisen en dreigingen uit de omgeving

drang stoornis in de impulscontrole waarbij het onmogelijk is een impuls te onderdrukken, ook al is deze schadelijk voor de persoon of diens omgeving

DSM *zie* Diagnostic and Statistic Manual of Mental Disorders

dwanggedachte zich met grote frequentie opdringende, niet-functionele gedachte, die soms een agressieve of seksueel-agressieve inhoud heeft

dwanghandeling stoornis in motivatie en gedrag, gekenmerkt door zich herhalende handelingen die tegen de wil van de patiënt in worden uitgevoerd en die niet-eigen (egodystoon) zijn (compulsies); de handelingen worden verricht om onacceptabele gedachten en wensen af te weren; wanneer ze niet kunnen worden uitgevoerd, leidt dit tot duidelijke angstgevoelens of onlust; *synoniem* compulsie

dysfore stemming stemmingsstoornis, te omschrijven als 'ontstemd', 'angstig', 'wantrouwig', 'prikkelbaar', 'boos' of 'agressief'

echopraxie stoornis in de psychomotoriek, gekenmerkt door het steeds nabootsen van de bewegingen van de ander, ook als deze vraagt dit niet meer te doen; komt voor bij katatonie, schizofrenie en ticstoornissen

ECT *zie* elektroconvulsieve therapie

eetstoornis abnormale voedselinname zonder organische oorzaak; bijvoorbeeld anorexia nervosa, bulimia nervosa

egodystoon niet overeenkomend met de eigen identiteit (persoonlijkheid) en de daarbij behorende psychische behoeften

egosyntoon overeenkomend met, in overeenstemming met de eigen identiteit (persoonlijkheid) en de daarbij behorende psychische behoeften

elektroconvulsieve therapie (ECT) neuropsychiatrische therapie waarbij door middel van een elektrische schok in de frontaalkwabben kunstmatig onder volledige anesthesie een epileptische aanval (insult) wordt teweeggebracht; *synoniem* elektroshocktherapie

emotionele verwaarlozing verwaarlozing van kinderen ten gevolge van gebrek aan werkelijke genegenheid en warmte van de kant van de ouders

endogeen als gevolg van een oorzaak in het lichaam

epilepsie hersenaandoening die wordt gekenmerkt door het herhaaldelijk optreden van insulten; *synoniem* vallende ziekte

episodisch geheugen geheugen voor persoonlijk ervaren gebeurtenissen die aan een bepaalde tijd en context gebonden zijn

erectiestoornis onvermogen een adequate erectie te krijgen of deze te handhaven tot aan het einde van de seksuele activiteit; *synoniem* erectiele disfunctie, impotentie, potentiestoornis

euforie stemmingsstoornis met overdreven opgewektheid, een schijnbaar gevoel van welbehagen en ongefundeerd optimisme, uitgelatenheid en extase

executieve functies het plannen maken voor en het initiëren, in samenhang en in logische volgorde uitvoeren, controleren en stoppen van ingewikkelde handelingen

exogeen afkomstig van buiten het lichaam

exposure methode in de gedragstherapie waarbij de patiënt wordt blootgesteld aan situaties (prikkels) die angst of vrees oproepen; door gewenning dooft ongewenst (vermijdings)gedrag uit; exposure kan gradueel plaatsvinden ('graded exposure') of massaal ('flooding' of 'implosietherapie')

extravert met de aandacht gericht op de omgeving

fetisjisme parafilie met betrekking tot aanblik of betasting van bepaalde niet-genitale lichaamsdelen (voet, oor, enz.) of voorwerpen (schoenen, ondergoed, enz.)

fobie angststoornis die wordt gekenmerkt door een overmatige en irreële angst voor een specifieke situatie of specifiek object (bijv. spinnen, tandarts, vliegen, mensenmenigte, hoogte, onweer)

folie à deux waan die tegelijkertijd aanwezig is bij twee samenlevende personen

forensische geneeskunde (FG) toepassing van de geneeskunde in dienst van enigerlei vorm van rechtspraak; de forensisch geneeskundige is medisch adviseur voor overheid, politie en justitie, en voorts onderzoeker in het kader van opsporingsonderzoek en/of waarheidsvinding ten dienste van (straf)rechtspleging en -handhaving; tot het forensisch geneeskundig werkterrein behoren lijkschouwing en medische zorgverlening op politiebureaus

Begrippen en afkortingen

formele denkstoornis verlies van samenhang tussen zinnen of gedachten, blijkend uit onlogisch denken, verminderd associatievermogen of incoherentie; gaat gepaard met verlies van betekenisinhoud, meestal blijkend uit armoedige spraak, wijdlopig taalgebruik en/of stereotypieën

frontaal psychosyndroom door frontale hersenlaesie veroorzaakte psychische stoornis waarbij remming (apathie, initiatiefverlies) of juist ontremming (decorumverlies, bizar gedrag) van psychische functies optreedt; dikwijls gepaard met opvattings- en kritiekstoornis en incontinentie

frustratietolerantie de mate waarin iemand frustratie kan opvangen en verwerken

Ganser-syndroom syndroom dat wordt gekenmerkt door voorbijgaande (passagère) dissociatieve symptomen (verlaagd bewustzijn, fugue, amnesie), conversie, eventueel visuele pseudohallucinaties en paralogie

geagiteerde depressie depressie die gepaard gaat met veel bewegingen (in tegenstelling tot geremde depressie), die veelal doelloos zijn; patiënt loopt heen en weer (ijsbeert), trommelt op stoelleuning, wringt de handen, beweegt onrustig op stoel heen en weer, is snel geïrriteerd en soms angstig of aanklampend

gedachtearmoede subjectief ervaren stoornis in het beloop van het denken waarbij de patiënt weinig invallen, gedachten en ideeën heeft, alsof zijn hoofd 'leeg' is

gedachtevlucht ongewoon snelle wisseling van gedachten en voorstellingen, gepaard gaand met verhoogde afleidbaarheid en verminderd of afwezig zijn van doelgerichtheid, waardoor gericht denken onmogelijk wordt; *synoniem* ideeënvlucht

gedesoriënteerd niet in staat tot oriëntatie in plaats of tijd, ten opzichte van personen of zaken

gedragstherapie samenvattende term voor een groot aantal interventies, gebaseerd op de behavioristische theorie dat gedrag in belangrijke mate door leerervaringen tot stand komt; door deze interventies kunnen patiënten functionele gedragingen aanleren en disfunctionele gedragingen (onjuist aangeleerde processen) afleren

gegeneraliseerde angststoornis (GAS) chronische, volhardende overmatige angst voor en bezorgdheid over een aantal levensgebieden (werk, financiën, gezondheid, gezin, enz.) en niet gebonden aan bepaalde situaties

gejaagd denken subjectief ervaren stoornis in het tempo van het denken, waarbij de patiënt zelf een sterke versnelling van het denkproces ervaart

gender psychologische en sociale aspecten van het man-zijn of vrouw-zijn; *synoniem* psychoseksueel geslacht

genderdysforie het gevoel te zijn geboren in het lichaam van het verkeerde, ongewenste geslacht; men ervaart tot de andere sekse te behoren en ervaart het lichaamsuiterlijk als niet overeenkomend met de gewenste identiteit

geremd denken subjectief ervaren stoornis in het tempo van het denken, waarbij de patiënt zelf een remming of stilstand van het denkproces ervaart

gewenning het verschijnsel dat bij lang voortgezette toediening van bepaalde stoffen (geneesmiddelen, genotmiddelen) het lichaam daarvoor ongevoelig wordt (tolerantie), zodat men steeds hogere doses moet toedienen om het gewenste effect te bereiken

grimasseren aannemen van merkwaardige, overdreven gelaatsuitdrukkingen (grimassen) doordat de bewuste controle over en de souplesse van de bewegingen zijn aangetast (zogenoemd 'katatoon symptoom')

grootheidswaan/grootheidswaanzin abnormale subjectieve beleving van de eigen grootheid en belangrijkheid; *synoniem* megalomanie

hallucinatie psychische ervaring die niet op een zintuiglijke prikkel berust en door de betrokkene kritiekloos als waar wordt ervaren; *synoniem* waanvoorstelling, zinsbegoocheling

hallucinose psychose waarbij voortdurend hallucinaties voorkomen

haptische hallucinatie zinsbedrog waarbij men meent een aanraking van het lichaam te voelen die er niet is; *synoniem* aanrakingshallucinatie

hechtingsgedrag gedrag van de zich ontwikkelende zuigeling ten opzichte van de ouder (verzorger) waaruit blijkt dat deze zich hecht; manifesteert zich onder meer in lachen en het uitstrekken van de armpjes om te worden opgepakt; hechtingsgedrag kan onder andere gestoord raken bij langdurige algehele malaise, verwaarlozing of een ontwikkelingsstoornis

herbeleving een zich tegen de wil geregeld opdringende herinnering, die kan bestaan uit hallucinaties, voorstellingen, gedachten, dromen, illusoire vervalsingen en flashbacks

hyperactief gedrag gedreven en energiek gedrag van een persoon (in het bijzonder kinderen) die geen moment stilzit en zich chaotisch, impulsief, veelal onhandig gedraagt

hyperesthetisch overgevoelig

hyperkinesie een teveel aan ongewild optredende bewegingen door een extrapiramidale stoornis (doorgaans letsel in basale ganglien, ook wel in cerebellum) of door psychische oorzaak; *synoniem* dyskinesie, extrapiramidale bewegingsstoornis

hyperventilatiesyndroom hyperemotionele toestand met snelle, diepe ademhalingen, angstgevoelens, verlaagd bewustzijn

hypervigilantie verhoogde staat van waakzaamheid

hypnagoge hallucinatie hallucinatie tussen waken en slapen

hypochondrie somatoforme stoornis, gepaard gaand met een overdreven bezorgdheid voor de eigen gezondheid zonder dat daar medisch gezien aanleiding toe is

hypomaan/hypomanisch met lichte, verminderde kenmerken van manische episode

IBS *zie* inbewaringstelling

identiteit duidelijk onderscheiden persoonlijkheid waardoor een individu zijn eigen zelf onderscheidt

identiteitsstoornis stoornis in identiteit rond bijvoorbeeld seksualiteit, zelfbeeld en/of beroep, onder andere voorkomend bij een borderlinepersoonlijkheidsstoornis

illusie zinsbegoocheling waarbij een aanwezig voorwerp of een bestaand verschijnsel verkeerd wordt opgevat

impulsief plotseling toegevend aan een aandrang

inbewaringstelling (IBS) kortdurende onvrijwillige opname in een psychiatrisch ziekenhuis op grond van de Wet bijzondere opnemingen in psychiatrische ziekenhuizen (BOPZ) op gezag van rechter of burgemeester, wanneer in een acute situatie een psychisch ernstig gedecompenseerde patiënt een gevaar voor zichzelf of omgeving veroorzaakt

incoherentie stoornis in de samenhang van het denken, gekenmerkt door het ontbreken van logische of begrijpbare samenhang in wat de patiënt zegt; de patiënt spreekt in gefragmenteerde gedachten, zinnen en zinsdelen

incongruent affect stoornis in de expressie van het affect waarbij er een discrepantie is tussen de indruk die men heeft van de emotie van de patiënt, en hetgeen de patiënt zelf meedeelt over zijn stemming, bijvoorbeeld lachen bij overlijden van naaste

inductiepsychose geïnduceerde, door psychische 'besmetting' ontstane psychose, zoals de 'folie à deux'; soms grijpt deze over op grotere groepen personen

inhibitie remming

initiatiefverlies stoornis in motivatie en gedrag, gekenmerkt door vermindering van het zelfstandig komen tot motorische activiteit en handelingen

inprentingsstoornis onvermogen zintuiglijke indrukken en emotionele ervaringen voor korte tijd in zich op te nemen

internalisatie het zich eigen maken van waarden, gedragswijzen en/of normen

introspectie beschouwing van het eigen ik, in het bijzonder innerlijke kritische zelfwaarneming

introvert met de aandacht naar binnen gericht

Begrippen en afkortingen

katalepsie toestand van spierverstijving waarbij de patiënt langdurig eenzelfde ongewone lichaamshouding blijft aannemen

katatonie ontregeling van het motorische systeem, zich uitend in mutisme, het aannemen van een ongewone lichaamshouding (katalepsie) en afwerend gedrag (negativisme)

kleptomanie recidiverend onvermogen zich te verzetten tegen impulsen om objecten te stelen die men niet voor persoonlijk gebruik of vanwege hun geldelijke waarde nodig heeft

koortsdelier delier dat wordt veroorzaakt door een snel stijgende lichaamstemperatuur

kortetermijngeheugen vermogen om zich recentelijk verworven kennis en ervaringen te herinneren

kritiekstoornis cerebrale functiestoornis waarbij het inzicht in eigen ziekte en situatie, maar bijvoorbeeld ook in actuele gebeurtenissen, gestoord is

labiel affect stoornis in de expressie van het affect waarbij dit herhaaldelijk op een abrupte manier wisselt, terwijl er geen of slechts een geringe externe aanleiding voor is

lethargie stoornis in motivatie en gedrag, gekenmerkt door volledige ongeïnteresseerdheid en sloomheid

logorroe spreken in een onophoudelijke woordenvloed; *synoniem* praatzucht, spreekdrang

magisch denken formele denkstoornis waarbij wordt verondersteld dat woorden of gedachten uit zichzelf de werkelijkheid kunnen beïnvloeden; ook wordt aan gebeurtenissen en verschijnselen een niet-objectiveerbare kracht toegedicht; bijvoorbeeld niet op de randen van stoeptegels lopen omdat er anders iets vreselijks zal gebeuren

manie toestand van ziekelijke opgewektheid die gepaard gaat met een verstoorde beleving van de eigen persoon en de werkelijkheid

maniërisme gekunsteldheid, gemaaktheid

melancholie verouderde psychiatrische term voor 'depressieve toestand'; in omgangstaal: zwaarmoedigheid

mentale status toestand van psychisch functioneren, dat wil zeggen: het denken, voelen en handelen dat wordt beschreven als cognitieve, affectieve en conatieve functies; *synoniem* psychische toestand, status mentalis, status psychicus

motorisch maniërisme katatone bewegingsstoornis, gekenmerkt door dwaze, speelse, maar wel schijnbaar doelgerichte bewegingen, zoals huppelen, op de tenen lopen, salueren naar voorbijgangers en overdreven, gekunstelde karikaturen van gewone bewegingen

motorisch negativisme katatone bewegingsstoornis waarbij de betrokkene de tegengestelde handeling uitvoert van die welke hem gevraagd wordt of helemaal niet doet wat gevraagd wordt; komt voor bij schizofrenie

mutisme stoornis in de gesproken taal, gekenmerkt door het (vrijwel) ontbreken van gesproken taal

narcisme overmatige ingenomenheid met de eigen persoon

narcistische persoonlijkheidsstoornis persoonlijkheidsstoornis waarbij iemand zichzelf voortdurend centraal in de aandacht plaatst van anderen, vooral vanuit grootheidsideeën over eigen kunnen, macht en schoonheid; belangstelling voor anderen is gering, kritiek wordt niet verdragen

negatieve symptomen term die wordt gebruikt in de symptomatologie van schizofrenie: het geheel van schizofreniesymptomen die uit verminderde wilskracht voortkomen en die zich uiten in alogie (gedachtearmoede met daarbij behorend taalgebruik), anergie (afstomping), anhedonie, apathie, gedachtearmoede, gevoelsarmoede, initiatiefverlies, spraakarmoede

negativisme ziekelijke neiging tot een psychische reactie die tegengesteld aan de normale reactie is; *synoniem* afwerend gedrag

neologisme het gebruiken van niet-bestaande woorden; komt voor bij patiënten met Wernicke's afasie of een psychose

neuroleptisch maligne syndroom (NMS) zeldzaam, maar levensbedreigend syndroom dat optreedt kort na begin of verhogen van dosering van antipsychotica en dat bestaat uit algehele extrapiramidale rigiditeit, onwillekeurige bewegingen en hyperthermie, vaak gecombineerd met dysartrie, dysfagie en autonome functiestoornissen

neurose verzamelbegrip voor psychische stoornissen met als voornaamste symptomen angst of afweermechanismen tegen angst, veroorzaakt doordat men door tegenstrijdige, bewuste en onbewuste driften, strevingen en emoties in een innerlijke conflictsituatie komt; de neurotische reactie is te verklaren uit afweermechanismen, zoals verdringing, regressie, conversie, overcompensatie, rationalisatie; de persoonlijkheid blijft bij de neurose vrijwel intact

obsessie het bezeten zijn door een voorstelling of gedachte waarvan men het irrationele kan inzien, maar die men niet van zich af kan zetten

obsessieve compulsieve persoonlijkheidsstoornis persoonlijkheidsstoornis met patroon van preoccupatie met ordelijkheid, perfectionisme, beheersing van psychische en intermenselijke processen, ten koste van soepelheid, openheid en efficiëntie; begint in vroege volwassenheid en leidt onder meer tot overmatige organisatie van werk, waardoor eigenlijke doel uit zicht raakt, tot overdreven gewetensvol zijn, star zijn, niets weg kunnen gooien en niet kunnen delegeren

obsessieve compulsieve stoornis (OCS) stoornis waarbij terugkerende dwanghandelingen en dwanggedachten voorkomen; deze dwangsymptomen worden als onvrijwillig beleefd en als zinloos en overdreven ervaren; zij kosten veel tijd en verstoren het normale dagelijkse functioneren in ernstige mate; *synoniem* dwangstoornis, dwangneurose

onthoudingsdelier delirium dat ontstaat als gevolg van de onthouding van stoffen waar het lichaam aan gewend geraakt is; bijv. alcoholonthoudingsdelier bij alcoholonthouding.

onthoudingsverschijnselen lichamelijke en psychische klachten die zich voordoen bij plotselinge onthouding (staken of minderen) van een verslavende stof (bijv. heroïne, alcohol, nicotine) waaraan iemand verslaafd is; *synoniem* abstinentieverschijnselen, ontwenningsverschijnselen

organische psychose psychose die is ontstaan door een organische aandoening of intoxicatie die leidt tot een stoornis in de hersenen

organisch psychosyndroom (OPS) complex van psychiatrische symptomen die (overwegend) het gevolg zijn van een somatische aandoening in de hersenen

oriëntatiestoornis stoornis in de oriëntatie in tijd, plaats en/of persoon, veelal secundair aan een geheugenstoornis

overdracht het door de patiënt overbrengen, veelal onbewust, van belevingen en gedragingen in de relatie met de psychotherapeut, die ontleend zijn aan andere (vaak vroegere) relaties

overspanning verminderd geestelijk belastingsvermogen als gevolg van een langer durende disbalans tussen enerzijds de psychische en lichamelijke draagkracht en anderzijds de sociale belasting; *synoniem* surmenage, overspannenheid

PAAZ psychiatrische afdeling van een algemeen ziekenhuis

paniekaanval duidelijk omschreven, beperkte periode van plotseling optredende intense angst, gepaard gaande met lichamelijke symptomen

paniekstoornis stoornis met recidiverende onverwachte paniekaanvallen met voortdurende ongerustheid over het krijgen van nieuwe aanvallen (= anticipatieangst) en over het verloop of de consequenties van de aanvallen

parafilie algemene term voor seksuele stoornissen die worden gekenmerkt door terugkerende, intense seksueel opwindende fantasieën, seksuele impulsen of gedragingen (ten minste zes maanden bestaand), waarbij het driftobject of -doel afwijkt van het gebruikelijke

paralogie stoornis in de samenhang van het denken waarbij een patiënt als het ware steeds langs het onderwerp van de vragen van de psychiater heen praat; de persoon lijkt de vraag wel te begrijpen, maar gaat er niet op in en geeft een antwoord met een andere inhoud

paranoïde-hallucinatoir syndroom syndroom met wanen en hallucinaties met meestal ongunstige inhoud, zoals bedreiging

paranoïde schizofrenie vorm van schizofrenie met preoccupatie met een of meer wanen en/of frequente gehoorshallucinaties en waarbij chaotisch of katatoon gedrag of vlak of inadequaat affect niet opvallend aanwezig is

Begrippen en afkortingen

paranoïde waan waanbeleving waarin de patiënt centraal staat, bijvoorbeeld wanen met religieus of erotisch karakter of achtervolgings-, jaloersheids- of grootheidskarakter

paranoïdie diepgaand wantrouwen en achterdocht ten opzichte van anderen, beginnend in de vroege volwassenheid, waardoor hun beweegredenen worden geïnterpreteerd als kwaadwillig

pathologische angst angst die te heftig is, te lang aanhoudt en optreedt bij een stimulus die geen of niet zo'n heftige angstreactie rechtvaardigt

PDD-NOS (pervasive developmental disorder not otherwise specified) pervasieve ontwikkelingsstoornis 'niet anders omschreven'

perseveratie het voortdurend herhalen van eenzelfde woord of handeling of blijven hangen aan een voorstelling of een woord; kan optreden bij schizofrenie, epilepsie, organische hersenafwijkingen (bijv. bij afasie, apraxie)

pervasieve ontwikkelingsstoornissen het geheel van ontwikkelingsstoornissen waarbij zich een wisselend scala van problemen in contact, taalontwikkeling, communicatie, reactie op prikkels en sociale interactie voordoet; de ernstigste vorm is autisme, waarbij affectieve contactstoornis vooropstaat; de stoornis grijpt verregaand in het volledige functioneren (voelen, waarnemen, denken, handelen) van de persoon in (is dus 'pervasief')

positieve symptomen term die wordt gebruikt in de symptomatologie van schizofrenie: wanen, hallucinaties en desorganisatie

posttraumatische stressstoornis (PTSS) angststoornis die ontstaat nadat de betrokkene blootgesteld is geweest aan een heftige traumatische ervaring waarbij de lichamelijke of psychische integriteit van de persoon in het geding geweest is

preseniele dementie dementie die zich ontwikkelt vóór de leeftijd van 70 jaar, zoals soms bij de ziekte van Alzheimer, Binswanger of Pick

projectie afweermechanisme waarbij men (onbewust) zijn eigen gevoelens verplaatst naar iemand of iets buiten zichzelf (bijv. iemand die een afkeer heeft van een persoon, maar dit niet kan toegeven en stelt dat de persoon juist een afkeer van hem heeft)

pseudologia fantastica het ziekelijk opdissen van verzonnen verhalen waarin de verteller een centrale rol speelt en waar hij zelf in gelooft

psychoactieve stof stof die een invloed heeft op mentale processen; bijvoorbeeld psychofarmaca, psychedelica

psychodysleptica middelen die het psychisch functioneren desorganiseren en met name psychose induceren; bijvoorbeeld LSD

psychofarmaca groep van geneesmiddelen die aangrijpen op het centrale zenuwstelsel en daarbij werkzaam zijn bij de behandeling van psychiatrische stoornissen en of psychiatrische symptomen

psychogeen door de psyche veroorzaakt

psychogene amnesie amnesie die niet het gevolg van organisch hersenletsel is

psychogeriatrie deelgebied in de geneeskunde dat zich bezighoudt met aandoeningen die gepaard gaan met beperkingen van de geestelijke vermogens bij patiënten ouder dan 65 jaar, in het bijzonder cognitieve beperkingen door dementie

psycholeptica middelen die het psychisch functioneren remmen; bijvoorbeeld alcohol

psychomotoriek motoriek bij psychische activiteit of een psychische stoornis

psychose samenvattende term voor ernstige geestesziekten waarbij de controle van het ik over zichzelf en het eigen gedrag en handelen gestoord is, het contact met de omringende werkelijkheid ziekelijk veranderd is en dit de patiënt belemmert in diens vermogen tot communicatie, herkenning van de werkelijkheid en omgaan met de eisen van het leven van alledag

psychosomatose organische ziekte die (mede) onder invloed van psychische factoren is ontstaan

PTSS zie posttraumatische stressstoornis

querulantenwaan geen echte waan, maar een waanachtige reactie die op zichzelf nog begrijpbaar is; de querulant (ruziezoeker) komt op tegen vermeend onrecht, maar overschrijdt in alle reacties het redelijke en besteedt bijvoorbeeld het hele geldelijke vermogen aan het voeren van processen

rechterlijke machtiging (RM) beschikking op basis waarvan aan een persoon gedwongen bepaalde zorg kan worden verstrekt

regressie afweermechanisme waarbij men terugvalt in een veel vroeger (meestal kinderlijk) gedragspatroon

schub aanval; term wordt voornamelijk gebruikt met betrekking tot schizofrenie en multipele sclerose; Duitse uitspraak 'sjoeb'; *meervoud* schubs ('sjoeps'; komt van Duits, der Schub, die Schübe = o.a. aandrijving, stuwkracht); betekent acute verergering, exacerbatie

semantisch geheugen geheugen voor de betekenis van woorden en begrippen en algemene kennis, niet gebonden aan een bepaalde tijd of context

smetvrees symptoom van een obsessieve compulsieve stoornis waarbij iemand uit aanhoudende angst voor besmetting met bacteriën, parasieten of ander vuil voortdurend en excessief zichzelf en de omgeving schoonmaakt en dit niet kan stoppen

sociotherapie door sociotherapeuten toegepaste methodische hantering van het leefmilieu van klinisch behandelde patiënten

somatisatie neiging om lichamelijk ongemak en klachten te ervaren en te rapporteren die niet door een organische aandoening kunnen worden verklaard, deze niettemin aan een lichamelijke aandoening toe te schrijven en er medische hulp voor te zoeken; psychische onlustgevoelens worden zo in lichamelijke klachten vertaald

somatoforme stoornis groep van ziektebeelden (conversie, hypochondrie, somatisatiestoornis, somatoforme pijnstoornis, verstoorde lichaamsbeleving) waarbij lichamelijke klachten bestaan zonder aanwijsbaar fysiologisch mechanisme of aantoonbare organische aandoening en waarbij een sociaal of psychisch conflict mag worden verondersteld

somnolentie licht verlaagde bewustzijnstoestand

stemmingsschommeling schommeling van stemming tussen euforie en depressie

stemmingsstabilisator geneesmiddel dat bij de behandeling van een bipolaire stoornis wordt gebruikt ter verhoging van de stabiliteit van een stemming; bijvoorbeeld lithium, depakine, carbamazepine

stemmingsstoornis algemene verzamelnaam voor een psychische stoornis waarbij de emotionele beleving van het zelf, het heden, het verleden en de toekomst verstoord is

stereotypie voortdurende herhaling van zinloze bewegingen, houdingen of woorden

stupor toestand van bewegingloosheid; de patiënt handelt en spreekt niet, maar het bewustzijn is niet opgeheven

symptomatische psychose psychose waarbij de geestelijke stoornissen een symptoom van een lichamelijke ziekte vormen, echter met buiten het cerebrum gelegen oorzaak

tegenoverdracht reacties van de psychotherapeut jegens de patiënt die eerder te maken hebben met de persoon van de psychotherapeut zelf dan met de patiënt

TMS *zie* transcraniële magnetische stimulatie

transcraniële magnetische stimulatie (TMS) therapie waarbij met een korte magneetpuls stroom in de hersenen wordt opgewekt en neuronen worden geactiveerd; deze neuronale activatie kan gebruikt worden om verstoorde hersenactiviteit bij patiënten met 'therapieresistente' hallucinaties, wanen en zware depressies tijdelijk uit te schakelen

transculturele geneeskunde specialisatie binnen de geneeskunde die beleving, diagnostiek en therapie van ziekten in verschillende culturen met elkaar vergelijkt door onderzoek

trichotillomanie dwangmatig uittrekken van haar

verdringing afweermechanisme om krenkende ervaringen of traumatische gebeurtenissen niet tot het bewustzijn te laten doordringen

Begrippen en afkortingen

vitale depressie ernstige depressieve stoornis die wordt gekenmerkt door het verstoord zijn van de vitale levensfuncties

waan stoornis van het denken als uiting van een ernstige geestesziekte; de patiënt heeft over een bepaalde zaak een onjuiste mening en houdt daaraan star vast ondanks bewijzen van het tegendeel

waansysteem een aantal waanideeën die min of meer logisch met elkaar samenhangen en als het ware één systeem vormen, ook al zijn ze alle onjuist; bijvoorbeeld betrekkingswaan, beïnvloedingswaan

wernicke-encefalopathie ernstige stoornis in de hersenen als gevolg van vitamine-B1-tekort

wijdlopigheid stoornis in de samenhang van het denken, gekenmerkt door het onvermogen in gesproken taal bijzaken van hoofdzaken te onderscheiden, het zich verliezen in details (overgedetailleerdheid), zonder echter de draad van het verhaal helemaal te verliezen

Wortsalat onsamenhangend onbegrijpelijk gebabbel bij sommige psychotische patiënten

ziektebesef het besef aan een psychiatrische of somatische ziekte of stoornis te lijden

ziekte-inzicht gevoelsmatig en cognitief inzicht in de ontstaanswijze van het eigen, veelal neurotische lijden dat geworteld is in de periode van de vroege jeugd

ziektewinst gunstige omstandigheden die men (ongewild) direct of indirect verkrijgt door optreden van ziekte

Bron: Eerenbeemt, A.M.M. van den & Everdingen, J.J.E. van (red.) (2011). *Pinkhof Geneeskundig woordenboek. 12ᵉ druk.* Houten: Bohn Stafleu van Loghum.

Register

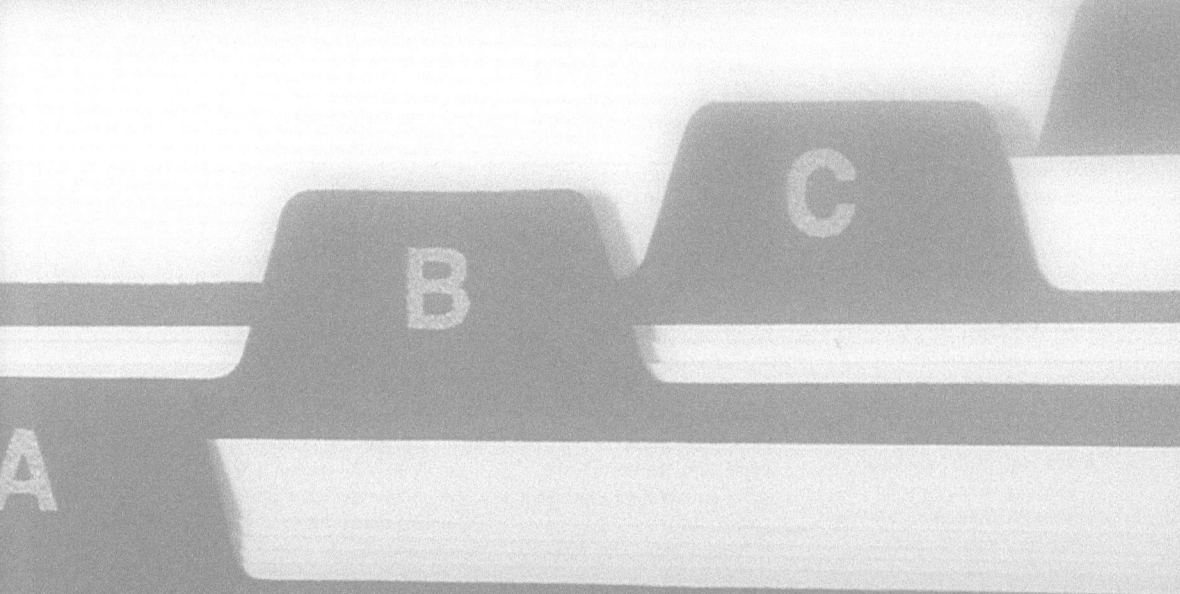

A

AAG ▶ ademalcoholgehalte 133
aandacht 28
- verhoogde 31
- verminderde 31
aangluurwaan 57
aanpassingsstoornis 251, 252
- depressieve subtype 254
- DSM-IV-TR-criteria 253
- met angst 254
- met gedragssymptomen 254
abilify 153
Abilify tabl., inj.vl. 106
aboulie 68
absence 30
abstinentie 130
abstractievermogen 37
acalculie 78
acamprosaat 135
acathisie 64, 107, 153
acetaldehyde 133
acetylcholine 365
achtervolgingswaan 57
ACT ▶ Assertive Community Treatment 153
ACT en FACT overzicht verschillen 160
Activere Therapie XIII
activerende begeleiding 170
activiteitenpatroon 221
acute dyskinesie 107
acute dystonie 107
adaptief vermogen 335
Adartrel 244
ademalcoholgehalte (AAG) 133
ademhalingsstoornis
- slaapgebonden 241
ADHD ▶ Attention Deficit Hyperactivity Disorder 327
ADL ▶ algemene dagelijkse levensverrichtingen 351
Advies- en Meldpunt Kindermishandeling (AMK) 319
afasie 39, 66
- Broca's 40
- expressieve 40
- motorische 40
- progressieve niet-vloeiende 360
- sensorische 40
- tactiele 40
- Wernicke's 40
affect 59
affectieve functie 59, 76
affectincongruentie 63
affectincontinentie 62
affectlabiliteit 62

affectverstarring 63
affectvervlakking 62
afhankelijke persoonlijkheidsstoornis
- DSM-IV-TR-criteria 299
- tegenoverdracht 315
afonie 66
afrodisiacum 138
afstammingswaan 56
afweermechanisme 103
agitatie 64
agnosie 42
- tactiele 42
- visuele 42
agomelatine 111
agorafobie 80, 180
agranulocytose 106, 108, 154
aids 362
aidsdementie 362
akinesie 65
Akineton 109, 153
alcohol 132
- afbraak 133
- hoeveelheid in bloed 133
- lichamelijke aandoeningen 134
- medicamenteuze behandeling 135
- psychiatrische aandoeningen 134
alcoholdehydrogenase 133
alcoholdementie 362
alcoholgebruik 131
alcoholisch coma 134
alcoholonthoudingsdelier 134
alexie 40
alexithymie 62, 287
algemene dagelijkse levensverrichtingen (ADL) 351
allochtoon 379
almachtswaan 56
alprazolam 119, 183
ALS ▶ amyotrofische lateraalsclerose 360
Alzheimer, ziekte van 355
- stadia 358
ambitendentie 66, 152
amenorroe 232
amfetamine 136
amitriptyline 110, 204
AMK ▶ Advies- en Meldpunt Kindermishandeling 319
amnesie 34, 210
- anterograde 34
- dissociatieve 35
- psychogene 35
- retrograde 34
amnestisch syndroom 34

amyotrofische lateraalsclerose (ALS) 360
Anafranil tabl. 110
anaritmie 78
Anatensol 153
anergie 68
anesthesie 43
- van het affect 63
angst
- somatische oorzaken 373
angstaanval
- nachtelijke 243
angstequivalent 63
angstreactie 173
angststoornis 174
- ouderen 371
anhedonie 62, 80, 162
anorexia nervosa 228, 230
- DSM-IV-TR-criteria 230
- kind 333
- oorzaken 231
anorexie 68
Antabus 135
anticholinergicum 109
anticholinergisch syndroom 109
antidepressiva 110
- behandeling 110
- klassieke, tricyclische 110
- moderne, niet-tricyclische 110
- werkingsmechanismen 111
antipsychiatrie
antipsychotica 105, 153
- atypische (nieuwere) 105
- klassieke 105
- nieuwe 105
antipsychoticum
- bijwerkingen 106
- contra-indicaties 106
antisociale persoonlijkheidsstoornis
- DSM-IV-TR-criteria 290
- tegenoverdracht 311
anxiolyticum 118
apathie 62, 67
applied relaxation 182
apraxie 65, 82
aprosodie 40
- expressieve 40
- receptieve 40
aripiprazol 106
Aripiprazol 153
armoedewaan 56
aromatherapie 364
Artane 109
arts voor verstandelijk gehandicapten (AVG) 341
aspergersyndroom 329

Register

Assertive Community Treatment (ACT) 153, 158
assertiviteitstraining 98
Attention Deficit Hyperactivity Disorder (ADHD) 327
attitude
– directieve 255
Aurorix 114
– tabl. 111
autisme 329
autismespectrumstoornis 329
autistiforme stoornis 206
automutilatie 249
AVG ▶ arts voor verstandelijk gehandicapten 341

B

BAG ▶ bloedalcoholgehalte 133
Bandura (1970) 97
bariatrische chirurgie 233
BDL ▶ bijzondere dagelijkse levensverrichtingen 351
Beck (1921) 98
BED ▶ binge eating disorder 231
begeleide zelfhulp 182
behaviorisme 95
beïnvloedingswaan 57
belle indifférence 63, 221
benadelingswaan 57
beneveling 29
benzodiazepine 118, 240
– bijwerkingen 119
besluitvaardigheid 69
betrekkingswaan 57
bewegingsdrang 64
bewegingsstoornis 244
bewindvoering 12
bewuste 102
bewustzijn 27
– reflectief 41
– verhoogd 29
– verlaagd 29
bewustzijnsvernauwing 30
bewustzijnsverruiming 30
bezetenheidstrance 210
bibliotherapie/zelfhulp/zelfmanagement 170
bijzondere dagelijkse levensverrichtingen (BDL) 351
binge eating disorder (BED) 231
binge-drinken 131
biologische invalshoek
biologische klok 242
biopsychosociale invalshoek
biopsychosociale model 257

biperideen 109, 153
bipolaire stoornis 172
– behandeling ouderen 375
– ouderen 375
BJ ▶ Bureau Jeugdzorg 319
black-out 31
bloedalcoholgehalte (BAG) 133
blootstelling 98
BMI ▶ Body Mass Index 228
body mass index (BMI) 228, 333
BOPZ ▶ Wet bijzondere opnemingen in psychiatrische ziekenhuizen 320
borderlinepersoonlijkheidsstoornis
– DSM-IV-TR-criteria 294
– kind 330
– tegenoverdracht 313
BOS-principe 255
boulimia nervosa 230
– DSM-IV-TR-criteria 230
– kind 333
bradyfasie 66
bradyfrenie 50, 79
bradykinesie 64
braken 232
Bromazepam tabl. 119
brotizolam 118
bupropion 111
Bureau Jeugdzorg (BJ) 319
buspiron 187

C

Camcolit 115
Campral 135
cannabis 135
– hyperemesissyndroom 135
– lichamelijke effecten 135
carbamazepine 117, 376
– bijwerkingen 117
CCE ▶ Centrum voor Consultatie en Expertise 342
CDF ▶ Cultural Formulation of Diagnosis 384
Centrum voor Consultatie en Expertise (CCE) 342
chloordiazepoxid 119
chloorpromazine 153
chloorprotixeen 106
chorea van Sydenham 196
chronische depressie 168
Cipramil drup., tabl. 111
circadiane ritme 242
Cisordinol 153

Cisordinol tabl., drup., inj.vl., depotinj.vl. 106
citalopram 111, 183, 204
cliëntgerichte psychotherapie 95, 99
clobazam 119
clomipramine 110
clorazepinezuur 119
clozapine 105, 106, 108, 154
cluster-B-persoonlijkheidsstoornis 289
cocaïne 113, 137
– lichamelijke effecten 138
– psychische effecten 138
cognitie 48
cognitief model
cognitieve functie 27, 76
cognitieve gedragstherapie 97, 99
cognitieve therapie 95, 98
collaborative care-model 172
collaps 30
Colombiaanse verkoudheid 138
coma 30
communicatieve therapie
– ouderen 368
complotteringswaan 57
compulsie 193
conatieve functie 64, 76
Concerta 136
concretisme 52
condensatie 52
confabuleren 34, 77, 356
confusional arousal 243
constructionele gedragstherapie 97
contact met de patiënt 74
contaminatie 52
continuous positive airway pressure (CPAP) 241
conversiestoornis 221
– DSM-IV-TR-criteria 222
copingvaardigheden 252
coprolalie 82
copropraxie 82
corpora mamillaria 363
corticale dementie 363
corticobasale degeneratie 360
counseling 170
CPAP ▶ continuous positive airway pressure 241
crack 138
craving 130, 140
Creutzfeldt-Jakob, ziekte van 362
crisispreventieplan 173
cryptolalie 52
Cultural Formulation of Diagnosis (CDF) 384
cultureel interview 384

cultuurgebonden syndroom 383
curatele 12
curator 12
cyclothymie 61
Cymbalta caps. 111

D

dagactiviteitencentrum 336
dagdromerij 31
dagschommeling 163
DAT-hersenscan 362
decompensatie 350
decorumbesef 36
déjà-vu 35
delier 30, 362
- behandeling ouderen 370
- ouderen 368
Delirium Observatie Schaal (DOS) 369
dementia paralytica 362
dementie 353
- alzheimertype, DSM-IV-TR-criteria 354
- behandeling 364
- frontotemporale 360
- met Lewy-bodies (DLB) 361
- overzicht van vormen 362
- preventie 364
- semantische 360
- subcorticale 363
- vasculaire 357
dementiesyndroom 353
denken 48, 149
- associatief 51
- associatiezwak 150
- autistisch 53
- bradyfrenie 50
- chaotisch 51
- concretisme 52, 150
- condensatie 52
- contaminatie 52
- dyslogie 52
- formele denkstoornis 150
- gedachtearmoede 51
- geremd 50
- haperend 50
- incoherent 51, 150
- irrationeel 53
- neologisme 151
- ontremd 50
- overinclusief 53
- persevereren 51, 150
- primitief 52
- sperrung 51

- tempo 151
- versneld 50
- versperring in het 51
- vertraagd 50
- verward 51
- verzanden 51
- wijdlopig 51
- Wortsalat 150
denkstoornis
- formele 50
- inhoudelijke 53, 149
denkvermogen
- gestoord 50
depersonalisatie 47, 211
depersonalisatiestoornis
- DSM-IV-TR-criteria 208
depotpreparaat 105
depressie 162
- atypische kenmerken 163
- behandeling ouderen 367
- beschermende factoren bij het kind 327
- bipolaire 172
- chronische 168
- gemaskeerde 366
- katatone kenmerken 163
- kind 326
- lichttherapie 170
- melancholische kenmerken 163
- ouderen 366
- risicofactoren bij het kind 326
- unipolaire 169
depressieve episode
- DSM-IV-TR-criteria 161
depressieve stoornis
- cognitieve gedragstherapie 171
depressiviteit 61
derealisatie 48, 211
desintegratiestoornis
- kind 329
desoriëntatie 31, 356
dexamfetamine 136
dexetimide 109
diagnostische classificatie 84
Diazemuls inj.vl., rectiole 119
diazepam 119
diep verstandelijk beperkt 335
Dipiperon tabl., drup. 106
directieve attitude 255
disactiviteit 65
disfunctioneel perceptiesyndroom 141
dissimilatie 46
dissociatie 204
dissociatieve amnesie
- DSM-IV-TR-criteria 207
dissociatieve fugue

- DSM-IV-TR-criteria 207
dissociatieve identiteitsstoornis
- DSM-IV-TR-criteria 208
dissociatieve stoornis 204
dissociatieve stoornis NAO
- DSM-IV-TR-criteria 209
dissociatieve symptoom
- primair 210
dissociatieve trance 210
disulfiram 135
DLB ▶ dementie met Lewy-bodies 361
Dogmatil 153, 154
Dogmatil caps. 106
doorzettingsvermogen 67
dopamine 146, 361
dopamine-2-receptor 105
dopamine-antagonisme 153
Dormicum tabl., inj.vl. 118
Dormonoct tabl. 118
DOS ▶ Delirium Observatie Schaal 369
dosulepine 110
downsyndroom 341, 357, 362
doxepine 110
drang 68
drangstoornis 245
- DSM-IV-TR-criteria 246
driften 67
- gestoorde 68
- ongereguleerde 68
driftleven, te sterk/zwak 68
drugsoverlast 140
dubbelediagnoseproblematiek 134, 157, 342
duloxetine 111
duur van de behandelde psychose 145
dwang 69
dwangbehandeling 13
dwanggedachte 53, 193
dwanghandeling 193
dwanghuilen 62
dwanglachen 62
dwangmatig piekeren 54
dwangstoornis 194, 245
dwangvoorstelling 42
dysaritmie 78
dyscalculie 78
dysexecutief syndroom 38
dysfasie 78
dysforie 61
dyslogie 52
dysmorfofobie 48
dyspareunie 264
dysthemie 61

E

echofasie 66
echofrasie 66
echokinesie 65
echolalie 66, 82
echomimie 65, 82
echopraxie 65, 82
ECT ▶ elektroconvulsietherapie 367
eerstelijns-GGZ
eetstoornis 228
- classificatie 230
- kind 333
- motiverende interventie 233
- psychomotorische therapie 235
- psychotherapie 234
- somatisch 232
- systeemtherapie 235
Efexor XR caps. 111
ego 103
e-health 104
ejaculatio praecox 263
elektroconvulsietherapie (ECT) 112, 121, 367
- bijwerkingen 122
- techniek 121
elektroshock 121
Ellis (1913-2007) 98
EMDR ▶ Eye Movement Desensitization and Reprocessing 203
emotiegeoriënteerd programma 364
enkelvoudige fobie 175
EPA ▶ ernstige psychiatrische aandoeningen 159
episode 161
erectiestoornis 261
ernstig verstandelijk beperkt 335
ernstige psychiatrische aandoeningen (EPA) 159
erotomanie 57
es 103
escitalopram 111
e-therapie 104
euforie 61
executieve functies 38
exhibitionisme 265
exposure 98
exposure in vivo 177
exposure met responspreventie 98
extase 61
externaliserende stoornis
- kind 327
Eye Movement Desensitization and Reprocessing (EMDR) 203

F

FACT ▶ Functie Assertive Community Treatment 153
familieanamnese 322
fantoomlid 48
fenelzine 183, 204
fetisjisme 266
fetisjistisch transvestitisme 267
Fevarin tabl. 111
fibromyalgie 223
first place then train 157
flooding 98
Fluanxol drag., depotinj.vl. 106
flufenazine 153
flunitrazepam 118
fluoxetine 111, 183, 236
flupentixol 106
fluvoxamine 111
forensische psychiatrie
fragiele-X-syndroom 341
Freud (1856-1939) 102
Frisium tabl. 119
frontaalkwabdementie 360
frontotemporale dementie (FTD) 360
frotteurisme 266
FTD ▶ frontotemporale dementie 360
Functie Assertive Community Treatment (FACT) 153, 158
functie- en intelligentietest 83
Functie-ACT 158
functionele relatie 94
fysieke inspanning/lichamelijke activiteit 170

G

4G-schema 155
GABA ▶ gamma-aminoboterzuur 138
galantamine 365
gamma-aminoboterzuur (GABA) 138
gammahydroxyboterzuur (GHB) 138
Ganser-syndroom 66, 210
GAS ▶ gegeneraliseerde angststoornis 184
GDS ▶ Geriatrische Depressie Schaal 367
gedachtearmoede 51
gedachte-echo 45
gedachte-inbrenging 57
gedachteonttrekking 57
gedragsexperiment 99
gedragsmedicatie 345
gedragsstoornis
- oppositionele 328
gedragstherapie 94, 95
- cognitieve 97, 99
- constructionele 97
- klachtgerichte 97
gegeneraliseerde angststoornis (GAS) 184
- DSM-IV-TR-criteria 184
geheugen 32
- episodisch 33
- kortetermijn- 32
- langetermijn- 32
- mechanisch 34
- procedureel 33
- semantisch 33
- versterkt 34
geheugenpolikliniek 352
geheugenstoornis
- chronische 36
- organische 33, 34
- psychogene 33, 35
- symptomatische 33, 34
gelaatsuitdrukking 74
gemengde episode 166
genderdysforie 269
genderidentiteitsstoornis (GIS) 257, 269
genealogenwaan 56
geneeskundige verklaring 5
Geriatrische Depressie Schaal (GDS) 367
Geriatrische Reuzen 352
gestiek 67
gevaar (begrip) 6
gewaarwordingsstoornis 43
gewoonteomkering 98
gewoontevervanging 98
gezinsinteractie 84
gezinsinterventie 156
gezinstaxatie 324
GGZ voor kinderen en jeugdigen XVI
GGZ voor ouderen XVII
GGZ voor volwassenen XVI
GGZ-preventie XVI
GHB ▶ gammahydroxyboterzuur 138
GIS ▶ genderidentiteitsstoornis 269
glutamaat 365
godsdienstwaan 56
gokken
- pathologisch 247
grimasseren 65, 82

groepstherapie 94
grootheidswaan 56

H
habit reversal 98
habit substitution 98
habituatie 98
Haldol 153
Haldol tabl., drup., inj.vl. 106
hallucinatie 45
- akoestische 45
- auditieve 45
- bevels- 45
- dissimilatie 46
- gedachte-echo 45
- gehoors- 45
- gevoels- 45
- gezichts- 45
- gustatoire 45
- haptische 45
- kind 332
- kinesthetische 45
- olfactorische 45
- optische 45
- proprioceptieve 45
- reuk- 45
- smaak- 45
- tactiele 45
- visuele 45
haloperidol 106, 153, 370
handelingsonbekwaam 12
head turning sign 355
hechtingsproblematiek 332
herbeleving van psychotrauma 42
herinneringsvervalsing 35
heroïne 139
HOI ▶ Hulp op Indicatie 319
hongerziekte 333
hoogbegaafd 335
huisregels ziekenhuis 16
Hulp op Indicatie (HOI) 319
Huntington, ziekte van 362
hyperesthesie 43
hyperkinesie 64
hypersomnia
- primaire 240
hypertensieve crisis 114
hyperthermie 137
hypertonie 64
hypesthesie 43
hypnose 30
hypochondrie 225
- DSM-IV-TR-criteria 225
hypokinesie 64
hypomane episode
- DSM-IV-TR-criteria 163
hypomanie 61, 166
hyponatriëmie 137
hypotonie 65
hysterische persoonlijkheid 295

I
IBS ▶ inbewaringstelling 8
ich 103
id 103
identiteitsstoornis
- dissociatieve 205
identiteitsverwarring 211
identiteitswijziging 211
idiosyncratisch woordgebruik 52
idiot savant 329
ik-bewustzijn 27, 41
ik-cultuur 381
illness en disease 381
illusie 43
illusoire vervalsing 44
imaginaire exposure 177
imipramine 110, 187, 204
Imovane tabl. 118
impulsbeheersing 245
impulscontrolestoornis NAO 249
impulshandeling 245
inadequate gevoelens 63
inbewaringstelling (IBS) 8
incoherentie 79
Individual Placement and Support (IPS) 157
individuele psychotherapie 94
inductiepsychose 58
inprenting 32
insomnia
- primaire 238
instrumentele conditionering 97
intelligentie 39
- definitie 334
- emotionele 335
- praktische 39
- sociale 39, 335
- verbale 39
intelligentiequotiënt (IQ) 322
internaliserende stoornis 325
International Classification of Sleep Disorders 238
internettherapie 104
interpersoonlijke psychotherapie (IPT) 101, 327
interventie in crisissituaties 348
interview 81
intrusie 42
invalshoek
- biologische
- biopsychosociale
- psychologische
- socioculturele
Invega tabl. 106
IPS ▶ Individual Placement and Support 157
IPT ▶ interpersoonlijke psychotherapie 327
IQ ▶ intelligentiequotiënt 322, 334

J
jaloeziewaan 57
jamais-vu 36
jetlagsyndroom 242
jeugdcircuit
jeugdzorg
- diagnostiek 321
- wetgeving 320

K
kaasreactie 114
katalepsie 65, 152
kataplexie 65, 82, 240
katatonie 65, 82, 152
kater 133
ketenzorg
kinder- en jeugdpsychiatrie 319
- classificatie 324
- diagnostische beschouwing 324
kinderangst 325
kinderpsychiatrisch onderzoek 322
kindfactoren 324
klachtenanamnese
- kind 321
klachtenpresentatie 75
klachtgerichte gedragstherapie 97
klachtrecht 16
klassieke conditionering 95
klassieke, tricyclische antidepressiva (TCA) 110
kleinheidswaan 55
kleptomanie 246
koro (angstsyndroom) 384
korsakovsyndroom 34, 134, 362
kortdurende behandeling 170
kortsluitingreactie 245
kritiekstoornis 36
kruistolerantie 130

Register

L

laboratoriumonderzoek 130
lamotrigine 204
Landelijk Centrum Vroegkinderlijke Traumatisering (LCVT) 206
Landelijk Dementie Programma (LDP) 353
Largactil 153
latah (angstsyndroom) 384
laxeren 232
LCVT ▶ Landelijk Centrum Vroegkinderlijke Traumatisering 206
LDP ▶ Landelijk Dementie Programma 353
leermodel
Lendormin tabl. 118
Leponex tabl. 106
lethargie 67, 83
levensgebied 84
Lewy-body-dementie 361
Lexapro drup., tabl. 111
Liberman-module 156
lichaamsbeleving 41
- stoornis in, DSM-IV-TR-criteria 227
lichaamstype
- atletische 73
- leptosome (of ectomorfe) 73
- pycnische 73
lichamelijke anamnese 323
licht verstandelijk beperkt 335
liegen
- pathologisch 250
Life Chart Methode (LCM) 173, 375
lithium 113, 115, 376
- adviezen gebruik 117
- bijwerkingen 116
lithiumcarbonaat 115
logorroe 66, 83
loprazolam 118
lorazepam 119
lormetazepam 118
Lormetazepam tabl. 118
love drug 137

M

3,4-methyleendioxy-methamfetamine (MBDA) 137
maatschappelijk steunsysteem (MSS) 157
machtiging tot voortgezet verblijf 10
machtiging tot voortzetting van de IBS 9
magisch handelen 65
Magnetic Resonance Imaging (MRI) 357
maligne neurolepticasyndroom 108
manie 61, 165
maniërisme 65
manisch-depressieve stoornis 375
manische episode
- DSM-IV-TR-criteria 163
MAO-remmer 113
MAO-remmer ▶ monoamineoxidaseremmer 114
maprotiline 110
matig verstandelijk beperkt 335
MBDA ▶ 3,4-methyleendioxy-methamfetamine 137
MBT ▶ Mentalisation Based Treatment 331
MBVO ▶ Meer Bewegen Voor Ouderen 364
MDQ ▶ Mood Disorder Questionaire 375
meclobemide 111
Meer Bewegen Voor Ouderen (MBVO) 364
memantine 365
Mentalisation Based Treatment (MBT) 331
mentorschap 12
metabool syndroom 107
methylfenidaat 136, 241
MFC ▶ Multi Functionele Centra 343
midazolam 118
middelen en maatregelen (Besluit BOPZ) 13
middelenafhankelijkheid 128
middelengebruik 129
- chronisch neuropsychiatrische ziekte 132
- erfelijkheidsonderzoek 132
- kerncijfers nationale drugsmonitor 2010 131
- leertheorie 131
- neurobiologisch mechanisme 132
- sociologische theorie 131
- traumatische ervaring 132
migrant 379
- verschillen in (geestelijke) gezondheid 382
- verschillen in zorggebruik 383
mimiek 67
Mini Mental State Examination 363
mirtazapine 111

moclobemide 114
modafinil 241
modelleren 97
moderne, niet-tricyclische antidepressiva 110
Modiodal 241
Mogadon tabl. 118
monoamine 138
monoamineoxidaseremmer (MAO-remmer) 114
- bijwerkingen 114
Mood Disorder Questionaire (MDQ) 375
morbide obesitas 334
'morele' behandeling XIII
morfodysforie 48, 78
motiverende interventie 233
motoriek
- non-verbale 64
- verbale 66
MRI ▶ Magnetic Resonance Imaging 357
MSS ▶ maatschappelijk steunsysteem 157
Multi Functioneel Centrum (MFC) 343
multiculturele samenleving 379
multipele sclerose 362
mutisme 65, 66, 82, 83

N

NAH ▶ Niet Aangeboren Hersenletsel 340
Naltrexon 135
narcistische persoonlijkheidsstoornis
- DSM-IV-TR-criteria 292
- tegenoverdracht 312
narcolepsie 138, 240
Nederwiet 135
neerslachtigheid 61
negatieve bekrachtiging 97
negativisme 69
neologisme 52, 66, 79
Neuleptil caps. 106
neurochirurgische behandeling 123
neuroleptica 105
neuropsychologisch onderzoek 322
neuropsychologische test 83
Niet Aangeboren Hersenletsel (NAH) 340
niet-tricyclische antidepressiva 110, 111

nihilistenwaan 56
nitrazepam 118
noodplan 173
normbesef 36
Normison tabl. 118
Nortrilen tabl. 110
nortriptyline 110

O

obesitas 233
– morbide 334
objectbewustzijn 28
observatie interactie ouder – kind 323
observeren 26
obsessie 53, 193
obsessieve compulsieve persoonlijkheidsstoornis
– DSM-IV-TR-criteria 194, 301
– kind 326
– tegenoverdracht 315
obsessieve compulsieve stoornis 193
obstructieve slaapapneusyndroom (OSAS) 241
OCD ► obsessieve compulsieve stoornis 194
OGGZ ► Openbare Geestelijke Gezondheidszorg
olanzapine 105, 106, 153
onbewuste 103
onderactiviteit 64
ondergewicht
– kind 333
ondertoezichtstelling (OTS) 320
ondertoezichtstelling, voorlopige (VOTS) 320
One Flew Over the Cuckoo's Nest 121
ongedifferentieerde somatoforme stoornis
– DSM-IV-TR-criteria 220
onlinehulpverlening 104
onrustigebenensyndroom 244
onschuldwanen 56
onsterfelijkheidswaan 56
onthoudingsdelier 134
onthoudingsinsult 134
ontrouwwaan 57
ontslag 17
ontwijkende persoonlijkheidsstoornis 190
– DSM-IV-TR-criteria 298
– tegenoverdracht 314
ontwikkelingsanamnese 321

onvrijwillige opname zonder rechterlijke machtiging 11
oogcontact 74
oordeelsstoornis 36
oordeelsvermogen 36
Openbare Geestelijke Gezondheidszorg (OGGZ)
operante conditionering 97
opiaat
– heroïne 139
Opiumwet 136
oppositionele gedragsstoornis 328
opvoedingsstijl 321
opwindingsstoornis 260
Orap 153
Orap tabl. 106
orgasmestoornis
– man 262
– vrouw 262
oriëntatie 28
orthorexia 228
orthostatische hypotensie 107
OSAS ► obstructieve slaapapneusyndroom 241
Othello-syndroom 57
OTS ► ondertoezichtstelling 320
ouderdomsdiabetes 349
ouderenarts 351
ouderengeneeskunde
– medische disciplines 352
– stoornissen 353
ouderenpsychiatrie 348
– situering 351
overactiviteit 64
overaffectiviteit 62
overdracht 75, 306
overgeneralisatie 53
overmatig bewegen 228
overwaardig denkbeeld 54, 79
oxazepam 119

P

paliperidon 106
paniekaanval
– DSM-IV-TR-criteria 178
paniekmanagement 182
paniekstoornis 180
– DSM-IV-TR-criteria 178
– exposure in vivo 182
parafilie 257, 265
– diagnostische vragen 268
parafilie niet anderszins omschreven 268
paralogie 66

paralogisme 52
paramimie 65
paranoïde persoonlijkheidsstoornis
– DSM-IV-TR-criteria (specifiek) 285
– tegenoverdracht 309
parasomnia 243
Parkinson, ziekte van 362
parkinsondementiecomplex 362
parkinsonisme 107, 153
paroxetine 111, 183, 187, 204
partydrug 137, 138
pathologisch gokken 247
– ontsnappingzoeker 247
– sensatiezoeker 247
pathologisch liegen 250
patiëntenrechten 11
patiëntenvertrouwenspersoon (pvp) 15
Pavlov (1849-1936) 95
pavor nocturnus 243, 332
PDD-NOS ► pervasieve ontwikkelingsstoornis niet anderszins omschreven 329
pedofilie 266
penfluridol 106
perfenazine 106, 153
periciazine 106
perinatale problematiek 340
periodic limb movement disorder (PLMD) 244
periodiekebeenbewegingensyndroom 244
persevereren 51, 66, 356
persoonlijkheid 76
persoonlijkheidsontwikkeling 281
persoonlijkheidsproblematiek
– kind 330
persoonlijkheidsstoornis 282
– afhankelijke 299
– antisociale 289
– behandeling 304
– behandeling ouderen 378
– borderline- 293
– cluster-A- 284, 308
– cluster-B- 310
– cluster-C- 297, 314
– DSM-IV-TR-criteria (algemeen) 283
– kind 330
– meervoudige 205
– narcistische 291
– obsessieve compulsieve 300
– omgang met patiënten 308
– ontwijkende 297
– ouderen 376

- paranoïde 284
- schattingen van vóórkomen 304
- schizoïde 286
- schizotypische 288
- theatrale 295
- valkuilen diagnostiek ouderen 377
- vóórkomen 302
persoonlijkheidsstoornissen, tips voor omgang 379
persoonlijkheidstest 83
pervasieve ontwikkelingsstoornis 329
pervasieve ontwikkelingsstoornis niet anderszins omschreven (PDD-NOS) 329
PET-hersenscan 361
Pick, ziekte van 361
pijnstoornis 223
- DSM-IV-TR-criteria 223
pimozide 106, 153
pipamperon 106
PLMD ► periodic limb movement disorder 244
ploegendienstsyndroom 242
PMT ► psychomotorische therapie 235
polyfarmacie 352
positieve bekrachtiging 97
postnatale aandoeningen 340
posttraumatische stressstoornis (PTSS) 198
- DSM-IV-TR-criteria 199
potentiëring 130
prader-willisyndroom 341
pramipexol 244
prazepam 119
precoma 30
prenatale problematiek 340
preoccupatie 54
Priadel 115
primair motorneuronziekte 360
probleemoplossende therapie 170
profetenwaan 56
progressieve niet-vloeiende afasie 360
prosopagnosie 42
Prothiaden tabl., caps. 110
Prozac 236
Prozac dips., tabl. 111
pseudohallucinatie 44
pseudologia fantastica 35, 250
pseudoneurologische klacht 63
psychiatrisch onderzoek 72
- doelen 72
psychiatrische diagnose 84

psychiatrische meetinstrument 81
psychiatrische stoornis
- mensen met een verstandelijke beperking 334
psychoactieve stof 128
psychoanaleptica 128
psychoanalyse 102
psychochirurgie 198
psychodrama 95
psychodynamisch model
psychodynamische therapie 95, 102
psycho-educatie 344
psychofarmaca 104
psycholeptica 128
psychologische invalshoek
psychologische test 83
psychomotoriek 64
psychomotorische therapie (PMT) 235
psychosociale interventie 170
psychotherapie 94
- cliëntgerichte 99
- functionele relatie 94
- individuele 94
- interpersoonlijke 101
psychotische stoornis
- gedeelde 373
- ouderen 371
PTSS ► posttraumatische stressstoornis 198
purgeren 228, 232
pvp ► patiëntenvertrouwenspersoon 15
pyromanie 248

Q

querulantenwaan 57
Quetelet Index 228
quetiapine 105, 106, 153

R

rabbitsyndroom 107
rapedrug 138
rationeel emotieve therapie (RET) 98, 364
reacties onderzoeker 75
realiteit- en oriëntatietrainingsprogramma (ROT) 364
realiteitsbesef 36
Reapam tabl. 119
reboundeffect 120

receptieve afasie 40
rechterlijke machtiging 4
refeedingsyndroom 233
Refusal 135
rekenen 40
- acalculie 41
- dyscalculie 40
Remeron drank, tabl. 111
remissie 147
reproductie 32
resorptie 132
restless legs syndrome (RLS) 244
RET ► rationeel emotieve therapie 98
retentie 32
retrograde amnesie 123
rettsyndroom 329, 342
Revia 135
rijkdomswanen 56
Risperdal 153
Risperdal Consta depotinj. poed. 106
Risperdal tabl., drank 106
risperidon 105, 106, 153
Ritalin 136, 241
rivastigmine 365
RLS ► restless legs syndrome 244
Rogers (1902-1987) 99
rollenspel 99
rolomkering 323
ropinirol 244
ROT ► realiteit- en oriëntatietrainingsprogramma 364
rumineren 54

S

Sarotex caps. 110
Saskatoon Delirium Rating Scale 369
schijnaffect 63
schizoaffectieve stoornis 145
schizofrenie 141
- affectieve vervlakking 151
- akoestische hallucinatie 146
- behandeling 152
- beloop 147
- bewegen 152
- cannabis 146
- cognitieve stoornis 152
- cognitieve therapie 154
- defect- 375
- dopamine 146
- DSM-IV-TR-criteria 142
- erfelijke factoren 145
- farmacotherapie 153

- hallucinaties 151
- late onset 148
- omgevingsfactoren 146
- ouderen 374
- resttoestand- 375
- somatische zorg 158
- stemmen horen 151
- subtypen volgens DSM-IV-TR 143
- symptomen 148
- symptoomdimensies 149
- very late onset 148

schizofrenieremissie 147
schizofreniforme stoornis 145
schizoïde persoonlijkheidsstoornis
- DSM-IV-TR-criteria 287
- tegenoverdracht 310

schizotypische persoonlijkheidsstoornis
- DSM-IV-TR-criteria 288
- tegenoverdracht 310

schoolobservatie 324
schuldwaan 55
SCID-D ▶ Structural Clinical Interview for the Diagnosis of Dissociative Disorder 210
sedativum 118
seksueel masochisme 267
seksueel sadisme 267
seksueel verlangen
- stoornis 259
- verminderd 259

seksuele aversie 260
seksuele disfunctie 257
seksuele minianamnese 257
seksuele opwindingsstoornis 260
seksuele pijnstoornis 264
seksuele stoornis 257
selectieve serotonineheropnameremmer (SSRI) 112, 171, 367
- bijwerkingen 113

semantische dementie 360
Semap tabl. 106
sensate focus-oefening 260
separatieangststoornis
- kind 325

Seresta tabl. 119
Seroquel 153
Seroquel tabl. 106
serotonineheropnameremmer (SRI) 111
serotonine-noradrenalineheropnameremmer (SNRI) 111
serotoninereceptor 105
serotoninesyndroom 113
Seroxat susp., tabl. 111
sertindol 105, 106

sertraline 111
SGEVG ▶ Sterk Gedragsgestoorde Ernstig Verstandelijk Beperkten 343
SGLVG ▶ Sterk Gedragsgestoorde Licht Verstandelijk Beperkten 342
shared caseload 158
shock 65
SIADH ▶ syndrome of inappropriate antidiuretic hormone secretion 137
Sifrol 244
signaleringsplan 173
Sinequan caps. 110
sint-janskruidextract 171
Skinner (1904-1990) 97
slaapapneusyndroom
- obstructieve 241

slaapdronken 243
slaapfasesyndroom
- verlaat 242
- vervroegd 242

slaapgebonden bewegingsstoornis 244
slaapparalyse 240
slaapstoornis 236
- DSM-IV-TR-categorieën 238

slaapstoornis gebonden aan de circadiane ritmiek 242
slaapwandelen 243
snoezelen 364
SNRI ▶ serotonine-noradrenalineheropnameremmer 111
sociaal onderzoek 84
sociale angststoornis 187
sociale fobie 80, 187
- DSM-IV-TR-criteria 188
- gegeneraliseerde 189
- specifieke 189

sociale interventie 156
socialevaardigheidstraining 98
socioculturele invalshoek
Socratische dialoog 99
somatisatiestoornis 217
- DSM-IV-TR-criteria 217

somatische stemmingsequivalent 63
somatoforme stoornis 214
- ongedifferentieerde 219

somnolentie 29
sopor 30
specialist ouderengeneeskunde 351
specifieke fobie 175
- DSM-IV-TR-criteria 174
- exposure in vivo 177

- imaginaire exposure 177
- kind 325
- subtypen 174

SPECT-hersenscan 361
spelobservatie 322
sperrung 51
splitting 307
spraak 66
- geaffecteerde 66
- incoherente 66

SRI ▶ serotonineheropnameremmer 111
SSRI ▶ selectieve serotonineheropnameremmer 112
stemming 59
- geladen 62
- gespannen 62
- labiele 62
- vlakke 62

stemmingsstabilisator 115, 376
stemmingsstoornis 61, 160
- bipolair 166
- lichamelijke factoren 168
- omgevingsfactoren 168
- unipolair 166

stereoagnosie 42
stereotiepe beweging 65
stereotypie 152
Sterk Gedragsgestoorde Ernstig Verstandelijk Gehandicapten (SGEVG) 343
Sterk Gedragsgestoorde Licht Verstandelijk Gehandicapten (SGLVG) 343
Stesolid tabl. 119
stil delier 369
Stilnoct tabl. 118
stoornis in
- aandacht 28, 31
- affect 62
- driftleven 68
- gebruik van alcohol 132
- geslachtsontwikkeling 269
- helderheid of aanspreekbaarheid 28, 29
- ik-activiteit 47
- ik-afgrenzing 47
- ik-consistentie 47
- ik-identiteit 47
- ik-vitaliteit 47
- impulsbeheersing 245
- impulscontrole 69
- lichaamsbeleving 48, 191, 226
- non-verbale motoriek 64
- opwindbaarheid bij de vrouw 260
- oriëntatie 29, 31

- seksueel verlangen 259
- stemming 61
- verbale motoriek 66
- voorstelling 42
- waarneming 42
- wilsleven 69
- zelfwaarneming 47

stoppen met roken 109
straatheroïne 139
stress 251
stressstoornis
- acute 201
- complexe posttraumatische 202

Structural Clinical Interview for the Diagnosis of Dissociative Disorder (SCID-D) 210
stupor 65, 82
subcoma 30
subcorticale dementie 363
sufheid 29
suïcide 166
sulpride 153, 154
superego 103
switch 168
syfilis 362
symptoomdimensie
- bewegen 152
- cognitie 152
- denken 149
- voelen 151
- waarnemen 151

syncope 30
syndrome of inappropriate antidiuretic hormone secretion (SIADH) 137
syndroom van Gilles de la Tourette 196, 332
synesthesie 43
systeemtherapie 100, 235
- communicatietheoretische benadering 101
- contextuele benadering 101
- structurele benadering 101

systematische desensitisatie 98

T

taakconcentratietraining 192
taal 39
taalgebruik
- magisch 52
- stereotiep 52

tardieve dyskinesie 108
tastblindheid 42
TCA 171

TCA klassieke, tricyclische antidepressiva 110
tegenoverdracht 75, 306
temazepam 118
Temesta inj.vl., rectiole 119
theatrale persoonlijkheidsstoornis
- DSM-IV-TR-criteria 296
- tegenoverdracht 313

therapeutisch doel 94
therapeutische context 95
therapeutische werkwijze 95
therapieontrouw 154
therapietrouw 172
thiamine 133
Tiapridal tabl. 106
tiapride 106
tic
- motorische 65
- vocale 66

ticstoornis
- kind 331

TMS ▶ transcraniële magnetische stimulatie 123
tolerantie 129
trance 30
transcraniële magnetische stimulatie (TMS) 123
transculturele psychiatrie 379, 380
- angststoornis 385
- Cultural Formulation of Diagnosis 384
- cultureel interview 384
- cultuurgebonden syndroom 383
- diagnostiek 383
- ik- en wij-cultuur 381
- illness en disease 381
- persoonlijkheidsstoornis 386
- psychiatrische stoornis 385
- relationele en professionele problemen 380
- schizofrenie 387
- somatoforme stoornis 388
- stemmingsstoornis 385
- verklaringsmodel 383

transtheoretisch model van Prochaska en DiClemente 233
Tranxene tabl., inj.poeder 119
trauma
- acuut 200
- chronisch 200
- vroegkinderlijk 200

trazadone 111
Tremblex 109
trichotillomanie 69, 247
tricyclische antidepressiva (TCA) 110, 112

trihexyfenidyl 109
Trilafon 153
Truxal tabl. 106
Tryptizol tabl. 110
tuchtrecht 16
tweesporenbeleid 223
twijfelzucht 54
tyramine 184

U

über-ich 103
uiterlijk
- lichaamstype 73
- lichamelijke gezondheid 73
- verzorging 74

uitvinderswaan 56
unipolaire stoornis 169
- basisinterventie 169
- eerstestap-interventie 170
- farmacotherapie 171
- therapieduur 171

V

vaginisme 264
Valdoxan tabl. 111
validation 364
valproïnezuur 118, 376
vasculaire dementie 357
- DSM-IV-TR-criteria 359

VCF ▶ velocardiofaciaal syndroom 342
veiligheidsgedrag 189
velocardiofaciaal syndroom (VCF) 342
venlafaxine 111, 187
verbaal maniërisme 66, 83
verbigeratie 82
vergiftigingswaan 57
vergissing 53
verklaringswaan 55
verlof 17
vermaatschappelijking
verslavingszorg 140
verslikpneumonie 357
verstandelijk beperkt 334, 335
- comorbiditeit 339
- klinische opname 346
- medicamenteuze behandeling 345
- omvang populatie 339
- ondersteuning en behandeling 339

- oorzaken 340
- psychiatrisch behandelaanbod 344
- psychiatrische zorg 342
- psychotherapie 346
- specialistische zorg 342
- vrijetijdsbesteding 339
- woonvormen en werkplekken 338
- zorgveld 338

verstandelijke beperking
- definitie 335
- ernstige of zeer ernstige (diepe) 337
- matige 337

vervolgingswaan 57
- magisch-technische 57

verwarring 30
vitamine B1 133, 363
voorbewuste 103
voorlopige machtiging 5
voorstelling 41
- hypnagoge 41

voortijdige ejaculatie 263
VOTS ▶ voorlopige ondertoezichtstelling 320
voyeurisme 268
vroegkinderlijke chronische traumatisering 206
vroegpsychose 145
vroegpsychosezorg 159

W

waakzaamheid 31
waan 55, 149
- aangluur- 57
- achtervolgings- 57
- afstammings- 56
- almachts- 56
- armoede- 56
- beïnvloedings- 57, 150
- benadelings- 57
- betrekking op jezelf 150
- betrekkings- 57
- bizar 150
- complotterings- 57
- controleverlies 150
- dysmorfe 56
- erotomanie 57
- gedachte 55
- gedachte-inbrenging 150
- gedachteonttrekking 150
- gedachte-uitzending 150
- genealogen- 56
- gesystematiseerde 55

- godsdienst- 56
- grootheids- 56
- hypochondrische 56
- jaloezie- 57
- kleinheids- 55
- nihilisten- 56
- onschuld- 56
- onsterfelijkheids- 56
- ontrouw- 57
- paranoïde 57
- paranormale 56
- primaire 55
- profeten- 56
- querulanten- 57
- rijkdoms- 56
- schuld- 55, 372
- secundaire 55
- seksuele 56
- somatische 56
- stemmings(in)congruente 55
- uitvinders- 56
- vergiftigings- 57
- vervolgings- 57
- wereldondergangs- 56
- zelfwaan 55
- zonde- 56, 372
- zwangerschaps- 56

waanachtig idee 55
waangedachte 58
waankristallisatie 58
waanontwikkeling 57
waanstoornis
- ouderen 372

waansysteem 58
waarnemen 151
- hallucinaties 151

waarneming 41
waarnemingsstoornis 43
Watson (1878-1958) 95
weerstand 307
Wellbutrin tabl. 111
wensen 67
wereldondergangswaan 56
Werkgroep Psychochirurgie 198
werksituatie 84
wernicke-encefalopathie 134
Wet bijzondere opnemingen in psychiatrische ziekenhuizen (Wet BOPZ) 3, 320
Wet BOPZ ▶ Wet bijzondere opnemingen in psychiatrische ziekenhuizen 3
Wet op de Geneeskundige Behandelingsovereenkomst (WGBO) 11
wettelijk vertegenwoordiger 12

WGBO ▶ Wet op de geneeskundige behandelingsovereenkomst 11
wij-cultuur 381
wil 67
wilskracht 67, 69
winterdepressie 163
Witzelsucht 36
woonsituatie 84
Wortsalat 53

X

Xanax tabl. 119
XTC 113, 137
- somatische bijwerkingen 137

Z

ZAV ▶ zeer actieve veelpleger 140
zeer actieve veelpleger (ZAV) 140
zelfbeleving 41
zelfbeschikkingsrecht 3
zelfbewustzijn 27
zelfdestructief gedrag 331
zelfinschatting 36
zelfontplooiing 99
zelfoverschatting 61
zelfreflectie 27
zelfverwonding 249
zelfwaan 55
ziektebesef 37
ziektegedrag 37
ziekte-inzicht 37
ziekteverklaring 37
zielsblindheid 42
zintuigstimuleringsprogramma 364
zintuigstoornis 42
Zoloft opl., tabl. 111
zolpiclon 118
zolpidem 118
zondewaan 56
zorgbehoeftelijst 173
zorgcircuit
zorgketen 353
zorgprogramma
zuclopentixol 106, 153
zwakbegaafd 335
zwangerschapswaan 56
Zypadhera inj.poed. 106
Zyprexa 153
Zyprexa tabl., inj.poed. 106

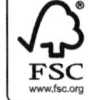

MIX
Papier aus verantwortungsvollen Quellen
Paper from responsible sources
FSC® C105338

If you have any concerns about our products,
you can contact us on
ProductSafety@springernature.com

In case Publisher is established outside the EU,
the EU authorized representative is:
**Springer Nature Customer Service Center GmbH
Europaplatz 3, 69115 Heidelberg, Germany**

Printed by Libri Plureos GmbH
in Hamburg, Germany